看護学テキスト NiCE Web 動画付

成人看護学

成人看護技術

生きた臨床技術を学び看護実践能力を高める

改訂第3版

編集　野崎真奈美　林　直子　佐藤まゆみ　鈴木久美

南江堂

執筆者一覧

◆ 編 集

野崎真奈美	のざき まなみ	順天堂大学大学院医療看護学研究科
林　　直子	はやし なおこ	聖路加国際大学大学院看護学研究科
佐藤まゆみ	さとう まゆみ	順天堂大学大学院医療看護学研究科
鈴木　久美	すずき くみ	大阪医科薬科大学看護学部

◆ 執 筆 (項目順)

野崎真奈美	のざき まなみ	順天堂大学大学院医療看護学研究科
横山　美樹	よこやま みき	東京医療保健大学医療保健学部看護学科
新田　汐里	にった しおり	宮崎大学医学部看護学科
高橋　綾	たかはし あや	埼玉県立大学保健医療福祉学部看護学科
高梨あさき	たかなし あさき	順天堂大学医療看護学部
山田　緑	やまだ みどり	共立女子大学看護学部
仁藤　美穂	にとう みほ	公益財団法人ライフ・エクステンション研究所付属永寿総合病院看護部
南　由起子	みなみ ゆきこ	サンシティ横浜南
池口　佳子	いけぐち よしこ	文京学院大学保健医療技術学部看護学科
小川真由美	おがわ まゆみ	聖路加国際病院看護部
大友　裕子	おおとも ゆうこ	元聖路加国際病院看護部
西澤　和子	にしざわ かずこ	聖路加国際病院看護部
卯野木　健	うのき たけし	札幌市立大学看護学部
四本　竜一	よつもと りゅういち	東邦大学医療センター大森病院看護部
林　　直子	はやし なおこ	聖路加国際大学大学院看護学研究科
芹田　晃道	せりた あきみち	隠岐広域連合立隠岐病院診療部診療支援室
藤野　秀美	ふじの ひでみ	東邦大学看護学部
逢阪　美里	おおさか みさと	聖路加国際病院看護部
佐藤まゆみ	さとう まゆみ	順天堂大学大学院医療看護学研究科
緒方久美子	おがた くみこ	福岡大学大学院医学研究科看護学専攻
三枝香代子	さえぐさ かよこ	千葉県立保健医療大学健康科学部看護学科
北村　直子	きたむら なおこ	岐阜県立看護大学看護学部
東田かずえ	とうでん かずえ	千葉大学医学部附属病院看護部
田口智恵美	たぐち ちえみ	千葉県立保健医療大学健康科学部看護学科
工藤　孝子	くどう たかこ	順天堂大学医学部附属順天堂医院看護部
齊藤伊都子	さいとう いつこ	順天堂大学医学部附属浦安病院看護部
鈴木　久美	すずき くみ	大阪医科薬科大学看護学部

池亀　俊美	いけがめ　としみ	榊原記念病院看護部
藤原　由子	ふじわら　よしこ	神戸女子大学看護学部
松本　麻里	まつもと　まり	公益社団法人福岡医療団訪問看護ステーションわかば
竹川　幸恵	たけかわ　ゆきえ	大阪府立病院機構大阪はびきの医療センター看護部
齊藤　奈緒	さいとう　なお	宮城大学大学院看護学研究科
清水　玲子	しみず　れいこ	金沢医科大学大学院看護学研究科
井上　智恵	いのうえ　ともえ	社会福祉法人恩賜財団京都済生会病院看護部
田島　純子	たじま　じゅんこ	長崎大学病院看護部
片岡　優実	かたおか　ゆみ	藤田医科大学病院看護部
小西美ゆき	こにし　みゆき	千葉大学大学院看護学研究科
窪岡由佑子	くぼおか　ゆうこ	兵庫医科大学病院看護部

◆ 動画撮影協力（五十音順）

磯川修太郎	いそかわ　しゅうたろう	聖路加国際病院救急部・救命救急センター
大谷　典生	おおたに　のりお	聖路加国際病院救急部・救命救急センター
亀田　典宏	かめだ　のりひろ	聖路加国際大学大学院看護学研究科
木村　理加	きむら　りか	聖路加国際大学大学院看護学研究科
佐居　由美	さきょ　ゆみ	聖路加国際大学大学院看護学研究科

はじめに

『看護学テキストNiCE成人看護学 成人看護技術―生きた臨床技術を学び看護実践能力を高める』は2012年5月に初版が刊行されて以来，成人看護に必要な技術について豊富な写真・図やSkill表でくわしく解説していることから好評を得ており，これまで多くの学校でご活用いただいております．

2017年3月の改訂第2版発行後も，医療技術の発展や少子・高齢化は進み，加えて新興感染症による未曾有の事態を経験したことで，看護職は社会からより一層確かな看護実践能力が求められるようになりました．

そこで今回の改訂では，さらなる内容の充実を図りました．改訂のポイントは，①技術項目の追加，②Skill表の記載項目の追加，③動画の収載の3点です．

まず技術項目の追加では，第Ⅲ章のタイトルを「救急・集中治療時の看護技術」とし，挿管患者の口腔ケア，大動脈バルーンパンピング法(IABP)，体外式膜型人工肺(ECMO)／経皮的心肺補助（PCPS）の項目を追加しました．

Skill表では，「記録・報告」の項目の前に，患者の状態に関する「評価・記録を行う際の視点」を追加しました．このたびの保健師助産師看護師学校養成所指定規則の改正によって，臨床判断能力を養うことが一層求められていることから，臨床判断に基づいた看護技術の提供をめざして，思考を導くよう整理することがねらいです．

改訂のポイント3点目として，確実に習得していただきたい看護技術や，日頃の実習で見る機会の少ない技術について，臨床における実践の提供場面や実際の手技をイメージしやすいよう動画を収載しました．第Ⅱ章「周手術期の看護技術」では手術時のガウンテクニックや術前の体位固定，気管挿管の介助，術後の胸腔ドレーンの管理など，第Ⅲ章では病院内での一次救命処置（BLS）やエアウェイの挿入，マニュアル除細動器の介助，気管吸引など，各技術の解説ページに二次元バーコードを掲載しています．

本書をお読みになった皆様，どうぞ忌憚のないご意見をお寄せください．

本書が，看護学生の"生きた臨床技術"の習得と新人看護師の実践能力向上のための一助となることを願っています．

2022年2月

野崎真奈美

林　直子

佐藤まゆみ

鈴木　久美

初版の序

　わが国における医療をとりまく環境は，社会構造の変化や医療技術の発展などによって著しい変化を遂げています．それにともない看護師へのニーズも多様化し，求められる能力も複雑化しています．看護師の職域についても，その拡充いかんがさかんに議論されているところであり，今後世のなかにおける看護師の役割は，ますます大きくなっていくことが考えられます．同時に，看護師の専門性の基盤ともいえる"看護基礎教育の真価"が問われる時代が到来したといえます．

　現在，臨床の現場においても，また基礎教育の現場においてもよく耳にするのが，「看護師の実践能力の向上」についての問題です．"臨床（現場）と教育（現場）のギャップ"の解消は，看護教育界で長年の課題とされてきました．とくに最近，文部科学省「大学における看護系人材養成の在り方に関する検討会」において「コアとなる看護実践能力と卒業時到達目標」が策定され，また厚生労働省「看護基礎教育の充実に関する検討会」において「看護師教育の技術項目と卒業時の到達度」が策定されるなど，行政の場でも課題解決に向けた具体的な動きがみられるようになりました．新人看護師の早期離職の問題の背景として看護実践能力の不足を指摘する声もあり，いまとくに解決の求められている課題のひとつといえます．

　看護学生が，臨床現場で通用する実践能力を獲得するためには，基礎教育課程で学んだ原則を基盤に，臨床実習で"生きた臨床技術"を学ぶことが大変重要です．そして，医療現場における患者に対する安全・倫理的意識の高まりのなかにあって，看護学生は，学内で十分に実践技術を習得したうえで臨床実習に臨むことが必須となっています．そのため，臨床実習前の学内演習においては，看護学生が患者の安全・安楽を考えて，正確な実践技術を一定水準まで習得できるように教育することが重要です．さらに，患者の在院日数が短縮化し，実習で遭遇する患者がより重症化するなか，侵襲の高い技術を，患者の了解のもと実習を通じて習得することは難しく，実習以外の方法で技術の習得を補い，看護実践能力の向上をはかることが課題となっています．

　本書『看護学テキスト NiCE 成人看護学　成人看護技術—生きた臨床技術を学び看護実践能力を高める』は，いま教育現場（あるいは新人臨床研修の現場）に求められている看護実践能力の向上という要請に応えるためのテキストです．本書では，とくに成人看護学関連の「実践技術」に焦点を当て，各々の手技自体（全体像）の理解をはかり，そのなかにおける看護師の役割を明確に示しました．いかに他職種と協働をはかり，またいかに患者と協力して援助をすすめていくべきかという点について，その原則を理解し，またその原則に基づいた具体的手順（例）を理解できるように工夫しています．本書が，看護学生または新人看護師の実践能力向上のための一助になることを願ってやみません．

　最後に，原稿をご執筆くださいました諸先生方，写真撮影にご協力くださいました皆様，また企画から刊行にいたるまでの過程を支えてくださいました南江堂看護編集室の皆様，とくに根気強くおつきあいくださいました梶村野歩雄氏に心より感謝申し上げます．

　2012年4月

野崎真奈美
林　　直子
佐藤まゆみ
鈴木　久美

本書の構成と各章の目的

　本書は大きく，検査の介助（第Ⅰ章），周手術期の看護技術（第Ⅱ章），救急・集中治療時の看護技術（第Ⅲ章），慢性疾患を有する患者のセルフマネジメントを促す技術（第Ⅳ章）から構成されています．

第Ⅰ章　検査の介助

　検査の内容・全体像の理解をはかることを目的にしています．検査の目的や検査結果である画像等もできるだけ多く紹介しました．また医師・臨床検査技師の行う検査手順を原則すべて紹介し（ただし高度に専門的な技術は詳細を省略しています），その検査手順に付随する，あるいは検査前後における具体的な看護のかかわりを解説しています．これら検査の具体的な介助方法は，従来書ではあまり解説されてこなかった部分であり，本書のひとつの特長ということができます．

　看護師が検査の介助をするにあたり，そのかかわりの部分のみを理解するだけでは不十分です．看護師の担当以外の部分も含めた検査の全体像を把握してこそ，医師・臨床検査技師との十分な協働がはかられ，適切な事前準備やアセスメント，また有効な検査中の介助，あるいは異変を見逃さない検査後の観察がかなうものと考えます．

第Ⅱ章　周手術期の看護技術

　「術前の看護技術」「術中の看護技術」「術後の看護技術」の3節によって構成されています．

　術前の看護技術では，術前の処置や，術後の患者の状態を左右する術前オリエンテーションの方法等を紹介しています．

　術中の看護技術では，手術部位感染（SSI）を防止する無菌環境の確保のしかたを紹介するとともに，「麻酔」「挿管」「抜管」等の技術については，検査技術（第Ⅰ章）と同様に，医師の全手順とそれらと同時進行で行われる看護の介助方法を解説しています．各技術の全体像を理解し，さらに具体的な医師との協働方法を学習できるよう詳細に記しています．実習ではなかなか立ち入る機会の少ない手術室看護についても，臨床における実践と同様の感覚をもって理解できるよう工夫しています．

　術後の看護技術では，術後患者の循環機能・呼吸機能の管理，疼痛管理，術創の治癒に向けた管理，ドレーン管理等の具体的な方法，さらに社会生活への復帰に向けた各種リハビリテーションの方法を解説しています．

第Ⅲ章　救急・集中治療時の看護技術

　「一次救命処置（BLS）」「二次救命処置（ALS）」「救急外来・ICUにおける看護技術」の3節によって構成されています．

　一次救命処置（BLS），二次救命処置（ALS）では，2021年に改訂された『JRC蘇生ガイドライン』に準拠し，それぞれのアルゴリズムと個別の技術を，多くのイラスト・写真

を用いて具体的に解説しています.

救急外来・ICUにおける看護技術では，高度医療下におかれた重症患者を対象に，医師と協働しながらも，そのなかでどのように"看護"の技術を提供するのかをわかりやすく解説しています．人工呼吸器の管理や気管吸引といった救急外来やICUなどにおいて実施される主要な看護技術／介助技術の具体的手順を，初学者である学生にもわかるように解説しています．

第Ⅳ章　慢性疾患を有する患者のセルフマネジメントを促す技術

「患者教育が必要なセルフモニタリング技術」と「患者教育が必要なセルフケア技術」の2節によって構成されています．慢性疾患患者に対する看護の目的は，患者自身のセルフマネジメントを促進することにあります．つまり看護師の役割は，患者に対して適切に教育・指導を行い，患者自身が自分の状況に適したセルフケアを行えるように援助することにあるといえます．

本章では，各技術に関する基礎知識に加えて，それらの具体的手技の解説においてまず"患者の望ましい行動"は何かを明らかにし，その行動手順に付随するかたちで，それらを実現するために看護師はどのような教育・指導を行うべきかについての要点を紹介しています．つまり，セルフモニタリング技術・セルフケア技術の両方において，患者自身の行動を促進したり，行動の継続を支援する視点を重視した構成となっています．

なお，各章の背景にある基本的な考え方あるいは専門的概念などについては，本書と同シリーズの『NiCE成人看護学 急性期看護Ⅰ—概論・周手術期看護』『NiCE成人看護学 急性期看護Ⅱ—救急看護・クリティカルケア』『NiCE成人看護学 慢性期看護』にくわしく紹介されていますので，本書と併せて適宜ご参照ください．

Skill表について

成人看護（または臨床看護一般）においてとくに重要な技術については，表形式にてよりわかりやすく解説しています（Skill表）．表には多くのイラスト・写真を挿入し視覚的にも理解できるように構成しました．実施方法では，左欄に記載した各手順に対し，付随する根拠・ポイント・注意点を右欄に併記しており，単に手順の記憶にとどまらない"考える看護"を身につけられるように工夫をしています．

なお，医師・臨床検査技師が行う部分については，左欄を"医師・臨床検査技師等の手順"，右欄を各手順における"看護師の援助・介助"の方法となっています．また，第Ⅳ章においては，左欄は"患者の望ましい行動"，右欄は"看護師の指導上のポイント"になっています．

目　次

第Ⅱ章　周手術期の看護技術 …………………………………… 115

1　術前の看護技術 ……………………………………………………………………… 116

第Ⅲ章　救急・集中治療時の看護技術 ……… 253

Skill 一覧

動画タイトル一覧

- 本動画は，テキストによる理解のうえに，動画があればさらに理解が深まるであろうと考えられる技術を中心に収録しています．
- 動画に収められた技術の手順や方法が一部，本文の記載とは異なる場合があります．

▶ 動画のご利用にあたって

- 動画数は37個，合計約53分です．
- この一覧では，動画の再生時間を【分：秒】で表記しています．
- 各動画の関連頁を（▶p.○）で掲載しています．本文中に挿入された二次元バーコードにアクセスすると，文章と関連した動画を閲覧することができます．
- 右の二次元バーコード，または
  https://www.nankodo.co.jp/video/9784524234844/9784524234844_index.html
  から「動画タイトル一覧」にアクセスし，再生動画を選ぶこともできます．

動画一覧

▶ 動画閲覧上の注意事項

- 本動画の配信期間は，本書最新刷発行日より5年間を目途とします．ただし，予期しない事情により，その期間内でも配信を停止する可能性があります．
- パソコンや端末のOSバージョン，再生環境，通信回線の状況によっては，動画が再生されないことがあります．
- パソコンや端末のOS，アプリケーションの操作に関しては，南江堂は一切サポートいたしません．
- 本動画の閲覧に伴う通信費などはご自身でご負担ください．
- 本動画に関する著作権はすべて南江堂にあります．動画の一部または全部を，無断で複製，改変，頒布（無料での配布および有料での販売）することを禁止します．

第Ⅲ章　救急・集中治療時の看護技術　　　　　　　　　　　　　　【17:17】

第 **I** 章

検査の介助

学習目標

1. 臨床現場における主要な検査（生体機能検査，画像診断，内視鏡検査，検体検査）の概要と，その検査によって判断できることは何かについて学ぶ．
2. それぞれの検査の基本的な手順と，実施するうえで注意すべき要点，また患者への援助方法について学ぶ．
3. 医師・臨床検査技師の行う検査手技を理解するとともに，検査を行ううえでの他職種との連携や必要な介助方法について学ぶ．

1 生体機能検査

この節で学ぶこと

1. 主な生体機能（呼吸機能，循環機能，アレルギー反応など）検査がどのような検査であり，検査の結果によって何が判断できるかについて理解する．
2. それぞれの生体機能検査の具体的手技（または介助方法）について理解する．

生体機能検査とは

医療現場では，病気の診断，治療の効果の評価，副作用の判断などをするために**臨床検査**が行われる．そのうち**生体機能検査**とは，生体の機能を把握するために行う検査のことである．"生体の機能"はさまざまあるが，その中でも生命を維持するために重要な「呼吸機能」「循環機能」に関する検査が中心である．また，外来の異物に対する排除反応を示す「アレルギー反応」をみる検査もある．

生体機能検査は，患者の身体に直接触れて，身体が発する反応から身体の構造や機能を調べる検査であるため，血液，尿，便など身体から採取したものを調べる**検体検査**と異なる．生身の患者を相手にしながら検査が進行し，患者に何らかの負荷をかけて検査する場合もあるため，対象者への十分な説明と対象者による協力が不可欠である．

1-1 呼吸機能検査

呼吸機能検査とは

呼吸機能検査は，呼吸機能—すなわちガス交換が順調に行われているかどうかを知るための検査である．呼吸機能検査には，**換気機能検査**，**換気力学検査**，**肺胞機能検査**，**血液ガス分析**などがある．これらは，肺疾患の診断や状態を把握するために有用である．

また，これらの検査によって得られる情報は，全身麻酔をかける際にも欠かすことのできない情報であるため，検査は術前に行われることが多い．

息をすることは，生命維持に直結する大切な機能であり，呼吸困難は，"生命に対する脅威"を実感するつらい症状である．患者に与える苦痛も理解しながら，検査が速やかに終了するように支援する必要がある．

A. 経皮的動脈血酸素飽和度測定 （パルスオキシメーター）

1 ● 経皮的動脈血酸素飽和度測定とはどのような検査か

経皮的動脈血酸素飽和度測定とは，パルスオキシメーターのプローブを指（趾）先，耳，前額部など拍動（pulse）を示す動脈が上皮から浅いところを通っている部位に付けることによって，発光部が赤色光と赤外光を発し，これらの光が指先などを透過したもの（または反射したもの）を受光部（センサー）で測定する．酸素化ヘモグロビンと還元ヘモグロビンに光を当てた際の特性の違いを利用して，動脈血の酸素飽和度を算出している．同時に，拍動のある脈波成分から脈拍数を計測することもできる．

2 ● 経皮的動脈血酸素飽和度測定でわかること

経皮的動脈血酸素飽和度（SpO_2）から動脈血を流れる赤血球中のヘモグロビンの何％に酸素が結合しているか，すなわち，**酸素化の程度**を判断することができる．条件によって異なるが，SpO_2 95〜100％を「正常」の基準値とする．経皮的動脈血酸素飽和度（SpO_2）と動脈血酸素飽和度（SaO_2）はほぼ同じであり，かつ動脈血酸素飽和度（SaO_2）と動脈血酸素分圧（PaO_2）はS字型の曲線関係にある．したがって，酸素解離曲線（下図．体温37.0℃，pH 7.4の条件下とする）を目安にして，計測した動脈血酸素飽和度（SpO_2）の値（縦軸）から，動脈血酸素分圧（PaO_2）（横軸）の値を推定することができる．

しかし，血液のpH，動脈血二酸化炭素分圧（$PaCO_2$），体温の異常などにより，実際と乖離することもある．

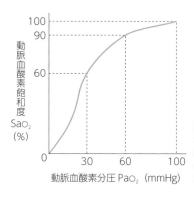

酸素解離曲線
95％（80mmHg）以上の部分：正常域
80％（45mmHg）以上の部分：チアノーゼ出現域
50％（25mmHg）以上の部分：組織障害
24％（13mmHg）以上の部分：死亡

Skill

経皮的動脈血酸素飽和度測定（パルスオキシメーター）

目的　血液中の総ヘモグロビンに対する酸素化ヘモグロビンの割合を経皮的に簡便に測定し，動脈血酸素飽和度を算出する．

物品

パルスオキシメーター

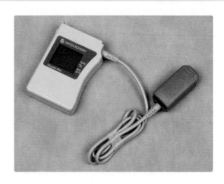

処置前の準備	根拠根／ポイント➡／注意点注
❶体動を控えるよう説明する．	➡ 体動により誤差が生じるため．
❷測定に用いる指を選ぶ．	➡ 指の太さに適合したプローブを選ぶ．

実　施	根拠根／ポイント➡／注意点注
❶患者の指先にパルスオキシメーターのプローブをはさむ（**1**）．	➡ プローブにより指先が圧迫されるため，同じ指で長時間測定せずに適宜指を替える．
❷パルスオキシメーターのスイッチを入れて測定を開始する（**2**）．	➡ 脈拍を通して推定した検査値であり，正確性に多少の差異が生じることがあるため，プローブを装着してすぐにではなく，脈拍が安定する20〜30秒後に確認する．
❸パルスオキシメーターが脈波を正確に感知しているか確認する．	➡ 末梢循環がわるいなど動脈の拍動が検出できない場合は正確に測定できない．
❹安定した時点で画面に表示された測定値を読む．	➡ アーチファクト（画像の乱れ）は電気器具の使用が原因と考えられるため，電気器具を身体から離す，または可能ならば電源を切ってもらう．

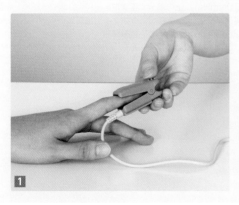

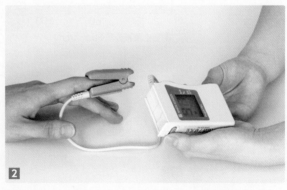

■ 酸素飽和度の数値に異常はないか.
■ 経皮的に測定した酸素飽和度（Spo_2）とし，観血的*に測定した酸素飽和度（Sao_2）と区別して表記する.

■ 測定日時　■ Spo_2値　■ 脈拍数　■ 呼吸困難（息苦しさ）の有無
■ 呼吸困難の有無　■ 酸素投与の有無（有の場合は，投与方法，投与量）

B. 肺機能検査（スパイロメトリー）

1 ● 肺機能検査（スパイロメトリー）とはどのような検査か

　　肺機能検査とは，スパイロメーターを使って肺への空気の出入り（換気機能）を調べる検査である. 肺疾患の状態を調べる目的や術前検査としても用いられる. 被検者の鼻をノーズクリップでとめ，スパイロメーターに取り付けられたマウスピースで口呼吸させる. 被検者の努力に依存するため，検査方法に対して十分に説明し，被検者の協力を得ることが必要となる.

2 ● 肺機能検査（スパイロメトリー）でわかること

　　呼吸によって，肺活量（VC），努力性肺活量（FVC），最大換気量（MVV），1秒率（$FEV_{1\%}$）などが判断でき，これらの値によって被検者の換気状態を推測できる. 呼吸（量）の構造を表す肺気量分画は以下のとおりである.

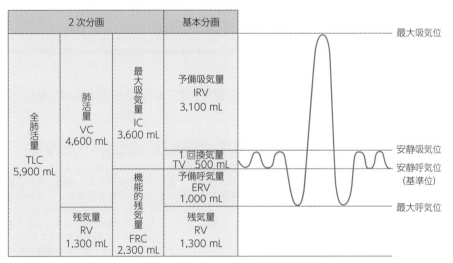

肺気量分画
「最大吸気位」「最大呼気位」からは，安静時と比較した運動時の呼吸の予備能力（吸気は約6倍，呼気は約2倍）をみることができる. 下記数値は成人20～30歳，仰臥位での基準値.

TLC : total lung capacity　　　　FRC : functional residual capacity　　　VC : vital capacity
IRV : inspiratory reserve volume　RV : residual volume　　　　　　　　TV : tidal volume
IC : inspiratory capacity　　　　ERV : expiratory reserve volume

*観血的：医療行為のうち，出血を伴う処置のこと.

・**1回換気量**：普段なにげなく行っている“息を吸う”“息を吐く”の1呼吸の気量
・**肺活量（VC）**：最大吸気位から最大呼気位まで吐ききった時の気量
・**%肺活量（%VC）**：性別，年齢，身長から算出された予測肺活量に対する実測した肺活量の割合
・**努力性肺活量（FVC）**：最大吸気位から一気に最大限の努力で呼出し，最大呼気位まで呼出した時の気量
・**1秒量（FEV$_1$）**：最大吸気位から一気に最大限の努力で呼出した時の開始1秒間の気量
・**1秒率（FEV$_{1\%}$）**：1秒量（FEV$_1$）／努力性肺活量（FVC）× 100（%）

また，検査の結果から，**換気機能障害の型**が判断される．

換気機能障害の型の判断方法

換気機能障害の型は，%肺活量（%VC）と1秒率（FEV$_{1\%}$）により判断できる．

● **拘束性換気障害**：肺の伸展制限，胸郭の狭小，呼吸筋の運動障害などにより十分な換気が行えない病態．

● **閉塞性換気障害**：肺気腫，慢性気管支炎など慢性閉塞性肺疾患（COPD），気管支喘息発作時，気管・気管支の腫瘍などによる閉塞性の換気障害．

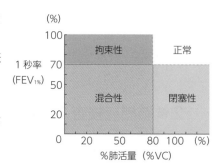

Skill

肺機能検査（スパイロメトリー）

目的　肺活量，努力性肺活量，1秒率などを測定することにより，患者の換気機能を測定する．

物品　スパイロメーター

処置前の準備	根拠根／ポイント➡／注意点注
❶患者に，検査の目的，器具の使用方法（クリップで鼻をつまみ，マウスピースをくわえ，口もとから空気が漏れないように呼吸する）をわかりやすい言葉で説明し，理解を得る．	根患者の呼吸のしかたによっては正しい結果が得られない場合があるため，患者に十分に説明する． 注以下のような患者の場合は，禁忌である． ・結核患者，または結核が疑われる患者（このように，飛沫・接触感染の予防対策を必要とする患者は検査を控える，または順番を最後とする）． ・弁疾患や狭心症，急性心筋梗塞などの重症な心疾患のある患者． ・高血圧のある脳血管障害，気胸，解離性大動脈解離，くも膜下出血などが疑われる患者．

❷数回通常の呼吸をした後，かけ声に合わせて最大限に吸えるだけ大きく息を吸い込み，できるだけ速く息を吐き切るように説明する．苦しい場合には検査者に伝えるように説明する．

➡努力性肺活量，1秒率をみるためには，最大吸気位から一気に最大呼出をさせることが必要であり，患者にも一定の技術が求められるため，十分な協力が得られるように説明する．

注食後は胃に圧迫感を感じるため，避けたほうが望ましい．

実　施	根拠根／ポイント➡／注意点注
❶マウスピースをくわえさせ，口呼吸を促す．その際，口とマウスピースとの間から空気が漏れないようにしてもらう．	根口のみで効果的な呼吸をさせる必要があるため．
❷患者の鼻にノーズクリップをとめる．	
❸1，2度，呼出の練習をさせる．	
❹まず通常の呼吸を3回ほど行わせ，大きく息を吐き出させた後，大きく息を吸わせ，その後一気に息を吐き出させる．	➡患者が正しく呼吸を行い適切な検査結果を得られるように，声をかけながら行う． ➡疲労感，呼吸困難が生じた場合は無理をせず中止する．

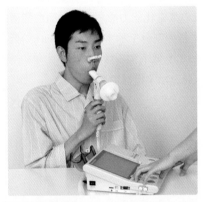

❺うまくいかない場合は，2，3回繰り返す．

検査後の患者への説明
■呼吸状態の悪化をきたす場合があるため，呼吸状態の悪化があれば中止し，すぐに医師に連絡することを伝える．

副作用・合併症と対応
■呼吸困難 ➡患者に深呼吸を促し，呼吸状態の観察，酸素飽和度の測定を行い，異常があれば医師に報告する．

評価・記録を行う際の視点
■患者の様子に異常はないか：呼吸状態の変化，呼吸困難がないか．

記録・報告
■検査日時　■VC, FVC, $FEV_{1\%}$値　■換気機能障害の型　■副作用・合併症（呼吸状態の変化）の有無

C. 血液ガス検査

1 ● 血液ガス検査とはどのような検査か

血液ガス検査は，動脈血中の酸素分圧，二酸化炭素分圧，酸素飽和度，重炭酸イオン濃度，pHなどを測定することにより，**肺の機能障害**（とくに**肺胞低換気**）の有無や体内の**酸塩基平衡の状態**を評価する検査である．呼吸機能であるガス交換の程度がすぐわかるため，呼吸器系検査の中でも最初に行われる検査の1つである．

通常，橈骨動脈，大腿動脈から医師が採血する．動脈を穿刺するため，静脈採血とは違い採血後は5分以上の圧迫止血が必要となる．最終的な止血の確認などは看護師の役割である．また採血後の検体は，10分以内に血液ガス分析装置で分析する必要があるため，採血後は早急に検体を検査室に届けなければならないことに留意する．

2 ● 血液ガス検査でわかること

・動脈血酸素分圧（Pao_2）は，肺における血液の酸素化能力を示し，**動脈血酸素飽和度**（Sao_2）は，動脈血中のヘモグロビン輸送酸素量の割合を示す．Pao_2，Sao_2の低下は，肺胞低換気，拡散障害を示す．また加齢によっても低下する傾向にある．

・動脈血二酸化炭素分圧（$Paco_2$）は，肺胞換気量を示す指標である．

・pHは，水素イオン濃度を表し，異常の場合は，$Paco_2$とHCO_3^-から**呼吸性**か**代謝性**かを判断する．

・HCO_3^-は，血液に溶解する重炭酸イオン量であり，主に代謝性変化に影響を受ける．

血液ガス検査　各値の基準値と異常値の表す意味

低←	項目 基準値	→高
呼吸不全（60 mmHg以下）←	Pao_2 80～100 Torr（mmHg）	
呼吸不全（90%以下）←	Sao_2 95～100%	
過換気← ・pH異常（高）で「呼吸性アルカローシス」	$Paco_2$ 35.0～45.0 Torr（mmHg）	→低換気 ・pH異常（低）で「呼吸性アシドーシス」
アシドーシス← ・$Paco_2$異常で「呼吸性アシドーシス」 ・HCO_3^-異常で「代謝性アシドーシス」	pH 7.35～7.45	→アルカローシス ・$Paco_2$異常で「呼吸性アルカローシス」 ・HCO_3^-異常で「代謝性アルカローシス」
代謝性アシドーシス←	HCO_3^- 22～26 mmEq/L	→代謝性アルカローシス

Skill

血液ガス検査

目的 動脈血中の酸素分圧, 二酸化炭素分圧, 酸素飽和度, 重炭酸イオン濃度, pHなどを測定することにより, 肺の機能障害 (とくに肺胞低換気) の有無や体内の酸塩基平衡の状態を評価する.

物品 血液ガス採血キット (専用の注射器), 消毒綿, ディスポーザブル手袋, 止血用絆創膏

処置前の準備	根拠根／ポイント➡／注意点注
❶患者への説明と同意 ・検査の目的・方法を医師から説明してもらい同意を得る.	➡ 通常の静脈採血と違うため, 採血部位の圧迫止血が必要であることなども説明する.
❷検査前の準備 ・体位：安静臥床を促し, 採血部位を露出する採血部位以外は, 綿毛布でおおっておく.	➡ 一般に, 医師が橈骨動脈または大腿動脈で採血する. プライバシー保護や保温に配慮する. ・なお, 検査値に影響を及ぼすため, 労作直後や排便直後は避ける.

実　施	根拠根／ポイント➡／注意点注
医師の手順	看護師の援助・介助
❶施行前に手洗いをし, ディスポーザブル手袋を装着する.	●手洗いをし, 手袋を着用する. 根 血液が付着する可能性があるため.
❷採血する動脈の拍動を確認し (**1**), 消毒する (**2**).	●採血部位を保持するとともに, 採血時に患者が動かないように留意する. また確実に消毒できるように介助する.

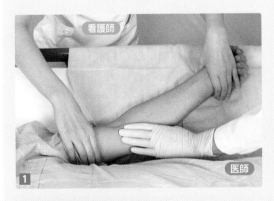

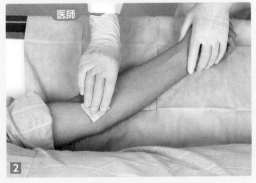

❸注射針を動脈に穿刺する (**3**).
・動脈なので駆血帯を装着する必要はない.

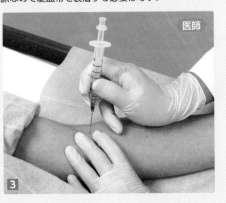

❹動脈血を採血後，消毒綿で針刺入部・動脈を押さえながら抜針する（**4**）．

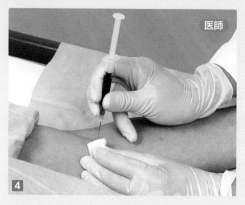

注 抜針後5分以上圧迫し，止血を確認するまで解除しないようにする（**5**）．
根 血流圧の高い動脈を穿刺するため十分な圧迫が必要となる．

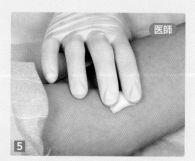

❺ただちに検体を提出する．

●止血を確認したら，再度消毒した後に絆創膏を貼る（**6**）．

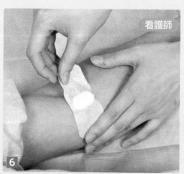

●患者の衣類を整え，安楽な体位にする．

検査後の患者への説明
- 十分止血を確認しているが，採血部位からの出血がみられたらすぐに看護師に連絡するように伝える．

副作用・合併症と対応
- 針刺入部の出血・発赤・腫脹・痛み ➡出血部位は十分な圧迫止血を行う．刺入部の経過観察を行い，異常時はすぐに医師に報告する．

評価・記録を行う際の視点
- 患者の状態に異常はないか：出血はないか，バイタルサインは正常か．とくに出血傾向のある患者では皮下血腫になる場合があるため，十分に圧迫止血を行い，観察を継続する必要がある．

記録・報告
- 検査日時　- 実施後の患者の状態変化　- 穿刺部位　- 動脈血ガス分析の結果

1-2 循環機能検査

循環機能検査とは

　私たち人間にとっての循環機能の役割は，生命維持に必要な酸素や栄養素を身体の各組織・細胞に運搬し，不要になった二酸化炭素や老廃物を運ぶ**輸送**と**運搬**である．

　循環系は，心臓，血管系（動脈・静脈），リンパ系から成り，心臓がポンプ作用を担い，血管は輸送路の役割を果たしている．循環機能は，呼吸機能とともに私たちが生命を維持するために欠かせない機能である．そのため，**循環機能検査**，とくに心臓の検査は，患者の身体状態を示す基本的な情報となる．検査を担当する看護師としては，必要な時に正しい方法で検査を実施し，その結果を適切に評価することが求められる．

A. 12誘導心電図

1 ● 12 誘導心電図とはどのような検査か

　心筋が収縮する時に電気的興奮が生じるが，その電気的変化を体表面に装着した電極から誘導し，波形として記録したものを**心電図検査**という．**標準12誘導心電図**は，6個の**肢誘導**と6個の**胸部誘導**の合わせて12個の誘導からなる．肢誘導は，右手・左手・左足の3肢それぞれの電位差をみる双極肢誘導3個と，各肢と他の2肢の平均との電位差をみる増大単極肢誘導3個からなる．一方，胸部誘導は，3肢の平均と胸部の6ヵ所との電位差をみる胸部単極誘導6個からなる．

　心電図検査は，苦痛が少なく簡便な検査であるため，循環機能検査として最初に行う．**不整脈**や**心筋虚血**（心筋梗塞，狭心症），**心肥大**などの病態診断・判別に利用される．

2 ● 12 誘導心電図でわかること

　12誘導心電図は，心臓の心周期に伴う電気活動の変化を，四肢・胸部の体表面から各誘導によって記録する検査である．これにより，刺激伝導の異常，心房負荷の有無，心室負荷・肥大の有無，心筋・心膜の障害の有無を確認することができる．

　正常の心電図は，1拍ごとに基本波形が構成される．波形にはP～Uまでのポイント（波）があり，それぞれのポイント，またポイントとポイントをつなぐ間隔（時間）には次のような意味がある．

● **P波**
　心房の興奮（脱分極）を表す．前半約2/3が右心房成分，後半約2/3が左心房成分である．
● **P-R（P-Q）間隔（時間）**
　洞結節から出た興奮が心室に達するまでの房室伝導時間を表す．
● **QRS波**
　心室の筋肉の興奮（脱分極）を表す．P波とQRS波の関係は，正常の場合には1：1である．
● **ST（ST-T）部分**
　心室筋すべてが脱分極している期間を表す．正常の場合，ST部分は基線上にある．
● **T波**
　ST部分に続く幅が広く緩やかな曲線状の波で，心室の再分極を表す．
● **QT時間**
　心室に興奮が始まってから消失するまでの時間のことで，電気的心室収縮時間を表す．
● **U波**
　人によっては出現する．T波の後に続く小さく緩やかな波．T波と区別できない場合もある．

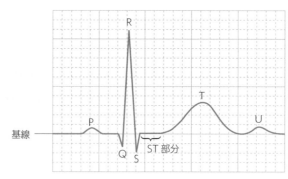

心電図の基本波形
正常の場合，左図のような心電図波形が規則正しく現れる．波形の出現するペース（心拍数）は60～100回/分である．

12誘導心電図では，12の角度からみるために波形のみえ方が異なる．

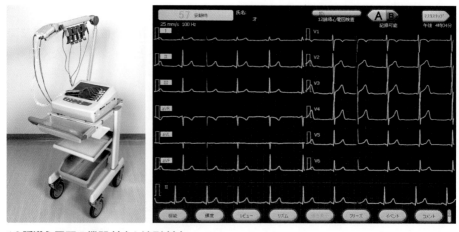

12誘導心電図の機器（左）と波形（右）

Skill

12誘導心電図測定

目的　心臓の電気的刺激を記録し，不整脈，心筋虚血，心肥大などの病態を把握する．

物品　12誘導心電図の機器

処置前の準備	根拠根／ポイント➡／注意点注
❶患者に検査の説明をし,尿意があれば排尿を済ませてもらう.	
❷腕時計，ネックレス，靴下などを外してもらい，上半身は脱衣し，仰臥位にする.	根電極の装着の妨げとなるため.
❸声をかけリラックスしてもらう.	➡患者の筋緊張が心電図波形に影響を及ぼすことがあるため，リラックスした状態で検査を行う.

実　施	根拠根／ポイント➡／注意点注
❶記録中は，会話・体動・深呼吸はせず，力を抜き，リラックスするように声をかける.	注体動すると心電図ではなく筋電図が混じってしまうため，正確な検査のためには，力まずリラックスしている必要がある.
❷電極装着部をアルコール綿などで拭く.	➡汗や汚れがあると伝導に支障をきたす.
❸装着部位にペースト（ケラチンクリームなど）を付ける（シール型の場合はそのまま貼付する）.	➡ペーストは電気抵抗を少なくするためのものであるが，ペーストの量が多すぎると波形がゆがむことがあるので，適量を付ける.
❹四肢電極を装着（**1**）した後，胸部電極の吸盤をV1→V2→V4→V3→V6→V5の順に装着する（**2**）.	注必要以上に吸盤の陰圧をかけない. ・強い陰圧は患者に痛みを与え，皮膚の損傷につながる.

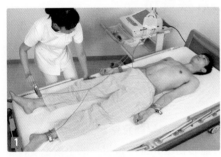 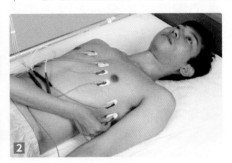

電極の識別記号・色と装着部位
四肢誘導，胸部誘導における各電極の装着部位を示す．電極は，色と識別記号によって判断する.

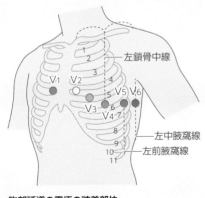

胸部誘導の電極の装着部位

誘導コードの色（JIS規格）と電極装着部位

誘導	識別記号	色	電極装着部位
四肢誘導	R	赤	右手
	L	黄	左手
	F	緑	左足
	NまたはRF	黒	右足
胸部誘導	C1	白／赤	V1：第4肋間胸骨右縁
	C2	白／黄	V2：第4肋間胸骨左縁
	C3	白／緑	V3：V2とV4を結ぶ線上の中点
	C4	白／茶	V4：第5肋間と左鎖骨中線との交点
	C5	白／黒	V5：左前腋窩線上でV4と同じ高さ
	C6	白／紫	V6：左中腋窩線上でV4と同じ高さ

❺心電図の波形を確認し記録する.	➡電極装着の間違いがないことを確認し，各誘導5～6心拍分記録する.
	➡記録終了後，電極装着の間違いがないことを再度確認する.
❻胸部電極から速やかに外して，患者に検査が終わったことを告げる.	
❼胸部と四肢のペーストを拭き取り，不快感の有無を確認する.	➡ペーストが残っていると，患者が不快感を感じることが多い.
❽外した電極類は，次の検査時にすぐに使用できるように，所定の場所に整理して置いておく.	

検査後の患者への説明

■検査による制限などはないことを伝える.

評価・記録を行う際の視点

■波形に異常はないか：筋電図になると不規則で細かく振動したような波形がみられる.

記録・報告

■検査日時　■不整脈の有無　■心筋虚血の有無
■必要に応じて，心電図の記録用紙を所定の用紙に貼り，結果を報告する.

B. 心電図モニター（電極の装着法）

1 ● 心電図モニターとはどのような検査か

　心電図モニターとは，12誘導心電図と違い，対象となる患者の胸部3ヵ所に電極（胸部双極誘導用に2個，基準用に1個）を装着して，心電図波形をモニタリングする検査である．送信機を用いることにより，ナースステーションなどにある受信機およびベッドサイドモニタリングシステム装置にて，常に患者の心電図波形を確認することができる.

● 心電図モニターの目的

　心電図モニターは，主に重症患者の**循環器系異常の早期発見**を目的としている．具体的には，①CCU・ICUにおける不整脈やその他の循環異常の監視，②手術を受ける患者の術前・術中・術後の循環管理，③救急外来での循環管理，④一般病棟での重症患者の循環管理，⑤リハビリテーション中の患者の心電図評価，などが適応となる.

3点誘導（Ⅱ誘導）

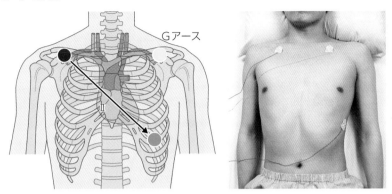

図のように赤を右鎖骨下，黄を左鎖骨下，緑を下胸部に貼るのが一般的なⅡ誘導になる．
Ⅱ誘導はP波もQRSも比較的よく見える誘導である．

5点誘導

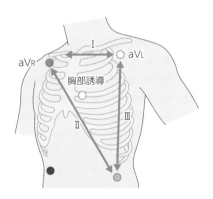

5点誘導（Ⅰ，Ⅱ，Ⅲ誘導のいずれかと
V5 の波形がみられる）

5点誘導は，赤・黄・緑・黒・白の5点で誘導を変える方法．黒を右下胸部に貼りつけ基準
点にする．右上胸部の赤はaVR，左上胸部の黄色はaVL，下胸部の緑はaVFになる．赤・
黄・緑の電位差がⅠ，Ⅱ，Ⅲ誘導になり，白をV1〜V6の必要な部位に貼ることで，黒と
の間で胸部誘導を表すことができる．

2●心電図モニターでわかること

　心電図モニターは，12誘導心電図と比較すると情報が少ないため，基本的には不整脈
の診断，心筋虚血の診断ができるだけであるが，一方で，24時間モニタリングされてい
ることから早期に異常を発見することができるという利点がある．正常な心電図波形と比
較して，不整脈の有無や心筋虚血を表すST変化の有無に留意して観察する必要がある．

Skill

心電図モニターの測定

目的 心臓の電気的刺激を記録し，常時モニタリングを継続することにより，不整脈や心筋虚血などの早期発見につなげる．

物品
心電図モニター（①），電極（②）

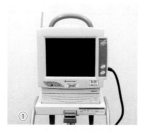
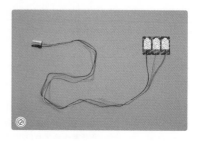

処置前の準備	根拠根／ポイント➡／注意点注
●患者に心電図モニターを装着する必要性を説明し，同意を得る．	➡24時間装着が必要であり，患者の日常生活にも影響を及ぼすため，十分な理解を得る．

実　施	根拠根／ポイント➡／注意点注
❶寝衣を開き，胸部を露出させ，濡れた温タオルで装着部位を拭く．	➡装着部位の皮膚の汚れを取り除くことで，きれいな波形を描出させることができる．
❷電極を装着する． ・筋肉上に貼ると筋電図が混入する可能性があるため避け，できるだけ肋骨，胸骨など骨の上に装着するようにする． ・電極が浮かないように注意する．	➡12誘導心電図と違い電極が3個しかないため，その患者の状態をより正確に反映する装着部位はどこかを十分に検討する． ・心筋虚血の場合，V5誘導で心電図変化をみることが多いので，陽極をV5の位置に装着するCM5誘導またはCC5誘導を選ぶことが多い*．

検査後の患者への説明
■検査による制限などはないことを伝える．

副作用・合併症と対応
■長時間同じ部位に電極を貼ることによる皮膚のかぶれなどの皮膚障害 ➡ときどき装着部位を変える．必要に応じて皮膚の清潔ケアを行う．

評価・記録を行う際の視点
■波形に異常はないか：不整脈がないか，心筋虚血がないか．

記録・報告
■異常波形（不整脈，心筋虚血の状態）の有無　■電極装着部位の皮膚の状態

---

*心電図モニターの誘導法はII誘導以外にも，電極の位置を変えて下記のような誘導法を用いることがある．
・CM5誘導：V5誘導に類似する．体位の影響が少ないため，ST部分の変化が読みやすい．
・CC5誘導：V5誘導に類似する．基線の動揺が少なく，波形も大きいため，ST部分の変化が読みやすい．
・NASA誘導：基線の動揺が少なく，筋電図が混入しにくい．P波が読みやすい．

C. 末梢循環検査

1 ● 末梢循環検査とはどのような検査か

　末梢循環検査とは，「脈管系の障害を評価・診断する検査法である．脈管系の狭窄や閉塞性病変の存在が疑われた時，その部位や程度を的確に評価する必要がある．また，治療法の選択や予後の評価のためにも客観的なデータが必要となる．脈管疾患の診断にはさまざまな検査法が用いられるが，初期診断にもっとも使われる」[1]検査である．本項では，非侵襲的かつリアルタイムに末梢循環状態を視覚的に評価することができる**サーモグラフィ検査**と**カラードプラ法**について説明する．

　サーモグラフィ検査とは，体表の温度分布を可視化できる検査である．体表から放射される赤外線量を非接触的に赤外線カメラでとらえ，二次元的な熱画像として表現する．生体から放射される赤外線量が体表温度に依存することを利用し，温度分布を色分けして表示する．

サーモグラフィ画像とカメラ

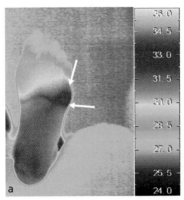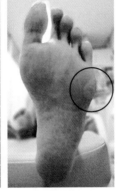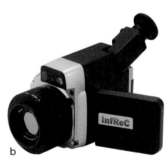

a：糖尿病患者の第5中足骨部の胼胝
肉眼的には腫脹，発赤などの炎症所見はないが（右の丸印），サーモグラフィ上，胼胝部の皮膚温の上昇を認める（左の矢印）．
b：サーモグラフィカメラ
［a 真田弘美：NiCE 老年看護学技術，改訂第2版（真田弘美，正木治恵編），p.425，南江堂，2016 より許諾を得て転載．b 写真提供　日本アビオニクス］

　カラードプラ法とは，超音波検査の一種で，血流の向きや速度を可視化し脈管系を形態的・機能的に評価することができる手法である．ドプラ法を利用して血流の向きや速度をとらえ，断層エコー図中にカラーで重ねて表示する．一般的にプローブに向かう血流を暖色系，遠ざかる血流を寒色系，速いものほど明るく，遅いものほど暗く表示する．乱流が生じている部分ではモザイク状となる．

末梢血管のカラードプラ画像

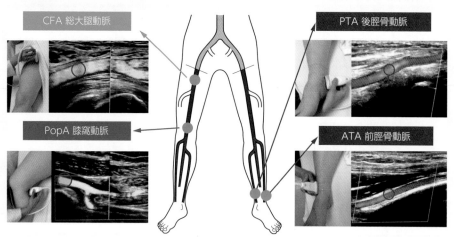

[橘内秀雄：末梢血管疾患診療マニュアル（東谷迪昭, 尾原秀明, 金岡祐司, 水野 篤編）, p.59, 南江堂, 2018 より許諾を得て転載]

2● 末梢循環検査でわかること

　サーモグラフィ検査は, 血行障害, 代謝異常, 慢性疼痛, 自律神経障害, 炎症, 腫瘍, 体温異常などの診断や罹患部位の推定, 治療効果の判定に有用である. 具体的には, 末梢動脈疾患（peripheral arterial disease：PAD）, バージャー（Buerger）病, レイノー（Raynaud）現象, 糖尿病などに伴う末梢循環障害や自律神経疾患などにおいて, 診断や治療効果の判定に用いられている. サーモグラフィ検査機器は小型化が進んでおり操作も簡便なため, 血行障害や炎症所見の看護師によるアセスメント, 患者自身による炎症所見のセルフモニタリングなどに用いられている.

　カラードプラ法は, 血管走行の把握や異常血流の検出により, 動静脈の閉塞や狭窄, 逆流の観察が可能となる. 具体的には, PADや静脈瘤, 深部静脈血栓症などの診断や治療効果の判定に用いられている. カラードプラ法は, 医師や検査技師により行われる場合が多いが, 看護師による静脈カテーテル穿刺部位の動静脈の同定や創傷周囲の血流評価などに用いられている（カラードプラの介助は, p.61「2-2 超音波検査」参照）.

引用文献

1) 久保田義則：末梢循環検査. NiCE疾病と検査（松田 暉, 荻原俊男, 難波光義, 鈴木久美, 林 直子編）, p.75, 南江堂, 2010

1-3 アレルギー検査

アレルギー検査とは

　アレルギー検査とは，アレルギーの原因物質（アレルゲン）を特定する検査である．アレルギー検査には，実際に生体の反応を引き起こしてアレルゲンを特定する**生体内検査**（*in vivo*検査）と，生体から採取した血液などを調べる**生体外検査**（*in vitro*検査）がある．生体外検査は生体への侵襲が検体採取時のみであり，検査は検査室において行われるため，看護師は主に採血などの検体検査における看護援助を行う．生体内検査は，検査によっては強いアレルギー症状を起こす可能性があるため，検査を担当する看護師には正確な知識に基づく実施および観察が求められる．ここでは生体内検査である**皮膚パッチテスト**と**皮内テスト**について述べる*．

A. 皮膚パッチテスト

1● 皮膚パッチテストとはどのような検査か

　皮膚パッチテストとは，アレルギーの原因と予測される物質を濾紙やガーゼに含ませるなどして上腕伸側または背部に48時間貼付し，はがした後の皮膚の反応を観察することで，原因物質（アレルゲン）の同定を行う検査である．接触皮膚炎の診断など，Ⅳ型アレルギー反応の検出に用いられる．Ⅳ型アレルギー反応は，遅延型アレルギー反応とよばれ，抗原が入ってから24～48時間で反応がピークとなる．検査しようとする物質が，外用薬，化粧品，衣類などの場合は通常そのまま貼付するが，濃度が高い物質の場合はワセリンまたは水で至適濃度に希釈する．金属の場合は，削った後にワセリンと混合して貼付するようにする．貼付にはパッチテスト専用の絆創膏が用いられることが多い．

2● 皮膚パッチテストでわかること

　48時間後に被検物質を除去した時点と，それからさらに24時間後の時点の反応を測定し，基準に照らして判定することで**アレルゲンの同定**ができる．検査結果の評価にはICDRG（International Contact Dermatitis Research Group, 国際接触皮膚炎研究班）基準が用いられる．―を「陰性」と判定する．

ICDRG 基準	
―	反応なし
+?	紅斑のみ
+	浸潤を触れる紅斑または丘疹
++	小水疱を伴うもの
+++	大きな水疱またはパッチの範囲を超えて炎症反応が広がったもの

---

*皮内テストは，かつてはショック・アナフィラキシー様症状の予知を目的として，注射用抗菌薬製剤などを使用する前に多く実施されていた．しかし，一般的に実施されている皮内反応について実施する意義が乏しいことから，一律な皮内テストは行われなくなり，事前の問診や早期発見，早期対応などの安全対策がとられるようになっている．

　　皮膚パッチテストで**陽性反応**を示しても，その結果だけではアレルゲンであると確定できない．皮膚パッチテストには，アレルゲンではないにもかかわらず発汗や圧迫などにより陽性反応を示す**偽陽性**や，実際にはアレルゲンであるが陰性反応を示す**偽陰性**がみられる．また，検査において陽性反応を示しても，**臨床症状**と合致しない場合にはアレルゲンと確定されない場合もある．アレルゲンの確定は複数の検査結果・臨床症状をもとに行われる．

Skill

皮膚パッチテスト

目的 ▶ 遅延型アレルギー反応を観察し，判定することにより，アレルゲンの同定を行う．

物品 ▶ 貼付する物質およびコントロール（対照群）の蒸留水・ワセリン，パッチテスト用絆創膏，固定用透明フィルム

処置前の準備	根拠根／ポイント➡／注意点注
❶検査の目的，方法について医師からの説明を受け，検査について理解し，承諾していることを確認する．	➡炎症消退後に色素沈着や色素脱退を生じる可能性もあるため，患者が検査の必要性と副作用などの危険性を十分に理解できていることを確認する．患者の質問には，医師の説明を十分把握したうえで対応する．
❷患者の状態によって可能であれば入浴を済ませてもらう．入浴できない場合には清拭する．	➡パッチテスト開始後48時間は，入浴をしないことが望ましいため，事前に身体の清潔を保っておくようにする．
❸パッチテスト中は入浴を避けること，発汗を伴う運動を避けること，パッチテスト部位を搔破しないことを説明する．	➡原因物質を含ませた絆創膏に大量の汗が吸収されたり，汗とともに原因物質が流れたりすると，正確な検査が実施できない可能性がある．

実　施	根拠根／ポイント➡／注意点注
❶パッチテスト用絆創膏を貼付する予定の部位の皮膚を観察する．	➡損傷のない皮膚に貼付し検査する必要がある．
❷貼付予定部位の汗，ほこりなどの汚れを除去する（**1**）．	

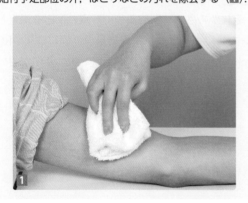

❸貼付した物質を判別できるようにしてあることを確認し，パッチテスト専用絆創膏を貼付する（**2**）.

●必要に応じてフィルムで固定する（**3**）.

➡貼付した物質が判別できるように名称や略称を記載する. また，各物質の貼付部位がわかるように記録する.

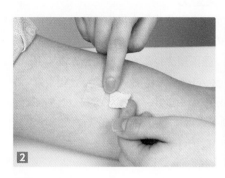

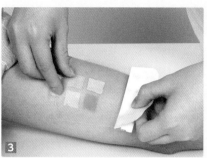

❹貼付時刻を確認する.

➡パッチテスト開始後は，貼付部位の皮膚の状態，瘙痒感の有無・程度を観察する.

❺パッチテスト中の日常生活における注意事項について，患者に再度説明する.

➡パッチテスト中の注意事項
• 入浴を避ける.
• 発汗を伴う運動を避ける.
• パッチテスト部位を搔破しない.

❻48時間後，貼付していた絆創膏を除去し，皮膚に付着している物質を拭き取り，貼付部位をマーキングする.

➡貼付部位を見失うことのないよう，マーキングする.

❼約1時間半後に医師が判定する. はがした直後に判定する場合もある.

検査後の患者への説明

■ 検査部位を搔破しないよう説明し，皮膚状態によっては医師の指示に従い皮膚の保護方法を説明する.
■ 検査部位の皮膚状態や皮膚症状に変化があった場合には，看護師，医師に連絡するように説明する.

副作用・合併症と対応

■ 紅斑，丘疹 ➡検査の反応として生じた紅斑や丘疹の状態と変化を観察する.
■ 皮膚症状の悪化 ➡検査によっては皮膚状態が悪化する場合もあるため検査中から観察する.
■ 色素沈着，色素脱退 ➡強い刺激反応を生じ，炎症消退後に色素沈着や色素脱退を生じることがあるため検査実施部位の皮膚を観察する.

評価・記録を行う際の視点

■ 検査とその結果：実施した検査の内容，医師による判定結果
■ 副作用の有無，程度：検査実施部位の皮膚（紅斑，丘疹等），皮膚症状の悪化，色素沈着，色素脱退

記録・報告

■ パッチテスト実施部位　■ 貼付した物質　■ 検査開始日時および判定日時　■ 医師による判定結果　■ 皮膚の状態

B. 皮内テスト

1 ● 皮内テストとはどのような検査か

　　皮内テストとは，アレルギーの原因と予測される物質を皮内に注入（皮内注射）し，その部位の皮膚の反応を観察して**原因物質の同定**を行う検査である．**即時型アレルギー反応**であるI型アレルギー反応をみる場合と，**遅延型アレルギー反応**をみる場合がある．同じく皮膚反応をみる**プリックテスト**，**スクラッチテスト**に比べて感度と定量性にすぐれているため，複数のアレルゲンを検査するほか，いくつかの濃度に希釈した抗原液を使用し，陽性反応を示す**最低値濃度（閾値〈いきち〉）**を調べることができる．注入される抗原液は0.02mLであるが，**アナフィラキシー症状**を起こす危険性がある．

2 ● 皮内テストでわかること

　　アレルギー反応の有無の判定は，下記の基準に照らして，**アレルゲンの同定**を行い，**皮内反応閾値**を把握する．発赤径20 mm以上または膨疹径9 mm以上を**陽性**と判定する．

Skill

皮内テスト

| 目的 | アレルゲン液を皮内注射した後の反応を観察し判定することにより，アレルゲンの同定を行う. |

| 物品 | アレルゲン液，対照液，注射器，注射針，アルコール綿，マーキング用テープ，注射針廃棄ボックス，膿盆 |

処置前の準備	根拠根／ポイント➡／注意点注
❶患者が，検査の目的，方法について医師からの説明を受け，検査について理解し，承諾していることを確認する.	➡ 強い全身性アレルギー症状を起こした後は，数日間，皮膚反応が検出されないことがある．また以前に強いアレルギー症状を起こした物質の皮内注射は危険である．そのため，患者の過去の経過を正しく把握する. •患者の質問には，医師の説明を十分把握したうえで対応するようにする.
❷常用している内服薬に抗アレルギー薬が含まれる場合，医師の指示に基づき，内服薬の変更を患者に説明し，与薬を変更する.	➡ 抗アレルギー薬により，検査の反応が鈍くなることがある.
❸必要物品を準備する.	

実　施	根拠根／ポイント➡／注意点注
❶皮内注射部位である前腕屈側を露出する.	
❷注射部位を消毒する.	

❸アレルゲン液，対照液の皮内注射を介助する．または医師の同席のもと，皮内注射を実施する（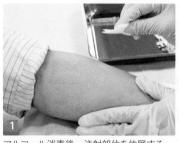~❸）．

アレルゲンの投与によりアナフィラキシーショックを起こす危険がある．その際には速やかな医療行為が必要になる．

アルコール消毒後，注射部位を伸展する．

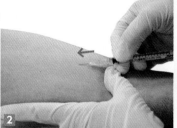
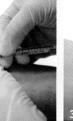

刃断面を上に，ほぼ平行に刺入する．

薬液注入．膨疹を確認する．

❹注射時刻を確認する．

❺注射した内容を判別できるよう，アレルゲン名や濃度を記載したテープを各注射部位に貼付する．

➡ 事前に薬品名，濃度を記載したテープを用意しておく．

❻瘙痒感，紅斑などの局所状態および全身状態を観察する．

➡ アナフィラキシー症状を早期に発見し，速やかに対応できるよう呼吸，血圧，顔色，気分不快の有無などを観察する．局所症状が強い場合には，全身症状に進展することもあるため観察を継続する．

❼患者に，検査部位に触れないよう再度説明する．

❽15~20分後に医師が判定を実施する．遅延型アレルギー反応をみる場合は，24時間後および48時間後に判定する．

検査後の患者への説明

■ 生じうる副作用について説明し症状がある場合には速やかに連絡してもらうよう連絡方法を含めて説明する．
■ 局所に紅斑等が生じている場合には搔破しないよう説明する．

副作用・合併症と対応

■ 瘙痒感，紅斑など ➡皮内注射部位の瘙痒感，紅斑の有無，程度を観察する．
■ アナフィラキシーショック ➡アナフィラキシー徴候がみられた場合には速やかに医師に報告し指示に従い対応する．

評価・記録を行う際の視点

■ 検査とその結果：実施した検査の内容日時，実施部位，使用薬物の内容・量，医師による判定結果．
■ 副作用の有無，程度：アナフィラキシーの症状，検査部位の皮膚の状態．

記録・報告

■ 皮内テスト実施日時　■ 検査実施部位　■ アレルゲン液および対照液の内容・量　■ 医師による判定結果
■ 皮膚の状態　■ 全身状態

学習課題

1. 血液ガス分析の動脈血採取を介助する場合に，とくに気を付けなければならないことは何だろうか．
2. 12誘導心電図で心電図をモニタリングしているが，細かく震えるような波形が描出され正確に測定することができない．原因として考えられることは何だろうか．

2 画像診断

この節で学ぶこと

1. 主な画像診断（X線検査，超音波検査，CT・MRI，核医学検査など）がどのような
   検査であり，検査の結果によって何が判断できるかについて理解する．
2. それぞれの画像診断の具体的手技（または介助方法）について理解する．

画像診断とは

　画像診断とは，**X線検査**をはじめ，**超音波検査**，**MRI検査**，**核医学検査**といった陰影の
濃淡によって描かれた画像を用いて診断する検査群である．身体侵襲の低い検査からやや
侵襲の高い検査まで，その方法・態様は幅広い．技術の進歩に伴い，濃淡が鮮明にかつ立
体的に描き出されるようになり，確実な診断・評価を得るうえでより有用な所見が得られ
るようになった．

〈画像診断における看護師の役割〉

　これらの画像診断において，正確な検査結果を得るためには，看護師による検査前の準
備が重要となる．また，**造影剤**を使用する際には，その専門知識と技術をもって，患者を
援助し，医師を介助することになる．

　まず，患者が安全に検査を受けられるように支援することが重要である．そのためには，
①患者誤認をしない，②準備・前処置を確実に実施する，③アレルギーや感染（症）を予
防し，適切に対応する，④急変時に適切に対応することが必要である．

　次に，患者が安心・安楽の中で検査を受けられるように支援することが重要である．そ
のためには，①検査について十分な説明を行い不安の軽減に努める，②肌を露出すること
が多い場合には保温に努め羞恥心へ配慮する，③薬剤の注入や体位の固定などの苦痛の伴
う処置を行う場合にはその軽減に配慮することが求められる．

　また，余計な待ち時間や医療者間の連絡の齟齬（行き違い）をなくすためにも，看護師-
医師-臨床検査技師間で十分な連携をはかれるようにすることも大切である．

　なお，すべての画像診断に共通して，**X線被曝の防護**の意識も，忘れてはいけない留意
点のひとつである．

2-1 X線検査

X線検査とは

〈X線検査の被曝と安全管理〉

　X線検査の援助において，放射線の**被曝**と**防護**は欠かせない視点である．私たちは，普段微量ながら自然界に存在する放射線を浴びながら日常生活を送っている．放射線は，すべてがただちに身体に有害というわけではなく，その線量が一定量を超えた場合に有害となるものである．

　X線検査において患者が受ける**医療被曝**は，貴重な診療情報を得るために必要な"侵襲"である一方で，一定量を超えるとやはり身体に有害な影響を及ぼすことになる．したがって，その被曝線量は，安全な範囲内で適正に管理されるべきである．また，安全管理の対象は，患者のみならず医療従事者にも同様の配慮が必要となる．

〈放射線防護の3原則―遮蔽，距離，時間〉

　安全管理の際に有用となるのが**放射線防護の3原則**―すなわち遮蔽（しゃへい），距離，時間である．①**遮蔽**とは，放射線の通過・吸収を遮断することをいう．X線やγ（ガンマ）線の遮断には鉄や鉛が有効であり，遮断剤が厚いほど遮蔽効果が高くなる．また，放射線源から少しでも長く②**距離**をとることで被曝線量を軽減させることができる．放射線源からの距離を10cmから1mに離すと，被曝線量は1/100に減少するといわれている．さらに，被曝線量は，その場所に立ち入る③**時間**に比例して増加する．したがって，できるだけ立ち入り時間（被曝時間）を短くすることが放射線防護上，重要である．

　X線の単位には，ミリシーベルト（**mSv**）とグレイ（**Gy**）という単位がよく用いられる．mSvとは線量当量を表す単位であり，Gyとは吸収線量を表す単位である．

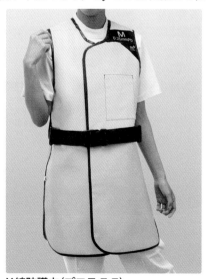

X線防護衣（プロテクタ）
（写真提供　保科製作所）

〈X線検査の種類〉

　X線検査とは，放射線の一種であるX線を照射し，透過したX線を検出器でとらえ，内部の様子を可視化する検査法である．

　造影検査とは，造影剤を用いてX線撮影する検査のことである．なかでも動画像をモニターで観察しながら，造影剤を使用して連続的に撮影することを**X線透視検査**という．造影剤によって輪郭や重複が明確に描き出され，臓器の全体像や病変の形態を見極めるのに役立つ．

　CT（computed tomography）とは，**コンピュータ断層撮影**のことである．X線を利用して人体を走査することで得られたデータをコンピュータで処理し，人体の内部構造を画像化する検査を指す．

〈撮影対象の性質と写り方〉

　X線撮影によって**X線の透過性**が高い部分は黒く写り，低い部分は白く写る．一般的に人体の組織は，X線の吸収度の違いから**金属濃度**（骨・歯，透過性が低い），**水濃度**（内臓・血液など，透過性が低い），**脂肪濃度**（脂肪，透過性が高い），**空気濃度**（肺・消化管ガス，透過性が高い）に大別される．たとえば肺のように空気を生理的に含む臓器は，透過性が高いため黒っぽく写り，骨のような実質臓器は，透過性が低いため白く写る．

　この陰影のコントラストから臓器や組織を区別し，また臓器の輪郭を確認し，さらに組織の状態を推測することができる．全身にわたって**対象の形態**と，その**組織状態の良性・悪性**を鑑別することができ，疾患の診断のための有用な情報を得ることができる．

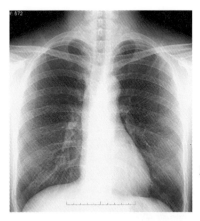

胸部X線画像（正常）
[小栗 晋：NiCE病態・治療論[2]呼吸器疾患（石原英樹，竹川幸恵編），p.55，南江堂，2019より許諾を得て転載]

A. X線単純撮影（腹部・胸部・乳房・骨）

1 ● X線単純撮影とはどのような検査か

　造影剤注入などの特別な処置を必要としないため，透視検査や造影検査に比べて簡便，比較的安全，かつ経済的であるため，日常的によく用いられる検査法である．X線撮影装置を小型化軽量化および可動式にしたポータブルX線撮影装置を用いて，手術室，病室，在宅での出張撮影も可能である．検査室に移動できない患者に対して用いる．

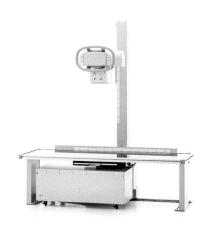

X線撮影装置
（写真提供　キヤノンメディカルシステムズ）

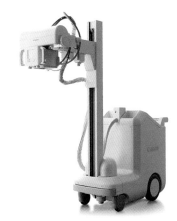

ポータブルX線撮影装置
（写真提供　キヤノンメディカルシステムズ）

2 ● X線単純撮影でわかること

　X線透過性の違いによって骨，水分，脂肪，空気の分布を推測することができる．①**腹部X線撮影**では，腹部の骨折の有無，結石の有無，臓器や腫瘍の輪郭，ガスの分布から消化管穿孔や腸閉塞の有無を知ることができる．②**胸部X線撮影**では，縦隔や肋骨など胸部の骨折の有無，肺野の空気の分布，胸水の存在，炎症や腫瘍の有無がわかる．また，③**マンモグラフィ**では，乳房の腫瘤とそれが悪性かどうかの可能性を見極めることができる．さらに，④**骨に関するX線単純撮影**では，脊椎の骨折・脊柱管狭窄・腫瘍，または神経・代謝疾患などの病変，四肢の骨折・関節疾患や外傷時の骨変化・骨折について観察することができる．

Skill

X線単純撮影─ ①腹部

目的 腹部内のガス像・石灰化・異物，臓器の位置・大きさ・形状を観察する．また，消化管のガス像の異常，臓器の腫瘍・石灰化像，尿路系の結石，誤飲による異物の発見・観察ができる．

物品 X線撮影装置，防護エプロン（必要に応じて）

処置前の準備	根拠根／ポイント➡／注意点注
❶患者に単純X線撮影を受けることを説明する．	➡安全な量のX線被曝であることを理解してもらう．
❷妊娠の可能性のある女性には，妊娠の有無を確認する．	➡妊娠している可能性が高い場合は，検査の実施が妥当かどうか，また具体的な対処方法について医師に相談する．
❸検査室へ移動する．	➡検査室へ移動できない場合はポータブル撮影が用いられる．
❹撮影範囲内になる点滴セット，カテーテル類，心電計の電極などを外しているか確認する．	➡身に付けた物品がX線画像に写り込むことを避ける．下着の飾りや金具などにも注意する．
❺撮影する部位を露出させる．	

実　施	根拠根／ポイント➡／注意点注
放射線技師の手順	**看護師の援助・介助**
❶一般的に立位正面，仰臥位正面で撮影するので，適切な姿勢をとるよう指示する． ・腹部に存在する気体・液体の位置・移動状況を予測して体位を決める．	●必要に応じて介助する． ➡自力で指示された姿勢を数秒間保持できない場合は看護師が支える． ➡患者のそばに付き添う場合は防護エプロン（プロテクタ）を着用する． ・放射線防護の原則の「遮蔽」に則り，看護師は無用な被曝を避けることが重要である．

❷撮影する．
・腹部立位正面　立位で前腹部を撮影装置に付け，深呼吸して息を止めた時点で撮影する．
　根 呼吸運動による画像の乱れ（アーチファクト）を防ぐため．
・腹部臥位正面　仰臥位にて脊柱を伸展させ，深呼吸して息を止めた時点で撮影する．
・消化管穿孔の疑いがある場合は，側臥位撮影とする．
　根 遊離ガス（消化管から漏れ出たガス）像を観察するため．

ポータブルX線撮影装置で撮影する場合
●検査室での場合と同様に配慮する．
●同室者にも被曝について配慮する必要がある．照射方向にもよるが，真上からの照射ならば2m離れていれば問題ない．横方向からの照射であれば退室していただき，できない場合は同室者に防護エプロンをかける．
●撮影する瞬間は病室のドアは閉める．
　・不用意に人が出入りしないように注意する．

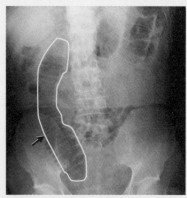

腹部X線画像（臥位，腸閉塞）
腸閉塞による小腸ガス（矢印）を認める．
[津田泰宏：NiCE病態・治療論[4]消化器疾患（津田泰宏，鈴木久美編），p.201，南江堂，2019より許諾を得て転載]

副作用・合併症と対応

- 撮影後の痛み・不快症状 ➡痛みや不快症状が落ち着くかしばらく様子をみる．痛みが引かない場合は医師に報告する．

評価・記録を行う際の視点

- 患者の様子に異常はないか：移動や撮影時の体位の保持によって苦痛が生じなかったか．

記録・報告

- 検査日時　■撮影部位　■撮影方法　例）腹部X線撮影（単純）　■検査中・検査後の患者の様子

Skill

X線単純撮影― ②胸部

目的 肋骨など胸郭自体，胸郭内の肺野，縦隔の異常の有無を観察する．肺がんなどの胸部の腫瘍，肺炎，結核，胸水，気胸などの病変部の診断に役立つ．その他，心陰影および心胸郭比などから心不全の状態を知ることもできる．

物品 X線撮影装置，防護エプロン（必要に応じて）

処置前の準備	根拠根／ポイント➡／注意点注
p.28 Skill「X線単純撮影―①腹部」と同じ．	

実　施	根拠根／ポイント➡／注意点注

放射線技師の手順

❶適切な姿勢をとるよう指示する．
- 一般的に立位の深吸気時に正面・側面から撮影するが，坐位や仰臥位で撮影する場合もある．

❷撮影する．
- 胸部正面：立位で前胸部を撮影装置に付け，深呼吸をして息を止めた時点で撮影する．
  根 呼吸運動による画像の乱れ（アーチファクト）を防ぐため．
- 胸部側面：通常，左側胸部を撮影装置に付け，両上肢を挙上し，深呼吸をして息を止めた時点で撮影する．

看護師の援助・介助

●必要に応じて介助する（p.28 Skill「X線単純撮影―①腹部」参照）．

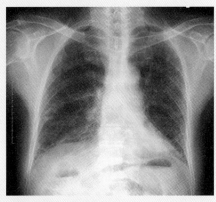

胸部X線画像（間質性肺炎）
両側全肺野にすりガラス影，網状影を認め，横隔膜の挙上があり，肺の構造が大きく変化している．
[小栗 晋：NiCE病態・治療論[2]呼吸器疾患（石原英樹, 竹川幸恵編), p.55, 南江堂, 2019より許諾を得て転載]

副作用・合併症と対応／評価・記録を行う際の視点／記録・報告

p.28 Skill「X線単純撮影―①腹部」と同じ．

Skill

X線単純撮影— ③乳房（マンモグラフィ）

目的　乳房全体の高濃度陰影，微細石灰化像，乳がんの発見，診断に関する所見を得ることができる．

物品　マンモグラフィ撮影装置，防護エプロン（必要に応じて）

処置前の準備	根拠根／ポイント➡／注意点注
p.28 Skill「X線単純撮影—①腹部」と同じ．	

実　施	根拠根／ポイント➡／注意点注

放射線技師の手順

❶頭尾方向，内外斜位方向の2方向から撮影する．適切な姿勢をとるよう指示する．

❷撮影装置で乳房を押しつぶすようにして撮影する．
　・乳房の上部外側大胸筋までを撮影する．
　・一般的にスクリーニングを目的とした乳がん検診では，1方向または2方向で撮影する．
　・鮮明な画像を得るために押しつぶす．

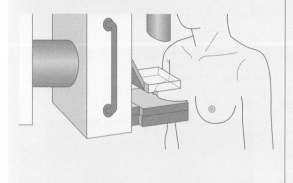

看護師の援助・介助

●必要に応じて介助する（p.28 Skill「X線単純撮影—①腹部」参照）．

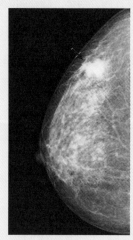

マンモグラフィ（充実腺管がん）
腫瘤(矢印)を認める．
［尾本きよか, 山田茂樹：乳房画像診断最前線(位藤俊一編), p.142, 南江堂, 2013より許諾を得て転載］

副作用・合併症と対応／評価・記録を行う際の視点／記録・報告
p.28 Skill「X線単純撮影—①腹部」と同じ．

Skill

X線単純撮影— ④骨

目的 ▶ 骨や関節の異常を発見できる. 骨・関節の骨折・脱臼, 変形・病変, 骨代謝疾患・内分泌疾患による骨変化, 発育状態, 歯と歯列の形態, 上下顎骨全体の形態をみることができる.

物品 ▶ X線撮影装置, 防護エプロン (必要に応じて)

処置前の準備	根拠根／ポイント➡／注意点注
p.28 Skill 「X線単純撮影—①腹部」と同じ. なお, 外傷の場合, 損傷の程度が明らかでない時はむやみに動かさない. 装具を外す時は慎重に行う.	

実　施	根拠根／ポイント➡／注意点注

放射線技師の手順

❶一般的に正面, 側面の2方向から撮影する.

❷四肢の場合は2方向から撮影するが, 経過が長い場合などは1方向撮影になる場合がある.
　・移動や撮影体位をとるために起こる苦痛を最小限にするため.

❸撮影に適した体位をとらせる.

❹静止した状態で撮影する.

看護師の援助・介助

●必要に応じて介助する (p.28 Skill 「X線単純撮影—①腹部」参照).

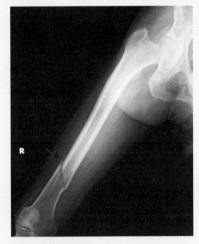

骨のX線撮影画像
大腿骨骨幹部骨折(矢印)を認める.
[髙橋 学：NiCE病態・治療論[9]運動器疾患 (土井田稔, 秋山智弥編), p.132, 南江堂, 2019 より許諾を得て転載]

副作用・合併症と対応／評価・記録を行う際の視点／記録・報告
p.28 Skill 「X線単純撮影—①腹部」と同じ.

B. 消化管造影

1 ● 消化管造影とはどのような検査か

　消化管は上部と下部に分けられる．**上部消化管造影**として食道・胃・十二指腸造影検査があり，**下部消化管造影**として大腸の注腸造影検査がある．いずれも硫酸バリウム（以下，バリウム）などの造影剤を消化管粘膜面に付着させ，消化管を空気で膨らませることにより，X線透視下に消化管の中を写し出す方法をとる．がんやポリープ，潰瘍，その他の種々の消化管病変の発見・診断に有用な所見が得られる．

　上部消化管造影の場合は，バリウムを経口的に飲用し，食道・胃・十二指腸へ注入した状態で撮影する．また，バリウムが小腸に達するころを見計らって，20〜30分間隔で撮影する**小腸造影検査（経口法）**を行うこともある．なお，チューブを十二指腸まで挿入し，十二指腸の蠕動と緊張を除きながら，さらに外部刺激への反応を抑えた状態で造影剤と空気を送り撮影する方法を**低緊張性十二指腸造影**という．

　下部消化管造影の場合は，経口的に飲用することも可能であるが，通常は管（注腸用ゾンデ）を用いて肛門から大腸に造影剤を注入する**注腸造影法**を用いる．

2 ● 消化管造影でわかること

a. 上部消化管造影でわかること

　上部消化管造影では，その画像により，食道がん，食道静脈瘤，その他の食道腫瘍，食道の炎症性疾患・狭窄・ろう孔，胃潰瘍，胃がん，その他の胃潰瘍，十二指腸潰瘍，十二指腸腫瘍（膵臓（すいぞう）がんを含む）を診断することができ，また，上部腫瘍と胃の位置関係を把握することができる．例として，胃がんの画像を紹介する．

b. 下部消化管造影でわかること

　下部消化管造影では，その画像により，大腸がん，大腸ポリープ，その他の大腸腫瘍，大腸炎症性疾患（潰瘍性大腸炎，クローン病，虚血性大腸炎）を診断することができ，また腹部腫瘍と大腸の位置関係を把握し，腸重積の診断と整復にも役立つ．例として，大腸ポリープの画像を紹介する．

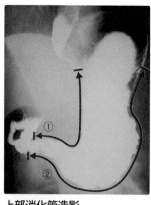 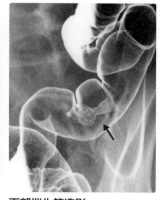

上部消化管造影
小彎側（①）と大彎側（②）に硬化症
（進行胃がん）を認める．

下部消化管造影
S状結腸に有茎性ポリープを認める．

[池田讓太, 森川 努, 安藤久美子：NiCE疾病と検査（松田 暉, 荻原俊男, 難波光義, 鈴木久美, 林 直子編），p.104, 南江堂, 2010より許諾を得て転載]

Skill

上部消化管造影の介助

目的
①食道検査は，食道内異物のほか，嚥下障害，低緊張性，噴門けいれん（アカラシア）など食道の機能的疾患や先天的閉鎖，憩室，狭窄，静脈瘤，潰瘍，腫瘍などの器質的疾患および大動脈瘤，左心房拡大，縦隔腫瘍などによる食道圧迫，偏位からの隣接臓器疾患の間接的診断を行う．
②胃検査は，胃あるいは他臓器疾患による位置，形態の異常のほか，胃の炎症性疾患，潰瘍，憩室，異物の有無，胃腸吻合術後の経過観察や緊張，蠕動，排出状態などの観察を行う．
③十二指腸検査は，十二指腸の潰瘍，腫瘍，膵頭部の病変などを検索する．隣接臓器からの圧排や浸潤などの有無を確認する．胃とともに検査されることが多い．

物品
硫酸バリウム（200〜300 mL），発泡剤（4〜6 g），消泡剤，防護エプロン
・バリウムが使えない患者（イレウス，消化管穿孔，術後など）には，ガストログラフィンを使用する．
以下，必要に応じて
胃チューブ（二重造影用ゾンデ），バリウムおよび空気注入用注射器，鎮痙薬，注射器，注射針

処置前の準備	根拠根／ポイント➡／注意点注
a. 検査前日	
❶検査の目的，方法，合併症などについて医師から説明を受け，検査について理解し，同意していることを確認する．	➡書面にて同意を確認する．
❷妊娠の可能性のある女性には妊娠の有無を確認する．	➡X線の被曝を避ける（p.28参照）．
❸21時以降は禁食とする．	根食物残渣やガス発生を避けるため．
❹就寝までは内服薬・水分摂取は可能とする．	
b. 検査当日	
❶起床後は禁飲食・禁煙とする．	根消化管の運動を軽減し，また嘔吐を防ぐため．
❷内服薬は早い時間に少量の水で服用するよう指示する．	
❸排泄を済ませ，検査室へ移送する．	➡撮影範囲内の金属類を外しているか確認する．
❹検査台へ誘導する．	
❺患者のそばで処置や介助をする場合は，医師と看護師は防護エプロン（プロテクタ）を装着する．	根放射線から防護のため．
❻指示箋に従い，鎮痙薬（副交感神経遮断薬）を筋肉内注射または静脈内注射する．食道のみの場合はとくに前処置は必要ない．	根鮮明な画像を得るために，消化管の運動を抑制する． ➡鎮痙薬（副交感神経遮断薬）を使用できない患者にはグルカゴン製剤を使用する．

実 施	根拠根／ポイント➡／注意点注
医師の手順	看護師の援助・介助
食 道	
❶バリウムを数口飲むようすすめる．	●必要時，飲むことを援助する． ●バリウム飲用に伴う異常の早期発見に努める．
❷立位のまま，正面，第1斜位，第2斜位の3方向から撮影する．	

胃

❶食道検査で残ったバリウムを全部飲むよう促す.

❷発泡剤（空気の泡を発生させる）を少量の水で飲用するよう促す.
- 根・胃を伸展させ, 腸管の重なりを避け, 陰影を明確に付けるため.
  - ・胃チューブから空気を送り込む場合がある.

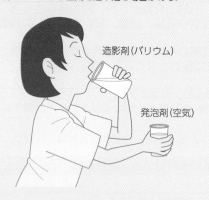

造影剤（バリウム）

発泡剤（空気）

❸仰臥位, 腹臥位, 半立位, 立位と体位変換しながら, 10～20枚程度撮影する.
- 根バリウムを胃の粘膜全体に行きわたらせて十分付着させ, さまざまな角度から観察できるようにするため.

❹最後に胃を圧迫して撮影する.

❺胃チューブを挿入した場合は抜去する.

●バリウム飲用に伴う異常の早期発見に努める.

●できるだけげっぷを我慢するように伝える.

●医師が胃チューブ（二重造影用ゾンデ）を通じて空気を注入するのを介助する.

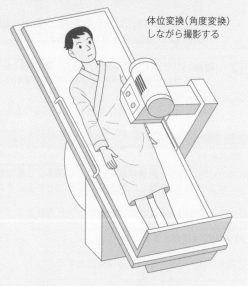

体位変換（角度変換）しながら撮影する

●口元を清拭し, 身じたく, 帰室を援助する.

十二指腸（低緊張性十二指腸造影法）

❶胃チューブを十二指腸下行脚まで挿入し, 胃チューブを通じてバリウム（30 mL）を注入する.

❷体位変換しながら撮影する.

❸胃チューブを抜去する.

●胃チューブ挿入と, バリウム注入を介助する.
●バリウム注入に伴う異常の早期発見に努める.

●口元を清拭し, 身じたく, 帰室を援助する.

検査後の患者への説明

- 胃や腸でバリウムが固まるのを防ぐため, 検査後, 緩下剤を飲用し水分摂取することでできるだけ早くバリウムを体外に排泄させることを説明する.
- 鎮痙薬（副交感神経遮断薬）による散瞳症状により, 見えにくい状態になることを伝え, 検査当日は車の運転などを控えるよう説明する.

評価・記録を行う際の視点

- 鎮痙薬（副交感神経遮断薬）による副作用や合併症はないか.
- 患者の状態に異常はないか：鎮痙薬（副交感神経遮断薬）による副作用や, バリウムや発泡剤を服用したことによる異常な反応はないか.

記録・報告

- 検査日時　■撮影方法　■患者の反応・状態　■鎮痙薬（副交感神経遮断薬）名・投与方法・量
- バリウムの種類, 量　■副作用・合併症の有無　■検査中・検査後の患者の様子

Skill

下部消化管造影（注腸透視・注腸造影法）の介助

目的 大腸の位置・形態の異常，隣接臓器疾患（潰瘍）による影響のほか，常習性の下痢や便秘，結腸過長症，狭窄，憩室，ポリープ，炎症性疾患などを診断する．

物品 硫酸バリウム，発泡剤，消泡剤，注腸用ゾンデ，潤滑油，注射器，防護エプロン

処置前の準備	根拠根／ポイント➡／注意点注
a. 検査前日	
p.33 Skill 「上部消化管造影の介助」と同じ．さらに以下の点を留意する． ● 検査前日から低脂肪，低繊維食をとるよう説明する． ● 緩下剤を服用させる． ● 大量の水を飲んで緩下剤の効果を促す．	根 大腸粘膜の微細な変化をとらえるため，便塊，便汁は完全に排除し，空虚にする（洗腸）． ➡ 大量の水分と緩下剤により，大量の水様便を大腸に送り込み，腸粘膜を刺激し，蠕動を起こさせ，一気に排便させる．
b. 検査当日	
❶検査当日は絶食とする． ❷検査着に着替えてもらう． ❸鎮痙薬を筋肉内注射あるいは静脈内注射する． ❹下着を脱いで検査台に移ってもらう． ❺医師と看護師は防護エプロン（プロテクタ）を装着する．	根 腸管の動きを止めるため． 根 放射線から防護するため．

実　施	根拠根／ポイント➡／注意点注
医師の手順	看護師の援助・介助
❶注腸用ゾンデに潤滑油を塗り，肛門から挿入する． ❷バリウム（60～80w/v％，300 mL）を逆行性に注入する． ・大腸内に確実にバリウムを注入する．	● 必要に応じて介助する． ● 羞恥心に配慮する． ● 力を抜いて口で息をするようにすすめ，腹部・肛門部の緊張を軽減させる．

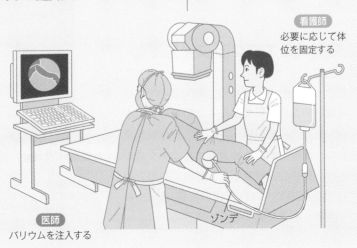

看護師
必要に応じて体位を固定する

医師
バリウムを注入する

ゾンデ

❸充満像の撮影後に空気を注入し二重造影法で撮影する.
・腸管の重なりを避ける.

❹逆傾斜・側面撮影も行う.

❺撮影後はトイレで排泄するよう促す.
🈩大腸内でバリウムが固まるのを防ぐため,できるだけ早くバリウムを体外に排泄させる.

●異常の早期発見に努める.
・造影剤が体内に入り,また体位変換によって気分がわるくなる可能性がある.

検査後の患者への説明

■ バリウムを確実に排泄させるため,水分摂取が必要であることを説明する.
■ 腸管の運動が再開してから食事をとるように説明する.

副作用・合併症と対応

■ 腹部痛・下血 ➡注腸ゾンデ挿入による腸粘膜の損傷や腸管穿孔の可能性があるため,ただちに医師に報告する.

評価・記録を行う際の視点

■ 患者の状態に異常はないか:注腸ゾンデ挿入,バリウム注入および体位変換による気分不良,体調の変化はないか.

記録・報告

■ 検査日時　■ 撮影方法　■ バリウムの種類・量　■ 副作用・合併症の有無　■ 検査中・検査後の患者の様子

C. 脊髄造影（ミエログラフィ）

1●脊髄造影（ミエログラフィ）とはどのような検査か

　脊髄造影（ミエログラフィ）とは,脊髄の病変を診断するために,くも膜下腔内に造影剤を注入してX線撮影を行う検査方法である.脊柱の中央付近には脊柱管というトンネルのような部分があり,脊柱管の中に脊髄が走っている.脊髄を包む髄膜（内側から順に軟膜,くも膜,硬膜の3つの膜からなる）の軟膜とくも膜の間,すなわち“くも膜下腔”（p.38参照）は脊髄液で満たされており,ここに造影剤を注入し,X線・CT撮影をすることで,脊柱管の走行や形態を把握することができる.

2●脊髄造影（ミエログラフィ）でわかること

　造影剤が入った部分は白く写る.健常者の場合は,脊髄液（脊髄）の走行に異変がなく,帯状の造影が観察できる.一方で,椎間板ヘルニア,脊柱管狭窄症,脊椎すべり症などがある場合は,椎間板や骨の一部が脊柱管に突出し,脊髄が圧迫されているため,造影剤の通過を阻害し,白い帯状のX線（CT）画像の上に「狭窄」や「欠損」として現れる.

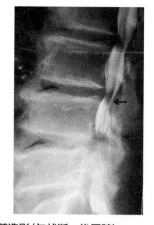

脊髄造影（矢状断,後屈時）
神経性間欠跛行のある患者.後屈時に圧迫（矢印）がみられる.
［遠藤寛興：NiCE病態・治療論[9]運動器疾患（土井田 稔,秋山智弥編）,p.209,南江堂,2019より許諾を得て転載］

Skill

脊髄造影（ミエログラフィ）の介助

目的 脊柱管狭窄所見・神経（根）圧迫所見を把握するために，くも膜下腔内に造影剤を注入してX線撮影を行う.

物品 腰椎ミエログラフィセット,
　　　　・腰椎穿刺針数本　・薬杯　・長鑷子（無鈎）
　　　　・綿球（中）3つ　・ペアン鉗子（直）　・四角巾　・圧棒　・シャーレ
　　　　・八つ折ガーゼ5枚　・注射器5mL 3本，10mL 1本　（詳細は，施設によって内容は異なる）
　　　造影剤，滅菌試験管，局所麻酔薬（1%キシロカイン），注射器（18G，23G各数本），聴診器，
　　　血圧計，
　　　その他（消毒液，絆創膏，滅菌手袋，処置用シーツ，膿盆，救急用物品［鎮痙薬含む］，
　　　以前撮影したX線画像）

処置前の準備	根拠根／ポイント➡／注意点注
a. 検査当日までに	
❶患者に説明し，同意を得ていることを確認する. 　①検査の目的・方法・所要時間などを医師から説明してもらい同意を得る（承諾書をとる）. 　②穿刺時の体位がとれるかどうかの確認をする. 練習して臨むとよい. ❷必要に応じて，除毛する（穿刺部位付近）.	●安全に検査を受けるための準備ができているか確認する. ➡ 医師の説明後，質問に対応する. ➡ 患者は検査中のイメージがつきやすくなる.
b. 検査当日	
❶ヨード過敏テストを行う.	根 検査中の嘔気・嘔吐を予防する.
❷術前4時間前より飲食を控えてもらう.	根 腸内の便塊がX線画像に写り込むのを防ぐ.
❸自然排便がない場合は，グリセリン浣腸の実施を検討する.	
❹穿刺検査ができる状態かどうか確認する.	➡ 発熱など一般状態に異常はないか，痛みなどにより検査の姿勢をとり続けることができるか，検査に耐えられるか判断する.
❺輸液ラインを確保する.	
❻直前に排尿を済ませるよう伝える.	
❼処置用シーツを敷く.	
❽医師と看護師は防護エプロン（プロテクタ）を装着し，放射線から防護する.	

実　施	根拠根／ポイント➡／注意点注
❶患者の準備をする. 　①患者本人であることを確認する. 　②透視台上に側臥位をとってもらう. 　③バイタルサインを測定する. 　④寝衣上部を持ち上げて，下部も腸骨が露出するまで下げ，穿刺部位の消毒範囲にかからないようにする.	➡ 滅菌物を広げる際に，清潔野を確保するとともに滅菌野として使用するワゴンを決めるなど. ➡ 上下が分かれている服が望ましい. ・背部を広範囲に露出するため患者は寒さを感じやすい. 最小限の露出に抑え，タオルなどで保温する.

❷体位を整える.
　①患者は膝を両手で抱えるようにし, 背中をエビのように折り曲げる.
　②看護師は, 患者の正面から一方の腕で患者の首と肩を, 他方で膝窩部を抱える.

➡ 看護師2名で行うのが望ましい. 1名は患者の体位をとり, もう1名は穿刺介助を行う.
➡ 患者の肩と腰椎がベッドに垂直になるようにする.
　・患者は背を丸くしたままの状態であるため, 呼吸苦になりやすく, 注意が必要である.
　・穿刺中に動くと危険なので, 患者が何か訴えたくなった時には, 動かずに声に出して知らせるように説明しておく.

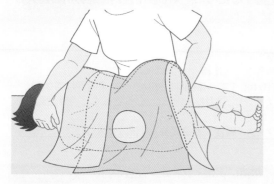

穿刺を実施する.

医師の手順

❶穿刺部位（第3-4腰椎間もしくは第4-5腰椎間）を確認し, 皮膚消毒を十分に行う（ヤコビー線を目安にする）.

❷滅菌手袋を装着し, 穿刺部位に穴あき滅菌ドレープをかける.

❸薬液をダブルチェックで確認し, 局所麻酔を行う.

❹穿刺部位を再度確認した後, 皮膚に垂直に穿刺針を穿刺する.

看護師の援助・介助

●穿刺介助の看護師は, 医師の操作に合わせて, 鑷子, 消毒綿球, 滅菌手袋, 穴あき滅菌ドレープなど必要な物品を順次わたす. 滅菌操作を徹底する.

●局所麻酔によるショック症状がないか観察する.

●穿刺の痛みによる患者の体動を防ぎ, 適切な体位を保持する.

腰椎穿刺の部位

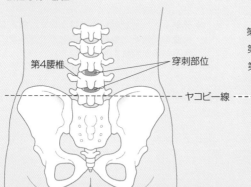

❺腰椎くも膜下腔に刺入後, 穿刺針の内筒針を抜いて髄液の流出を確認する.

❻髄液圧を測定する（省略する場合あり）.

❼髄液を滅菌試験管に採取する.

●穿刺中, 患者の状態を観察する.
　・脈拍, 呼吸状態, 痛み, しびれ, 不快感, 悪心がないか.

●最初の髄液圧測定時は頭の屈曲を少し伸ばす.
　・クエッケンシュテット現象*を観察する.

●髄液の性状を観察する.

---

*クエッケンシュテット現象：頭蓋内の静脈とくも膜下腔, 脊柱管内のくも膜下腔が正常に交通しているかどうかをみる試験. 頸静脈を両側同時に圧迫すると, 正常では10秒以内に髄液圧が100 mmH$_2$O以上上がり, 圧迫をやめた時にはなめらかに元の圧に戻る.

❽造影剤を注入する（透視しながら行う場合がある）.

●造影剤過敏反応*を確認する.

❾穿刺針を抜去し，穿刺部を滅菌ガーゼで圧迫する.

●止血を確認する.

❿穿刺部位を消毒し，圧迫固定する.

●滅菌ガーゼを重ねて当てて，絆創膏で固定する. 固定後すぐにバイタルサインを観察する.

⓫体位や撮影方向を変えながらX線撮影する.

❸患者の安静に配慮する.
　①衣服を整える.
　②水平仰臥位を保持したまま振動を与えないようにストレッチャーで病室まで移送する.

注 髄液圧が下がっているため，安静を促し，体動は少なめにし，急に動かしたりしない.
　• 意識状態やショックに注意する（低髄液圧症候群）.

　• 意識レベル，バイタルサイン，頭痛，不快感や背部痛の有無と程度，髄液の漏出の有無を観察し，異常があれば医師に連絡する.

注 造影剤の髄腔内注入による髄膜刺激症状など副作用を起こす可能性がある.
　• 頭痛，悪心・嘔吐，四肢の麻痺，しびれ感，けいれん発作，知覚異常，血圧低下などに注意する.

❹検体を提出する.
　• 細胞数，比重，ブドウ糖，タンパク質，細菌など

❺後片付けを行う.
　• 針，髄液のついたディスポーザブル物品は，医療廃棄物用のゴミ箱に捨てる. 他の膿盆，鑷子などは洗浄後，消毒する.

➡ 髄液は，血液と同様に体液であるためスタンダード・プリコーション（標準予防策）の対象である.

検査後の患者への説明

■ 頭部を30〜45度挙上して3時間程度ベッド上安静であることを説明する.
■ 飲水可能となるのは医師の許可を得てからであることを伝える.
■ 3時間後，医師の許可を得てからトイレ歩行が可能となること，それ以降も検査後24時間は頭部を10度程度挙上して安静にするよう説明する.
■ 入浴，シャワー可能となるのは，検査後1〜2日後，医師の許可が得てからであることを伝える.

副作用・合併症と対応

■ 穿刺部からの出血 ➡ まず医師へ報告し，指示に従う.
■ 項部硬直，頭痛，吐き気，めまい ➡ 髄液漏などによる低髄液圧症候群が考えられる. 顔を横に向ける（誤嚥予防），安静臥床にする，冷罨法などを行う. 頭痛，吐き気は，基本的には安静と飲水で対応するが，症状がひどい場合は，医師に報告し，補液を検討する必要がある.
■ 造影剤過敏反応 ➡ 経過を観察し，血圧低下，呼吸困難などバイタルサインの悪化がみられた場合は医師に報告する.

評価・記録を行う際の視点

■ 副作用や合併症はないか：穿刺による疼痛・出血や使用した局所麻酔薬，造影剤による副作用など. 造影剤の副作用は翌日現れることがあるので，24時間は観察を継続する必要がある.
■ 髄液圧や髄液の性状に異常はないか.

記録・報告

■ 検査日時　■ 穿刺部位　■ 局所麻酔薬の種類・量　■ 造影剤の種類・量，副作用の有無　■ 脊髄圧（初圧・終圧）
■ クエッケンシュテット現象　■ 穿刺中のバイタルサインの変動　■ 患者の主訴，状態
■ 髄液の性状（色，混濁の有無，凝固物の有無，臭気，沈殿物・浮遊物の有無，採取量，検査項目など）

---

*造影剤過敏反応：造影剤に対する身体のアレルギー反応を示すもので，くしゃみ，発疹（蕁麻疹），熱感，血管痛，嘔吐，冷汗，顔面蒼白，血圧低下，呼吸困難などが起こる.

D. 胆囊・胆管造影

1 ● 胆囊・胆管造影とはどのような検査か

　点滴静注胆囊・胆管（胆道）造影（drip infusion cholangiography：DIC）は，総胆管，肝内胆管，胆囊の病変を調べる検査である．静脈から点滴で造影剤を注射する．ここで使用する造影剤は，血中アルブミンと結合し，腎臓での濾過はわずかであり，ほぼそのすべてが肝臓に到達することができる．造影剤のみが肝細胞に取り込まれ，胆道に排泄される．

2 ● 胆囊・胆管造影でわかること

　造影部位の狭窄や拡張など陰影をみることで，胆石，胆囊がん，胆囊ポリープ，胆管結石，胆道がん，慢性膵炎，膵頭部がんの有無などがわかる．

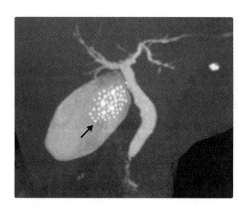

胆囊・胆管造影（胆石）
胆囊内に多数の結石（矢印）が認められる．
［小林 薫：NiCE疾病と検査（松田 暉，荻原俊男，難波光義，鈴木久美，林 直子編），p.111，南江堂，2010より許諾を得て転載］

Skill

胆嚢・胆管造影の介助

目的 総胆管，肝内胆管の狭窄や拡張の有無，総胆管内の結石や腫瘤の有無，胆嚢の描出の有無，結石や腫瘍による胆嚢内の陰影欠損の所見を得る．

物品 留置針による点滴静脈内注射セット，胆道排泄性の造影剤（イオン性ヨード造影剤），防護エプロン（必要に応じて）

処置前の準備	根拠根／ポイント➡／注意点注
a. 検査前日	
❶アレルギー（ヨード造影剤）や喘息，重篤な甲状腺疾患などの有無を確認する．	根 腎排泄性の非イオン性ヨード造影剤と異なり，アレルギー症状を起こしやすい胆道排泄性のイオン性ヨード造影剤を使用するため．
❷検査前日は，消化しにくい食べ物やガスを発生させるような食べ物は控えるようにしてもらう．	
b. 検査当日	
❶検査室へ移動する．	
❷撮影範囲内の金属類を除去する．	

実　施	根拠根／ポイント➡／注意点注
❶検査台に寝てもらう．必要があれば介助する．	
❷血管確保を行う．	根 造影剤を注入するため，また，急変時に薬剤を注入するため．
胆嚢・胆管造影を行う．	
医師の手順	**看護師の援助・介助**
❶造影剤を注入して15〜90分以内に撮影する． ・穿刺部位での造影剤漏出，副作用の発生に留意する．	●穿刺部位の異常，造影剤の副作用がないか観察する．
❸安楽になるよう工夫し，転落防止の対策をして安定を図る．	
❹静脈ラインの抜針，止血を確認する．	

検査後の患者への説明
- 検査後の食事の制限はないことを説明する．
- 1時間〜数日間，遅延性の副作用が現れる場合があることを説明し，現れた場合は医師に相談するよう伝える．

副作用・合併症と対応
- 移動や撮影時の体位による苦痛の増強 ➡車椅子やストレッチャーで移動する．
- 造影剤の副作用（嘔気・嘔吐，瘙痒感，発赤，発疹など）➡バイタルサインを観察し医師に報告する．

評価・記録を行う際の視点
- 穿刺による疼痛・出血，造影剤による副作用がないか．

記録・報告
- 検査日時　■撮影方法　■造影剤の種類・量　■副作用・合併症の有無　■検査中・検査後の患者の様子

E. 腎盂・尿管造影

1 ● 腎盂・尿管造影とはどのような検査か

　腎盂・尿管造影とは，腎臓より排泄される造影剤（尿路系造影剤と称される）を用いて，尿路系の画像を得る検査のことである.

　造影剤を静脈注射し，尿路系の画像を得る**静脈性尿路造影**（intravenous pyelography：IVP，intravenous urography：IVU）と，尿道口から膀胱鏡を挿入し，逆行性にカテーテルを尿管に挿入し腎盂腎杯を造影する**逆行性腎盂造影**（retrograde pyelography：RP）がある．逆行性腎盂造影は，侵襲的であるため，CTやMRIの普及に伴い現在では行われることが少ないが，腎機能が低下している場合や静脈性尿路造影で腎盂や尿管の描出が不良の際には有用である．さらに分腎尿検査によって細胞診や細菌検査が得られるなどの利点もある.

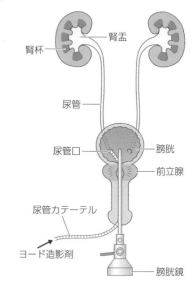

腎盂
腎杯
尿管
尿管口
膀胱
前立腺
尿管カテーテル
ヨード造影剤
膀胱鏡

2 ● 腎盂・尿管造影でわかること

　造影剤を用いて得られた尿路系の画像から，腎の位置異常，機能評価，形態異常（腫瘍含む），腎結石・尿管結石，水腎症，膀胱の形態異常などに関する所見を得ることができる.

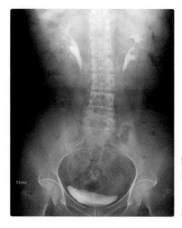

静脈性尿路造影 (IVP)
造影剤注入後11分の撮影像.
[野村昌史：NiCE 病態・治療論[7]腎・泌尿器疾患（竹田哲朗，鈴木和浩，岡美智代編），p.135，南江堂，2018より許諾を得て転載]

Skill

腎盂・尿管造影の介助（静脈性尿路造影の場合）

目的 静脈内に投与されたヨード造影剤が腎から排泄される機能を利用して尿路系を造影する．腎盂・腎杯，尿管，膀胱の形態・大きさ・位置，実質の染まりぐあい，結石の有無・形態を把握する．さらに排尿後に撮影することで造影剤がどれくらい排泄されたかを確認し排泄機能を評価する．

物品 造影剤，留置針，点滴セット，注射器（18G，23G各数本），聴診器，血圧計
必要に応じて，消毒液，絆創膏，滅菌手袋，処置用シーツ，膿盆，
救急用物品（鎮痙薬含む），以前撮影したX線画像，防護エプロン

処置前の準備	根拠根／ポイント➡／注意点注
a. 検査前日	
❶患者へ説明し，同意を得る． ・検査の目的・方法・所要時間などを医師から説明してもらい同意を得る（承諾書をとる）． ・医師の説明後，質問に対応する． ・尿閉がないか，あるいは腎機能障害がないかを確認する．	根 静脈に投与された造影剤が腎から排泄されることで尿路系が造影されるため．
❷安全に検査を受けるための準備を行う． ・ヨード過敏テストを行う． ・前日に緩下剤を服用する．	根 消化管内にガスが貯留することによる，尿路の影像への影響を与えないようにするために，便秘がちの人には緩下剤を服用してもらう．
b. 検査当日	
❶検査室へ移動する．	➡ 直前の食事は造影剤によるアレルギー反応（嘔気・嘔吐）を起こす危険があるため，禁食とする．

実　施	根拠根／ポイント➡／注意点注
❶患者を検査台の上に仰臥位で寝かせる．	
造影を行う．	

医師・放射線技師の手順	看護師の援助・介助
❶血管確保を行う．	●バイタルサインを観察する． ・患者の観察を行い異常の早期発見に努める．とくに，造影剤の副作用としてアレルギー症状の有無を確認する． ・患者のそばに付き添う場合は，防護エプロンを着用する．
❷腎・尿管・膀胱の領域について，まずは単純X線撮影（kidneys ureters bladder：KUB）を実施する．	
❸造影剤を静脈内注射する．	
❹造影剤注入直後から5分後，10分後，15分後に撮影する．	
❺仰臥位にて撮影する．	
	●患者に排尿してもらう．
❻排尿後に立位で腹部全体を撮影する．	
❼静脈ラインの抜針，止血を確認する． ・実施後の食事の制限はない．	

検査後の患者への説明

- 造影剤の排泄を促すため飲水するよう説明する.
- 造影剤の副作用は翌日現れることがあるので注意するよう説明する.
- 実施後の食事の制限はないことを伝える.

副作用・合併症と対応

- 造影剤の副作用（嘔気・嘔吐, 瘙痒感, 発赤, 発疹など）➡バイタルサインを観察し, 医師に報告する.

評価・記録を行う際の視点

- 副作用, 合併症がないか：造影剤の副作用（嘔気・嘔吐, 瘙痒感, 発赤, 発疹など）の症状がないか.

記録・報告

- 検査日時　■撮影方法　■造影剤の種類・量　■副作用・合併症の有無　■検査中・検査後の患者の様子

Skill

腎盂・尿管造影の介助（逆行性尿路造影の場合）

目的 静脈性尿路造影と同様に, 腎盂・腎杯, 尿管, 膀胱の形態・大きさ・位置, 実質の染まりぐあい, 結石の有無・形態を把握する.

物品 膀胱鏡, 尿管カテーテル, 麻酔薬（場合によって）, 腰椎麻酔セット, 造影剤, 留置針, 注射器（18 G, 23 G各数本）, 聴診器, 血圧計, 消毒液, 絆創膏, 滅菌手袋, 処置用シーツ, 膿盆, 救急用物品（鎮痙薬含む）, 以前撮影したX線画像, 防護エプロン（必要に応じて）

処置前の準備	根拠根／ポイント➡／注意点注
a. 検査前日	
❶患者へ説明し, 同意を得る. ・検査の目的・方法・所要時間などを医師から説明してもらい同意を得る（承諾書をとる）. ・医師の説明後, 患者の質問に対応する. ・造影剤のアレルギー反応の有無を確認する. ・尿閉がないか, 腎機能障害がないかを確認する. ❷安全に検査を受けるための準備をする. ・ヨード過敏テストを実施する. ・前日に緩下剤を服用する.	根腸管内の食物, ガス, 便塊がX線画像に写り込むのを防ぐ.
b. 検査当日	
❶直前に排尿を済ませる. ❷輸液ラインを確保する.	➡直前の食事は禁食とする. ➡造影剤のアレルギー反応を最小限に抑えるため.

実　施	根拠根／ポイント➡／注意点注
❶〜❷ p.37 Skill「脊髄造影（ミエログラフィ）の介助」と同じ. ❸体位を整える. ・軟性膀胱鏡の場合 ⇨仰臥位 ・硬性膀胱鏡の場合 ⇨砕石位	

医師の手順 ▶	看護師の援助・介助 ▶
❶麻酔をかける. ・局所麻酔（p.38参照），場合によっては腰椎麻酔をかける. ❷造影を行う. ❸滅菌野を確保する. ❹無菌操作で膀胱鏡を挿入する. ❺膀胱鏡の内腔を伝って尿管カテーテルを挿入する. ❻尿管カテーテルに注射器を接続し，造影剤を注入する.	 ●放射線防護の原則の「遮蔽」に則り，無用な被曝を避ける. ●造影剤の髄腔内注入による髄膜刺激症状など副作用を起こす可能性があるため，頭痛，悪心・嘔吐，四肢の麻痺，しびれ感，けいれん発作，知覚異常，血圧低下などがないか確認する.
❼体位や撮影方向を変えながらX線撮影を行う. ❹患者の安静に配慮する. ❺衣服を整える. ❻水平仰臥位を保持したまま振動を与えないようにストレッチャーで病室まで移送する. ❼ベッドを10〜30度挙上し，6時間安静とする. ❽異常がなければ飲水・食事を許可する. ・飲水を促す. ❾意識レベル，バイタルサイン，頭痛・不快感・背部痛・尿道口痛の有無・程度を確認し，異常があれば医師に連絡する. ❿後片付けをする. ・針や血液のついたディスポーザブル物品は医療廃棄物用のゴミ箱に捨てる. 他の膿盆・鑷子などは洗浄後に消毒する.	 根 麻酔の影響が残っているため. ・とくに，腰椎麻酔の場合，下肢の感覚が麻痺していて転倒の危険がある. ➡ 実施後の食事の制限はない. 根 造影剤の排泄を促すため.

検査後の患者への説明

■ 検査後はベッドを10〜30度挙上して安静に経過するよう指示する.
■ 異常がなければ食事の制限はないことを説明する.
■ 造影剤の排泄のため飲水を促す.

副作用・合併症と対応

■ 移動や撮影時の体位による苦痛の増強 ➡ 車椅子やストレッチャーで移動する.
■ 造影剤の副作用（発疹，悪心・嘔吐，血圧降下，ショックなど）➡ バイタルサインを観察し医師に報告する. 造影剤の副作用は翌日現れることがあるので観察を継続する.

評価・記録を行う際の視点

■ 副作用，合併症がないか：挿入による疼痛・出血，造影剤による副作用.

記録・報告

■ 検査日時　■ 撮影方法　■ 麻酔の種類・薬剤名・量（腰椎麻酔の場合：穿刺部位）　■ 造影剤の種類・量
■ 麻酔中，造影中のバイタルサインの変動　■ 検査中・検査後の患者の主訴，状態　■ 副作用・合併症の有無

F. 脳血管造影

1 ● 脳血管造影とはどのような検査か

　脳血管造影とは，頸部に位置する脳に関係する動脈にカテーテルを挿入し，目的部位で造影剤を注入しながら連続的に撮影することで，**血管の狭窄・閉塞，動脈瘤や静脈瘤の有無を診断する検査**である．また**腫瘍**を同定し，あるいは**質的診断**（病変の質―良性か悪性かなどの診断）をするための検査である．大腿動脈や上腕動脈からカテーテルを挿入し，先端を総頸動脈や椎骨動脈に置き，頭蓋内の血管を撮影することが多い．

〈治療としても用いられる脳血管造影〉

　血管造影法は検査のみでなく，経皮的な治療としても用いられている．血管カテーテル法による**画像下治療**（interventional radiology：**IVR**）には，目的とする血管に挿入したカテーテルから，栓塞物質を注入して血管を遮断したり，バルーンを用いて血管の内腔を広げ，血流を再開させたり，動脈瘤にコイルを挿入する方法などがある．

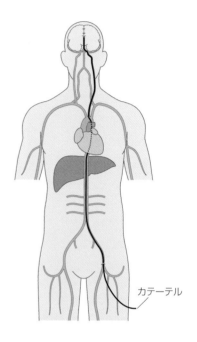

カテーテル

2 ● 脳血管造影でわかること

　目的とする脳血管の走行，血流の速さ，血管の分布を知ることで，血管障害（狭窄，閉塞，動静脈瘤，奇形），腫瘍，水頭症，外傷の診断，病変の伸展などがわかる．脳腫瘍，脳梗塞，くも膜下出血，破裂動脈瘤，脳動静脈奇形，未破裂脳動脈瘤，脳内出血などの診断に有用な所見が得られる．

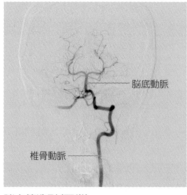

脳底動脈

椎骨動脈

脳血管造影（正常）

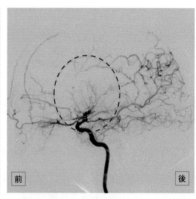

前　　後

脳血管造影（もやもや病）
内頸動脈終末部が途絶しており，周囲からもやもや血管が増生している．

[庄野直之：NiCE病態・治療論[8]脳・神経疾患（川上徳昭，綿貫成明編），p.101, 127, 南江堂，2020より許諾を得て転載]

Skill

脳血管造影の介助（大腿動脈からカテーテルを挿入する場合）

目的 脳血管に造影剤を注入して撮影し，脳動脈瘤や脳腫瘍，血管狭窄・閉塞，脳動静脈奇形などを診断し，評価する．

物品 穿刺針，シースイントロデューサー（①），
ガイドワイヤー（②），カテーテル，マイクロカテーテル，ヨード系造影剤，ヘパリン加生理食塩水，
局所麻酔薬，パルスオキシメーター，
注射器（18 G，23 G 各数本），聴診器，
血圧計，消毒液，絆創膏，滅菌手袋，
穴あき滅菌ドレープ，処置用シーツ，膿盆，
救急用物品（鎮痙薬含む），圧迫帯，
防護エプロン（必要に応じて）

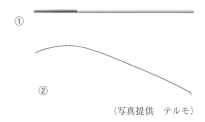

①

②

（写真提供　テルモ）

処置前の準備	根拠根／ポイント➡／注意点注
a. 検査前日	
❶検査の目的・方法・所要時間などを医師から説明してもらい同意を得る（承諾書をとる）．	➡医師の説明後，質問に対応し，不安の軽減に努める．書面にて同意を得る．また，検査後の安静の目安を伝えておくとよい．
❷理解度を確認し，不安や不明点を軽減するように働きかける．	
❸安全に検査を受けるための準備をする． ・必要な時は除毛する（穿刺部位付近）． ・ヨード過敏テストを行う．	
b. 検査当日	
❶排尿を済ませてもらう．	➡術前4時間前より禁飲食とする． 根検査中の嘔気・嘔吐，誤嚥を予防する． ➡術中の患者の循環動態，水分出納バランス，腎機能を反映する尿量を測定するため，膀胱留置カテーテルを留置することもある（p.162参照）．
❷輸液ラインを確保する． ・医師の指示により前投薬を実施する．	

実　施	根拠根／ポイント➡／注意点注
❶患者の準備をする． ・患者本人であることを確認する． ・寝衣を脱いで，検査台上に仰臥位をとってもらう． ・心電図・血圧計，動脈血酸素飽和度のモニターを装着し，バイタルサインを観察する．	➡最小限の露出に抑え，タオルなどで保温する．
❷処置用シーツを敷く．	
❸安楽な体位を整える．	
❹不安の軽減に努める．検査中，医師や看護師がそばにいることを伝える．	➡検査中に動くと危険なので，患者が何か訴えたい時は，動かずに声に出して知らせるように説明しておく． ・何らかの合図を決めておくとよい．

❺両足背動脈にマーキングする（**1**，**2**）．

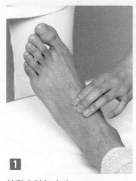
1
拍動を触知する．

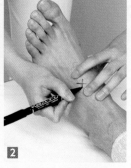
2
ペンでマークを付ける．

穿刺・造影する．

医師の手順

麻　酔

❶穿刺部位を確認し，皮膚消毒を十分に行う．

❷滅菌手袋を装着し，穿刺部位に穴あき滅菌ドレープをかける．

❸薬液をダブルチェックで確認し，局所麻酔を行う．

カテーテルの穿刺，造影

❹穿刺部位を再度確認した後，動脈に向かって穿刺針を穿刺する．

❺内筒を引き抜く．

❻外筒を血液が逆流するまでゆっくり引き抜く．

❼外筒にガイドワイヤーを挿入する．

❽外筒を引き抜く．

❾カテーテルをガイドワイヤーに沿って挿入する．

❿造影する．
　• 造影剤を注入しながら連続的に撮影する．

⓫血栓溶解療法，血管形成術，動脈塞栓術など血管内の治療・処置を行う場合がある．

⓬穿刺針を抜去し，穿刺部を滅菌ガーゼで10分間圧迫する．

根カテーテル挿入後に血流障害の有無を足背動脈の触知の有無によって確認するため．
●看護師の示指，中指，薬指の3本の指腹を患者の動脈部位に軽く当てる．拍動を感じた部位にマークをつける．

看護師の援助・介助

●医師の操作に合わせて，鑷子，消毒綿球，滅菌手袋，穴あき滅菌ドレープなど必要な物品を順次わたす．滅菌操作を徹底する．

●局所麻酔，穿刺の介助を行う．
　• 局所麻酔によるショック症状がないかを観察する．

●穿刺の痛みによる患者の体動を防ぎ，適切な体位を保持する．

●カテーテル取り出しなどの介助を行う．

●カテーテル挿入中，患者の状態を観察する（脈拍，呼吸状態，痛み，しびれ，不快感，悪心）．

●造影剤過敏反応（p.39参照）を確認する．

●バイタルサインおよび意識レベルの変化，麻痺の出現がないか観察する．
根カテーテル操作で血栓が飛び脳梗塞を引き起こしたり，血管を破って脳出血にいたる場合がある．

●圧迫固定中のワゴトニー症状*に注意する．

---

*ワゴトニー症状（vagotonia）：不快感や生体に対する侵襲によって，交感神経が優位となることに並行して，交感神経との均衡を図るために副交感神経（迷走神経）がはたらく．この均衡が崩れ，迷走神経が優位となった時，迷走神経反射として出現する症状のことを指し，具体的には徐脈，血圧低下，顔面蒼白，嘔気・嘔吐などの症状をいう．

⑬穿刺部位を消毒する.

⑭穿刺部位を2時間圧迫固定（滅菌ガーゼを重ねて当てて，絆創膏で固定）する.

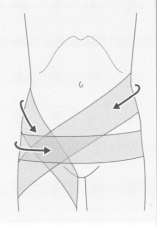

❻患者の安静を保つ.
①衣服を整える.
②水平仰臥位を保持したまま振動を与えないようにストレッチャーで病室まで移送する.

●穿刺部の皮膚の状態を観察しておく.
・抗凝固薬，血栓溶解薬などを使用した場合は，圧迫止血時間，安静時間ともに延長する.

●穿刺部の強い屈曲による出血と血腫を避ける.
・固定後すぐにバイタルサインを観察する.

●穿刺部の出血の有無，穿刺側末梢の動脈触知の確認と，造影剤アレルギー症状出現の有無の確認を行う.

検査後の患者への説明

■ 動脈穿刺後につき大量出血のおそれがあるため，検査後24時間はベッド上安静を保つよう説明する.
■ 異常がなければ飲水・食事が可能となること，可能となって以降は造影剤の排泄を促すため飲水するよう説明する.
■ 大腿動脈を穿刺した場合，術後16時間の正座や和式トイレの使用を避けるよう説明する.

副作用・合併症と対応

■ 刺入部からの出血 ➡血液による保護剤汚染の色調，拡大傾向を観察し，出血が確認された場合はただちに医師に報告する.
■ 頭痛，意識障害，神経症状（しびれ，呂律が回らないなど）➡脳出血，脳血栓の可能性があるため，ただちに医師に報告する.
■ 血圧低下，疼痛など ➡血管内操作による血管障害（出血，穿孔，内膜剥離）などの可能性があるため，バイタルサイン，神経症状を観察し，異常があればただちに医師に報告する.
■ 造影剤の副作用（嘔気・嘔吐，瘙痒感，発赤，発疹など）➡バイタルサインを観察し，医師に報告する.
〈処置・治療を行った場合〉
■ 血管内治療により上記の脳出血，脳塞栓や血管障害のリスクが高まるため，いっそう合併症の症候に注意し，異常があれば医師に報告する.

評価・記録を行う際の視点

■ 止血状態に異常はないか：確実に刺入部を圧迫しているか.
■ 造影剤の副作用がないか.
■ 検査手技に伴う合併症がないか：出血，穿孔，脳血栓，脳出血など.
■ バイタルサインに異常はないか.
〈処置・治療を行った場合〉
■ 治療手技に伴う合併症がないか：出血，穿孔，脳血栓，脳出血など.

記録・報告

■ 検査日時　■ 所要時間　■ 穿刺部位　■ 撮影部位　■ 治療・処置内容　■ 出血の有無　■ 止血状態
■ 局所麻酔薬の種類・量　■ 造影剤の種類・量　■ 投与した薬剤名・量　■ 検査中のバイタルサインの変動
■ 患者の主訴・状態　■ 意識状態，神経症状の有無　■ 造影剤の副作用
〈処置・治療を行った場合〉
■ 治療部位，方法　■ 治療に要した時間　■ バイタルサインの変動　■ 意識状態，神経症状の有無

G. 心臓カテーテル検査・心血管造影

1 ● 心臓カテーテル検査・心血管造影とはどのような検査か

　心(臓)血管造影とは，末梢血管から挿入したカテーテルの先端を心臓や血管内に進め，目的部位に造影剤を注入して**心臓**，**大動脈**，**冠(状)動脈**の形状・状態を造影する検査である．先天性心疾患，弁膜症，心筋症，虚血性心疾患などの診断や評価に用いられる．

　心血管造影を**心臓カテーテル検査**とよぶことも多いが，心臓カテーテル検査には，造影剤を注入して心臓や血管を造影する形態学的検査のほか，心臓内各部位の圧や心拍出量を測定する血行動態検査などがあり，通常これらを組み合わせて行うことが多い．心臓カテーテル検査は，**右心カテーテル法**と**左心カテーテル法**に分類される．

	左心カテーテル法	右心カテーテル法
検査の内容	左心系形態学的検査（造影検査）が主である．	右心系形態学的検査（造影検査），血行動態検査，電気生理学的検査（不整脈の診断），病理検査（生検）
造影部位	冠動脈，大動脈，左心室	右心房，右心室，肺動脈
穿刺部位	大腿動脈（鼠径部），上腕動脈（肘窩），橈骨動脈	大腿静脈（鼠径部），尺側皮静脈（肘窩）など
カテーテル挿入方法	動脈からカテーテルを挿入して，血流に逆行して左心系にカテーテルを進める．	静脈からカテーテルを挿入して，血流に順行して右心系にカテーテルを進める．
	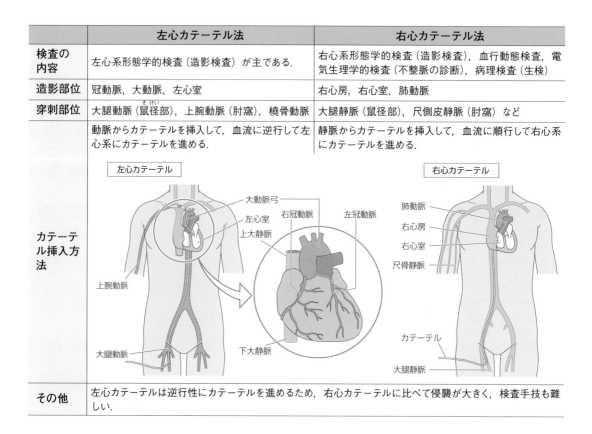	
その他	左心カテーテルは逆行性にカテーテルを進めるため，右心カテーテルに比べて侵襲が大きく，検査手技も難しい．	

〈心臓カテーテル治療〉

　血管造影の手技を用いて治療─**血管IVR**（vascular interventional radiology）*が行われることもある．心臓カテーテル治療には，狭心症や心筋梗塞に対して行われる経皮的冠動脈インターベンション（percutaneous coronary intervention：PCI），弁膜症に対して行われる経皮経静脈的僧帽弁交連切開術（percutaneous transvenous mitral commissurotomy：PTMC）や経カテーテル的大動脈弁置換術（transcatheter aortic valve implantation：TAVI），心筋症に対して行われる経皮的中隔心筋焼灼術（percutaneous transluminal septal myocardial ablation：PTSMA）などがある．

2 ● 心臓カテーテル検査・心血管造影でわかること

①**左室造影**では，左心室内に造影剤を注入して造影することで，左室全体の収縮機能，局所の壁運動，左室内血栓の有無，僧帽弁逆流の程度を評価する．

②**大動脈造影**では，上行大動脈起始部に造影剤を注入し，左心室への造影剤の逆流をみて，大動脈弁逆流の程度を評価する．

③**冠動脈造影**では，冠動脈孔に造影剤を注入して冠動脈を造影することで，冠動脈の走行，狭窄病変の部位・狭窄度，側副血行路の有無と発達の程度などを評価する．**狭窄度**は視覚的な評価と定量的な評価が行われるが，視覚的な評価では，狭窄部をその前後の健常部（対照部）に対する病変部の血管径の比で表し評価する．冠動脈の内径が健常部の10分の1の太さの場合には，「90％の狭窄」と表現される．

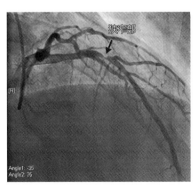

冠動脈造影（左前下行枝の狭窄）
労作時胸部圧迫感を認めた症例の冠動脈造影所見（右前斜位頭側像）．左前下行枝中間部に90％の狭窄（矢印）を認めた．
[齊藤暁人：NiCE病態・治療論[3]循環器疾患（八尾厚史，落合亮太編），p.79，南江堂，2019より許諾を得て転載]

---

*血管IVR：IVRとは，X線透視，超音波，CT，MRIなどを利用して経皮的に針やカテーテルを用いて行う低侵襲治療の総称であり，血管（系）IVRと非血管（系）IVRがある．血管IVRには，血管性病変に対する治療と血管を介して行う治療があり，具体的には，前者には血管狭窄・閉塞に対する血管形成，動脈瘤の塞栓・血管塞栓による止血，大動脈瘤に対するステント留置，後者には悪性腫瘍に対する動注化学療法や動脈化学塞栓療法などがある．

Skill

心臓カテーテル検査・心血管造影の介助

目的　先天性心疾患，弁膜症，心筋症，虚血性心疾患などを診断・評価する．

物品　（検査内容，患者の状態，術者や施設によって物品は異なる．）
穿刺針，心血管造影用カテーテル，ガイドワイヤー，シースイントロデューサー，鉗子類，注射器，
注射針，滅菌ガーゼ，滅菌布，滅菌ガウン，滅菌手袋，造影剤，防護エプロン，局所麻酔薬，
輸液類など指示の薬品，絆創膏，救急薬品・物品，止血用押圧器具（橈骨動脈を穿刺する場合）

処置前の準備	根拠根／ポイント➡／注意点注
❶検査の目的・方法・合併症などについて医師からの説明を受け，検査について同意していることを確認する．	➡書面にて同意を確認する．
❷医師の説明内容を確認したうえで，検査の目的，内容，検査前・中・後に患者に協力を得る事項や注意事項について説明する． ・検査直前は禁飲食とする．	➡わかりやすい言葉で具体的に説明する．患者の協力を得ることで安全に検査が行われる． ➡一方的に説明せず，疑問や不安を表出しやすいようにかかわる． ➡（糖尿病患者の）インスリン注射・血糖降下薬内服の有無を医師に確認しておく．それに伴う血糖変動に注意する． ➡食事は，午前の検査では前日の夕食まで，午後の検査では朝食までとし昼食を禁食にすることが多い．造影剤の副作用による嘔気や嘔吐を原因とする誤嚥などを防ぐためである．
❸穿刺部位を確認し医師の指示により除毛を行う．	➡穿刺部位が大腿動脈（鼠径部）の場合や大腿静脈からも検査を行う場合，または検査中の変更に備えて鼠径部の除毛を行うことがある．
❹入浴を済ませてもらう．	➡入浴できない場合は清拭を行い，穿刺部周囲の清潔を保つ．
❺マニキュアを塗布している場合には除光液にて除去する．	➡爪床のチアノーゼを観察できるようにしておく．
❻出血性素因，アレルギー素因，腎機能や心機能など検査のリスクにかかわる情報を把握しておく．	➡凝固系・線溶系の検査データ，抗凝固薬の内服などを確認する． ・リスクを把握したうえで検査前・後の観察を行う．
❼左右の橈骨動脈・足背動脈を触知し，拍動位置を確認する．	➡穿刺予定部位遠位の動脈を触知する．検査後の観察に備えて検査前に位置を確認し脈を観察しておく．必要であればマーキングする（p.48参照）．
❽義歯，指輪などの装飾品を外す．	➡急変時の除細動や気管挿管などに速やかに対応できるよう準備しておく．
❾湿布などの貼布剤を除去し，きれいに拭き取る．	注除細動を実施した時に熱傷を起こす可能性がある．
❿医師の指示に基づき輸液や与薬を行う．	
⓫排泄を済ませて検査着に更衣してもらう．	注検査中は排泄のために動くことはできず，排泄物による汚染の危険がある．患者の状態によっては，膀胱内留置カテーテルを留置することがある．
⓬バイタルサインを測定し，検査室に移送する．	➡氏名確認の際は患者自身に名乗ってもらう，ネームバンドを確認するなどして間違いのないように十分に注意する．

実　施	根拠根／ポイント➡／注意点注
医師の手順	看護師の援助・介助
	●撮影装置用の寝台に臥床してもらい，バイタルサインの測定，一般状態の観察，心電図モニター装着などを行う．
	・検査室への入室が初めての患者も多い．必要に応じて説明を行い，患者の様子を観察して不安の軽減に努める．
❶穿刺部位を消毒し滅菌布をかける．	●消毒，滅菌物取り出しの介助をする．消毒開始後は動かないように説明し，協力を得る．
	・手洗い，確実な無菌操作の後に行う．
	・検査中は常に患者の状態を観察する．また，進行状況を簡潔に説明する．
	・患者が何らかの理由で動きたくなった場合や気分がわるい時にはすぐに検査者・介助者に伝えてもらうよう説明する．
❷局所麻酔を行い，穿刺を行う．	●局所麻酔，穿刺の介助を行う．
❸穿刺後，シースイントロデューサーを挿入し，シースからカテーテルを挿入する．	●カテーテル取り出しなどの介助を行う．
❹カテーテルを進め，造影剤を注入して，冠動脈，左心室など検査部位の造影を行う．冠動脈造影では撮影部位によりさまざまな方向から撮影する．	●造影剤注入時は造影剤の副作用を観察する．
	・造影剤注入時は，一過性に熱感を感じることがあるため，事前に説明しておく．
	・看護師自身も放射線被曝防止のために照射前に防護エプロン（プロテクタ）を着用しておく．
❺治療目的の場合は治療を行う．	
❻すべての検査が終了したらカテーテルを抜去し，圧迫止血する．穿刺部位が橈骨動脈の場合は，止血用押圧器具を装着する．	●止血確認後，圧迫固定の介助をする．
	・用手圧迫の場合は約10分間圧迫する．止血を確認してから穿刺部を圧迫固定する．穿刺部の皮膚の状態を観察しておく．
	・用手圧迫中の迷走神経反射に注意する．
❶車椅子にて検査室より帰室する．	➡穿刺部位が鼠径動脈の場合はストレッチャーで帰室する．
	➡検査後の安静臥床に備えてベッドには防水シーツを敷き必要物品を用意しておく．
❷帰室後，バイタルサイン，穿刺部の出血・血腫，橈骨または足背動脈の触知，嘔気，胸痛および一般状態を観察する．	➡合併症を早期に発見し，対処する．
	・圧迫固定を確実に行うと同時に，安楽な体位に整える．

検査後の患者への説明

- 検査後の安静について説明する．約3時間圧迫止血を行いその後数時間安静にして止血を確認するが，圧迫止血時間や安静時間は患者の状態，穿刺部位，穿刺シースの太さなどによっても異なるため医師に確認する．
- 安静時の排泄方法，飲水の可否，水分摂取の目安，体調に変化があった場合には速やかに連絡してもらうことを説明する．

副作用・合併症と対応

- 一般状態および合併症に関する観察を行い，合併症の徴候がみられた場合には速やかに医師に報告する．
- 血栓症・塞栓症（動脈・静脈）➡カテーテルなどを血管内に挿入することによって血栓やプラーク，空気による塞栓症が生じることがある．塞栓部位により心筋梗塞や脳梗塞，腸間膜動脈血栓症，末梢動脈塞栓症などが生じる．そのため，バイタルサイン，一般状態，動脈（足背動脈，橈骨動脈）の触知・左右差の有無，皮膚色などを観察する．圧迫解除後に静脈内血栓が飛び肺動脈塞栓症をきたした場合もあるため，圧迫止血の解除後は呼吸状態や胸痛の有無などの観察を行う．深部静脈血栓症を予防するため，過度な圧迫止血や安静は避け，弾性ストッキングを着用し適切な水分補給を行う．
- 心血管損傷（心壁・血管穿孔，内膜剝離による動脈狭窄など）➡カテーテルやガイドワイヤーにより損傷することがある．心臓は心囊内にあるため心壁を穿孔すれば心タンポナーデが起こる．バイタルサイン，呼吸困難，倦怠感などを観察する．
- 造影剤によるアレルギー・腎機能障害➡造影剤の使用によりアレルギー反応を起こすことがあり，重篤な場合にはショック状態にいたる場合もある．そのため，悪心・嘔吐，咳嗽，熱感，皮膚瘙痒感，蕁麻疹，発汗，呼吸困難，血圧低下，意識低下などを観察する．腎機能障害が生じる場合があるため，排泄状態を観察し造影剤の排泄を図るため十分な水分を補給する．
- 不整脈➡カテーテル挿入による刺激や造影剤注入による刺激で生じることがある．モニター心電図により脈を観察する．
- 迷走神経反射➡疼痛等の刺激により生じることがある．血圧（低下），顔色（蒼白），冷汗，悪心の有無や程度を観察する．
- 穿刺部位の出血・皮下血腫➡止血時の圧迫不良や出血傾向にある場合に生じる．そのため穿刺部位の圧迫止血を適切に行い観察する．血腫がある場合はその部位をマーキングし拡大がないか確認する．
- 感染➡穿刺し異物であるカテーテルを挿入するため感染にいたることがある．発熱，局所の疼痛，発赤など感染の徴候を観察する．検査時には無菌操作を徹底する．

〈処置・治療を行った場合〉
- 実施した治療の内容ごとに起こりやすい副作用を観察，把握し異常がある場合には医師に報告する．

評価・記録を行う際の視点

- 患者の状態：検査前・中・後の患者の状態を把握し，安全，安楽に検査が実施されたかを評価し記録する．
- 副作用の有無・程度：起こりうる副作用についてそれらの徴候を観察し，副作用の有無，程度を評価，記録する．徴候がみられない場合も問題が生じていないことを記録する．

〈処置・治療を行った場合〉
- 実施した治療の目的，内容，結果を把握し，安全，安楽に治療が実施されたか，治療目的は達成されたか，治療による副作用は生じていないかを把握し評価・記録する．治療の成果，心身への影響を把握し看護援助に反映する．

記録・報告

- 検査日時　■所要時間　■目的　■検査内容　■穿刺部位　■使用した麻酔薬・造影剤
- 検査前・中・後の患者の状態

〈処置・治療を行った場合〉
- 治療内容　■治療結果　■治療内容により生じやすい合併症の有無・程度

H. 腹部血管造影

1 ● 腹部血管造影とはどのような検査か

　腹部血管造影とは，経皮的に挿入したカテーテルの先端を目的の血管内に進め，造影剤を注入して腹部血管を造影する検査である．**腹部臓器**（肝臓，胆嚢，膵臓，腎臓，脾臓，腸）の**血管性病変**（狭窄，出血など）や**腫瘍**の評価，診断に用いられる．カテーテル挿入の際は，**右大腿動脈（右鼠径部）**を穿刺することが多い．

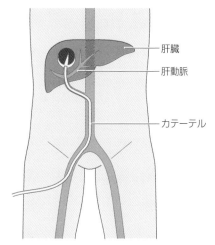

肝臓
肝動脈
カテーテル

〈腹部の血管IVR〉

　腹部における血管IVR（p.51参照）には，肝動脈塞栓術や腎動脈塞栓術などの経カテーテル動脈塞栓術（transcatheter arterial embolization：TAE），抗がん薬を用いた塞栓術である経カテーテル動脈化学塞栓術（transcatheter arterial chemoembolization：TACE），塞栓はせずに薬物を注入する肝動注化学療法などの動注化学療法（transhepatic arterial infusion：TAI），バルーン拡張やステント留置を行う経皮的血管形成術（percutaneous transluminal angioplasty：PTA）などがある．また近年は腹部大動脈瘤に対し人工血管のついたステントを留置するステントグラフト内挿術（endovascular aortic repair：EVAR）が行われている．

2 ● 腹部血管造影でわかること

　腹部血管造影の造影画像から血管の狭窄や拡張，新生血管（腫瘍血管），血管の部分的な隆起（動脈瘤），動静脈短絡*などの所見から，腹部臓器の血管性病変や腫瘍の評価・診断を行う．

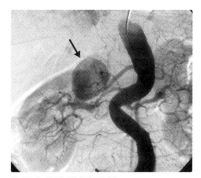

腹部血管造影（動脈瘤）
総肝動脈末梢に巨大な動脈瘤（矢印）を認める．
［山本　聡：NiCE疾病と検査（松田　暉，荻原俊男，難波光義，鈴木久美，林　直子編），p.125，南江堂，2010より許諾を得て転載］

---

*動静脈短絡：動脈と静脈が毛細血管を介することなく直接つながった（短絡した）状態をいう．

Skill

腹部血管造影の介助

目的▶ 腹部臓器（肝臓，胆嚢，膵臓，腎臓，脾臓，腸）の血管性病変（狭窄，出血など）や腫瘍の評価，診断を行う．

物品▶ （検査部位，患者の状態，術者や施設によって内容は異なる）
穿刺針（静脈留置針など），血管造影用カテーテル，ガイドワイヤー，シースイントロデューサー，鉗子類，注射器，注射針，滅菌ガーゼ，滅菌布，滅菌ガウン，滅菌手袋，造影剤，局所麻酔薬，輸液類など指示の薬品，絆創膏，救急薬品・物品

処置前の準備	根拠根／ポイント➡／注意点注
❶検査の目的，方法，合併症などについて医師からの説明を受け，検査について同意していることを確認する．	➡書面にて同意を確認する．
❷医師の説明内容を確認したうえで，検査の目的，内容，検査前・中・後に患者に協力を得る事項や注意事項について説明する．	➡わかりやすい言葉で具体的に説明する． ・患者の協力を得ることで安全に検査が行うことができる． ・一方的に説明せず，疑問や不安を表出しやすいようにかかわる．
●検査直前は禁飲食とする．食事は午前の検査では前日の夕食まで，午後の検査では朝食までとし昼食を禁食にすることが多い．	根造影剤の副作用による嘔吐や嘔吐による誤嚥性肺炎などを防ぐため．
❸穿刺部位が大腿動脈の場合は，医師の指示により鼠径部の除毛を行う．	➡剃毛は行わないが，穿刺部周囲の除毛を行うことがある．
❹入浴を済ませてもらう．	
❺出血性素因，アレルギー素因，腎機能や心機能など検査のリスクにかかわる情報を把握しておく．	➡凝固系・線溶系の検査データ，抗凝固薬の内服などを確認する． ・リスクを把握したうえで検査前・後の観察を行う．
❻足背動脈を触知し，拍動位置を確認する．	➡検査後の観察に備え，足背動脈を触知し脈を観察しておく．必要であればマーキングする（p.48参照）．上腕動脈を穿刺する場合には，橈骨動脈の触知を確認する．
❼医師の指示に基づき輸液ほか与薬を行う．	
❽排泄を済ませて検査着に更衣してもらう．	注検査中は排泄のために動くことはできず排泄物による汚染の危険がある．患者の状態によっては膀胱内留置カテーテルを留置することがある．
❾バイタルサインを測定し，検査室に移送する．	➡氏名確認の際は患者自身に名乗ってもらう，ネームバンドを確認するなどして間違いのないように十分注意する．

実　施	根拠根／ポイント➡／注意点注
●医師が腹部血管造影検査を実施する． ・穿刺部位を消毒，局所麻酔をし穿刺，シース，カテーテルを挿入し造影する（p.52 Skill 「心臓カテーテル検査・心血管造影の介助」参照）	

検査後	根拠根／ポイント➡／注意点注
❶ストレッチャーにて検査室より帰室する．	➡穿刺部位が上腕動脈の場合は車椅子で帰室する． ➡検査後の安静臥床に備えてベッドには防水シーツを敷き，必要物品を用意しておく．
❷帰室後，バイタルサイン，穿刺部の出血・血腫，足背動脈の触知，腹痛などを観察する．	➡合併症を早期に発見し対処する．

検査後の患者への説明

■検査後の安静について説明する．約3時間圧迫止血を行いその後数時間安静にして止血を確認するが，圧迫止血時間や安静時間は患者の状態，穿刺部位，穿刺シースの太さなどによっても異なるため医師に確認する．
■安静時の排泄方法，飲水の可否，水分摂取の目安，体調に変化があった場合には速やかに連絡してもらうことを説明する．

副作用・合併症と対応

■一般状態および合併症に関する観察を行い，合併症の徴候がみられた場合には速やかに医師に報告する．
■造影剤によるアレルギー・腎障害 ➡造影剤の使用によりアレルギー反応を起こすことがあり，重篤な場合にはショック状態にいたる場合もある．そのため，悪心・嘔吐，咳嗽，熱感，皮膚瘙痒感，蕁麻疹，発汗，呼吸困難，血圧低下，意識低下などを観察する．腎機能障害が生じる場合があるため，排泄状態を観察し造影剤の排泄を図るため十分な水分を補給する．
■血管損傷（血管穿孔，内膜剥離による動脈狭窄など）➡カテーテルやガイドワイヤーにより損傷することがある．バイタルサイン，腹痛などを観察する．
■血栓症・塞栓症（動脈・静脈）➡カテーテルなどを血管内に挿入することによって血栓，プラーク，空気による塞栓症が生じることがある．塞栓部位により脳梗塞や末梢動脈塞栓症などが生じる．そのため，バイタルサイン，一般状態，動脈（足背動脈，橈骨動脈）の触知・左右差の有無，皮膚色などを観察する．圧迫解除後に静脈内血栓が飛び肺動脈塞栓症をきたす場合もあるため，圧迫止血の解除後は呼吸状態や胸痛の有無などの観察を行う．深部静脈血栓症を予防するため過度な圧迫止血や安静は避け適切な水分補給を行う．弾性ストッキングを着用する場合もある．
■穿刺部位の出血，皮下血腫 ➡止血時の圧迫不良や出血傾向にある場合に生じる．圧迫止血を適切に行い，穿刺部位（ガーゼ上）の出血，局所の膨隆，皮膚色，穿刺部遠位の末梢動脈触知などを観察する．
■感染 ➡カテーテルを挿入するため感染にいたることがある．発熱，局所の疼痛，発赤など感染の徴候を観察する．検査時には無菌操作を徹底する．
〈処置・治療を行った場合〉
■疾患および実施した治療の内容ごとに起こりやすい副作用を観察，把握し異常がある場合には医師に報告する．

評価・記録を行う際の視点

■患者の状態：検査前・中・後の患者の状態を把握し，安全，安楽に検査が実施されたかを評価し記録する．
■副作用の有無・程度：起こりうる副作用についてそれらの徴候を観察し，副作用の有無，程度を評価，記録する．徴候がみられない場合も問題が生じていないことを記録する．
〈処置・治療を行った場合〉
■実施した治療の目的，内容，結果を把握し，安全，安楽に治療が実施されたか，治療目的は達成されたか，治療による副作用は生じていないかを把握し評価・記録する．

記録・報告

■検査日時　■所要時間　■目的　■検査内容　■穿刺部位　■使用した麻酔薬・造影剤
■検査前・中・検査後の患者の状態
〈処置・治療を行った場合〉
■治療内容　■治療結果　■治療内容により生じやすい合併症の有無・程度

Ｉ. CT検査

1 ● CT 検査とはどのような検査か

　具体的には，CT装置の本体は，ドーナツ状でＸ線を発生するＸ線管球と患者を透過したＸ線を受け取る検出器からなる．本体の中央部に臥床した患者の回りを高速で回転しながら撮影していく．Ｘ線の吸収値（CT値）の強さと方向により，基本的には人体を輪切りにした**断層面の構造**を示すが，近年では，**三次元画像**として立体的に表すことも可能となった．

　造影剤を使用しない**単純CT**と，画像に十分なコントラストを与えるためにＸ線吸収性の高い造影剤を使用する**造影CT**がある．

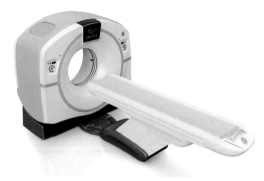

CT撮影装置

（写真提供　GEヘルスケア・ジャパン）

2 ● CT 検査でわかること

　臓器の構造と病変部の存在の有無や広がりについて描画することができる．造影剤を使用することで腫瘍，炎症，血管性病変部の正常部位とのコントラストが鮮明になるため，**病変部の良性・悪性の鑑別**が可能である．

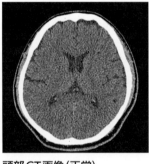

頭部CT画像（正常）

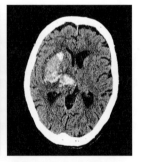

頭部CT画像（脳出血）
出血による高吸収域（囲み）を認める．出血により脳組織が左に偏位している．

[庄野直之：NiCE 病態・治療論[8]脳・神経疾患（川上徳昭, 綿貫成明編）, p.97, 122, 南江堂, 2020 より許諾を得て転載]

Skill

CT検査の介助

目的 救急・外傷患者，急性期脳血管疾患（くも膜下出血，脳内出血，脳梗塞），石灰化・骨化病変を判定し，肺疾患，腹部疾患を鑑別する.

物品
・造影CTの場合：造影剤と注入のための装置
・急速静注法の場合：インジェクター（注入ポンプ）
・点滴静注法の場合：留置針による静脈ラインの確保

処置前の準備	根拠根／ポイント➡／注意点注
単純CTと造影CTの共通	
❶CT検査を受けることを説明する.	➡X線による医療被曝があることを理解してもらう. ・妊婦，小児は注意が必要である.
❷検査室へ移動する.	
❸バリウムなどの造影剤使用直後でないことを確認する.	➡バリウムは適切なX線の透過を妨げる.
❹撮影範囲内の金属類を除去する.	➡金属は適切なX線の透過を妨げる.
造影CT	
❺ヨード造影剤アレルギーの有無を確認する.	注造影CTの禁忌である.
❻直前の禁食を確認する.	根造影剤の副作用による嘔吐に伴う誤嚥を避ける. なお水分補給は促す.
❼血管確保を行う.	➡造影剤を注入した際の急変時の対応のため.

実　施	根拠根／ポイント➡／注意点注
単純CTと造影CTの共通	
❶必要時介助して，寝台に寝てもらう.	
❷撮影体位をとってもらい，動かないように指示する. ・例：胸・腹部の場合は両上肢を挙上する.	➡体動による障害（アーチファクト）の発生を防ぐ.
❸安楽になるよう工夫し，転落防止装置をして安定を図る.	
❹撮影部位によって10〜20秒間，呼吸を止めてもらうことを説明する.	
❺点滴チューブ，ドレーン類の位置と長さを確認する.	根検査中，寝台が移動するため，点滴チューブやドレーン類が装置に巻き込まれたり，抜けたりすることを防ぐ.
❻医師／放射線技師は位置決めスキャンの後に，本格的なスキャンを行う.	
❼実施後の生活について説明する.	➡実施後の食事の制限はない.
造影CT	
❽医師が急速静注法または点滴静注法によって，造影剤を注入し，スキャンする.	➡穿刺部位での造影剤漏出，副作用の発生に留意する.
❾静脈ラインの抜針，止血を確認する.	

検査後の患者への説明

〈造影CT〉
- 1時間〜数日間，遅延性の副作用が現れる場合があることを説明し，現れた場合は医師に相談するよう伝える．

副作用・合併症と対応

〈単純CTと造影CTの共通〉
- 移動や撮影時の体位による苦痛の増強 ➡ 車椅子やストレッチャーで移動する．

〈造影CT〉
- 造影剤による検査直後の副作用（熱感，疼痛，口渇感，あくび，冷汗，嘔気，くしゃみ，目や鼻・喉の腫脹感など）
  ➡ バイタルサインを観察し，医師に報告する．
- 造影剤による検査後1時間〜数日後に現れる遅延性副作用（発疹，瘙痒感，蕁麻疹，悪心・嘔吐，発熱，頭痛など）
  ➡ 医師に相談する．

評価・記録を行う際の視点

- 患者の様子に異常はないか：移動や撮影時の体位の保持によって苦痛が生じなかったか．
- 副作用，合併症がないか：造影剤の副作用（嘔気・嘔吐，瘙痒感，発赤，発疹など）の症状がないか

記録・報告

- 検査日時　　■ 撮影部位　　■ 撮影方法（造影剤使用の有無）　　■ 造影剤名・量　　■ 合併症・副作用の有無

2-2 超音波検査

超音波検査とは

　超音波検査とは，超音波（人間の耳で聞き取れる20～20,000 Hzより高い音程［周波数］の音）を生体に発射し，組織や臓器から反射した音を画像化し，診断に用いる検査である．超音波検査の特徴は，①検査の対象者にとって苦痛が少なく，"被曝"などの生体への侵襲がないこと，また，②注射や食事をしないといった特別な準備を必要とせず，検査の場所も選ばないことなどであり，医療現場だけでなく災害現場でも広く用いられる検査法である．したがって，看護師としてこれらの検査法の特徴をよく理解し，正確な検査が行われるように患者へ説明しまた援助を行うことが必要となる．

A. 心エコー検査

1● 心エコー検査とはどのような検査か

　心エコー検査は，胸壁に当てた超音波プローブから超音波を発生させて心臓の各部分に伝播させ，反射した音をとらえて処理し**心臓の実際の動きや形態を画像に表す検査**である．

2● 心エコー検査でわかること

　心エコーを用いて心臓の形態・動きをみることにより，**後天性心疾患**（弁膜症，虚血性心疾患），**先天性心疾患**，**心筋症**などの病変やそれぞれの**疾患の形態的・機能的診断**を行うことができる．

　心エコー検査では，断層法とMモード法が用いられる．断層法では，心臓のある断面をリアルタイムに記録でき，Mモード法では，断層エコー図中の任意の線上の情報を時間軸でみることができる．

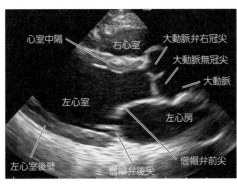

断層法（長軸像）

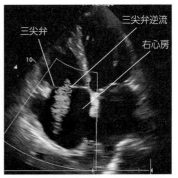

カラードプラ画像（心尖部四腔像，三尖弁閉鎖不全症）
三尖部から右心房に向かって，モザイク像（赤や青の混じり合った逆流を示唆する所見）を認める．

[梅井正彦：NiCE病態・治療論[3]循環器疾患（八尾厚史，落合亮太編），p.66, 68, 南江堂，2019より許諾を得て転載]

Skill

心エコー検査の介助

目的▶ 心臓の実際の動きや形態を画像に表すことで，心臓疾患を診断し，治療経過を確認する．

物品▶ 超音波診断装置（写真はポータブルタイプ）（①），ゼリー，
バスタオル，ティッシュペーパー

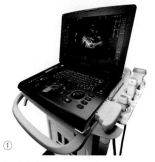

①

（写真提供　GEヘルスケア・ジャパン）

処置前の準備	根拠根／ポイント▶／注意点注
❶患者への説明と同意：検査の目的，方法について患者に説明し，同意を得る．	▶エコー検査は患者に侵襲がない検査であることを説明し，患者に安心感を与える．
❷超音波診断装置を準備する．	
❸患者に仰臥位または左側臥位をとらせ，胸部を露出し，それ以外をバスタオルでおおう．	▶とくに女性の場合，患者のプライバシーの保持に努め，また検査中の保温に留意する．

実　施	根拠根／ポイント▶／注意点注
臨床検査技師等の手順	看護師の援助・介助
❶検査中の保温，プライバシーの保持に努める．	●必要に応じて介助する．
❷胸壁にプローブを当て心臓の動き・形態を確認する．	●検査は15〜30分程度で終わるが，その間の患者の安楽に留意する．

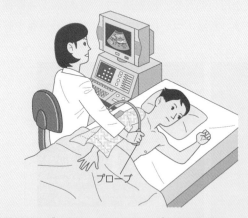

プローブ

❸終了時，ゼリーをティッシュペーパーで拭き取る．	▶ゼリーが残っていると不快であるため，拭き残しがないように注意する．
❹患者の衣服を整え終了したことを伝える．	

評価・記録を行う際の視点

■検査実施中，患者の状態変化があった場合は，患者の訴えや観察結果を記録する．

記録・報告

■検査日時　■超音波検査結果

B. 乳房超音波検査

1 ● 乳房超音波検査とはどのような検査か

　乳房超音波検査は，超音波を用いて，乳房の**腫瘤性病変**や**非腫瘤性病変**（明らかな腫瘤を形成しない病変）の鑑別診断や**乳がん**の検出を行う検査である．他の超音波検査と同様，患者への侵襲がなく，簡便に実施できるという利点がある．

2 ● 乳房超音波検査でわかること

　乳房超音波検査は，リアルタイムに多くの画像情報が得られ，また詳細な乳房の診断ができることから，①乳がんの進展範囲の予測評価を行うことによって，乳がん術前の**切除ラインの決定**やリンパ節の評価を行うこと，②化学療法やホルモン療法などの乳がん術前の薬物療法において，治療前後の腫瘍径や血流量の変化を検討し**治療効果判定**を行うこと，③マンモグラフィでは診断が困難とされる**高濃度乳腺の検査**やその他の**精密検査**などに役立てられている．

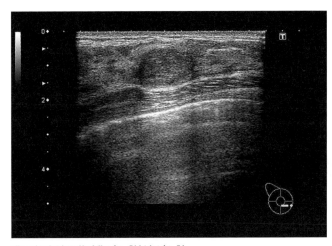

乳房超音波画像（乳がん[粘液がん]）
［尾羽根範員：乳房超音波勘違いケース100（佐久間 浩,尾羽根範員編著），p.86,南江堂,2011より許諾を得て転載］

Skill

乳房超音波検査の介助

目的 乳房の腫瘤や明らかな腫瘤を形成しない病変の鑑別診断や, 乳がんなどの乳腺疾患の検出を行う.

物品 乳房超音波診断装置, ゼリー, バスタオル, ティッシュペーパー

処置前の準備	根拠根／ポイント➡／注意点注
❶検査の目的, 方法について患者に説明し, 同意を得る.	➡超音波検査は患者に侵襲がない検査であることを説明し患者に安心感を与える.
❷超音波診断装置を準備する.	
❸患者に仰臥位または左側臥位をとらせ, 胸部を露出し, それ以外をバスタオルでおおう.	➡とくに女性の場合, 患者のプライバシーの保持に努め, また検査中の保温に留意する.

実 施	根拠根／ポイント➡／注意点注
臨床検査技師等の手順	看護師の援助・介助
❶検査中の保温, プライバシーの保持に努める.	●必要に応じて介助する. ●検査は15〜30分程度で終わるが, その間の患者の安楽に留意する.
❷プローブを乳房に当て乳腺疾患の有無を確認する. 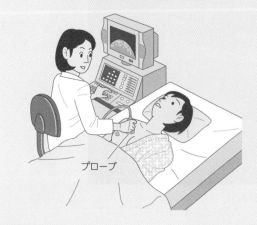 プローブ	
❸終了時, ゼリーをティッシュペーパーで拭き取る	➡ゼリーが残っていると不快であるため, 拭き残しがないように注意する.
❹患者の衣服を整え終了したことを伝える.	

評価・記録を行う際の視点

■ 検査実施中, 患者の状態変化があった場合は, 患者の訴えや観察結果を記録する.

記録・報告

■ 検査日時　■ 超音波検査結果

C. 腹部超音波検査

1 ● 腹部超音波検査とはどのような検査か

　腹部超音波検査は，腹壁に当てた超音波プローブから超音波を発生させて腹部の各部分に伝播させ，反射した音をとらえて処理し，腹部臓器の形態を画像化する検査である.

　なお，空気や骨が超音波を通しにくいため，肺・胃腸など空洞状の臓器や骨の観察には適さない. 他の超音波検査と同様に，身体への侵襲が少ないため，スクリーニング検査として多く用いられている.

2 ● 腹部超音波検査でわかること

　腹部超音波検査では，次の各臓器の画像情報から，それぞれに関連する疾患を診断することができる.

腹部超音波検査で診断できる疾患

肝臓	肝炎と肝硬変の鑑別，脂肪肝，肝囊胞，肝がん，肝血管腫
胆囊	胆石，胆囊炎
胆管	総胆管結石，胆肝炎
膵臓	膵炎，膵囊胞，膵臓がん
腎臓	腎囊胞，腎臓がん，尿路閉塞，血管筋脂肪腫
骨盤内	子宮筋腫，子宮がん，卵巣囊腫，卵巣がん
その他	胎児の診断（性別，奇形や先天異常の有無，成長過程），腹水

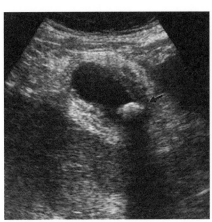

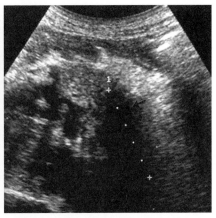

腹部超音波画像（急性胆囊炎）
結石（矢印）が胆囊頸部に嵌頓している.

腹部超音波画像（膵体尾部がん）
膵体尾部がん（矢印）を認める.

［瀧井道明：NiCE病態・治療論[4]消化器疾患（津田泰宏，鈴木久美編），p.275, 300, 南江堂，2019より許諾を得て転載］

Skill

腹部超音波検査の介助

目的　腹部内臓器を形態学的に診断し，または胎児の発育過程を診断する．

物品　腹部超音波診断装置，ゼリー，バスタオル，ティッシュペーパー

処置前の準備	根拠根／ポイント➡／注意点注
❶上腹部の検査は原則として，当日朝絶食，午前中の実施が望ましい．	根食事を取ることにより，胆囊が収縮したり，壁が肥厚して見えることがあるため． 注緊急検査の場合はこの限りではない．
❷患者への説明と同意：検査の目的，方法について患者に説明し，同意を得る．	➡超音波検査は患者に侵襲がない検査であることを説明し患者に安心感を与える．検査中に呼吸を調節し，また体位を変える必要があるので指示に従うように説明する．
❸超音波診断装置を準備する．	
❹患者に仰臥位またはファウラー位をとらせ，腹部を露出し，それ以外をバスタオルでおおう．	➡とくに女性の場合は，胸部をおおうなど患者のプライバシーの保持に努め，また検査中の保温に留意する．

実　施	根拠根／ポイント➡／注意点注
臨床検査技師等の手順	看護師の援助・介助
❶患者の右側に座り，腹部に広範囲にゼリーを塗る．プローブを目的の臓器に当てる．	●必要に応じて介助する． ●検査は15〜30分程度で終わるが，その間の患者の安楽に留意する．

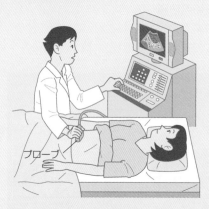

プローブ

❷部位によっては患者に大きく息を吸ってもらったり，息を止めてもらったりする．	●正確な検査ができるように援助する． ➡適宜声をかけて検査がスムーズに行えるように援助する．
❸肝臓をみる時はやや左側臥位，腎臓は左右側臥位をとってもらう．	➡必要に応じて体位変換の援助を行う．
❹終了時，ゼリーをティッシュペーパーで拭き取る．	➡ゼリーが残っていると不快感を覚えるため，拭き残しがないように注意する．
❺患者の衣服を整え，終了したことを伝える．	

評価・記録を行う際の視点

■急な腹痛時など緊急検査の場合は，検査結果，問題の原因について簡潔に報告する必要がある

記録・報告

■検査日時　■超音波検査結果

2-3 MRI, 核医学検査

> ### MRI, 核医学検査とは

　MRI（magnetic resonance imaging, **磁気共鳴画像**）は核磁気共鳴現象を利用した画像診断法であり，放射線を使用せずに体内の詳細な断層像を得られるという点で画期的な，現在の日常の診療検査には欠かせない検査である．

　核医学検査とは，放射性同位元素（ラジオアイソトープ，radioisotope：RI）を用いて病気の診断を行う分野である．核医学検査は，RIを患者に投与する**生体内**（*in vivo*）**検査**と，採血した患者の血液などの試料にRIを加えて検査する**生体外**（*in vitro*）**検査**に大別される．核医学検査の大きな特徴は，X線，CT，MRI，超音波検査など他の画像検査法と違い，さまざまな放射性薬剤を用いて臓器や病変の機能に関する画像を得ることができるという点である．

A. MRI検査

1 ● MRI 検査とはどのような検査か

　MRI検査は，体内の水素原子核（プロトン）の状態を画像化する検査である．人体の60%は水であり，水はH_2Oである．そしてそれぞれのH（水素イオン）には原子核（プロトン）がある．個々のプロトンは，量子物理学的には微小な磁石と考えられる．そのため，人体に一定の周波数の電磁波を照射するとプロトンがそのエネルギーを吸収して向きを変え，照射を止めると吸収したエネルギーと同じ周波数の電磁波として放出しながら再び安定な状態に戻る．この一連の現象をプロトンの磁気共鳴現象（MR現象）という．これを応用して**身体の断面**を撮影する検査がMRI検査である．

　CT検査と比較して最大の長所は，X線を使用しないため被曝がなく安全な検査であるということである．

2 ● MRI 検査でわかること

　MRI画像は，対象となる物質の性質により，「白」「黒」「灰」の色の違いが描出される．MRI画像の場合，白いところほどそこにあるプロトンが放出する**電磁波（MR信号）**が強いことを意味する．MRIではプロトンが放出する電磁波を**信号**といい，そのエネルギーの強さのことを**信号強度**という．つまりMRI画像の白黒は，信号強度を示している．

〈T1強調画像，T2強調画像とは〉

　MRI画像を読む時に，**T1強調画像，T2強調画像**という言葉が出てくる．電磁波の照射後にプロトンが安定した状態に戻ることを**プロトンの緩和**というが，**T1**はこのプロトンが回復する時間の目安となるものである．そしてプロトンの回復後，MR信号が一定の割合まで減衰するのにかかる時間を**T2**と表現する．

それぞれの画像で示される具体的な内容は，以下のとおりである．

T1強調画像

水分が多いもの（水，血液など）は黒く（低信号），脂肪や血液成分を含んでいると白く（高信号）描出される．正常実質臓器は，中間色の灰色に描出される．

T2強調画像

水分が多いものは白く描出される．低信号（黒）に描出されるものは石灰化や線維組織，陳旧性の血腫などである．脳MRIで脳室が白く写り，骨盤MRIで膀胱が白く写るのがT2強調画像である．脂肪はT2強調画像でも白く描出される．

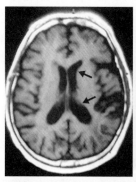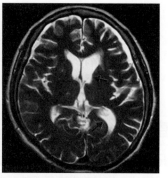

頭部MRI検査のT1強調画像（左）とT2強調画像（右）
T1強調画像は脳室が低信号（矢印），T2強調画像は脳室が高信号（矢印）を示す．
［小宮桂治：よくわかる脳の障害とケア（酒井保治郎監），p.63，南江堂，2013より許諾を得て転載］

この原理を利用すれば，特定の部位を，T1強調画像とT2強調画像の両方から分析し，**対象物の内容・状態を把握する**ことができる．具体的には，各信号の高・低の組み合わせにより，右の4つのパターンが考えられる．

MRIの信号パターン

T1強調画像	T2強調画像	内容物
低信号	高信号	水っぽい組織，ほとんどの病変
高信号	低信号	水が少ない病変，どろどろとした液体
高信号	高信号	亜急性血腫，脂肪
低信号	低信号	水がほとんどない病変，強い石灰化

Skill

MRI検査の介助

目的 それぞれの器官・臓器血管の形態を詳細に調べる（方法は検査部位によって異なる）.

物品 MRI検査の問診票，（必要に応じて）MRI入室時のチェックリスト

処置前の準備	根拠根／ポイント➡／注意点注
❶検査の目的について患者に説明し，同意を得る.	
❷以下の物品を外して検査を受けるように説明し，確認する. ・キャッシュカード，診察券などの磁気カード類 ・ヘアピン，装身具，鍵などすべての金属類 ・時計，計算機，補聴器，携帯電話などすべての電子機器 ・義歯，携帯用カイロ，カラーコンタクトレンズ，ピップエレキバン®など	➡磁気記録メディアは，確実に読み取り不能になってしまう. ➡金属類が画像を乱し撮影に支障をきたす. ➡電子機器類は故障する危険性がある. 注カラーコンタクトや一部の貼付薬は，磁性体を含む場合熱をもち，熱傷を引き起こす危険性があるため外してもらう.
❸体内に心臓ペースメーカ，クリップ，人工関節，骨折部位の接合プレート，ボルト，刺青など金属類がある場合は事前に申し出てもらう.	注金属類は画像を乱す危険性があることと，素材によっては強力な磁力に引き付けられた時に無理な方向へ関節が曲がり，骨折する危険性もある.
❹酸素ボンベや車椅子，生体モニターなどの医療機器を持ち込まなくてはならない場合は，MRI専用のものが必要であるため準備する.	注酸素ボンベが磁場で吸い付けられ，MRI装置を破壊し，死亡事故も起きているため注意が必要である.
❺患者へ説明し，同意を得る. ・検査中は大きな音がするが動かないように説明する．必要に応じて，耳栓またはヘッドフォンをわたす.	➡検査中に患者が動くと画像が乱れ，正確な検査ができなくなる.
❻患者に診察台に仰臥位に寝てもらい頭部を固定する.	
❼検査中も意思疎通ができるよう，ナースコールを手わたしておく.	➡検査中の気分不快やパニックを起こすことも考えられる.

実　施	根拠根／ポイント➡／注意点注
医師・臨床検査技師の手順	看護師の援助・介助
●目的に応じて以下の部位のMRI検査を実施する. ・頭部 ・脊髄 ・腹部⇨腹部のMRIでは，検査中呼吸を止めてもらう必要があるため，「息を吸ってください」「息を吐いてください」と患者に合図をし，呼吸のコントロールを行いながら実施する. ・四肢（肩関節，肘関節，手関節，股関節，膝関節，足関節など）⇨検査部位を専用の機器で固定する.	●必要に応じて介助する. ●必要時，検査部位の固定を介助する.
●いずれの部位においても，必要に応じて医師が造影剤を注射して検査する場合がある. ・造影剤使用時は，禁忌の場合があるため検査前に十分に確認する必要がある. ・ガドリニウム製剤は，喘息患者には副作用の危険が高いため使用を控える. ・腎機能が低下している患者や透析患者も，造影剤使用により腎不全性線維症の発症が報告されているため，使用を控えることが望ましい.	●検査前に，造影剤使用の禁忌がないか十分に確認する.

検査後の患者への説明

■授乳中の患者に対しては，造影剤が母乳に移行するため，造影剤投与後24時間を授乳を避けることを説明する．

副作用・合併症と対応

■閉所恐怖症と自覚していない患者の検査による圧迫感，パニック ➡検査を中止する．

評価・記録を行う際の視点

■患者の様子に異常はないか：患者の状態変化，パニックなど．

記録・報告

■検査日時　■MRI検査結果　■検査による状態変化

B. 核医学検査（シンチグラフィ，SPECT，PET）

1 ● 核医学検査とはどのような検査か

　核医学検査とは，放射性同位元素（ラジオアイソトープ，radioisotope：RI）を含む薬剤を投与し，放射線をとらえることのできるカメラを用いて，**各臓器における代謝，組織，薬理作用**などを測定する検査である．このため目的とする臓器・部位によって使用する薬剤は異なる．

　シンチグラフィとは，体内に投与されたRIから放出される放射線（γ線，X線）を検出してRIの体内分布を投影像として画像化する方法である．これに使用する装置をシンチカメラ（ガンマカメラ）といい，得られた画像を**シンチグラム**とよぶ．

　SPECT（single photon emission computed tomography，単一光子放射断層撮影）は，体内のRI分布を断層像として画像化する方法である．シンチグラフィで用いられるシンチカメラを身体の周囲で回転させて360度の各方向からの投影画像を得て，そこからコンピュータで断層像を作成する．

　PET（positron emission tomography，**陽電子放射断層撮影**）は，体内に投与された陽電子（ポジトロン）放出RIから放射されるγ（ガンマ）線を検出し，その体内分布を断層像として画像化する方法である．CTやMRIが主に組織の形態を観察するための検査法であるのに対し，PETは他の核医学検査と同様に，**生体の機能**を観察することに特化した検査法であり，**生体の生理学的な情報**を得るのにすぐれている．患者への被曝量はCTと比較すると少ないが，医療スタッフへの被曝にも注意する必要がある．

　PET画像では，RIの体内分布は描かれるものの，解剖学的な情報に乏しいことから，最近では，X線CTを組み合わせたPET・CT装置による検査（PET-CT検査）が行われることが多い．

　PET-CT検査は，PETとCTの画像を同時に撮影するため，形態面と機能面の情報を得ることができる．

2 ● シンチグラフィでわかること

a. 肺血流シンチグラフィ

・**肺血流分布を画像化**する検査であり，肺梗塞，肺血栓塞栓症，肺高血圧症，肺気腫などの慢性閉塞性肺疾患（COPD）における**肺血流障害を描出**できる．
・**画像**　正常では左右の肺の血流量は同じである．そのため，左右の血流量を調べることで，どちらの肺の機能が低下しているのかを知ることができる．

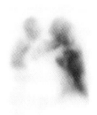

肺血流シンチグラフィ画像（肺血栓塞栓症）
右肺は広範な血流陰影欠損のため，まだら模様になっている．
左肺は外側周辺を中心に血流欠損を認める．
［荒木良彦：NiCE病態・治療論[2]呼吸器疾患（石原英樹，竹川幸恵編），p.168，南江堂，2019より許諾を得て転載］

b. ガリウムシンチグラフィ

・クエン酸ガリウムの集積増加をみることにより，サルコイドーシス，感染・炎症，悪性病変などを検索できる．とくに悪性腫瘍では未分化ながんや増殖の速いがんによく集積するため**全身検索**によく用いられる．リンパ腫では**病変の広がり**をみることができる．

3 ● SPECT 検査でわかること

a. 脳血流 SPECT

・脳の細胞レベルで起きている**脳の機能的変化を可視化**できる．**局所脳血流を画像化**することにより脳血管障害，認知症，てんかんなどの脳神経疾患の病態の把握，重症度評価，治療方針の決定，鑑別診断に役立つ．

・**画像**　血管内に注入した放射性薬剤の追跡により，脳の循環動態や代謝を観察する．赤色に近い部分は血流が多いことを示す．

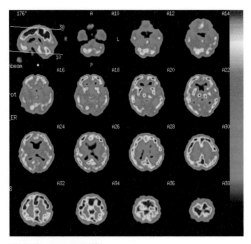

脳血流SPECT画像
[庄野直之：NiCE病態・治療論[8]脳・神経疾患（川上徳昭，綿貫成明編），p.105，南江堂，2020より許諾を得て転載]

b. 心筋 SPECT

・多種の**放射性薬剤**を用いて心筋血流，心筋脂肪酸代謝，交感神経機能，ポンプ機能などの**機能を評価**する．

4 ● PET 検査でわかること

各PET検査では，次のような内容を診断・評価することができる.

a. 脳PET

脳PETにより，局所脳血流量，局所脳酸素代謝の**正確な定量的測定**ができる. 酸素代謝により神経細胞の生死や活動性を評価し，脳血流により細胞活動に必要なエネルギーの供給を評価し，血液量により血流の供給に必要な血管の拡張の程度を評価することができる. とくに脳血管障害において病態の診断や血行再建術の適応決定に利用される.

b. 糖代謝PET

^{18}F-フルオロデオキシグルコース（^{18}F-FDG）は，ブドウ糖代謝を測定するために開発されたPET用放射性薬剤であり，ブドウ糖の類似体である. **ブドウ糖代謝のさかんな臓器，病巣に集まる**ため，糖代謝の状況の指標として用いられるほか，悪性腫瘍の診断に頻用されている. 脳の神経細胞はエネルギー源として大量のブドウ糖を代謝しており，^{18}F-FDGの集積を測定することで，神経細胞の密度や活動性を評価することができる. この特性を生かして，てんかん焦点を同化する目的で行うこともあり，また米国では**アルツハイマー病**などの認知症の早期発見・鑑別診断に使われている.

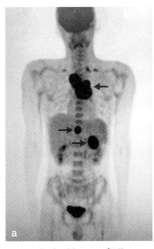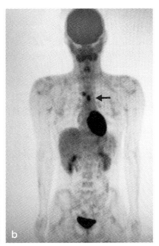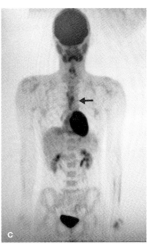

PET画像（悪性リンパ腫）
a：治療前，b：治療後，c：治療3ヵ月後
治療前と比べ治療後，治療3ヵ月後でFDGの縦隔と腹部リンパ節での集積（矢印が指す黒い部分）が低下していることがわかる.
[大間知謙：血液・造血器疾患エキスパートナーシング（堀田知光監），p.59，南江堂，2015より許諾を得て転載]

c. 心筋PET

心筋へ流れる血流量や心筋で消費されるブドウ糖や脂肪酸の利用状況，心筋の酸素代謝の状況を鮮明な画像としてみることにより，心臓の異常を判断できる. 心臓の筋肉のエネルギー源の1つであるブドウ糖利用の評価として，^{18}F-FDGの取り込みを測定することで，心筋の生存度がわかる. 心筋梗塞により障害を受けた心筋範囲や程度を検査することで，冠動脈形成術やバイパス術を積極的に行うべきかどうかなどの治療方針の判断の助けとなる.

Skill

シンチグラフィ・SPECT検査の介助

目的 放射性同位元素（RI）を体内に投与し，RIの体内分布をみることで，各臓器組織の全体，局所的な機能の情報を得て腫瘍の有無を診断する.

物品 核医学検査室で行うため，検査室の設備のみ

処置前の準備	根拠根／ポイント➡／注意点注
❶患者に検査の目的，内容を説明し同意を得る. ・苦痛や危険を伴わないこと，放射性元素の投与があるため管理区域内で検査を行うこと，検査によっては長時間にわたることをあらかじめ説明する.	➡ブドウ糖代謝をみるため，検査前の糖分摂取を控えることが必要である.
❷患者の準備を行う. ●骨シンチグラフィ ⇨検査前に膀胱を空にする. ●ガリウムシンチグラフィ ⇨検査前2〜3日は緩下剤を投与し，排便のコントロールを行う. ●肝シンチグラフィ ⇨他の検査（胃透視など）の造影剤が残っていないことを確認する. ●経直腸門脈シンチグラフィ ⇨検査1時間前にグリセリン浣腸を行い，排便を促す. ●甲状腺シンチグラフィ ⇨検査1週間前からヨード制限を行う.	➡検査部位により注意点が異なる. 根ガリウムの静脈注射により薬液が便に集積しやすくなり正しい診断に影響が及ぶため. 根造影剤が残っているとその部分が欠損像として描出される. 根検査前に排便によりRIが排泄されないよう事前に排便を促す. 根検査に用いられる放射性ヨードが非放射性ヨードと甲状腺に取り込まれる際に競合するため，ヨード制限が必要である.

実　施	根拠根／ポイント➡／注意点注
医師・臨床検査技師の手順	看護師の援助・介助
❶患者を仰臥位にする. ●検査内容によって体位は異なる. ●骨シンチグラフィは腹臥位，肝シンチグラフィは立位で行う. ❷医師が放射性医薬品を静脈注射，または経口により投与する. ●検査内容によって投与経路は異なる. ❸ガンマカメラで撮影する.	●必要に応じて介助する. ➡長時間にわたる検査の場合，同一体位による苦痛（背部痛，腰部痛）が生じないよう，枕を使って安楽な体位を整える援助を行う. ➡最初に安楽な体位であるかを確認し，検査中も声かけを行う.

検査後の患者への説明

■脳血流シンチグラフィで脳血管拡張負荷試験は，薬剤の尿への排泄を促すために，検査後に飲水するよう伝える.

副作用・合併症と対応

■（脳血管拡張負荷試験を行った場合）検査後の頭痛，ふらつき，気分不快など ➡痛みや不快症状が落ち着くかしばらく様子をみつつ，飲水（300 mL以上）により薬剤の尿への排泄を促す.

評価・記録を行う際の視点

■副作用や合併症がないか：検査後の頭痛，ふらつき，気分不快など.

記録・報告

■検査日時　■検査結果　■検査による状態変化

Skill

PET検査の介助（糖代謝PET検査の場合）

目的 糖代謝の亢進しているがん組織を抽出し，梗塞後の心筋生存度を判定し，脳神経細胞の活動性を評価する．

物品 FDG薬剤，静脈注射のための物品，PET機器

処置前の準備	根拠根／ポイント➡／注意点注
❶患者は検査5時間前から食事，糖分を含んだ水分の摂取はできない．糖尿病をもつ患者の場合は，血糖値を正常にしておく必要がある．	➡ ブドウ糖代謝をみるため，検査前の糖分摂取を控えることが必要である．
❷PET-CT検査の場合，検査着に着替え，金属類（下着，義歯，眼鏡，アクセサリーなど）は外してもらう．	根 金属類の装着は，撮影画像に影響する危険があるため外してもらう．
❸検査時に動かないよう説明する．	➡ 体動により画像が乱れ，正確に検査できない可能性がある．
❹静脈注射後1時間は安静にする必要があること，検査時（30分程度）の安静が必要であること，検査後，薬剤が体内から排出されるまで検査室で安静にする必要があることを説明し，同意を得る．	

実　施	根拠根／ポイント➡／注意点注
医師・臨床検査技師の手順▶	看護師の援助・介助▶
❶医師がFDGの静脈注射を行う．	●必要に応じて介助する．
❷注射後1時間安静にしてもらう． ・体内の細胞がブドウ糖を取り込む状態を検査するため，撮影まで静脈注射後1時間は必要となる．	
❸PETカメラで撮影する． ・FDGから放出されるγ線を体外から撮影する．	

検査後の患者への説明

■PET検査後は微量の放射能が体内に残っているため，検査終了後1時間程度は安静にするよう伝える．

評価・記録を行う際の視点

■患者の状態に異常はないか．

記録・報告

■検査日時　■検査結果　■検査による状態変化

学習課題

1．X線検査で注意しなければいけない3つの原則とは何か，挙げてみよう．
2．心血管造影の介助の際に観察すべきポイントを挙げてみよう．
3．核医学検査とはどのような検査か，シンチグラフィ，SPECT，PETそれぞれの特徴を説明してみよう．

3 内視鏡検査

この節で学ぶこと

1. 主な内視鏡検査（消化管，胆管・膵管，大腸，気管支，関節，膀胱・尿道など）がどのような検査であり，検査の結果によって何が判断できるかについて理解する.
2. それぞれの内視鏡検査の具体的手技（または介助方法）と援助方法について理解する.

内視鏡検査とは

内視鏡検査とは，内視鏡という先端に対物レンズと照明レンズをもつ電子スコープを対象となる腔内に挿入して観察し，診断に有用な所見を得るための検査である. 現在では，観察のみならず，内視鏡下での**生検，切除，焼灼，洗浄**など，さまざまな治療・処置を目的に行われることもある. いずれにしても，内視鏡は身体にとって異物であり，その異物を体内に挿入させるために，患者はある程度の苦痛を伴うことになる. したがって，場合によっては麻酔下で行われることもある.

〈内視鏡検査における看護師の役割〉

内視鏡検査における看護援助としては，患者が抱く不安と苦痛を軽減することがその中心となる. そのために，まず検査の目的・方法・注意事項などについて患者に十分に説明し，その内容を納得してもらえることが必要となる.

また，確実な検査を期するため，**前処置**を行い，万全の態勢を整えることも重要である. たとえば，消化管の内腔に**食物残渣**や**便塊**が残っていれば，苦労して内視鏡を目的の領域に到達させたとしても，観察の障害物となり検査が無意味となりかねない. 緩下剤の服用を促し，大腸内の便をあらかじめ排泄させ，検査のできる身体の状態を整えることも看護師の重要な役割である.

さらに，内視鏡下での生検，切除，焼灼，洗浄などの場合には，その処置に伴って出血をはじめとする合併症が発生する危険性がある. そのため，看護師は，綿密に経過を観察し，異常があれば早期に発見することが大切になってくる.

A. 上部消化管内視鏡検査

1 ● 上部消化管内視鏡検査とはどのような検査か

　上部消化管内視鏡検査は，内視鏡を口から（経口）もしくは鼻から（経鼻）体内に挿入し，食道，胃，十二指腸といった上部消化管の病変の有無を直接**観察**する検査である．病変が疑われる場合には，病理診断のために**組織の一部を採取すること**（生検）も可能である．さらに，潰瘍などからの出血に対する**止血術**，粘膜切除などの**腫瘍切除術**，アルゴンプラズマ凝固波などによる腫瘍の**焼灼術**などの治療も可能である．

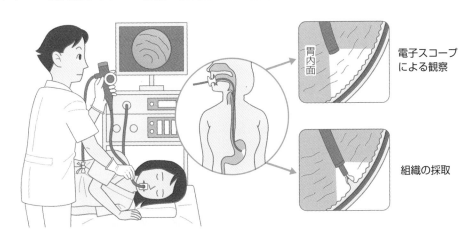

2 ● 上部消化管内視鏡検査でわかること

　上部消化管内視鏡検査によって，内腔におけるびらん，**潰瘍**の存在と組織欠損の深さ，**腫瘍**の存在と深達度および病変範囲の診断ができる．病変部は，隆起，陥凹，発赤として観察できる（**左図**）．

　さらに，がんの診断に**色素内視鏡検査**が用いられることがある．たとえば，食道においてヨード（ルゴール）**染色**は，非がん部は茶褐色に染色されるが，がん部は不染となる．**インジゴカルミン染色**では，粘膜面の陥凹部が青色に染色され，病変の表面性状が強調される（**右図**）．

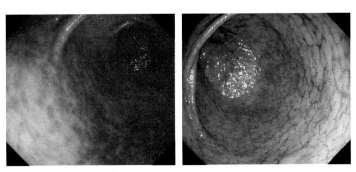

内視鏡画像（慢性胃炎）
左：通常画像．右：色素内視鏡画像．
[津田泰宏：NiCE 病態・治療論[4]消化器疾患(津田泰宏, 鈴木久美編), p.148, 南江堂, 2019 より許諾を得て転載]

Skill

上部消化管内視鏡検査の介助

目的　食道・胃・十二指腸の病変部を直接観察する．病変部の組織生検や治療を行う．

物品

・前処置用ベッド（椅子），検査用ベッド，内視鏡一式（スコープ，光源，テレビモニター），マウスピース，麻酔薬，消化管ガス駆除薬，経鼻の場合は血管収縮薬，必要に応じて鎮痙薬（抗コリン薬），鎮静薬
・生検鉗子，生検後の止血薬，生検組織用ホルマリン入り標本びん，膿盆，ティッシュペーパーまたはガーゼ，胃内洗浄用の水，20 mLシリンジ，検査用試薬（インジゴカルミン液など），エプロン，ヨード，ハイポアルコール（3倍希釈），アルコールガーゼ
・血圧計，パルスオキシメーター，心電図モニター
・呼吸停止・けいれんなどの緊急事態のための物品（緊急用薬剤，挿管道具，AED）

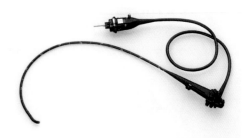

内視鏡　　　　　　　　　（写真提供　オリンパス）

処置前の準備	根拠根／ポイント➡／注意点注
前日までの準備	
❶上部消化管内視鏡検査の必要性を説明し，同意を得る．	➡侵襲的検査法でありやや苦痛を伴うことを理解してもらう．
❷次の注意事項を確認する．	・頻度は低いものの，出血，穿孔，死亡例もある．
・上部消化管内視鏡検査がどのような検査であり，どのような目的で検査を施行するかを理解している．	
・病変が疑われる場合には，生検鉗子で組織を一部採取することもある．	
・鎮静薬を使用する場合，検査後一定時間安静を必要とする．	
❸前日夜9時以降は絶食とする．	根胃内を空にして鮮明な画像を確保するとともに，内視鏡挿入による嘔吐・誤嚥を防ぐため．
当日の準備	
❶直前の禁食を確認する．	
❷腹囲を圧迫するような下着・ベルトは脱いで，検査着を着てもらう．	
❸排尿を済ませてもらう．	
❹検査室へ移動する．	

実　施	根拠根／ポイント➡／注意点注
医師の手順	看護師の援助・介助
前処置	
❶消化管ガス駆除薬（ジメチコン［ガスコン®］）を4〜8 mL飲んでもらう．胃の中にまんべんなく行きわたるように仰臥位となり，左右に体位を向けてもらう．	●必要に応じて介助する． ●指示箋を確認し，前投薬を実施する．

❷局所麻酔を行う.
〈経口の場合〉
リドカイン塩酸塩（キシロカイン®ビスカス）を咽頭部に約5分間とどめてもらい咽頭麻酔を行う．5分経過した後にキシロカイン®ビスカスを吐き出してもらう.
[根] スコープが咽頭部を通過する際の苦痛を軽減するため.
• 麻酔のかかり具合によってキシロカイン®ポンプスプレーを追加することがある.
〈経鼻の場合〉
血管収縮薬（ナファゾリン硝酸塩［プリビナ®］など）を点鼻・噴霧した後に，鼻腔内をリドカイン塩酸塩で麻酔する.
[根] 鼻出血を予防し，鼻の痛みを予防するため.
• 咽頭反射が強い場合には，必要に応じて咽頭麻酔を行う.

❸必要に応じて，鎮痙薬（抗コリン薬）を筋肉内注射する.
[根] 胃の動きを抑制するため.

[注]全身状態を観察し，いわゆるキシロカインショックに注意する.
• キシロカインショックとは，リドカイン塩酸塩（キシロカイン®）を使用した時に起こすアナフィラキシーショックのこと．血圧低下，意識障害，気道閉塞などを呈し，生命の危機につながることがある.

検査中

❶必要に応じて介助し，寝台に左側臥位になってもらう.
• 胃の形に沿って内視鏡を挿入しやすくするため.

❷検査中は腹式呼吸をするよう説明する.

❸検査中は発声できないことを伝えておき，意思表示の合図を決めておく.

❹経口の場合は，マウスピースをくわえてもらう.

❺検査中は唾液を飲み込まず，膿盆に出すよう指示する.
• スコープが咽頭部を通過する際に嘔吐反射が出現する.

●腹部の緊張をとるために，左足を軽く伸ばし，右足は軽く屈曲するよう指示する.

●全身の力を抜き緊張をほぐすよう声かけをする.
●検査の進捗を説明する.
●げっぷはできるだけ我慢してもらう.

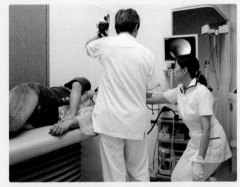
必要に応じて声かけを行い，不安を軽減させる.

❻スコープを挿入する.

●経口の場合は，食道に入ったらマウスピースを軽く歯で噛んでもらうようにする.

❼胃液の吸引，スコープのアングル操作，送気，送水しながら，胃内の観察・写真撮影を行う.
• 場合により，色素散布，生検，局所注射などを行う.

❽生検する場合は，生検鉗子を操作する.
• 生検後の出血には，止血剤を散布する.

●採取した組織片を受け取り，標本びんに入れる.

❾必要に応じて内視鏡的切除（ポリペクトミー，内視鏡的粘膜切除術，内視鏡的粘膜下層剥離術など）

●検査がもうすぐ終ることを告げ，力を抜いてもらう.

⑩スコープを抜去する.

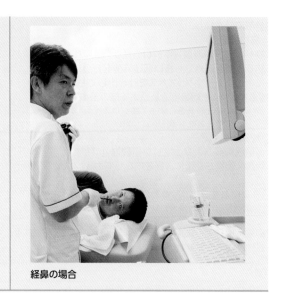

経鼻の場合

検査終了後

❶患者の口元を清拭する.

❷含嗽の援助をする.

●労をねぎらう.

検査後の患者への説明

- 当日の激しい運動や長時間の入浴は避け，2，3日は刺激の強い食事，飲酒などをなるべく避けるよう伝える.
- 出血や穿孔の症状を説明し，帰宅後，症状が出た場合は速やかに病院に報告するよう伝える.
- （抗コリン薬を使用した場合）散瞳によりしばらく見えにくい状態になることを伝え，検査当日は車の運転を控えるよう説明する.

副作用・合併症と対応

- 胃の不快感，腹部不快感，心窩部痛，嘔気 ➡経過を観察し，消化管出血や消化管穿孔が疑われる場合は医師に報告し，医師の指示のもと，病態に合わせて対応する.
- 帰宅後の吐血，下血 ➡消化管出血や消化管穿孔の可能性があるため，医師に報告し，指示された対処法を患者に伝える.

〈処置・治療を行った場合〉
- 組織やポリープを切除した場合：嘔気，腹痛，吐血，下血の有無 ➡症状がみられたら医師に報告する.
- 薬剤の影響によるめまい（眩暈）やふらつき，口渇，嘔気，胃部不快，眠気など ➡異常がないか注意する.

評価・記録を行う際の視点

- 副作用や合併症がないか：検査の手技による疼痛・出血や，使用した薬剤による副作用など.

〈処置・治療を行った場合〉
- 出血や穿孔を起こしていないか.

記録・報告

- 検査日時・方法　■生検・治療の有無と種類　■使用した薬剤の種類，量，投与方法
- 副作用・合併症の有無　■検査中・検査後の患者の様子

〈処置・治療を行った場合〉
- 切除部位，大きさ，切除方法　■嘔気，腹痛，吐血，下血の有無

B. 内視鏡的逆行性胆管・膵管造影（ERCP）検査

1 ● 内視鏡的逆行性胆管・膵管造影（ERCP）とはどのような検査か

　内視鏡的逆行性胆管・膵管造影（endoscopic retrograde cholangiopancreatography：ERCP）とは，口もしくは鼻から内視鏡を十二指腸下行脚まで挿入し，十二指腸乳頭（ファーター乳頭）より内視鏡の先端についたカテーテルを膵管・胆管に入れて造影剤を注入し，膵管・胆管の形態を撮影する．また，細胞の採取，胆汁の**ドレナージ**のためにカテーテルを留置する**治療**も行える．最近では，画像診断から治療を主目的として用いられることが多くなった．

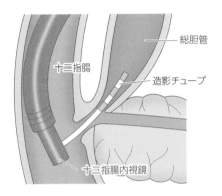

2 ● 内視鏡的逆行性胆管・膵管造影（ERCP）でわかること

　ERCPによって，胆管・膵管における拡張・狭窄・断裂像の有無・結石陰影などの**形態学的変化**や，膵がん・膵炎などの**膵疾患**，閉塞性黄疸・胆石症などの**胆管疾患**の診断に役立てることができる．

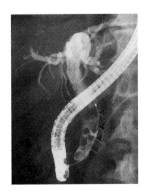

ERCP画像（総胆管結石）
総胆管結石内に透亮像（矢頭）を複数認める．
[橋本千樹：臨床病態学，改訂第5版（佐藤良暢監），p.297，南江堂，2020より許諾を得て転載]

Skill

内視鏡的逆行性胆管・膵管造影（ERCP）の介助

目的▶ 内視鏡により十二指腸乳頭部とその近傍を肉眼的に観察することができる．さらに十二指腸乳頭開口部からカテーテルを挿入し，逆行性に造影することで，狭窄・断裂像の有無・結石陰影などの形態学的変化，膵がん・膵炎などの膵疾患，閉塞性黄疸・胆石症などの胆管疾患を診断する．

物品▶ p.78 Skill「上部消化管内視鏡検査の介助」と同じ．

処置前の準備	根拠根／ポイント➡／注意点注
p.78 Skill「上部消化管内視鏡検査の介助」と同じ．	

実　施	根拠根／ポイント➡／注意点注
医師の手順	看護師の援助・介助
p.78 Skill「上部消化管内視鏡検査の介助」とほぼ同じ．ただし，「検査中」についての❼以降は，以下のとおりとする．	●必要に応じて介助する． ●嘔気・嘔吐，瘙痒感，発赤，発疹などの症状が出現した場合は，一般状態を観察し，医師に報告する．
❼スコープが食道に入ったらマウスピースを軽く歯で噛むよう指示する．	
❽スコープが十二指腸に届いたら，カテーテルから造影剤を注入し撮影する．	
❾必要に応じて，内視鏡を通して病変部の生検をしたり，膵管や胆管内の結石，胆汁や膵液などの消化液を採取することがある．また，胆管，膵管の狭窄に対し，ステントを挿入することがある．	
❿スコープを抜去する．	

検査後の患者への説明

■検査当日はトイレ歩行を除き，ベッド上で安静するよう伝える．
■初めて歩行する際は看護師の付き添いが必要なことを伝える．
■許可があるまで飲水しないこと，異常がなければ，翌日から食事は可能であることを告げる．
■異常がなければ，翌日からシャワー可能であることを伝える．
■出血や穿孔の症状を説明し，帰宅後，症状が出た場合には，速やかに病院に報告するよう伝える．

副作用・合併症と対応

■造影剤の副作用（嘔気・嘔吐，瘙痒感，発赤，発疹など）➡バイタルサインを観察し医師に報告する．
〈処置・治療を行った場合〉
■嘔気，心窩部痛や左上腹部から背部にかけての疼痛 ➡処置・治療による血管の損傷・出血・穿孔の可能性があるため，バイタルサインを確認し，異常があれば医師に報告する．

評価・記録を行う際の視点

■副作用，合併症がないか：挿入による疼痛・出血，造影剤の副作用（嘔気・嘔吐，瘙痒感，発赤，発疹など）．
■〈鎮静剤を使用した場合〉終了時の患者の意識状態に異常がないか．
■偶発的に急性膵炎を発症していないか：検査当日から翌日までは感染や急性膵炎を起こす可能性があり，予防のため抗生物質・膵炎治療剤の入った点滴を行うことがある．
〈処置・治療を行った場合〉　■使用薬剤による副作用はないか．　■出血や穿孔を起こしていないか．

記録・報告

■検査日時　■検査方法　■薬剤の種類，量，投与方法，副作用の有無　■終了時のバイタルサイン，意識状態
■検査中・検査後の患者の様子
〈処置・治療を行った場合〉　■処置（生検，結石採取，ステント留置など）の内容　■副作用・合併症の有無

C. 大腸内視鏡検査

1 ● 大腸内視鏡検査とはどのような検査か

　　大腸消化管内視鏡検査とは，肛門から内視鏡を挿入し，先端部の内視鏡からモニターに画像を映し出し，**下部消化管（結腸，直腸および小腸の一部）の粘膜の様子を肉眼的に観**察することができる検査である．

　　病変部を見つけた場合は，組織検査のため組織の一部を採取（生検）したり，周囲の正常粘膜を含め病変を内視鏡的に**切除（ポリペクトミー，内視鏡的粘膜切除術）**したりすることができる．

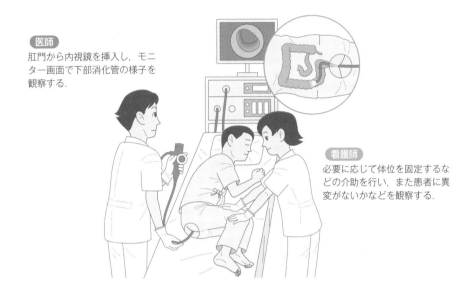

医師
肛門から内視鏡を挿入し，モニター画面で下部消化管の様子を観察する．

看護師
必要に応じて体位を固定するなどの介助を行い，また患者に異変がないかなどを観察する．

2 ● 大腸内視鏡検査でわかること

　　大腸の内部を肉眼的に観察し，**大腸内の隆起性病変や炎症性病変**を観察する．具体的には，大腸の炎症・潰瘍・ポリープ・がん（隆起性病変）や，クローン病・潰瘍性大腸炎など（炎症性病変）の診断に有用な所見を得ることができる検査方法である．

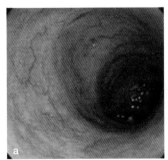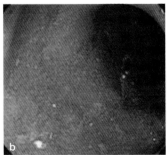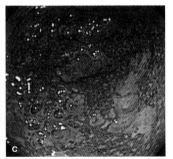

大腸内視鏡画像（潰瘍性大腸炎）
a：寛解期，b：活動期，c：活動期（重症例）
[津田泰宏：NiCE病態・治療論[4]消化器疾患（津田泰宏，鈴木久美編），p.173，南江堂，2019より許諾を得て転載]

Skill

大腸内視鏡検査の介助

目的 大腸の炎症・潰瘍・ポリープ・がんなどの隆起性病変，クローン病・潰瘍性大腸炎などの炎症性病変を診断するのに有用な所見を得る.

物品

- ・前処置薬剤（個々の症状に応じて，経口腸管洗浄薬，クエン酸マグネシウム，大腸刺激性下剤，坐薬などを選択する），追加処置用の浣腸用物品
- ・前処置用ベッド（椅子），検査用ベッド，内視鏡一式（スコープ，光源，テレビモニター），潤滑油，鎮痙薬（抗コリン薬），鎮静薬，注射器，注射針（23G）
- ・生検鉗子，生検後の止血薬，生検組織用ホルマリン入り標本びん
- ・膿盆，ティッシュペーパーまたはガーゼ，エプロン，アルコールガーゼ
- ・紙オムツまたは便器
- ・血圧計，パルスオキシメーター，心電図モニター
- ・呼吸停止・けいれんなどの緊急事態のための物品（緊急用薬剤，挿管道具，AED）

処置前の準備	根拠根／ポイント➡／注意点注
前日までの準備	
❶検査の目的・方法・所要時間などを医師から説明してもらい，同意を得る（承諾書をとる）.	
❷理解度を確認し，不安や不明点を軽減するよう働きかける.	
❸前日は注腸食を提供する.	➡大腸粘膜の微細な変化をとらえるため，便塊・便汁は完全に排除して，空虚にしておく（洗腸）.
❹緩下剤服用が指示された場合は，時間を守って内服するよう説明する.	
❺前日午後9時以降は禁食であることを確認する.	
当日，直前の準備	
❶午前8時ごろより経口腸管洗浄薬を服用してもらう.	●約2時間かけて飲むように説明する.
❷経口腸管洗浄薬の服用による副作用の出現を観察する. ・便意が生じたら積極的にトイレに行くよう説明する. 副作用が生じたら看護師を呼ぶよう説明する.	●気分不快，嘔気・嘔吐，腹痛，顔面蒼白・悪寒，呼吸困難，顔面浮腫・蕁麻疹，腹部膨満感，めまい・ふらつき，皮膚の発赤や発疹の有無を確認する.
❸便の最終確認を行う.	●排便は，無色〜淡黄色の水様便で残渣物がないことを確認する. 洗浄不十分な場合は，適宜浣腸などを追加する.
❹羞恥心に配慮しながら，下着を脱いで，検査着に着替えてもらう.	
実　施	根拠根／ポイント➡／注意点注
❶検査台に左側臥位になってもらう.	根直腸，S状結腸の形状に沿って，内視鏡を挿入しやすくするため.
❷医師の指示により前投薬を実施する.	根腸の動きを抑えるため.
❸前投薬の副作用を確認する.	➡一過性の目の調節障害，口渇，動悸，男性では軽い排尿障害の有無を確認する.

大腸内視鏡を挿入する.

医師の手順	看護師の援助・介助
❶肛門より潤滑油を付けた内視鏡を挿入する.	●必要に応じて体位を固定するなどの介助を行い, また患者に異変がないかなどを観察する. ●力を抜いて口で息をするようにすすめ, 腹部・肛門部の緊張を軽減させる. ●内視鏡挿入時, 送気時に腹痛, 腹部膨満感, 嘔気, 冷汗が生じないかを観察する. 　*空気を入れるために腹部の張りを感じたら, 排ガスを促す.
❷（生検する場合は,）組織片を採取する. 　*生検後, 出血する場合には, 止血薬を投与する.	●医師の鉗子操作を介助する. また, 採取した組織片を受け取り, 標本びんに入れる.
❸必要に応じて, 内視鏡的切除を行う.	
❹スコープを抜去する.	
❹肛門部を清拭する.	➡労をねぎらう.
❺バイタルサインを観察する.	
❻検査台から降りて着替えを促す.	➡体位変換に伴いめまい, ふらつきがないかを確認する.

検査後の患者への説明
- 前投薬がなく, 腹部膨満感が消失した場合は, 飲食を開始してよいことを伝える.
- 当日はアルコール, 刺激の強い食事, 長い入浴, 激しい運動は避けるよう伝える.
- 出血や穿孔の症状を説明し, 帰宅後, 症状が出た場合には, 速やかに病院に報告するよう伝える.

副作用・合併症と対応
- 強い腹部膨満感 ➡1〜2時間右側臥位で経過をみる.
- 腹部の不快感, 嘔気 ➡経過を観察し, 消化管出血や消化管穿孔が疑われる場合は, 医師に報告し, 医師の指示のもと, 病態に合わせて対応する.
- 下血 ➡消化管出血や消化管穿孔の可能性があるため, 医師に報告する.
〈処置・治療を行った場合〉
- 組織やポリープを切除した場合：嘔気, 腹痛, 下血 ➡医師に報告する.
- 薬剤の副作用（めまい, ふらつき, 口渇, 胃部不快, 眠気など）➡バイタルサインを観察し, 異常があれば医師に報告する.

評価・記録を行う際の視点
- 副作用や合併症がないか：検査の手技による疼痛, 出血や使用した薬剤による副作用など.
〈処置・治療を行った場合〉
- 出血や穿孔を起こしていないか.

記録・報告
- 検査日時・方法　　- 撮影部位　　- 使用した薬剤の種類, 量, 投与方法　　- 副作用・合併症の有無
- 検査中・検査後の患者の様子
〈処置・治療を行った場合〉
- 切除部位, 大きさ, 切除方法　　- 嘔気, 腹痛, 下血の有無

D. 気管支鏡検査

1 ● 気管支鏡検査とはどのような検査か

　　気管支鏡検査とは，内視鏡を挿入して気管支の観察を行う検査である．内視鏡を口から挿入し，内視鏡の側孔から局所麻酔薬を少量ずつ注入しながら，咽頭，喉頭，気管，目的気管支領域まで進めて病巣を直接観察する．さらに，病巣部の組織や痰を採取することができる．また，洗浄液からも組織を採取することができる．

　　また，気管内異物や気管支内の痰などの分泌物を除去して気道閉塞や無気肺の改善を図る，気管支拡張症や腫瘍などの喀血に対する出血部位の確認および止血を行うなどの治療・処置も可能である．

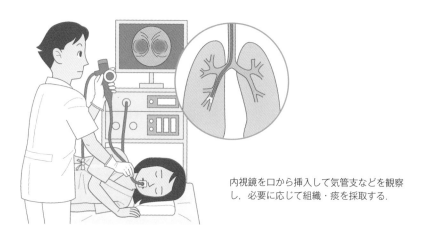

内視鏡を口から挿入して気管支などを観察
し，必要に応じて組織・痰を採取する．

2 ● 気管支鏡検査でわかること

　　咽頭・喉頭・気管および気管支を観察することで，**炎症**や**腫瘍**などの病変を確認することができる．また，気管支鏡を伝って鉗子類を挿入し，生検することができるため，**細胞診**や**組織診**をすることもできる．肺がん，気管支がん，気管支炎，気管支拡張症，および肺線維症，間質性肺炎などびまん性肺疾患の診断に役立てることができる．

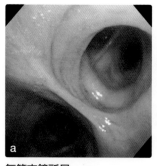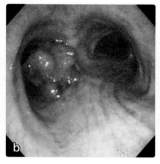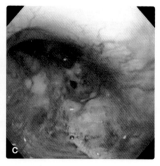

気管支鏡所見
a：正常な気管支鏡所見（左底幹）．鋭型分岐で粘膜は滑沢である．
b：肺がんの気管支鏡所見．左主気管支入口部にポリープ状の腫瘍を認める（扁平上皮がん）．
c：肺がんの気管支鏡所見．左主気管支に結節状の腫瘍と粘膜浸潤を認める（腺がん）．
［中野孝司：NiCE疾病と検査（松田 暉，荻原俊男，難波光義，鈴木久美，林 直子編），p.224，南江堂，2010より許諾を得て転載］

Skill

気管支鏡検査の介助

目的 ▶ 咽頭，喉頭，声帯，気管，気管支を肉眼的に観察する．

物品 ▶ プラスチックネブライザー，ガーグルベースン，点滴セット，留置針（22 G），ティッシュペーパー，タオル，咽頭麻酔用リドカイン，気管支内視鏡一式，パルスオキシメーター

処置前の準備	根拠根／ポイント➡／注意点注
❶検査の目的・方法・所要時間などを医師から説明してもらい同意を得る（承諾書をとる）．	
❷理解度を確認し，不安や不明点を軽減するよう働きかける．	
❸検査6時間前から禁飲食とする．	根 嘔吐と誤嚥を予防するため．
❹排尿を済ませてもらう．	
❺検査室へ移動する．	

実　施	根拠根／ポイント➡／注意点注
❶検査台に移ってもらう．	
❷輸液ラインを確保する．	
❸医師の指示によりネブライザーで吸引麻酔を行う．	➡ アレルギー症状の有無を観察する．
❹バイタルサインを観察する．	
❺医師の指示により前投薬を実施する．	
❻医師の指示どおりの体位で寝てもらう．	➡ 必要に応じて介助する． ●麻酔科で行う際は仰臥位で行う．
❼検査中は発声できないことを伝えておき，医師，看護師がそばにいることを伝える．	➡ 意思表示の合図を決めておく．

気管支鏡を挿入する．

医師の手順	看護師の援助・介助
❶スプレーで口腔，咽頭，舌根部，咽頭，気管を局所麻酔する．	●進行状況を確認しながら声かけをして不安の軽減に努める．
❷気管支鏡を経口的に挿入する．	●身体の力を抜いて楽にするよう促す． ・気道内への異物の挿入によって咳が出やすくなるが，できるだけがまんするよう促す． ・咳嗽誘発により酸素飽和度が極端に低下する場合は，パルスオキシメーターによるモニタリングと酸素吸入を行う． ・迷走神経反射による血圧の低下に注意する．
❸気管支鏡が目的気管支領域に到達したら，観察または細胞組織の採取を行う．	●採取した検体を受け取る．
❹必要に応じて，異物除去，血痰や喀血時の止血，経気管支肺生検，擦過細胞診，気管支肺胞洗浄，針生検など	
❺気管支鏡を抜去する．	

❽口元を清拭し，ねぎらいの言葉をかける.	
❾バイタルサインを観察する.	➡ とくに呼吸状態に異常がないかを観察する. ➡ 胸痛，腹痛，腹部膨満感，嘔気・嘔吐，冷汗などの症状が出現した場合は，医師に報告する.
❿検査台から降りて着替えをしてもらう.	➡ めまい，ふらつきに注意する.
⓫車椅子かストレッチャーで帰室する.	
⓬検査後1～2時間後，試飲により確実に嚥下できることを確認してから飲食を許可する.	根 局所麻酔の影響により誤嚥の危険があるため.

検査後の患者への説明

■ 検査後2時間はベッド上安静とし，咽頭，咽頭粘膜の表面麻酔の残存により誤嚥するおそれがあるため，医師の許可が出てから飲水するよう説明する.
■ 気管肺胞洗浄による発熱・肺炎のおそれがあることを説明する. 予防的に抗菌薬を投与する場合は服薬指導する.

副作用・合併症と対応

■ 気道粘膜の損傷による血痰や喀血 ➡ ただちに医師に報告する.
〈処置・治療を行った場合〉
■ 胸痛や呼吸困難 ➡ 気胸が生じているおそれがあるため，ただちに医師に報告する.

評価・記録を行う際の視点

■ 呼吸・循環状態に異常はないか：顔色，チアノーゼの有無，脈拍・血圧の変動など.
■ 気管支，肺からの出血はないか.
〈処置・治療を行った場合〉
■ 気胸や肺炎は起こしていないか：呼吸困難や胸痛がないかを観察する.

記録・報告

■ 検査日時　■ 検査方法　■ 麻酔方法，使用薬剤名　■ 検査中・検査後の患者の様子　■ 副作用・合併症の有無
〈処置・治療を行った場合〉
■ 治療・処置時の使用薬剤・投与方法・量　■ 切除部位，大きさ，切除方法　■ 処置方法　■ 吐血，喀血の有無

E. 関節鏡検査

1 ● 関節鏡検査とはどのような検査か

　関節鏡検査とは関節鏡を関節内に挿入して，軟骨や人体など**関節内構造物の観察**を行う検査である．ここで使用する関節鏡は，消化管や気管に挿入する柔軟に屈曲する内視鏡とは異なり，筒状の金属製の**硬性鏡**である．

　検査の対象となる部位は膝関節が最も多く，次いで肩関節，その他に手・肘・股関節・足関節がある．関節鏡検査には**麻酔**や**皮膚切開**を要するため，侵襲度が高く，また手術室での**厳重な無菌操作**が求められる検査である．

　さらに関節鏡検査は，鉗子を挿入して**病変部の処置**を行うことが可能である．こうした鏡視下手術に移行する場合を考慮して，腰椎麻酔下または全身麻酔下で行われることが多い．

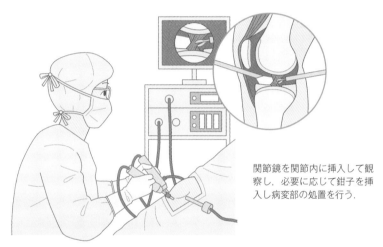

関節鏡を関節内に挿入して観察し，必要に応じて鉗子を挿入し病変部の処置を行う．

2 ● 関節鏡検査でわかること

　肉眼的に関節内を観察することで，たとえば膝関節内であれば靱帯の断裂，緩み，表面の性状，半月板の状態の診断・評価ができる．

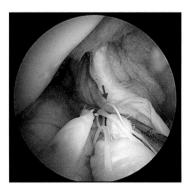

関節鏡画像（前十字靱帯損傷）
損傷で連続性が途絶えた前十字靱帯（矢印）が確認できる．
[丸山盛貴：NiCE病態・治療論[9]運動器疾患（土井田 稔，秋山智弥編），p.155，南江堂，2019より許諾を得て転載]

Skill

膝関節鏡検査の介助（腰椎麻酔下の場合）

目的　関節内の軟骨・靱帯などの関節内構造物を肉眼的に観察する.

物品
内視鏡一式（光源, モニターほか）, 灌流液（乳酸リンゲル液, 生理食塩水など）, 排液針, 金属プローブ,
処置用器具（鉗子, シェーバーなど）, メス, 縫合針, 縫合糸, 持針器, はさみ, 腰椎麻酔薬, 局所麻酔薬,
穿刺針, 注射器, 注射針, 消毒液, 滅菌布, 処置シーツ, ガーゼ, 絆創膏

処置前の準備	根拠根／ポイント➡／注意点注
❶検査の目的・方法・所要時間などを医師から説明してもらい, 同意を得る（承諾書をとる）.	➡医師の説明後, 質問に対応する.
❷穿刺時の体位がとれるかどうかを確認する.	➡患者は, 検査中のイメージがつきやすくなるため, 練習して臨むとよい.
❸安全に検査を受けるための準備をする. ・必要に応じて, 除毛（穿刺部位付近）をする. ・術前4時間前より飲食を控える.	根検査中の嘔気・嘔吐を予防するため.
❹輸液ラインを確保する.	
❺直前に排尿を済ませる.	
❻バイタルサインを観察する.	
❼手術室に移送する.	
❽医師の指示により前投薬を実施する.	

実　施	根拠根／ポイント➡／注意点注
医師の手順	**看護師の援助・介助**
❶麻酔を行う. 　p.37 Skill「脊髄造影（ミエログラフィ）の介助」と同じ.	
❷処置シーツを下肢の下に敷く.	●患者のそばにいることを伝え, 不安の軽減に努める.
❸穿刺部付近の消毒を行う滅菌野を確保する.	
❹皮膚を切開する.	
❺関節鏡を挿入する.	
❻灌流液で関節内を満たし, 観察する.	●常に観察を行い, 異常の早期発見に努める.
❼必要に応じて, 鏡視下で遊離体の切除, 半月板切除術, 半月板縫合術, 前十字靱帯再建術, 後十字靱帯再建術, 軟骨形成術, 滑膜切除術などの治療を行う.	
❽関節鏡を抜去する.	
❾穿刺部を縫合して消毒し, ドレッシングを行う.	

❶下肢を清拭する.

❷衣服を整える.

❸水平仰臥位を保持したまま振動を与えないようにストレッチャーで病室まで移送する.

❹ベッドを10〜30度挙上し,安静とする.
- 創部痛,出血,腫脹の予防策として,下肢挙上,膝軽度屈曲位などを行う.

❺バイタルサインの観察を行う.
- 異常がなければ飲水・食事を許可する.

➡ 消毒液,血液で汚れている可能性がある.

🈲 髄液圧が下がっている可能性があり,体動は少なめにし,急に動かしたりしないようにする.

➡ 麻酔薬によっては水平仰臥位とする.

検査後の患者への説明

- 検査当日はトイレ歩行を除き,ベッド上で安静するよう伝える.
- 初めて歩行する際は看護師の付き添いが必要なことを伝える.
- 許可があるまで飲水・食事はできないことを伝える.
- 術後感染のおそれがあることを説明し,熱感・腫脹など感じたら看護師に訴えるよう伝える.

副作用・合併症と対応

- 穿刺部からの出血 ➡まず医師へ報告し,指示に従う.
- 項部硬直,頭痛,吐き気,めまい ➡髄液漏などによる低髄液圧症候群が考えられる.顔を横に向ける(誤嚥予防),安静臥床にする,冷罨法などを行う.頭痛,吐き気は,基本的には安静と飲水で対応するが,症状がひどい場合は,医師に報告し,補液を検討する必要がある.
- 造影剤過敏反応 ➡経過を観察し,血圧低下,呼吸困難などバイタルサインの悪化がみられた場合は医師に報告する.
- 関節鏡挿入による合併症
- 創部痛,出血,腫脹 ➡局所の冷罨法,鎮痛薬の投与を行う.
〈処置・治療を行った場合〉
- 処置・治療部位の熱感,出血,腫脹など ➡医師に報告する.

評価・記録を行う際の視点

- 切開部の離開,出血,腫脹,疼痛はないか.
- 副作用や合併症がないか:検査の手技による疼痛,出血や使用した薬剤による副作用など.
〈処置・治療を行った場合〉
- 疼痛の増強はないか:術後出血のおそれがある.

記録・報告

- 検査日時　■検査部位(左・右)　■麻酔方法と麻酔薬の種類・量　■切開部の状態(縫合方法)
- 検査中・検査後の患者の様子,バイタルサイン,出血量　■切開部の離開,出血,腫脹,疼痛の有無
〈処置・治療を行った場合〉
- 使用薬剤の種類・量,副作用の有無　■治療・処置の内容

F. 膀胱尿道鏡検査

1 ● 膀胱尿道鏡検査とはどのような検査か

　膀胱尿道鏡検査は，外尿道口から内視鏡を挿入し，**尿道・膀胱内を観察**する検査である．金属製の**硬性鏡**のほかに，消化管や気管に挿入するような**軟性鏡**（ファイバースコープ）も用いられる．軟性鏡（ファイバースコープ）は，柔軟に屈曲・反転が可能であるため死角が少なく，無理なく観察ができ，患者の苦痛も小さい．

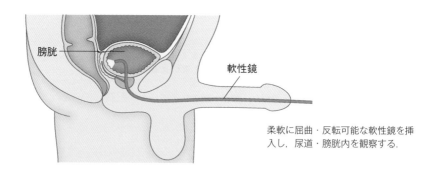

膀胱

軟性鏡

柔軟に屈曲・反転可能な軟性鏡を挿入し，尿道・膀胱内を観察する．

2 ● 膀胱尿道鏡検査でわかること

　血尿の原因を精査し，腫瘍の有無，尿路の狭窄，前立腺肥大症の状態などを観察することができる．膀胱鏡には，多様なサイズと形状があるので，年齢や使用目的に応じて使い分けられる．

膀胱尿道鏡の種類と適用

分　類	種　類	適　用
硬性鏡	膀胱鏡	・検査として，血尿精査，膀胱腫瘍，尿道狭窄，前立腺肥大症，腎尿管に対する逆行性腎盂尿管造影 ・治療として，尿道狭窄の拡張術，経尿道的前立腺切除術（TUR-P），経尿道的膀胱腫瘍切除術（TUR-BP），経尿道的膀胱結石破砕術
	尿管鏡	・尿管結石に対する内視鏡的破砕治療（TUL），腎盂尿管腫瘍の観察・生検
	腎盂鏡*	・経皮的腎結石破砕術（PNL）
軟性鏡	膀胱鏡	・膀胱全域の観察
	軟性腎盂鏡	・血尿の精査，腎盂尿管腫瘍の確認・生検

*腎盂鏡：麻酔下で経皮的に腎実質を経由して直接腎盂内に挿入する特殊な内視鏡．

Skill

膀胱尿道鏡検査の介助

目的 肉眼的に尿道と膀胱内の観察を行う.

物品

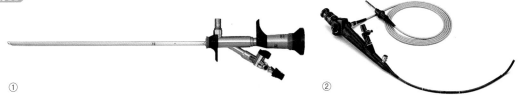

（写真提供　オリンパス）

膀胱尿道鏡一式（硬性膀胱鏡（①）, または, 軟性膀胱鏡（②）, 光源, モニター）, 局所麻酔薬のゼリー,
ガーゼ, 膿盆, 灌流液（生理食塩水, 蒸留水）,
内視鏡的切除手術の場合には, 用途に応じて非電解質等張液または生理食塩水を使い分ける.

処置前の準備	根拠根／ポイント➡／注意点注
❶検査の目的・方法・所要時間などを医師から説明してもらい, 同意を得る（承諾書をとる）.	➡ 医師の説明後, 質問に対応する.
❷直前に排尿を済ませる.	
❸検査室へ移動する.	

実　施	根拠根／ポイント➡／注意点注
❶検査台に寝てもらう.	
❷輸液ラインを確保する.	
❸バイタルサインを観察する.	
❹砕石位をとる.	➡ 術者が尿道口の近くに, かつ尿道口に向かって立つことで, 内視鏡を挿入しやすくなる. ➡ 羞恥心に配慮する, 不必要な露出は避ける, 保温に留意する.

膀胱内視鏡検査を行う.

医師の手順	看護師の援助・介助
❶滅菌野の確保を行う.	●検査中はバイタルサインを観察する.
❷外尿道口に局所麻酔薬ゼリーをたらし, 膀胱尿道鏡を挿入する.	●口で呼吸をして腹部の緊張を和らげるように促す.
❸灌流液をセットする.	
❹膀胱尿道鏡を目的領域まで進め, 観察を行う.	●患者の様子を観察し, 異常の早期発見に努める.
❺必要な場合, 手術・生検などの処置を行う.	
❻膀胱尿道内視鏡を抜去する.	

❺陰部を清拭する.	➡局所麻酔薬ゼリー（場合によっては血液）が付着しているため, 汚れを拭き取る.
❻砕石位から仰臥位に戻し, 衣類を整える.	
❼ストレッチャーで帰室する. 　・検査後はしばらく車椅子やストレッチャーで移動するようにする.	
❽帰室後バイタルサインを観察する.	➡実施後の食事の制限はない.

検査後の患者への説明

■膀胱尿道鏡挿入により, 一時的に尿道からの出血, 血尿がみられたり, 排尿時の不快感, 疼痛が起こる可能性があることを説明する.

副作用・合併症と対応

■膀胱尿道鏡挿入による尿道口痛, 血尿, 腹痛 ➡経過を観察し, 症状の悪化がみられたら医師に報告する.
〈処置・治療を行った場合〉
■処置・治療により尿道の損傷・出血のリスクが高まるため, いっそう尿道口痛や血尿, 腹痛の症状の出現に注意し, 異常があれば医師に報告する.

評価・記録を行う際の視点

■膀胱尿道鏡挿入刺激による尿道口痛, 尿道の損傷はないか.
■麻酔薬による合併症はないか.
〈処置・治療を行った場合〉
■尿道口痛, 尿道炎, 腹痛, 血尿はないか.

記録・報告

■検査日時　■検査方法　■膀胱尿道鏡の種類・サイズおよび光学視管の種類　■麻酔薬・量
■バイタルサイン　■尿道口痛, 血尿, 腹痛の有無　■検査中・検査後の患者の様子
〈処置・治療を行った場合〉
■処置内容（生検部位）　■使用した薬剤の種類・量

学習課題

1. 上部消化管内視鏡検査当日に飲食について確認すべきことは何でしょうか, それぞれ理由とともに考えてみよう.
2. それぞれの内視鏡検査に適した患者の体位は何か. またその理由は何だろうか, 考えてみよう.

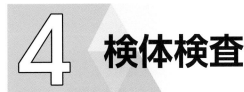

4 検体検査

この節で学ぶこと

1. 主な検体検査（細胞診，組織診，胸腔穿刺，腹腔穿刺）がどのような検査であり，検査の結果によって何が判断できるかについて理解する．
2. それぞれの検体検査の具体的手技（または介助方法）について理解する．

検体検査とは

血液や体液，組織など生体から採取した試料を調べる検査を**検体検査**という．検体検査は，その検査原理の違いから，**一般検査**，**血液検査**（血液学検査），**生化学検査**，**血清検査**，**細菌検査**，**病理検査**に分類される．

細胞診，組織診は，病理検査である．胸腔穿刺や腹腔穿刺は，検体採取の方法のことをいい，採取した胸水・腹水を試料として生化学検査，細菌検査，病理検査などが行われる．

検体には，胸水，腹水，血液，脳脊髄液のように穿刺などを行わなければ採取できないものと，尿や便，痰などのように自然に排出されるものがある．ただし尿や痰の検査であっても，導尿による採尿のように，侵襲を伴う方法で検体が採取されることもある．

〈検体検査における看護師の役割〉

検体検査において看護師は，患者が**安全**かつ**安楽**に**検査の目的**を達成できるように援助する．検体採取は，中間尿採取のように患者自身が行う場合や，静脈血採血のように看護師が行う場合，腹腔穿刺のように医師が行う場合がある．いずれの場合も，正確な検査結果が得られるように検体を確実に採取し，検査ごとに適した方法によって取り扱うことが重要である．そのため看護師は，検査の目的と方法をよく理解して患者への援助および医師の介助を行う必要がある．

A. 細胞診

1 ● 細胞診とはどのような検査か

細胞診は，病理検査の1つであり，生体の組織や排泄物などから採取した細胞の形態を顕微鏡的に観察することで**病理診断**を行う方法である．よく**悪性腫瘍の診断**に用いられる．

細胞診検査は，試料の採取が比較的容易で物理的侵襲が少なく，また標本の作製が簡便であることから，スクリーニングに用いられることが多い．ただし，細胞形態のみで診断できる領域の場合には，確定診断に用いられることもある．作製された標本は，細胞診検査士がスクリーニングするが，異常な細胞や悪性が疑われる場合には病理医（細胞診専門

医）によって診断・報告される.

〈細胞診の具体的方法〉

　細胞診検査の種類は，その採取方法別に，①病変部に針を穿刺し細胞を吸引・採取する**穿刺吸引細胞診**，②ブラシや綿棒で病変部をこすって細胞を採取する**擦過細胞診**，③病変部からはがれて尿や腹水などに混ざった細胞を検査する**剝離細胞診**，④生検や手術により採取した組織片をガラス板に押し付けて細胞を採取する**捺印細胞診**などがある.

穿刺吸引細胞診
乳がんの細胞診を例に

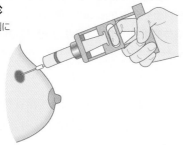

注射針を利用して，乳房内の病変部分
（しこりなど）から細胞を吸引・採取する.

擦過細胞診
子宮頸がんの細胞診を例に　　　　　　　　小さなブラシや綿棒などで子宮頸部をこすり，細胞を採取する.

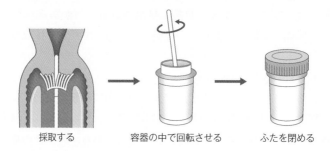

採取する　　　　　　容器の中で回転させる　　　　　ふたを閉める

2 ● 細胞診でわかること

　採取された試料に含まれる細胞の形態の観察結果から，**悪性腫瘍**に由来する細胞かどうかを評価することができる．評価においては，**パパニコロウ分類**が用いられることが多い．パパニコロウ染色は，オレンジG，エオジン，ライトグリーンの3種類の色素が含まれ，重層扁平上皮細胞の分化に応じて細胞質が染め分けられる．ただし，臓器や腫瘍によってはパパニコロウ分類が適さないことがあり，また，採取法の多様化によりそれぞれ判定基準が異なる場合があることなどから，新しい分類方法が推奨されるようになってきている*.

パパニコロウ分類

クラスⅠ　異型細胞を認めない（正常）．
クラスⅡ　異型細胞を認めるが悪性の疑いはない．
クラスⅢ　悪性の疑いのある異型細胞を認めるが悪性と判定できない．
クラスⅣ　悪性の疑いが濃厚な異型細胞を認める（悪性の疑い）．
クラスⅤ　悪性と断定できる異型細胞を認める（悪性）．

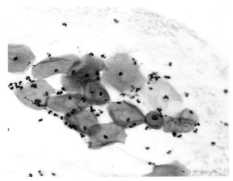

細胞診の顕微鏡画像（パパニコロウ染色）
子宮頸部擦過塗抹標本．正常の扁平上皮細胞．
[小川命子, 鈴木髙祐：NiCE 病態・治療論[1]病態・治療総論(石松伸一, 林　直子, 鈴木久美編), p.121, 南江堂, 2019 より許諾を得て転載]

〈各検査方法の診断の特徴〉

　乳腺などに行われる穿刺吸引細胞診の多くは，腫瘍性病変に対して施行されるため，その病変の組織像を推定することができ，症例によっては**確定診断**が可能である．

　痰（肺からの分泌物），尿，体腔液などの検査では，病変局所から直接検体を採取する場合に比べて，広い範囲を対象とした腫瘍細胞の検索が可能である．

---

*新しい分類方法の1つに，標本の適否を明確に示すことと，クラス分類ではなく推定病変を記述的に記載することを重要視したベセスダシステムがある．

Skill

細胞診の介助

目的 ▶ 検体を採取し内容を調べることで，悪性腫瘍の診断やスクリーニングをする．

物品 ▶ 検体採取方法ごとに必要な物品，検体保存容器

処置前の準備	根拠根／ポイント➡／注意点注
❶検査の目的，方法について医師からの説明を受け，検査について了解していることを確認したうえで，検査の目的，内容，患者に協力を得る事項，注意事項について説明する．	➡患者が検査の必要性や方法を十分に理解できていることを確認する．検体の採取時に身体の侵襲を伴う場合には，危険性についての説明も必要である． ・悪性腫瘍の診断にかかわる検査であるため，患者の質問には，医師の説明を十分把握したうえで対応する．
❷喀痰など患者自身に検体を採取してもらう場合には，採取方法を説明する．	➡細胞診では，検体を適切に採取することが重要であるため，わかりやすく説明し，協力を得ることが重要である．
❸検体採取方法に応じた準備を行う．	

実　施	根拠根／ポイント➡／注意点注
❶検体容器に患者氏名，採取部位および採取物，採取日時を記載したラベルを貼付し，患者と照合する．	注検体採取後にラベルを貼付すると誤りが生じやすいため，事前に貼付し，患者に名乗ってもらうか，ネームバンドと照合することなどによって確認する．
❷検体採取の介助を行う．	➡穿刺吸引，擦過，剝離，捺印などの採取方法および採取部位により介助は異なる．方法と注意点を理解して介助する．
❸検査中の患者の状態を観察する．	➡苦痛がないか，侵襲のある検査では一般状態に変化がないかを観察する． ➡検査中のプライバシーに配慮し，必要に応じて進行状況を伝えるなど，患者が不安を増すことのないようにする．
❹検体に応じた保存方法にて取り扱い，速やかに検査室に提出する．	➡十二指腸液，胆汁，膵液は，ただちに氷冷して検査室に提出する．また，喀痰，胸水，腹水などでは12時間以内の，尿などでは1時間以内の処理が望ましいとされる． ・事前に取り扱い方法を確認して適切に取り扱う．

検査後の患者への説明

■検体採取部位，方法など，検査内容に応じて留意事項を説明する．

副作用・合併症と対応

■検体採取時の侵襲により生じる副作用・合併症，穿刺吸引・擦過・剝離時の出血 ➡検査内容により異なる．採取部位・方法による侵襲を把握し，それぞれに予測される症状の観察を行い対応する．

評価・記録を行う際の視点

■患者の状態に異常はないか：検査ごとの副作用の有無・程度，検査時の患者の一般状態，苦痛，不安などを把握し，安全，安楽に検査が実施されたかを評価し記録する．

記録・報告

■検体採取日時　■検体採取部位　■採取物・採取量　■検査中・検査後の患者の状態

B. 組織診

1 ● 組織診とはどのような検査か

病変部位の組織を少量採取して疾患の診断を行う生検組織診を指して**組織診**ということが多い．細胞診と同じく病理検査の1つであるが，組織診は，生体から採取した組織の形態を顕微鏡的に観察することで**病理診断**を行う方法である．腫瘍，炎症性疾患，変性疾患，感染症などの確定診断に用いられることが多く，そのほか，手術中に検体採取・標本作製・診断をして手術の方針を決める**術中迅速診断**や**手術標本検体**の診断にも用いられる．

生検組織診の方法には，①穿刺針を刺すことで組織を採取する方法（針生検），②鉗子を用いる方法，③メスで組織を切除する方法などがある．

針生検

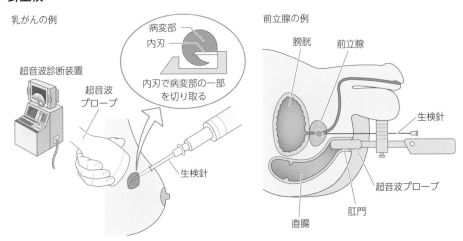

2 ● 組織診でわかること

組織診によって，組織構築などの病理組織学的所見が病理医により報告される．この結果から確定診断がなされ，**腫瘍**の場合は，良性・悪性の鑑別，悪性腫瘍の分化度が判断される．なお判断基準は臓器により異なる．

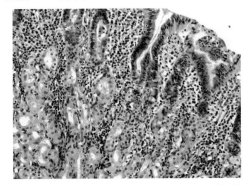

組織診の顕微鏡画像（ヘマトキシリン・エオジン染色）
［小川命子，鈴木髙祐：NiCE病態・治療論[1]病態・治療総論（石松伸一，林 直子，鈴木久美編），p.119，南江堂，2019より許諾を得て転載］

Skill

組織診の介助

目的 病変部位の組織を少量採取して顕微鏡的に観察することで，腫瘍の良性・悪性を含めた確定診断，炎症性疾患の診断をする．

物品 検体採取方法ごとに必要な物品，検体保存容器

処置前の準備	根拠根／ポイント➡／注意点注
❶検査の目的，方法について医師からの説明を受け，検査について了解していることを確認したうえで，検査の目的，内容，患者に協力を得る事項，検査後の安静の必要性やその他の注意事項について説明する． ❷検体採取方法に応じた準備を行う．	➡患者が検査の必要性や方法を十分に理解できていることを確認する．検体の採取時に身体の侵襲を伴うため，危険性についての説明も行う． ・不明な点や不安なことがないかを確認し，納得して検査に臨めるよう個別の状況に合わせた説明をする． 注悪性腫瘍の診断にかかわる検査であるため，患者の質問には，医師の説明を十分把握したうえで対応する必要がある．

実　施	根拠根／ポイント➡／注意点注
❶検体容器に患者氏名，採取部位および採取物，採取日時を記載したラベルを貼付し，患者と照合する． ❷検体採取の介助を行う． ❸検査中の患者の状態を観察する． ❹検体に応じた保存方法にて取り扱い，速やかに検査室に提出する．	注検体採取後にラベルを貼付すると誤りが生じやすいため，事前に貼付し，患者に名乗ってもらうか，ネームバンドと照合することなどによって確認する． ・複数部位採取する場合は，部位ごとに別の容器を用意し区別できるようにしておく． ➡採取方法および採取部位により介助方法は異なる．それぞれの場合の方法と注意点を理解して介助する． ➡一般状態に変化がないか，疼痛や苦痛はないか観察する． ➡検査中のプライバシーに配慮し，必要に応じて進行状況を伝えるなど，患者が不安を増すことのないようにする． ➡検体の乾燥や腐敗などで組織の構造や細胞が壊れないよう10〜20％のホルマリン溶液の入った容器などに保存する（固定する）． ・事前に固定方法や取り扱い方法を確認して，それぞれに適した方法で取り扱う．

検査後の患者への説明

■検体採取部位，方法など，検査内容に応じて留意事項を説明する．

副作用・合併症と対応

■検体採取時の侵襲により生じる副作用・合併症（生検針の穿刺など身体侵襲による出血，血腫，感染など）➡検査内容により異なる．実施する検査ごとにその侵襲を把握しそれぞれに予測される症状について観察し対応する．

評価・記録を行う際の視点

■患者の状態：検査ごとの副作用の有無・程度，検査時の患者の一般状態，苦痛，不安などを把握し，安全，安楽に検査が実施されたかを評価し記録する．

記録・報告

■検体採取日時　■検体採取部位　■採取物・採取量　■検査中・検査後の患者の状態

C. 胸腔穿刺

1 ● 胸腔穿刺とはどのような検査か

　胸腔穿刺（胸膜腔穿刺法）は，穿刺針を用いて胸腔を穿刺する方法のことである．胸腔穿刺にはいくつかの目的があり，まず，①胸腔穿刺によって採取した胸水を試料として**生化学検査，細菌検査，病理検査**などを行うことが挙げられる．また，②胸腔内に貯留した胸水・血液・空気を排出し，あるいは薬剤を注入するなど治療の目的としても用いられる．

〈胸水とは〉

　前方を肋骨，後方を胸椎，側方を肋骨と肋軟骨，下方を横隔膜で囲まれた胸郭内の領域（**胸腔**）において，臓器や組織をおおっている臓側胸膜と壁側胸膜の間にある間隙（**胸膜腔**）には少量（数mL）の胸膜液があり，呼吸時の膜の摩擦を防いでいる．この胸膜液が病的に胸腔内に多量に貯留した状態やその胸膜液を**胸水**とよぶ．

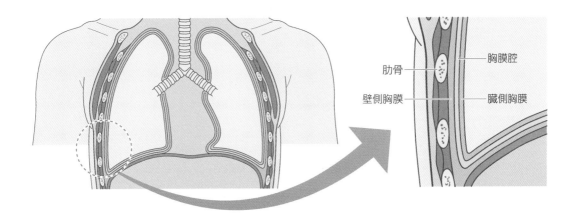

肋骨　　　　胸膜腔

壁側胸膜　　　臓側胸膜

2 ● 胸腔穿刺でわかること

　胸水の外観，タンパク濃度，比重などから濾出液か滲出液かを鑑別し，それにより胸水が貯留する**原因**となった**疾患**を推察する．細菌感染が疑われる場合には細菌検査，悪性腫瘍が疑われる場合には細胞診などの病理検査を行うことで，確定診断や病態の把握を行う．

〈濾出液とは，滲出液とは〉

　①生理的な現象として静脈圧や膠質浸透圧の差により血管内腔から血管外組織へ，または血管外組織から血管内腔へ流出する液や，②血漿膠質浸透圧低下，静脈圧上昇，血管透過性の亢進など組織破壊を伴わない非炎症性疾患により血管内から血管外の組織や体腔に漏れ出て貯留した液を**濾出液**という．

　また，炎症性疾患による血管透過性の亢進などにより，血管内から組織や体腔に漏れ出たタンパク質・細胞を多く含む液を**滲出液**という．

濾出液と滲出液の鑑別と主な原因疾患

		濾出液	滲出液
それぞれの胸水の特徴（鑑別方法）	外観	漿液性，淡黄色透明	混濁，血性
	比重	1.015以下	1.018以上
	タンパク濃度	2.5 g/dL以下	4.0 g/dL以上
	リバルタ反応*	陰性	陽性
	LDH	200 U/L以上	200 U/L以上
	フィブリン	少量	多量
	細胞数と種類	少ない（1,000 μL以下）組織球，中皮細胞	多い（1,000 μL以上）好中球，リンパ球，腫瘍細胞
それぞれの胸水が生じる成因と原因疾患	主な成因	血漿膠質浸透圧低下，静脈圧の亢進，血管壁透過性の亢進	漿膜腔の感染症・悪性腫瘍浸潤など局所の炎症，毛細血管壁透過性の亢進，リンパ系通過障害
	主な原因疾患	非炎症性疾患（心不全，肝硬変，ネフローゼ症候群，低栄養など）	炎症性疾患（細菌感染，悪性腫瘍，結核，膠原病など）

*リバルタ反応：酢酸溶液によるタンパクの凝固を確認する検査.

Skill

胸腔穿刺の介助

目的▶ 濾出液・滲出液の鑑別，胸水の生化学検査，細菌検査，病理検査などを行い，胸水の原因となった疾患を診断する．治療を目的とする場合もある．

物品▶
消毒液・消毒綿，滅菌布，穴あき滅菌布，滅菌手袋，滅菌ガーゼ
注射器（局所麻酔用，検体採取用），注射針，カテラン針，胸腔穿刺針，局所麻酔薬（1〜2％塩酸プロカイン），
検体容器：滅菌試験管（検体採取数）
※治療目的でカテーテルを留置する場合：套管針カテーテル，縫合セット，チェスト・ドレーン・バッグ，低圧持続吸引器，ドレーン鉗子なども必要である．

処置前の準備	根拠根／ポイント➡／注意点注
❶検査の目的，方法について医師からの説明を受け，検査について了解していることを確認したうえで，検査の目的，内容，患者に協力を得る事項（穿刺時の体位，検査中は動かない，穿刺時には息を止めるなど），注意事項について説明する． ❷必要物品を準備する．	➡経験のない患者には検査のイメージがつかず不安を増すことがあるので具体的に説明する． ・穿刺時に動くと穿刺針にて胸膜を傷つける可能性があり危険である． ・消毒後に動くと消毒部位が汚染する可能性がある．

実　施	根拠根／ポイント➡／注意点注
❶検査前に，バイタルサインを測定し，一般状態を観察する．	➡検査後の状態をアセスメントするためにも検査前の患者の状態を把握しておく．
❷滅菌試験管に患者氏名，検体採取部位および採取物，採取日時を記載したラベルを貼付し，患者と照合する．	注検体採取後にラベルを貼付すると誤りが生じやすいため，事前に貼付し，患者に名乗ってもらうか，ネームバンドと照合することなどによって確認する．

❸上半身の衣服を脱ぎ，穿刺部位に応じた体位をとってもらう.

・坐位，半坐位，仰臥位で行われることが多い.

➡ 肋間に穿刺するため，肋間腔が大きく開くような体位にする.

・中後腋窩線中間の第6～8肋間で行うことが多い.

➡ 露出が大きいため，下半身にかけ物をかけるなど保温に留意する. プライバシーにも配慮する.

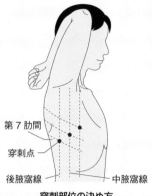

第7肋間
穿刺点
後腋窩線　　中腋窩線

穿刺部位の決め方

胸腔穿刺を行う.

医師の手順

❶穿刺部位を消毒する.

看護師の援助・介助

● 消毒の介助をする.

・無菌操作の徹底により感染を予防する.

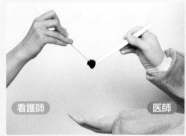

①消毒綿をわたす.

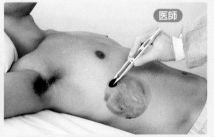

②穿刺部と周辺に塗布する.

● 穴あき滅菌布を用意し無菌操作により医師にわたす（**1**）.

・消毒前または穴あき滅菌布をかける前に医師は滅菌手袋を着用するため，それに応じた介助をする.

❷穿刺部位を中心に，穴あき滅菌布をかける（**2**）.

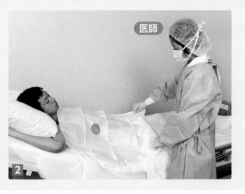

❸穿刺部位の局所麻酔を行う．皮膚，皮下組織，肋骨骨膜，壁側胸膜に麻酔をする．

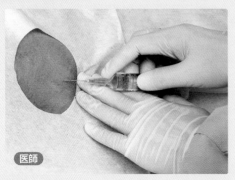

医師

●局所麻酔の介助をし，麻酔薬の副作用，疼痛など患者の状態を観察する．
　•検査中，適宜進行状況を伝えて不安の軽減に努めるとともに，安全に検査が行えるよう協力を得るようにする．

❹穿刺針にて穿刺を行う．
　•穿刺前に患者に息を止めてもらうよう伝え，穿刺針が胸腔内に届いたらゆっくりと浅い呼吸をしてもらう．

●穿刺中の呼吸状態，顔色，脈拍，疼痛など，患者の状態を観察する．

❺穿刺針の針基に注射器を接続し，胸水（検体）を採取し（❸），滅菌試験管に入れる（❹）．

●患者用のラベルが貼られた滅菌試験管のふたを開け，検体採取の介助を行う．
　•無菌操作にて取り扱う．
　•採取した胸水の性状・量を観察する．

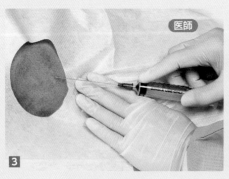

医師

3

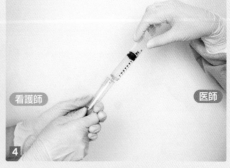

看護師　　　　　　　　　　　　医師

4

❻穿刺針を抜針し，穿刺部位を消毒した後，滅菌ガーゼにて圧迫止血する．

●消毒，圧迫止血の介助を行う．
　•穿刺部位を観察する．

治療目的でカテーテルを留置する場合

（❶〜❸はp.103と同じ）

❹メスで皮膚を切開（❶）したのちに，套管針カテーテルを挿入する（❷）．

❺套管針カテーテルが胸腔内に達したら，内套針を抜去する．

❻カテーテルを糸で皮膚に固定し（❸），ドレーンバッグなどの排液システムに接続する．

❼カテーテル留置後は，胸部X線画像で合併症がないことを確認する．

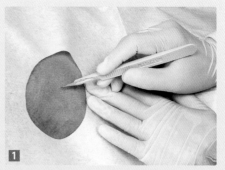

1

挿入部を小切開する．

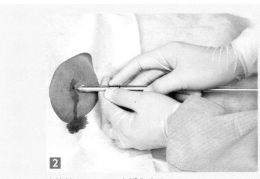
套管針カテーテルを挿入する.

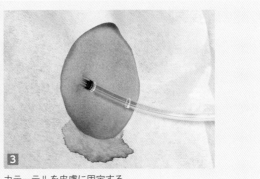
カテーテルを皮膚に固定する.

❹衣服と体位を整える.

❺検体を速やかに検査室に提出する.

➡ やむをえず保管する際には，検査内容に応じた保存方法で取り扱う．たとえば一般細菌培養同定検査では冷蔵庫（4℃）に保管する.

❻バイタルサイン，穿刺部痛，出血，胸痛，咳嗽，一般状態を観察する.

❼穿刺後，約2時間，穿刺部位を圧迫し，安静にする.

➡ 安静時間は患者の状態により異なるため，医師の指示を確認する.
● カテーテル留置の場合はp.213 Skill「胸腔ドレーンの管理」参照.

検査後の患者への説明

■ 穿刺後，約2時間安静にしてもらうよう説明する．安静時間は患者の状態や検査・治療の状況により異なるため必ず医師に確認する.
■ 治療目的でドレーンを留置した場合にはその扱い，管理を含めて説明する（p.213 Skill「胸腔ドレーンの管理」参照）.

副作用・合併症と対応

■ 気胸，出血，血胸，肝脾損傷 ➡動静脈の損傷や肺など臓器への誤穿刺・損傷が生じる可能性がある．検査後約半日は，呼吸困難，咳嗽，血痰，胸痛，胸水の漏出，バイタルサインを観察し，合併症の徴候を早期に把握する．観察結果は速やかに医師に報告する.
■ 感染 ➡処置時の操作などにより穿刺部から感染する可能性があるため清潔操作に努める.
〈処置・治療を行った場合〉
■ 虚脱していた肺の急速な再膨張による再膨張性肺水腫 ➡重篤な状態にいたる場合もある．咳嗽，喘鳴，呼吸困難，バイタルサインを観察し，異常時は速やかに医師に報告し対応する.
■ その他p.213 Skill「胸腔ドレーンの管理」参照.

評価・記録を行う際の視点

■ 患者の状態：検査時の患者の一般状態，苦痛，不安などを把握し，安全，安楽に検査が実施されたかを評価し記録する.
■ 副作用の有無・程度：起こりうる副作用についてそれらの徴候を観察し，副作用の有無，程度を評価，記録する．徴候がみられない場合も問題が生じていないことを記録する.
〈処置・治療を行った場合〉
■ p.213 Skill「胸腔ドレーンの管理」参照.

記録・報告

■ 検査日時　■ 目的　■ 穿刺部位　■ 採取した胸水の量と性状　■ 使用した麻酔薬
■ 検査前・中・検査後の患者の状態

D. 腹腔穿刺

1 ● 腹腔穿刺とはどのような検査か

　腹腔穿刺は，穿刺針を用いて腹腔を穿刺する方法のことである．腹腔穿刺によって採取した腹水を試料として，**生化学検査**，**細菌検査**，**病理検査**などを行う．また，検体検査目的以外に，腹水・血液を排出しあるいは薬剤を注入するなど，**治療**の目的としても用いられる．

〈腹水とは〉

　腹壁，横隔膜，骨盤で囲まれた領域（**腹腔**）において，臓器や組織をおおっている臓側腹膜と壁側腹膜の間にある間隙（**腹膜腔**）には20〜50 mLの腹膜液があり，臓器の運動の摩擦を防いでいる．この腹膜液が病的に多量に貯留した状態やその腹膜液のことを**腹水**とよぶ．

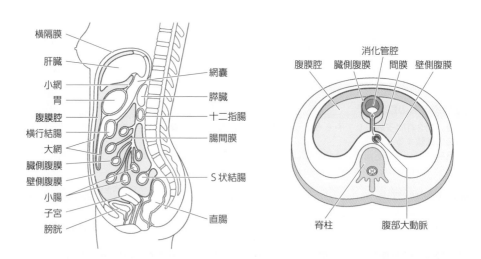

2 ● 腹腔穿刺でわかること

　腹水の外観，タンパク濃度，比重などから**滲出液**か**濾出液**かを鑑別し，それにより腹水が貯留する原因となった疾患を推察する（滲出液と濾出液の鑑別方法と主な原因疾患については，p.102 表参照）．細菌感染が疑われる場合には**細菌検査**を，悪性腫瘍が疑われる場合には**細胞診**などの病理検査を行うことで，病因を確定診断し，病態を把握する．

Skill

腹腔穿刺の介助

目的	濾出液・滲出液の鑑別，腹水の生化学検査，細菌検査，病理検査などを行い，腹水の原因となった疾患を診断する．

物品	p.102 Skill 「胸腔穿刺の介助」と同じ． ただし，腹腔穿刺の場合は，腹腔穿刺針を用い，また超音波検査装置を用意する．

処置前の準備	根拠根／ポイント➡／注意点注
❶検査の目的，方法について医師からの説明を受け，検査について了解していることを確認したうえで，検査の目的，内容，患者に協力を得る事項（穿刺時の体位，検査中は動かないなど），注意事項について説明する．	➡ 経験のない患者には検査のイメージがつかず不安を増すことがあるので具体的に説明をする． ➡ 穿刺時に動くと腹腔内臓器を穿刺針で傷つける可能性があり危険である． ➡ 消毒後に動くと消毒部位が汚染する可能性がある．
❷患者に排尿を済ませてもらう．	根 穿刺時の膀胱損傷を防ぐため．
❸必要物品を準備する．	

実　施	根拠根／ポイント➡／注意点注
❶検査前に，バイタルサインを測定し，一般状態を観察する．	➡ 検査後の状態をアセスメントするためにも検査前の患者の状態を把握しておく．治療目的で腹水の排液を行う場合は腹囲を測定する．
❷滅菌試験管に患者氏名，検体採取部位および採取物，採取日時を記載したラベルを貼付し，患者と照合する．	注 検体採取後にラベルを貼付しようとすると誤りが生じやすいため，事前に貼付し，患者に名乗ってもらう，ネームバンドと照合するなどして確認する．
❸穿刺部位に応じた体位をとってもらい，腹部を露出させる．	➡ 通常，仰臥位だが，腹水が少ない場合には側臥位にする場合もある． ➡ 穿刺部位は臍と左上前腸骨棘を結ぶ線（モンロー・リヒター線）の中央や外側1/3など，腹腔内臓器や血管を損傷する危険のない部位を選択する． ➡ 安楽な体位に整え，保温やプライバシーに配慮する．

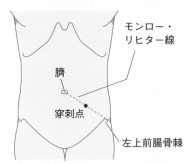

モンロー・リヒター線
臍
穿刺点
左上前腸骨棘

腹腔穿刺を行う．

医師の手順	看護師の援助・介助
❶腹部超音波検査を行い，穿刺部位を決定する．	
❷穿刺部位を消毒する．	●消毒の介助をする． ・無菌操作の徹底により感染を予防する．
❸穿刺部位を中心に，穴あき滅菌布をかける．	●穴あき滅菌布を用意し無菌操作により医師にわたす． ・検査中，適宜，進行状況を伝えて不安の軽減に努めるとともに，安全に検査が行えるよう協力を得る．
❹穿刺部位の局所麻酔を行う．皮膚，皮下組織，壁側腹膜に麻酔をする．	●局所麻酔の介助をし，麻酔薬の副作用，疼痛など患者の状態を観察する．

❺穿刺針にて穿刺を行う. 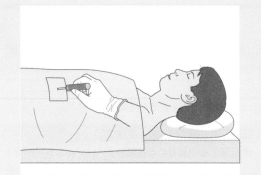	●穿刺前に患者に動かないように，また，軽く腹壁が緊張した状態になるよう腹圧をかけるよう伝える. 　◦動く可能性のある患者の場合は上肢を軽く支えるなど患者に応じた対応をする. ●患者の状態を観察する. 　◦穿刺中の顔色，呼吸，脈拍，疼痛などを観察する.
❻穿刺針の針基に注射器を接続し，腹水（検体）を採取し，滅菌試験管に入れる.	●患者用のラベルが貼られた滅菌試験管のふたをあけ，検体採取の介助をする. 　◦無菌操作にて取り扱う. 　◦治療目的で腹水の排液を行う場合は検体採取後に行う. ●採取した腹水の性状，量を観察する.
❼穿刺針を抜針し，穿刺部位を消毒，滅菌ガーゼにて圧迫止血する.	●消毒，圧迫止血の介助を行う. 　◦穿刺部位を観察する.

治療目的でカテーテルを留置する場合

（❶〜❻はp.107と同じ）	
❼カテーテルを縫合糸で皮膚に固定する.	
❽カテーテルを三方活栓，延長チューブに接続する.	
❾延長チューブは排液ボトルに接続し自然流出させる.	
❿挿入部をフィルムドレッシング材にて保護し延長チューブを固定する.	
❹検体を速やかに検査室に提出する.	➡検査内容に応じた保存方法で取り扱う.
❺衣服と体位を整える.	
❻バイタルサイン，穿刺部痛，腹痛，一般状態，穿刺部からの腹水の漏出や出血を観察する.	
❼穿刺後，1〜2時間安静にする.	➡安静時間は患者の状態により異なるため医師の指示を確認する.

検査後の患者への説明

■穿刺後，1〜2時間安静にしてもらうよう説明する. 安静時間は患者の状態や検査・治療の状況により異なるため必ず医師に確認する.

副作用・合併症と対応

■腹腔内臓器や腹壁動脈の損傷 ➡バイタルサイン，腹痛，穿刺部からの漏出液の性状と量，出血，穿刺部痛などを観察し，合併症の徴候を早期に把握する. 腹水が貯留している患者の中には肝疾患などによって出血傾向にある患者もいるため事前に検査データを確認し状態を把握しておく. 観察結果は速やかに医師に報告する.
■腹腔感染 ➡徴候となる腹痛，発熱などを観察する.
〈処置・治療を行った場合〉
■ショック ➡治療目的で腹水の排液を行った場合には腹圧低下や循環血液量減少によるショックなど腹水を排液したことによって生じる症状についても観察する. 異常時は速やかに医師に報告し対応する.

- 患者の状態：検査時の患者の一般状態，苦痛，不安などを把握し，安全，安楽に検査が実施されたか評価し記録する．
- 副作用の有無・程度：起こりうる副作用についてそれらの徴候を観察し，副作用の有無，程度を評価，記録する．徴候がみられない場合も問題が生じていないことを記録する．

〈処置・治療を行った場合〉
- 排液が適切に行われているか．
- その他，p.211「6. ドレーン管理の実際」参照．

- 検査日時　■目的　■穿刺部位　■採取した腹水の量と性状　■使用した麻酔薬
- 検査前・中・検査後の患者の状態

E. 腰椎穿刺

1 ● 腰椎穿刺とはどのような検査か

腰椎穿刺は，穿刺針を用いて腰椎間からくも膜下腔に刺入する方法を指す．腰椎穿刺の目的としては，**脳脊髄液**の圧測定や採取，あるいは挿入したカテーテルから髄腔内に治療や麻酔のための薬液注入などが行われている．

2 ● 腰椎穿刺でわかること

脳脊髄液は脳と脊髄周囲を循環し，物理的に脳や脊髄を衝撃から保護している．正常では無色透明の液体で，成人では約100〜150 mL存在し随時産生と吸収が繰り返されている．この脳脊髄液の性状から神経疾患の診断が行われる．

脳脊髄液検査項目と基準値

検査項目	小児・成人の基準値
髄液初圧	50〜180 mmCSF
クエッケンシュテット試験* （Queckenstedt test）	陰性
細胞数	5個/mm³ 以下
タンパク質	45 mg/dL 以下
ブドウ糖	45〜80 mg/dL

*クエッケンシュテット試験：腰椎穿刺により測定できる髄液圧の特徴として，両側の頸静脈を圧迫すると，液圧が上昇し，解除すると速やかにもとに戻る．この現象をクエッケンシュテット現象という．この時，液圧の上昇が起きないか，緩やかな場合はくも膜下腔の狭窄が考えられる．
[日本神経学会（編）：細菌性髄膜炎診療ガイドライン2014, p.51, 南江堂, 2014を参考に作成]

〈腰椎穿刺の介助方法〉　▶p.37 Skill「脊髄造影（ミエログラフィ）の介助」参照

通常脊髄は第2腰椎までとなっており，それより尾側では馬の尾のように脊髄が細く分かれている（脊髄馬尾神経）ため脊髄を傷つけるリスクが少ない．そのため，第4腰椎棘突起上を通るとされる，両腸骨稜の最上端を結んだ線（ヤコビー線）を目安に第3〜4腰

椎間，または第4〜5腰椎間から穿刺する．ただし，脊髄馬尾神経を傷つける可能性は少なからずあるため，挿入時の患者の自覚症状を観察することが重要である．

　検査中は脊椎間が最も広くなるよう，側臥位となり両手で膝を抱え込み，あごを胸につけるようにし腰背部を突き出すような（エビのように丸まった）体勢を保ってもらう必要があるため，患者に協力が得られるよう説明し，適切な声かけや姿勢保持の介助をする．

　検査後は，髄液採取や髄液漏出により脳圧低下が起こり，頭痛が起こることがあるため，自覚症状の有無を観察する．また穿刺部位の観察（髄液漏出・出血の有無）を行う．体位による脳圧の変化が頭痛を引き起こすこともあるため，事前に患者へ検査後は1〜2時間程度，水平仰臥位による安静が必要であることを説明しておくことも重要である．

F. 骨髄穿刺

1 ● 骨髄穿刺とはどのような検査か

　骨髄穿刺は，専用の穿刺針を用いて主に腸骨や胸骨に穿刺して骨髄液を採取する方法を指す．骨髄穿刺の主な目的は末梢血液検査上で異常が認められた場合の原因診断と病態把握である．

2 ● 骨髄穿刺でわかること

　造血組織である骨髄を採取し，その密度や細胞の異型性を観察することで造血器腫瘍の診断，治療効果の判定を行う．なお，骨髄線維症などで骨髄の吸引が不可能（dry tap）な場合や，骨髄の細胞密度をより正確に評価したい場合，または悪性腫瘍の骨髄浸潤評価が必要な場合には骨髄生検も行われる．

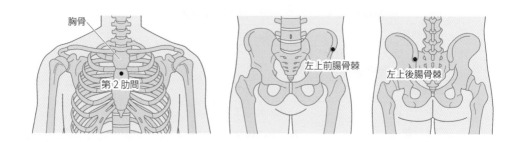

　なお，穿刺部位としては，主に胸骨と腸骨が選択される．安全性の観点から第一選択は後腸骨稜[1]とすることが国際的な基準とされている．

　胸骨の場合は第2・第3肋間胸骨中央部が穿刺部位となり，検査体位は仰臥位で行う．腸骨では上前腸骨棘に穿刺する場合は側臥位，上後腸骨棘の場合は腹臥位で行われる．

Skill

骨髄穿刺の介助

目的 造血器腫瘍など血液疾患の診断，治療効果の判定など

物品
消毒薬，綿球，鑷子，穴あき滅菌ドレープ，マーカー，滅菌手袋，
滅菌ガウン，マスク，局所麻酔薬，注射器（10 mL）2本，
注射針（23 G，長さが足りない場合はカテラン針），
骨髄穿刺針（①），ヘパリン，滅菌ガーゼ，固定用テープ，
検査目的に合わせた検体容器など

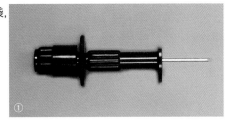

①

処置前の準備	根拠**根**／ポイント➡／注意点**注**
❶検査の目的・方法について医師の説明を受け，同意していることを確認したうえで，補足説明や検査の流れについて予測情報，検査中に患者に協力を得る事項（穿刺時の体位，検査中は動かない），注意事項を説明する.	➡骨に穿刺するため，麻酔をしていても強く圧迫されるので，穿刺時に動かないよう説明する.
❷検査内容によって，検体容器などを準備する.	

実　施	根拠**根**／ポイント➡／注意点**注**
❶検体容器のラベル照合，本人確認を行う.	
❷検査前のバイタルサインを測定する.	
❸穿刺部位を露出してもらい，穿刺部位に合わせた体位に調整する（**1**）. ・第一選択の後腸骨稜で行う場合は腹臥位，胸骨の場合は仰臥位とする.	➡穿刺部位に合わせて，必要十分な露出，保温や羞恥心への配慮を行う.

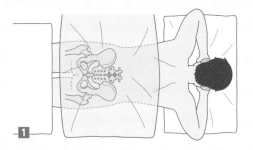

1

医師の手順	看護師の援助・介助
❶穿刺部位を決定し，マーキングする．	●患者への声かけをして，不安の軽減に努める．
❷穿刺部位の消毒を行う（❷）．	●消毒の介助をする．

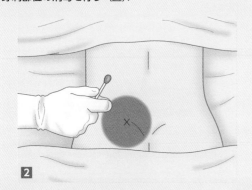

❷

❸滅菌ガウン，滅菌手袋を装着する．	●滅菌ガウン着用時の介助を行う．
❹穿刺部位に穴あき滅菌ドレープをかける．	●滅菌ドレープを無菌操作で医師にわたす．
❺穿刺部位の皮膚，皮下組織，骨膜に局所麻酔を行う（❸）．	●無菌操作で注射器，針を医師にわたし，麻酔薬を無菌的に吸い上げられるよう介助する． ●麻酔薬注入中は患者の表情や顔色を観察する．

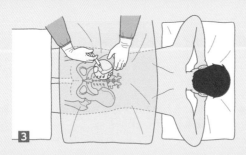

❸

❻穿刺を行う．骨膜まで針を進め，痛みがないことを確認できたら，手首を軸に穿刺針を左右に回転させながら垂直に力を加える．	●強く押されることを説明する．患者の表情や顔色を観察する．
❼穿刺針が骨髄腔に到達したら内針を抜き，外筒に注射器を接続して，骨髄液を採取する．必要時，ヘパリン入りのシリンジを接続して骨髄液を吸引して採取する．	●骨髄液を吸引する瞬間はかなり痛みを伴うため，声かけと痛みがあっても動かないよう説明する．患者の表情や顔色を観察する．
❽採取した骨髄液の処理を行う．	
❾穿刺針を抜針し，滅菌ガーゼの上から十分に圧迫止血を行う．	●通常は5分程度の圧迫止血を行うが，止血しづらい患者の場合は，状態に合わせて圧迫止血を十分に行う．
❿止血確認後，消毒をしてから滅菌ガーゼを圧迫固定する．	

検査後の患者への説明

- 検査後30分程度は穿刺部位を下にして，安静にするよう説明する．
- 出血や気分不快などの異常を感じたら，すぐにナースコールなどで知らせるよう伝える．
- 検査後の入浴は避け，翌日異常がなければ可能であることを説明する．

副作用・合併症と対応

- 出血 ➡疾患によっては出血傾向を認めるため，血小板のデータに合わせて圧迫止血を延長して行う．
- 感染症 ➡血液腫瘍の場合，免疫機能が低下している場合があるため，穿刺部位の継続的な観察，採血データやバイタルサインの観察を行い，医師に報告する．
- 骨折 ➡高齢者の場合，骨粗鬆症が起きていることが多く，骨髄穿刺により骨折が起こる可能性が高い．また骨転移などで骨が脆弱な場合も骨折することがあるため，検査後の出血や穿刺部の腫脹，疼痛について観察し医師に報告する．
- ＊胸骨への穿刺の場合，心タンポナーデなど重篤な合併症が起こる可能性がある．

評価・記録を行う際の視点

- 痛みの程度はどうか．
- 穿刺部に異常はないか．
- 苦痛や不安はないか．

記録・報告

- 検査日時 ■ 所要時間 ■ 目的 ■ 穿刺部位 ■ 出血の有無，止血確認 ■ 使用した麻酔薬
- 検体の採取量，性状 ■ 疼痛の有無，程度 ■ 検査前中後のバイタルサインなど患者の状態

▌引用文献▌

1) 一般社団法人日本血液学会：成人に対する骨髄穿刺の穿刺部位に関する注意，〔http://www.jshem.or.jp/modules/news/index.php?content_id=3〕（最終確認：2022年2月15日）

学習課題

1. 胸腔穿刺や腹腔穿刺などの穿刺部位を解剖学的に説明してみよう．
2. 次の各穿刺検査で実施後注意が必要な合併症を挙げてみよう．
   ①胸腔穿刺　②腹腔穿刺　③腰椎穿刺　④骨髄穿刺

第Ⅱ章

周手術期の看護技術

学習目標

1. 患者が安全・安楽に手術を受けることができるよう患者の身体環境を整える方法について学ぶ.
2. 手術に伴う麻酔・挿管，術後管理に際して実施される医療行為への介助方法について学ぶ.
3. 術後患者の回復を促し，生活上の基本的ニーズを満たすための援助方法について学ぶ.

1 術前の看護技術

この節で学ぶこと

1. 手術に向けて，心身の状態を整えるため，オリエンテーションの内容と具体的方法について理解する.
2. 手術が安全かつ確実に行われるための除毛処置，臍（さい）処理，ストーマサイトマーキングの具体的方法について理解する.
3. 手術により障害を受けやすい栄養状態に関するアセスメント方法と必要な処置方法（または介助方法）について理解する.

術前看護の目的と役割

　周手術期とは，患者の手術が決定してから退院後までの広い期間を指す．手術は侵襲（しんしゅう）の大きさによってさまざまではあるが，どのような手術であれ，麻酔を実施して病巣にメスを入れるということに変わりはない．また，どのような手術であっても，人生の中での一大イベントであることに変わりなく，それらに対峙する患者が心身ともにめまぐるしい変化を体験することは共通のできごとであるといえるだろう.

〈心臓バイパス手術を例に考える〉

　たとえば，心臓バイパス手術を受ける患者であれば，その侵襲の程度がとても大きいため，術前から術中・術後にいたるまで，心身ともに大きな影響を受けることが予測される．看護師はそのような状況を見通したうえで，術後に想定される合併症や二次障害を防ぐためにも，周手術に関連する知識を習得し，予防法を体得していく必要がある.

　手術は，全身麻酔下で行われ，「人工心肺装置を用いるのか用いないのか」「バイパスにどの血管を用いるのか」などについて主治医と相談しあい，手術で起こりうる危険性を考慮に入れながら重要な意思決定をしなければならない．そのような意思決定の過程において，手術を受ける患者は当然少なからず不安を抱いているものであるが，それと同時に，患者は手術という侵襲を乗り越えるために自らの身体のモニタリングや予防技術を確立し，術後に起こりうる合併症に備える必要がある．つまり，周手術期の患者—とくに術前の患者に対しては，医療者の専門的な介入も重要であるが，それと同じくらい患者自身が主体性をもって必要な技術を学習・習得するということが大きな意味を成すことになる.

　したがって，**術前看護の目標**としては，術中および術後の生理的変化や起こりうる合併症を念頭におきながら，手術を受ける患者に対して，その患者の個別性を考慮に入れた具体的かつ患者が理解できる支援策を提示し，その道筋を明らかにしながら，患者が手術に向けた適切な行動をとれるように促すことが重要となる.

〈術前オリエンテーション，術野を整える技術，栄養に関連する技術〉

　術前の看護技術としてとくに重要なものに，①術前オリエンテーション，②術野を整えるための技術，③栄養に関連する技術がある.

　①術前オリエンテーションとは，術前から術後にかけての経過を患者に説明するとともに，それぞれの経過で予想される合併症や二次障害への対処方法をあらかじめ術前に練習しておくことをいう. 術前オリエンテーションにおいて，看護師は，術後の早期離床を目的とした離床訓練や，術後の呼吸器合併症を予防するための呼吸訓練・呼吸法指導，排痰訓練を行う必要がある.

　また，手術直前には，②術野を整えるための技術が必要となる. 看護師が行う術前処置として，一般的に除毛処置および臍処置，浣腸があるが，それ以外にも，人工肛門造設術を受ける患者に対するケアとして，看護師はストーマサイトマーキングを行う.

　さらに，③栄養に関連する技術（IVH挿入の介助，経鼻胃管挿入）も看護師にとって欠かせない技術である.

〈術前の看護の目標となるもの〉

　それぞれの技術を行うにあたっては，「看護師が何を目的に，その患者に対してその技術を提供するのか」という視点をもつことが重要となる. とくに，術前の看護では，患者が心身ともに良好な状態で手術を受け，術後も順調な回復過程をたどれるようにするためにいまどうすべきか，という後々の経過も見通したうえでのアプローチが求められる. 患者が自らの手術を肯定的に受けとめ，主体的に治療に参加できるように，看護師は以下の点を念頭においてそれぞれの患者にかかわることが望まれる.

- 疾患による機能障害の内容とその程度を把握する.
- 麻酔および手術侵襲と予測される身体的・精神的変化を把握する.
- 手術のリスクを高めるような疾患・機能障害の内容とその程度を把握する.
- 術中・術後に予測される手術侵襲に耐えられるような身体の準備を行う.
- 手術による組織損傷からの回復を促す.
- 術後合併症および二次障害を予防する.
- 術後に予測される臓器の機能障害・形態的変化に対する適応を促す.
- 患者および家族の手術に対する不安・恐怖・葛藤を軽減する.
- 患者および家族が健康障害の要因を知り，再発を予防するとともに，よりよい生活が再構築できるよう促す.

　これらのことを実践しながら，術前から術中および術後までをも見通した確実，かつきめ細やかなケアを提供していくことが大切である.

A. 術前オリエンテーション

　　術前オリエンテーションは，患者や家族が，術前から術中・術後を見通して，手術に向けた身体的・心理的・社会的な準備状態を整えるために行われる．具体的な目的は，情報を提供することにより手術に対する不安・恐怖を軽減し，手術に対して主体的に取り組むことができるように心の準備を整えることである[1]．オリエンテーションでは，具体的な手術までの流れや術後の経過，術前の訓練や前処置などについて説明がなされる．その際に看護師は，患者一人ひとりの個別性を見極めつつ，タイミングをはかりながら，患者や家族のニーズに合ったオリエンテーションの内容や方法を選択していく必要がある．

1 ● 離床訓練

　　ベッド上での下肢の運動や体位変換などの**離床訓練**は，術後合併症の予防に効果的である．術前から疼痛（とうつう）が少ない身体の動かし方の工夫を習得しておくことは，術後の苦痛を軽減することができ，**早期離床**にもつながるという利点がある．

　　早期離床の効果としては，痰排出の促進，血液循環の促進，廃用性症候群の予防，静脈血栓塞栓症（そくせん）の予防，術後せん妄の予防などが挙げられる．看護師は，患者が術前から効果的な方法を練習し，術後速やかに早期離床がはかれるようにしておく必要がある．

　　まずは，「仰臥位から側臥位」に体位変換し，その次に「側臥位から坐位」「坐位から立位」そして「立位から歩行」に移る．それらの一連の動きについて，**術後のイメージ化**を行いながら，患者が術後に向けて離床行動を確立できるように援助していく必要がある．

Skill

離床訓練

目的　術後の苦痛を軽減し，速やかに早期離床につなげるために，患者が術前から疼痛が少ない身体の動かし方をイメージし，習得できるように促す．

物品　ベッド，ベッド柵

アセスメント

● 一般状態（顔色，血圧・脈拍の変動，発熱の有無など）　　● 機能障害の程度（ADLの自立度，介助の必要性）
● 心疾患など，訓練を行うにあたって影響のある既往歴

実　施

1. 仰臥位から側臥位への変換

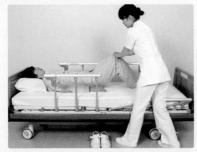 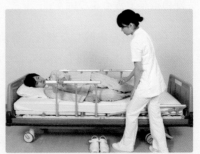

❶患者に仰臥位のまま両膝を立て，移動する側に膝を倒してもらう（移動する側と反対の片膝を立てて行ってもよい）．

❷同時に自力でベッド柵につかまって，体を引き寄せてもらう．

2. 側臥位から坐位への変換

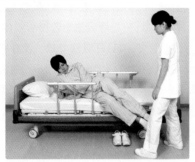

❶側臥位で両足をベッドの下に垂らし，下側の肘を支点として上側の上腕でベッドを押す.

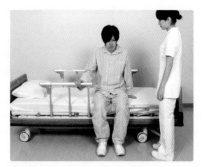

❷その反動でゆっくり起き上がってもらう.

3. 坐位から立位への変換

● 坐位のまま足踏み運動を行い，起立性低血圧やめまいなどの有無を確認し，異常がなければベッド柵につかまりながら起立してもらう.
● 低血圧症状・めまいなどの異常がみられる場合には，即座に中止する.

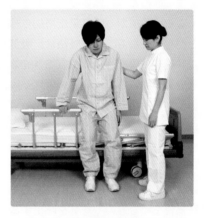

4. 立位から歩行へ

● 起立の姿勢で足踏み運動を行い，血圧低下やめまいなどがなければ，ゆっくりと歩行を行う.
● 履物はすべりにくいものを着用してもらったり，ベッド周囲の環境に注意したりしながら，転倒・転落に注意する.
注 なお，電動式ベッドを使用している場合には，離床訓練を行うために，あらかじめ段階的にベッドの角度を上げていくことで，離床訓練に伴う起立性低血圧の予防を図ることができる.

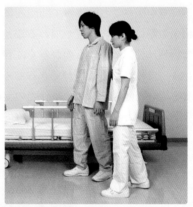

副作用・合併症と対応

■ 体動によって交感神経が刺激されることによる心拍出量の増加，血圧の上昇 ➡ 急な体位変換は避ける．とくに初回歩行時は立位の前に5分ほど坐位を保ってもらう.

評価・記録を行う際の視点

■ バイタルサインの変動がないか：自覚症状・他覚症状の有無についても記載する.
■ 正しく実施されているか：実施状況に加え，患者の理解度および達成度も記載する.

記録・報告

■ 一般状態　■ 機能障害の程度　■ 実施状況　■ 実施に伴うめまいの有無　■ ふらつきなどの随伴症状の有無

2 ● 呼吸訓練

　術後の呼吸器合併症を予防するためには，術前にできるだけ患者の呼吸の生理的機能を高めておくための**呼吸訓練**が必要となる．具体的には，(1)**呼吸法**を習得し，(2)**排痰訓練**を実施することである．ここでは一般的な方法として，(1)呼吸法では，深呼吸および腹式呼吸について，(2)排痰訓練では，咳嗽法と含嗽法について取り上げる．患者にとっては，日常生活とは異なる動作を含む場合があるため，その理解度や達成状況に配慮しながら，看護師は時に介助を行い，患者が自ら呼吸訓練を行えるようにアプローチしていくことが大切である．

〈呼吸法〉

　術後は，肺の拡張が抑制され換気量が低下する．とくに，胸部や腹部の手術の場合，患者は創部痛のために浅い呼吸となってしまい，無気肺や肺炎などの合併症を引き起こしやすくなる．術前から吸気量を増加させることを目的に**腹式呼吸による深呼吸法**を訓練することが有効となる．深呼吸法は，吸気時に胸郭を拡張することによって吸気量を増加させ，また呼気時に腹部の筋肉を収縮させることによって残気量を減少させ，肺の再拡張を促進する効果がある．一般的に，男性が腹式呼吸，女性が胸式呼吸であることが多いといわれているが，一律に腹式呼吸を促すのではなく，それまでのその人の呼吸法についてアセスメントし，かつ手術を行った部位を考慮して，効果的な呼吸法が習得できるように援助することが望ましい．

　また，器具（incentive spirometer）を用いた呼吸訓練を行うことも有効である．この訓練は，術後の呼吸器合併症の予防や呼吸機能の維持・回復を目的とし，器具には吸気の持続練習をするものや空気を呼出する力を訓練するものがある．前者は最大の吸気量で持続的に息を吸うことによって肺胞内に十分な空気を取り込み，拡張を促す．後者は空気を呼出する際に一定の抵抗が加わることで肺胞の虚脱を減じ，肺胞を拡張させる．器具は軽量で簡便に使用できるものが多く，容量や流量を目盛りやボールの数・高さ，持続時間などによって確認することができるため，患者が自己管理しやすく意欲の向上にもつながる．器具を用いた呼吸訓練は，単独での実施ではなく深呼吸法や早期離床と組み合わせることで効果があるといわれている．一方で，器具の適切な使用法に関する指導がない場合や患

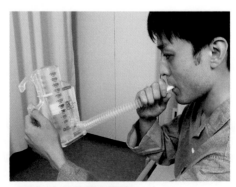

動画Ⅱ-01　**コーチ2による呼吸訓練**

者の理解・協力が得られない場合，深呼吸の持続が困難である場合，呼吸・循環予備能が乏しい場合などは禁忌とされており注意が必要である．腹式呼吸による深呼吸法も器具を用いた呼吸訓練も，患者が適切に実施できているか，目標設定は妥当かなどを記録で共有し断続的に評価を行うことが重要である．

〈排痰訓練〉

　術後は，気道の浄化および気道分泌物の排出が効果的に行われなくなることから，**咳嗽法**と**含嗽法**による痰排出法を訓練する．これらの技術を習得することによって，気管支分泌物の喀出を効果的に行うことができ，また口腔内微生物の増殖防止にも有効である．どちらも，患者が術前からベッド上にて訓練することにより，術後のイメージがわき，また術後早期からこれらの技術をスムーズに実施できるようになることを目標としている．術後の排痰行為は，麻酔の影響や創部の痛みなどから苦痛を伴うことが多いが，術前から患者が最小限の苦痛で効果的に行えるように備えておくことが重要となる．

Skill

呼吸法（腹式呼吸による深呼吸法）

目的 術前に可能な限り呼吸の生理的機能を高める．また，術後の呼吸器合併症を予防する．

物品 （必要に応じて）枕

アセスメント	根拠根／ポイント➡／注意点注
●一般状態（顔色，血圧・脈拍の変動，発熱の有無など） ●呼吸状態（喫煙の有無，肺機能検査の結果） ●拘束性肺機能障害，閉塞性肺機能障害などの既往歴	

実　施	根拠根／ポイント➡／注意点注
患者が単独で実施する場合	
❶患者の腹部に利き手を置いてもらい，腹部の動きに注意を向けてもらう．	➡腹部の緊張をとるため，体位は屈膝臥位が望ましい．
❷反対の手を胸部に置いてもらい，胸部と腹部の動きを確認しながら深呼吸を行ってもらう． 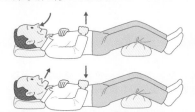	➡腹式呼吸では，呼気時に腹部がへこみ，吸気時に腹部が膨らむ． ➡訓練の目安 ・呼吸回数は1分間に6〜10回程度とする． ・1セット3〜5分間行い，1日に3セット程度実施することを目標とする． ・坐位でも同様の訓練を繰り返す． 注腹式呼吸に慣れていない患者の場合には，無理に実施せず，確実に深呼吸ができるように促すようにする．
❸看護師は，吸気時に，患者の上腹部の筋肉が収縮していることを確認する．	
看護師の介助にて実施する場合	
❶患者の腹部に利き手を置いてもらい，反対の手を胸部に置いてもらう．	➡手で呼吸の動きを感知する．

❷看護師はその上に手を重ね，患者に口を閉じて鼻から息を吸い，口をすぼめて息をゆっくりと吐くように声をかける．

➡ 吸気時間と呼気時間の割合は1：2となるようにする．

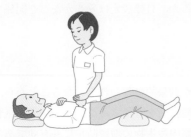

❸次に，鼻から息を吸ってもらい，この際に，呼気時の終わりから看護師は両手に少しずつ力を加え，患者にはそれを押し戻すように息を吸うように指導する．

副作用・合併症と対応

■ 過度の呼吸訓練による呼吸困難，呼吸苦 ➡症状出現時には休息をとり連続で実施しないようにする．

評価・記録を行う際の視点

■ 呼吸状態に異常はないか：呼吸数・リズム（呼気と吸気の長さの比率）・深さなどを記載する．
■ 正しく実施されているか：訓練内容（1日○回，または，○時間ごと．1回の訓練で行う呼吸回数，時間など）に対する患者の理解度および訓練の達成度を記載する．

記録・報告

■ 一般状態　■ 呼吸状態　■ 実施状況

Skill

排痰訓練（咳嗽法，含嗽法）

| 目的 | 患者が術後の安静度や合併症のリスクについて認識し，呼吸器合併症を予防するための方法として体得できるように促す． |

| 物品 | （必要に応じて）枕，ガーグルベースン，吸い飲み（コップ，ストロー），タオル，手袋 |

アセスメント	根拠根／ポイント➡／注意点注
●一般状態 ●呼吸状態（既往歴，喫煙の有無，肺機能検査の結果） ●拘束性肺機能障害，閉塞性肺機能障害などの既往歴	➡ 顔色，血圧・脈拍の変動，発熱の有無など

実　施	根拠根／ポイント➡／注意点注
咳嗽法	
❶大きくゆっくりと深呼吸をして，大きく息を吸った後に，できるだけ大きく息を吐き出してもらう．	➡ 体位はセミファウラー位または側臥位が望ましい．臥位および坐位でも練習を繰り返す．
❷息を吐き出す練習がスムーズに行われた場合，次のステップとして，息を吐き出す代わりに咳をするように指導する．	➡ 咳に伴い，術後に創部の痛みが想定される場合には，創部への刺激を減少させるため，創部に手を当てたり，枕などを胸に当てて咳をするようにする．

❸その際，軽く口を開いてもらい，十分に息を吸い込んだ後，息を吐きながら空咳をしてもらう.
　・具体的には，吸気後に息を1〜2秒止めて，1回または2回続けて咳をする.

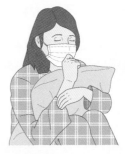

含嗽法

❶側臥位にて含嗽ができるように練習を行う．胸元をタオルでおおい，吸い飲みやストローを用いて口に少量の水を含んでもらう（**1**）.

❷ガーグルベースンを，患者の顔に密着するように固定する.

❸うがいをしてもらい，その水を下側の口角から，舌で水を押し出すようなイメージで少しずつ静かにガーグルベースンに吐き出してもらう（**2**）.

➡体位は側臥位が望ましい.
注水が咽頭に流れ，誤嚥しないように注意する.

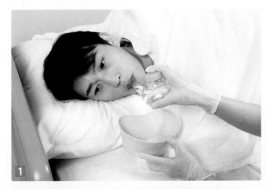
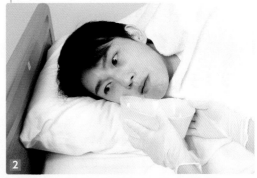

副作用・合併症と対応

■誤嚥による肺炎　➡体位や顔の角度に注意する.

評価・記録を行う際の視点

■正しく実施できているか：実施状況に加え，患者の理解度および達成度を記載する.

記録・報告

■一般状態　　■呼吸状態　　■実施状況

引用文献

1）佐藤まゆみ：術前オリエンテーション・術前準備. NiCE 成人看護学 急性期看護Ⅰ−概論・周手術期看護，第3版（林 直子，佐藤まゆみ編），p.56，南江堂，2019

B. 術野を整えるための技術

1 ● 除毛処置　▶ p.125 Skill 「除毛処置」参照

　除毛処置とは，体毛に付着している微生物による感染を予防するため，あるいは体毛そのものが手術に際して障害となる場合に，体毛を除去する術前処置である．

　除毛に際して最も気を付けなければならないことは，皮膚の傷害を起こさないことである．従来一般的に行われていた剃刀による剃毛は，患者の皮膚に微細な傷をつくり，そこが細菌の巣となって**手術部位感染**（SSI）の原因となることが知られている．剃刀を用いて剃毛を行った患者のSSI発生率は5.6％，これに対して除毛処置を行わなかった，あるいは除毛クリームを用いた場合の発生率は0.6％であったとの報告もある[1]．そのため近年では剃刀に代わり，皮膚を傷つけるおそれのない医療用バリカン（サージカルクリッパー）を用いることが多くなっている．除毛クリームを使用する場合には，問診やパッチテストなど，過敏性の有無を確認することが必要である．

　日本手術医学会では，「手術部位や周辺の体毛について，手術の支障にならない限り，除毛は行わないのが原則である．除毛は必要な場合のみ電気クリッパーや除毛クリームを使用して，手術の直前に行うのがよい」[2]との勧告を出している．現在，除毛処置を行う施設は，少なくなってきている．

2 ● 臍処置　▶ p.126 Skill 「臍処置」参照

　臍部の衛生状態は個人差が大きい．日常的にケアがなされている場合もあるが，時に臍の内部に固くなった臍垢が充満している場合もある．

　腹腔鏡手術などのように術野が臍部にかかる場合には，この臍垢が感染の原因になったり，消毒効果を減弱させたりする場合がある．したがって，このような手術の際には，臍垢を除去して十分に消毒を行う必要がある．これを**臍処置**という．

　臍は痛み刺激に対して敏感な部位である．日常的にケアがなされている場合はともかく，大量に蓄積して硬くなった臍垢を，意識下で除去することは大きな苦痛を伴う．そのため，除毛処置と同様，臍処置は手術直前に麻酔下で行うことが一般的である．

　病棟で行う場合には，入浴時，あるいは入浴後に行うと痛みが少なくてよい．

3 ● ストーマサイトマーキング　▶ p.127 Skill 「ストーマサイトマーキング」参照

　ストーマ（stoma）とは，手術により造設される新しい排泄口のことである．消化器手術で造設される結腸・回腸ストーマや泌尿器手術で造設される回腸導管などは，腸管の蠕動運動により排便が不随意に（括約筋などによる排泄調節ができない）起こるため，“ストーマ装具を装着する”という新しい排泄管理が必要となる．

　ストーマサイトマーキングとは，術前にストーマの位置を決めることである．術中は体位による腹壁の変化などを確認することができないため，あらかじめ術前に決めておく必要がある．坐位・立位などのあらゆる体位で装具の装着状態が安定し，日常生活に支障をきたさないようなストーマ造設位置を決定することと，患者にストーマ造設後の排泄管理のイメージをつかんでもらうことが重要である．

〈ストーマサイトマーキング時の留意点〉

・これまでの治療経過による手術創や，放射線治療・化学療法による皮膚障害の状態，食事摂取不良によるるい痩，腹膜播種や腸閉塞などによる腹部症状などに配慮する．

・術後に起こりやすい緩和ストーマ*の関連合併症（腸管浮腫のための巨大ストーマ，陥没ストーマなどになりやすい）や今後の腹壁の変化を予測して，複数ヵ所にマーキングする．

・腸管や腹腔内の状況で理想的なストーマ造設が困難な場合もあり，どうしても避けたほうがよい位置を見分けるなどの対応が必要となる．

Skill

除毛処置

目的 ▶ 体表面から感染源となりうる体毛を除去する．

物品 ▶ 医療用バリカン（サージカルクリッパー），医療用粘着テープ，手袋

アセスメント	根拠根／ポイント➡／注意点注
●当該手術の術野を判断する．	
●除去すべき体毛の有無を確認する．	

実　施	根拠根／ポイント➡／注意点注
❶手袋を装着する．	
❷医療用バリカン（サージカルクリッパー）を用いて，除毛を行う．	注 術野となる皮膚に傷があると，感染（SSI）の原因となりうる．よって，除毛に際しては，カミソリなどの鋭利な刃物を用いてはならない．
❸粘着テープを用いて，切離された体毛を回収する．	●患者の皮膚を傷つけないように十分に注意する．
❹術野に創傷や感染性の病変（粉瘤など）がないか観察する．	●病室で行う場合は，露出をできるかぎり少なくするなど，プライバシーに配慮して実施する．

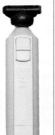

副作用・合併症と対応

■ 皮膚の損傷 ➡状態を観察し，医師に報告，指示を仰ぐ．

評価・記録を行う際の視点

■ 除毛範囲は適切か．
■ 皮膚に損傷を起こしていないか．
■ 感染源となりうる創傷などの皮膚の異常がないか．

記録・報告

■ 除毛処置実施の有無とその根拠　　■ 除毛範囲　　■ 観察された皮膚の状態　　■ 合併症の有無と対応

---

*緩和ストーマ（palliative stoma）：切除不能，進行・再発がんによる消化管閉塞に対して症状緩和目的で造設される消化器ストーマのことである．

Skill

臍処置

目的　臍から感染源となりうる物質を除去する.

物品　オリーブオイル，ガーゼ（綿棒やサージカルパッドなどでも可），鉗子（かんし），アルコール綿，手袋

アセスメント	根拠根／ポイント➡／注意点注
❶臍部が術野となるか判断する.	➡臍垢の除去処理は最小限にとどめる.
❷（臍部が術野となる場合，）臍垢の有無を確認する.	根臍は外部刺激に対して弱い部位である. 不必要な処理を行ってはならない.

実　施	根拠根／ポイント➡／注意点注
❶手袋を装着する.	
❷臍にオリーブオイルを入れ，臍垢が軟化するまでしばらく置く.	➡臍の内部に臍垢が充満しているような場合には，前日から注入しておくとよい.
❸ガーゼにて拭き取る. ・困難な場合には，鉗子の先にガーゼを巻き付けて，愛護的に除去する.	注患者の皮膚を傷つけないように十分に注意する.
❹残った油分をアルコール綿にて拭き取る.	根油分やタンパク質は消毒薬の効果を減弱させる.

副作用・合併症と対応
■皮膚の損傷 ➡状態を観察し，医師に報告，指示を仰ぐ.
■疼痛 ➡経過を追い，痛みの強さ，性状に変化がないか観察し，医師の判断を仰ぐ.

評価・記録を行う際の視点
■臍垢が除去されているか.
■皮膚に損傷を起こしていないか.
■持続する疼痛がないか.

記録・報告
■臍処置実施の有無とその根拠　■結果（臍垢が除去されたか，中断したのであればその理由）
■合併症の有無と対応

Skill

ストーマサイトマーキング

目的 術前にストーマの管理がしやすい位置を決定することによって，患者に造設されるストーマのイメージをつかみやすくし，術後の患者のQOL向上を促す．

物品 マーキングディスク（成人用7.0 cm，肥満者用7.5 cm），定規，水性ペン（目安の線用），油性ペンやピオクタニンペン（皮膚に書くことができ落ちにくいもの），アルコール綿や清拭用タオル（水性ペンなどで記したものを消すもの），記録用紙，カメラ，患者が普段着用する衣類やベルト，術後に患者に使用する装具　など

アセスメント	根拠根／ポイント➡／注意点注
●手術内容の理解の程度やストーマに関する患者の認識を確認する．	➡ 術前の患者のストーマの認識や受け入れ状況は術後のセルフケア習得に大きく影響するので，術前からアセスメントし，マーキングを通して必要な情報を提供する．
●患者がストーマのセルフケアを実施できるか．	➡ 患者の認知の状態，視力や聴力，手先の巧緻性などから判断する ・セルフケア能力も確認しつつ，マーキングの段階から新しい排泄管理方法の習得を支援できる家族などの介入も考慮する．

実　施	根拠根／ポイント➡／注意点注
❶マーキングの目的（必要性）を患者に説明する	➡ 医師からストーマ造設の説明が済んでいることも念のため確認する． ➡ 予定手術でない場合はとくに，マーキングの部位と個数の指示があれば術者に確認する（緩和ストーマの場合は，患者の病態に合わせて指示が出ることが多い）． ➡ 原則，ストーマサイトマーキングは医師とともに実施するが，難しい場合には後で必ず確認を受ける．
❷仰臥位になり，頭を持ち上げた（腹筋を緊張させる）状態で腹直筋外縁を両手の小指側で確認し，サインペンで線を記入する．	➡ 腹直筋上にストーマを造設する（腸管を固定する）とストーマ脱出や陥没，傍ストーマヘルニアなどの合併症が起こりにくい． ➡ 目安にする線は，確認ができればよいので必ずしも腹壁に描く必要はない． ➡ ストーマ位置を決める要素は，(1)貼用するストーマ用装具が安定し，(2)体位によって影響を受けず，(3)深いしわや手術創の瘢痕，骨の突出などがない一定の平面が得られる位置である．

〈ストーマの位置決めの際に目安にする線の意義と見極め方〉
腹直筋外縁以外は，外見で容易に確認することができるので必ずしも線を引く必要はない．

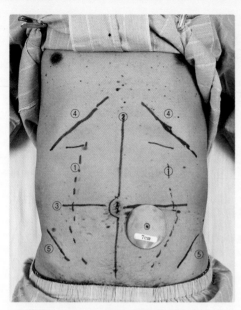

①の線：腹直筋外縁
仰臥位の姿勢から臍を見るように頭を持ち上げてもらい，腹直筋を緊張させることで硬く触れる部位（腹直筋）の外縁を手の小指側もしくは示指・中指・薬指の3本指を揃えて触れることで確認する．

②の線：臍を通過する体軸に平行する線
開腹手術の場合，正中創が入る位置を示す．ストーマの位置は正中創からある程度の距離があったほうが管理しやすい（正中創が完全に治癒すれば問題ないが，創感染などを起こした場合はストーマの装具の管理も行いにくくなる）．

③の線：臍高の体軸に垂直な線
ストーマの位置としては臍も避ける必要があるし，臍高には深いしわも入りやすいため避ける．

④の線：肋骨弓／⑤の線：上前腸骨棘
骨が突出している部位であり，ストーマ用装具装着の安定が得られないため避けたほうがよい．肋骨弓や上前腸骨棘が仰臥位や坐位でどのように腹壁の状態に変化を与えるかをみておくことが大切である．

❸腹直筋の印より正中側に，マーキングディスクで一定の平面が得られる安定した部位を探し，ディスクの中央に印を付ける．その際，坐位（あぐらや正坐，端坐位，前屈位など）や立位でも同様にマーキングディスクで安定する部位を確認しつつ，患者が見ること・触れることができる部位に印を付ける．

❹患者の職業や日常生活（患者のよくとる姿勢や衣服など）についても確認し，印を付けた部位に装具を当て，いちばん管理しやすい位置かどうかを確認する．

評価・記録を行う際の視点

■腹壁の状態はどうか：仰臥位の際には確認しにくい，ストーマの位置（や装具装着）に影響しそうな腹壁の状態（腹壁の深いしわや臍の影響，骨突出など，安定した平面が得られないなど）について記載する．
■患者の状態はどうか：患者のストーマ造設に関する思い，術後の生活に関するイメージ，ストーマセルフケアの可能性などを意図的に把握し，記載する．

記録・報告

■身長・体重　■腹部脂肪層の厚さや硬さ，腹壁の状態
■マーキング部位：写真や，腹壁の図などを用いて，臍や腹直筋外縁からの距離
■瘢痕創や骨突出部位など装具装着に影響する項目　■日常生活での特徴：仕事での衣服や姿勢，趣味など
■新しい排泄管理に関する説明への反応　■認知力，視力や聴力，手先の巧緻性など
■ストーマ管理の支援者となりうる重要他者の存在

■引用文献■

1）小林寛伊，大久保憲：CDC手術部位感染防止ガイドライン「手術部位感染防止に関する勧告」．日本手術医学会誌20（2）：209-213，1999
2）日本手術学会：手術医療の実践ガイドライン（改訂第3版）．日本手術医学会誌40（Suppl）：S82-S83，2019

C. 栄養に関連する技術

1 ● 周手術期の栄養管理

　周手術期の身体は，侵襲による生理的ストレス状態となり，交感神経系が優位となる．カテコラミンが増加し，副腎皮質ホルモン，ADH（抗利尿ホルモン），レニン，アルドステロンなどのホルモンの分泌が起こって高血糖状態となり，筋タンパクからグルコースが産生され代謝亢進状態となる．また，麻酔の影響もあり，腸管運動は一過性に停止する．そのため，周手術期においては，喪失した水分や電解質を補正し，適切な**栄養管理**を行い，速やかな全身の回復を図るとともに合併症を予防することが重要となる．

2 ● 術前の栄養状態のアセスメント

　低アルブミン血症（血清アルブミン値：3.5 g/dL以下）や**低栄養状態**があると，創傷治癒や全身の回復が遷延するおそれがあるため，術前から栄養状態をアセスメントし，できるだけよい状態で手術に臨めるように準備をする．低栄養の有無を判断する方法として，**主観的包括的評価**（subjective global assessment：SGA）がある．これは，低栄養の有無を6つの項目から主観的に判断し，栄養状態良好・中等度低栄養状態・高度低栄養状態の3段階に区別するものである．

主観的包括的評価（SGA）

項　　目	アセスメントの内容
1. 体重の変化	6ヵ月前，2週間前の体重を比較し，10％以上の意図しない体重減少があるか
2. 食事摂取量の変化と期間	栄養が不足しがちな食事形態（粥，流動食など）が2週間以上続いているか
3. 消化器症状	悪心，嘔吐，下痢，食欲不振が2週間以上持続していたか
4. 機能性	生活自立度（歩行か寝たきりかなど）機能不全の有無
5. 基礎代謝亢進状態	発熱，飢餓，がん，COPD，多臓器不全，手術後，腹膜炎，敗血症，熱傷，長管骨骨折，重症感染症，多発外傷などの基礎代謝亢進状態の有無
6. 身体計測	皮下脂肪，るい痩，浮腫などの有無

評価方法　左記の項目に1つでも問題があったら，重症度に関係なく低栄養のリスクがあると判断する．各項目を次のA～Cで評価する．
A：栄養状態良好．栄養状態に問題がない．
B：中等度低栄養状態．注意深い観察と必要に応じた栄養療法が必要．
C：高度低栄養状態．すぐに栄養療法が必要．
得点化の方法も施設により異なるため，施設内で統一した評価ができるように工夫（訓練）することが必要である．また，これにODA（objective data assessment，客観的栄養評価のこと．上腕周囲長・上腕三頭筋皮下脂肪厚・上腕筋囲長などの身体計測結果，血清タンパクなどの血液データなど）の情報もあわせて総合的に評価することもある．

3 ● 経口栄養

　術前の栄養状態や病態，術式，術後の消化管の状態により，可能であれば術後早期から**経口栄養**が行われることが望ましい．食事の形態は，患者個々の状態により工夫する．合併症を予防し，手術侵襲からの速やかな回復を促すためにも，可能な限り口から食べることで早期離床に向けた意欲の向上が図れるようにサポートしていくことが大切である．

4 ● 経腸栄養

消化管の機能が保たれているが，手術の影響により口からの摂取が困難な場合（心臓手術後で人工呼吸管理下にあり，経口による食事摂取が難しい場合など）は，**経腸栄養**の適応となる．静脈栄養と比較し，経腸栄養は，生理的経路をたどって栄養が体内に取り込まれるため身体への負荷が少ないという特徴がある．短期間であれば経鼻胃管が用いられるが，6週間以上の長い期間となる場合には，**胃ろう（PEG）**などのろう孔より栄養剤が投与される．

経腸栄養の利点は，腸管機能の維持・回復のみならず，腸管免疫を賦活化させることによるバクテリアル・トランスロケーション（絶食などで長期間腸管が使用されなくなることで腸管粘膜の免疫能が低下し，腸管細菌や有害物質が腸管粘膜を通じて全身へ侵入すること）の予防にある．術後早期から，GFO®（グルタミン，ファイバー，オリゴ糖）などを投与し，腸管粘膜を賦活化させ，感染予防を図ることが重要である．

5 ● 輸液療法（末梢静脈栄養法・完全静脈栄養法）

一時的な消化機能の低下や経口摂取が困難な場合は，手術により喪失した水分や電解質を補充し血行動態の安定を図るため，末梢静脈から輸液製剤を投与する（**末梢静脈栄養法**）．ただし，高浸透圧輸液製剤やカリウム濃度の高い輸液製剤は，末梢静脈に静脈炎や疼痛を引き起こすおそれがあるため，一定期間栄養を経静脈的に投与する必要性がある低栄養状態の患者や消化管への侵襲も加わる消化器外科の患者の場合は，中心静脈カテーテル（central venous catheter，CVカテーテル）を，血管が太く血流量が多い中心静脈まで挿入し，**完全静脈栄養法**（total parenteral nutrition：**TPN**）を行うことが多い．TPNを施行中の患者は，滴下速度による血糖の変動に留意し，カテーテルからの逆行性感染を予防する必要がある．

6 ● 完全静脈栄養法(TPN)におけるCVカテーテルの挿入と管理

a. CVカテーテルの挿入

TPNにおいて，**CVカテーテル（中心静脈カテーテル）**は，看護師の介助のもと医師が挿入する．穿刺部位としては，固定しやすく管理が容易な「右鎖骨下静脈」が最も多く選

コラム

静脈栄養法の呼び名

高カロリー輸液への試みは，1960年代に欧米で始まり，低栄養をきたしやすい高齢者の栄養法として，また術後長期にわたり禁飲食となる侵襲の大きい消化管切除術後の栄養管理を可能にする栄養法として，医療の発展に大きな恩恵をもたらした．高カロリー輸液が投与される管はIVH，CV，TPNとさまざまに表記されるが，IVHは経静脈的高カロリー輸液（intravenous hyperalimentation）の略語であり，CVは中心静脈（central vein）を介する投与を意味する．一方，TPNは経腸管栄養法に対する「完全静脈栄養法（total parenteral nutrition）」を意味する．このように各略語が本来意味する内容は同一ではないが，近年では"TPN"という表記が主になりつつある．

　択されるが，この部位は穿刺時に気胸や血胸を生じる危険があるため注意が必要である．刺入時の観察ポイントとして，呼吸状態を把握することが重要である．

　気胸や血胸を避ける時には，「内頸静脈」を選択する場合もある．また，患者の罹患する疾患によっては穿刺部位が大腿静脈となる場合もあるが，感染の危険が高く，体位により血栓や閉塞を生じる危険があるためできる限り避けることが望ましい．また，疾患や患者の日常生活活動の状況なども考慮に入れて穿刺部位を選択する必要がある．

CVカテーテル挿入時に選択される部位

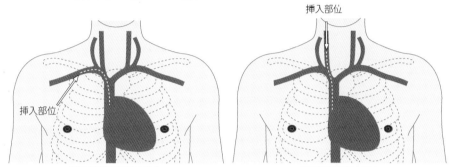

挿入部位

挿入部位

鎖骨下静脈穿刺の場合　　　　　　　　　　　内頸静脈穿刺の場合

［井上善文：主なカテーテル挿入経路とその特徴. TPNレクチャー, p.83-84, 南江堂, 2004 より引用］

b. CVカテーテルの管理

　カテーテル刺入部の局所の感染から，全身の血液感染症に発展してしまうと重症となる．これを，カテーテル関連血流感染（catheter releated blood stream infection：CRBSI）という．そのため，感染が中心静脈から全身に広がらないように感染予防のためのCVカテーテル管理が重要となる．

CVラインの管理

- 薬剤の汚染を予防するため，薬液の調合はできる限り薬剤部のクリーンベンチ（外部からの微生物などの侵入を阻止し，無菌的な操作を行うための設備）にて行う．
- 輸液ルートはクローズドシステム*を用いて，72時間以内ごとにルート交換を行う．
- 挿入部位の消毒・透明フィルム交換は，1週間に1回行う．
- ガーゼドレッシング材を用いる場合の交換は，2日に1回とされている（血管内留置カテーテル関連感染予防のためのCDCガイドライン2011[1]）．ただし，滲出液が多く挿入部の観察が必要な場合は，毎日交換する．

---

*クローズドシステム：空気に触れないため，汚染されにくく，安全に輸液を滴下できる閉鎖式のルートシステム.

Skill

CVカテーテル挿入の介助（鎖骨下静脈・内頸静脈穿刺）

目的　高カロリー輸液製剤投与の目的のため，上大静脈までカテーテルを挿入する.

物品

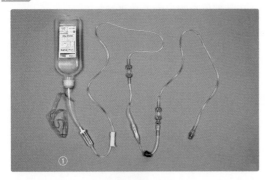

処置台またはベッド，（滅菌物を置くための）ワゴン，①輸液（生理食塩水）ボトルとライン（写真），その他に，中心静脈カテーテルセット（CVカテーテル・穿刺針・ガイドワイヤーまたは外套付穿刺針・縫合セット），局所麻酔薬，穴あき滅菌布，滅菌ガーゼ，消毒綿球，鑷子，膿盆，滅菌手袋，被覆材，消毒液

処置前の準備	根拠根／ポイント➡／注意点注
❶CVカテーテル挿入の目的・方法・所要時間などを医師から説明し，患者の同意を得る.	
❷具体的な体位について説明する.	➡看護師の具体的な説明で，患者は処置の内容をイメージしやすくなり不安が軽減する.

実　施	根拠根／ポイント➡／注意点注
❶患者の準備をする. ①排尿を済ませる. ②処置台またはベッドに仰臥位とし，患者の顔を穿刺側と反対側に向ける. ③下肢を挙上させるか肩の下に小枕を入れ，トレンデンブルグ体位（頭低骨盤高位）をとる. ④バイタルサインを測定する.	根仰臥位で頭部を低くし腰部を高く保つことで静脈を怒張させ，穿刺しやすくする.

CVカテーテルを挿入する.

医師の手順	看護師の援助・介助
❶滅菌手袋，滅菌ガウン，マスクを着用する（帽子の着用も推奨されている）.	●ガウンテクニック（p.140 Skill「無菌環境の準備」参照）にて医師の準備を介助する.
❷穿刺部位を広範囲に消毒する（**1**）.	●CDCガイドライン（2011）では，0.5％以上のクロルヘキシジンアルコール製剤による皮膚消毒を推奨している.
❸穴あき滅菌布をかける（**2**）.	●患者の視界が遮られるため，患者が不安にならないように声をかける.

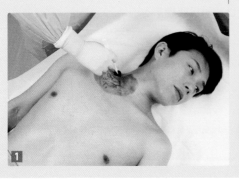

1

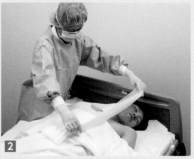

2

❹局所麻酔の準備をする.

❺穿刺部に局所麻酔を行う（**4**）.

❻CVカテーテルの挿入を行う（**5**）.
- 穿刺針を用いて, 外套またはガイドワイヤーを用いてCVカテーテルを挿入していく.
- 必要に応じて, エコーで静脈走行の確認もしくはエコーガイド下で挿入する.

❼CVカテーテルが挿入されたら, カテーテルを皮膚に糸で固定をする（**6**）.

❽X線撮影にて, 挿入部位の確認を行う.

●患者に不快感などがないか声かけを行いながら, 無菌的に必要物品をわたす（**3**）.

●気胸・動脈穿刺・空気塞栓などの合併症が生じる可能性があるため, 呼吸状態・バイタルサインを観察する.

●カテーテル挿入中は, 呼吸や脈拍, SpO_2の変化などを観察し, ときどき患者に声をかけながら, 痛みや気分不快がないか, 意識状態について観察する.

●固定が終了したら, 生理食塩水を接続する.

●X線撮影にて位置確認が済んだら, 指示された薬液をつなぐ.

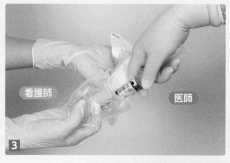

看護師 医師

3

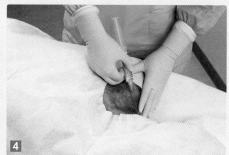

4

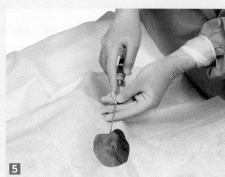

5

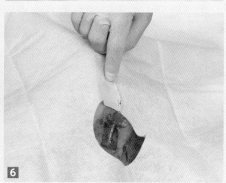

6

❾穴あき滅菌布を取り除き, 処置終了を患者に伝える.

❷挿入部位の止血を確認してから, 刺入部の観察がしやすいように, 透明ドレッシング材にて保護する（**7**）. また, ループ（曲線状の緩み・余裕）をつくり, カテーテルが引っぱられても抜けないようにテープで固定する. 接続部などはガーゼにて保護する（**8**）.

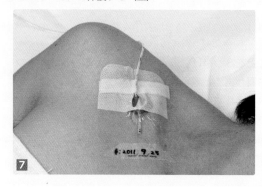

7

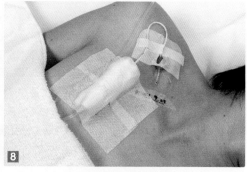

8

❸病室に帰室したらバイタル測定を行い呼吸や循環の状況を確認する．カテーテル挿入時の消毒薬などが皮膚に残っていたり，処置の緊張による発汗などがみられている場合は，温かいタオルなどで拭き，寝衣を交換する．

❹CVラインの滴下状態を確認し，指示された滴下数に調整する．

❺患者へ声かけし，ねぎらうとともにCVラインが引っぱられたりしないように注意するように伝える．

副作用・合併症と対応

- カテーテル刺入部からの出血 ➡滅菌ガーゼで圧迫止血をし，出血量を確認する．
- 挿入部の腫脹，熱感などの感染徴候 ➡挿入部の消毒やドレッシング材の交換を行い，医師に報告する．
- TPNの滴下の不良 ➡カテーテルからの血液の逆流やカテーテルの閉塞の有無を確認し，閉塞の疑いがある場合には，医師に報告する．

評価・記録を行う際の視点

- カテーテル挿入時の患者の様子・呼吸や循環動態など：とくに呼吸状態に変化が見られた場合は，肺音に左右差がないかを確認する．
- カテーテル挿入部の状態に異常はないか：ずれ・出血・腫脹・発赤・熱感・感染徴候など．
- TPNの滴下が良好かどうか．

記録・報告

- カテーテル挿入時の患者の様子・バイタルサイン・全身状態の変化　■合併症を疑う症状
- カテーテル挿入部の状態　■カテーテルの固定・ずれ（挿入の長さ・縫合固定数・カテーテルのサイズ）
- TPNの滴下状態

コラム

周手術期の栄養管理を取り巻く変化

　近年世界的に，術後回復強化（enhanced recovery after surgery：ERAS）が導入されつつある．これは，術後の回復促進に役立つ各種のケアをエビデンスに基づき統合的に導入し，安全性と回復促進効果を強化した"集学的リハビリテーションプログラム（multimodal rehabilitation program）"により，術後の迅速な回復を目指すものである．

　現在，日本においても大腸がんの周手術期管理において，ERASが少しずつ導入されつつある．施設やその患者の状態によって導入状況も異なるが，ERASでは，できるだけ手術に伴う禁飲食期間を短縮し，免疫器官でもある腸管を用いるためにも，また，回復への意欲を向上させるためにも，経口摂取を促していくのがよいとされている．このように，周手術期を取り巻く栄養管理も大きく変化しつつある．

▌引用文献▌

1) CDC：Guidelines for the Prevention of Intravascular Catheter-Related Infections（2011），〔https://www.cdc.gov/infectioncontrol/pdf/guidelines/bsi-guidelines-H.pdf〕（最終確認：2022年2月15日）

学習課題

1. 術前オリエンテーションで行うべきことを3つ挙げてみよう．またオリエンテーションを行うことで術後にどのようなよい影響があると考えられるだろうか．

2. ストーマサイトマーキングで留意すべき身体（腹部）の線は何か，実際に紙に描いてストーマを設置する場所を決めてみよう．

3. CVカテーテル挿入時の介助を行う際に気を付けることは何か，考えてみよう．

術中の看護技術

術中看護の目的と役割

　近年の医療の発展は目覚ましい．身体にとって影響が少ない麻酔薬の開発が進み，いままで手術を受けることができなかった重症患者や低出生体重児，高齢者などへの手術適応も広がり，安全に手術を受けられるようになった．

　また，腹腔鏡などの内視鏡手術の発展により，患者にとってより侵襲の少ない手術方法が確立されてきた．皮膚に開けた直径数ミリの穴からカテーテルを血管内に挿入し治療を行うインターベンション治療法も進み，さらに遠隔操作やロボット支援下手術など先進医療，先端技術は日々進歩を続けさまざまな手術手技が開発されてきている．

　これまで大きな切開創を開いて行われていた手術が，1cmほどの数ヵ所の小さな切開創で手術が行えるようになってきた．つまり，手術はより侵襲が少ない術式へ，また可能な限り臓器・機能を温存する術式へと変化してきている．このことにより，術後疼痛は軽減され，早期離床が進み，入院期間が短縮化され，手術患者に大きな恩恵がもたらされている．

　これらの医療技術の発展に伴い，**手術室看護師**に求められる役割は非常に大きくなっており，手術室看護師は高度な技術を備えたエキスパート看護師を目指すことが望まれ，患者に質の高い医療技術の提供と医療安全を保証し提供していかなければならない．

〈手術室看護師の役割—器械出し看護師と外回り看護師〉

　手術室看護師の役割は，患者の安全・安楽・尊厳を守り，手術が円滑に進行するよう手術チームを調整することである．

　手術室看護師業務には，術式に合わせて手術がスムーズに進行するよう術者の介助を行う「器械出し業務」と器械出し以外の手術全般にかかわる「外回り業務」がある．器械出し業務を担う看護師は**器械出し看護師**と呼ばれ，手術進行に合わせ適切な器械を医師へ手わたし，手術の進行をサポートするとともに，術野の無菌状態を維持し術後感染の防止や

使用した器材の体内遺残を防止する役割を担う．外回り業務を担う看護師は**外回り看護師**と呼ばれ，術前に病室を訪れオリエンテーションを通して不安の緩和を行い，当日は麻酔科医とともに患者の状態を観察し，手術中麻酔で意識がなくニーズの表出ができない患者の代弁者として麻酔および手術が安全に終了するようケアを提供する役割を担う．具体的には心理的支援，麻酔看護，手術体位管理，体温管理，感染予防などが挙げられる．また，使用する医療機器管理や手術チームメンバーのチームマネジメントも行う．

　手術チームメンバーは手術患者に対し，**誤認手術**と**体内異物遺残**などの医療事故は絶対に起こしてはならないため，どの施設においてもこれらの防止対策は徹底して行われている．

● 誤認手術防止対策

　誤認には，患者誤認，手術部位の誤認，術式の誤認が挙げられる．

　患者誤認防止対策としては，手術室入室時に患者自身に生年月日およびフルネームを名乗ってもらい，入院した際に着用したネームバンドとチャートの氏名が同一であることを確認する．

　手術部位の誤認防止対策としては，患者が覚醒している手術前日に執刀医が患者とともに手術部位を確認し，院内で統一したマーク（たとえば○）を決められた部位に執刀医が印をつける（この作業を**マーキング**という）．

　手術当日は手術同意書，マーキングを確認し，手術執刀直前にWHO手術安全チェックリストに則り，チームメンバー全員で患者氏名，手術部位，術式の再確認を行い手術を開始する（この確認作業を**タイムアウト**という）．

● 体内遺残防止対策

　手術で使用する器械は，術前，術後ともに2人の看護師でダブルチェックを行い，数の不足がないか，鉤のある器械の破損がないか，ネジのついている器械ではネジの脱落がないかなどについて確認する．

　手術で使用する診療材料は，術前，術中，術後に決められたタイミングでカウント（数を照合する確認作業）を行い，使用した診療材料すべての数が合致することを確認する．また，腹腔内に使用する診療材料は，X線不透過ラインが入っている材料を使用することで，カウントが合致しない場合はX線撮影を行い，体内遺残を未然に防ぐことができる．

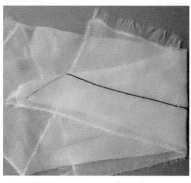

X線不透過ライン入りガーゼ

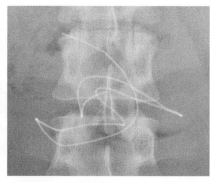

脊椎部分にX線不透過ライン入りガーゼがある時のX線画像

（写真提供　白十字）

〈手術室看護師に求められる知識と技術〉

　手術患者は麻酔により生体の恒常性がコントロールされた状態にあり，身体的にも精神的にもストレスが大きく急激な変化を起こしやすい状況にある．そのような患者を看護するため手術室看護師には，「先を読む力」「瞬時に状況をとらえる洞察力」「目で見て，患者に触れ，わずかなモニター音の変化も聞き逃さずに情報を得る力」など特有の専門知識と，より確実な看護技術の提供が要求される．そして，それらの知識や技術の提供が手術患者に安全・安楽をもたらし，さらに患者の術後回復を促進させ，患者のQOLの向上につながる．

　手術室では，病棟での看護技術とは異なる独自の看護技術が展開されている．それぞれの技術について，注意点や根拠をふまえながら具体的に理解することが大切である．

A. 無菌環境の準備に関する技術

1 ● 無菌環境とは

　手術室においては，術後患者の**手術部位感染**（surgical site infection : SSI）を防止するため，高度な空調管理によって区切られた空間や滅菌器材の使用をはじめ，清潔な環境を整えるためのさまざまな対策がとられている．これらの対策によってもたらされる環境を**無菌環境**という．具体的には患者を中心に滅菌ドレープでおおわれた部分，メスをはじめとする滅菌器械類，滅菌ガウンと手袋を身に付けた外科医師，器械出し看護師などであり，また滅菌器材でおおわれた部分も同様である．手術室の無菌環境を維持し，安全な手術を提供するためには，これらの対策に加え，手術にかかわる一人ひとりが，「"清潔"と"不潔"を常に意識し行動する」ことや「身だしなみを整える」「頻繁な出入りやほこりを巻き上げる行為を控える」ことなど，無菌環境維持に努める行動が求められる．

● 清潔，不潔とは何か

　ここでいう清潔とは日常用いられる"汚れのない状態"のことではなく，"滅菌された無菌の状態"のことをいい，**不潔**とは，"一見汚れがないように見えても，滅菌されておらず無菌状態とはいえないもの"あるいは"完全に汚染された状態"のことをいう．

　つまり，清潔・不潔を区別するには，汚れている・汚れていないという見た目だけでなく，その物がその手術において滅菌物として清潔に使用すべき物なのかどうか，その物が適切に滅菌された状態にあり，さらに清潔が適切に維持されているのかどうかを常に判断することが重要である．

2 ● 無菌環境を維持するための方法

　メスや鑷子など手術で使用する主な器材は，滅菌された無菌状態にある．その無菌状態を維持して使用するには，それらを扱う医師・看護師自身も，適切な手洗いとガウンテクニックを用いて滅菌された手袋とガウンを身に付け，清潔な状態となる必要がある．

　手術器材は，主に滅菌手袋・ガウンを装着した器械出し看護師によって準備・管理されるが，器械出し看護師以外の看護師でも，器材の準備段階における滅菌物の開封や，麻酔科医の使用する器材の準備，器械出し看護師への滅菌器材の受けわたしなど，清潔を維持

⊂ラム
常在菌と通過菌
　手指に存在する微生物は，皮膚常在菌と皮膚通過菌に分けられる．常在菌は，皮脂腺，皮膚のひだなどの深部に常在しており，表皮ブドウ球菌が含まれ，消毒薬による手洗いによっても除去しきれない．通過菌は，皮膚表面，爪などに周囲の環境により付着したもので，大腸菌などのグラム陰性菌や黄色ブドウ球菌などのグラム陽性菌など，さまざまな微生物が含まれるが，抗菌成分を含まない石鹸と流水でほとんど除去することができる．

すべき器材を取り扱う機会は多い．その際にも，器材の無菌状態を保つために，適切な無菌操作が必要となる．実際の手術室では手術部位感染予防のために決められた順で準備が行われる．

　まず，器械出し看護師は，患者用に集められた手術器材の滅菌状態を確認後，器材を開封する．その後，手術時手洗いを実施し，手術用ガウン，手袋を着用し術前器材準備を開始する．また，執刀医師は器械出し看護師の術前業務と並行し，麻酔の準備が整った患者の手術部位周辺を消毒し，その後，手術時手洗いを実施し，手術用ガウン，手袋を着用し，手術用覆布を患者の身体にかけ手術が開始される．

a. 無菌操作

　無菌とはすべての微生物が存在しない状態のことである．滅菌された器具や診療材料を無菌状態を保ちながら操作することを**無菌操作**という．手術，外科的処置，カテーテル挿入など，感染リスクが非常に高い医療行為においては必須となる**操作**である．無菌操作を行う医師や看護師は手洗い後，滅菌されたガウンや手袋を着用して行う．

b. 手術時手洗い

　手術時に行われる手洗いは，**手術時手洗い**とよばれ，外科手術など最も清浄度が要求される環境において行われる手洗い方法である．

　病棟などで主に行われる日常的手洗いや衛生的手洗いとは異なり，手術時手洗いは手指に付着する**通過菌**の除去のみならず，手術のような侵襲的な処置や易感染性にある手術患者にとって，感染の要因となりうる常在菌も可能な限り除去することを目的としている厳重な手洗い方法である．具体的方法に関する違いとしては，手術時手洗いが，消毒薬を使用し，手指から上腕にかけての広範囲を洗浄し，洗浄時間も長く，また洗浄時の水の流れなどに気を配り手指の洗浄度を高く保つテクニックを用いる点や，洗浄後そのままの清潔度を保って滅菌ガウンおよび滅菌手袋の装着へ移行する点などが挙げられる．

　消毒薬は，ポビドンヨードまたはクロルヘキシジンの使用が一般的であり，広い抗菌スペクトル*と速効性・持続性などの要素が重要となる．

---

*抗菌スペクトル：疾病の原因となっている微生物に対して抗菌薬などを用いた場合に，その薬効が発揮される微生物の，①種類・範囲，②効果の強弱，を示す指標である．薬剤によって①②は異なり，多くの種類（①）の微生物に対して，強い効果（②）があるものほど，「広いスペクトルをもつ」と評価される．

● 手術時手洗いの手技

従来は抗菌性スクラブ製剤と滅菌ブラシを用いたブラッシング法が行われていたが，ブラッシングによる皮膚損傷が逆に菌の温床となり感染のリスクを増大させる可能性が懸念され，近年ではブラシを使用せず手揉み洗いが主流になっている．

手術時手洗いの方法は，使用する薬剤や手法により数種類に分けられる．

抗菌性スクラブ製剤のみを使用する手技で，消毒部位全体にブラシを用いる場合はブラッシング法，手揉み洗いをする場合はスクラビング法とよぶ．手揉み洗いで抗菌性スクラブ製剤後に手指にアルコール擦式消毒を行う手技をツーステージ法（二段階法），予備洗浄後に消毒部位全体にアルコール擦式製剤を擦りこむ手技をラビング法という．

ツーステージ法でもラビング法でも手術部位感染発生率には有意差が認められていない[1] と報告されている．手洗い時間が短縮され，かつ滅菌ブラシや滅菌タオルを使用する必要がなくコスト削減が図れるという点でラビング法を取り入れる施設が増えてきている．

c. ガウンテクニック

ガウンテクニックとは，手術時手洗いの後に，滅菌ガウンおよび滅菌手袋を無菌状態に保ったまま身に付ける方法である．ヘアキャップ，マスク，ゴーグルなどを装着し，毛髪などができるだけ外部に露出しないように身だしなみを整え，また滅菌ガウンおよび滅菌手袋を身に付けることで，衣服や肌に付着した菌を封じこめて手術創部への菌の付着を防ぎ，清潔状態を保ったまま手術を行うことができる．また，術中，患者の血液・体液への曝露から外科医師や器械出し看護師などの医療スタッフを守る目的としても重要である．

● オープン法，クローズド法

一般に，ガウン装着後に手袋を装着することが多いが，手袋装着時にガウンの袖口から手を出して手袋を装着する方法（**オープン法**）と袖口から手を出さずに手袋を装着する方法（**クローズド法**）がある．クローズド法は，手術時手洗いを行ったとはいえ，滅菌されていない素手で滅菌物や無菌環境領域に触れることがないように工夫された装着方法であり，より高い清潔度を保てるという利点がある．

Skill

無菌環境の準備（滅菌状態の確認・開封，手術時手洗い［ラビング法］，ガウンテクニック）

目的▶ 滅菌状態の確認方法，滅菌物の開封方法，手術時手洗い，ガウンテクニック，無菌操作方法を知り，手術中は無菌状態を維持する必要性があることを理解する．

物品▶ ハンドソープ，擦式手指消毒薬（クロルヘキシジングルコン酸塩エタノール含有製剤），
未滅菌ペーパータオル，滅菌ガウン，滅菌手袋
注 ラビング法で使用する薬液にはエタノール成分が含有しているため，エタノールアレルギーをもつ医療者は使用禁忌である．

動画Ⅱ-02

実　施	根拠**根**／ポイント**➡**／注意点**注**
滅菌状態の確認・開封	

❶滅菌状態を確認する．
- インジケーターを探し，変色など滅菌済みのサインがあることを確認する．
- 滅菌の有効期限を確認する．
- 滅菌状態が有効に保たれているかを確認する．破れている，器材の中身が飛び出しているなど，包装の破損がないか，包装が濡れていないか，明らかな汚染がないか，を確認する．

注 滅菌の有効期限の記載されたものと滅菌日の記載されたものがあるので気を付ける．また，同じような包装がされていても滅菌物ではない物品もあるので注意が必要である．

〈高圧蒸気滅菌用インジケーター滅菌変色表示〉
インジケーターとは滅菌が有効に行われたかどうかを判定する滅菌保証製品である．物理的・化学的・生物学的方法があるが，滅菌が完了することによって変色する試験紙（テープ・カード状）を用いた化学的方法が広く汎用されている（**1**，**2**）．

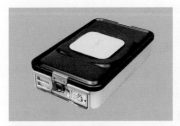
滅菌コンテナに入った物品

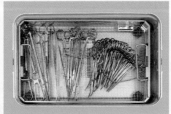
滅菌コンテナの中身

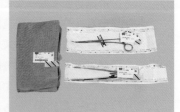
個包装された物品

コンテナ内に入れて用いる化学的インジケーター（**1**）：未滅菌（白）⇨滅菌済（黒）

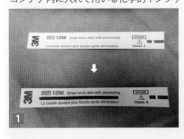

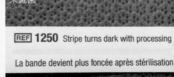

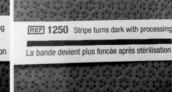

滅菌バッグ上に変色表示される化学的インジケーター（**2**）：未滅菌（オレンジ）⇨滅菌済（グリーン）

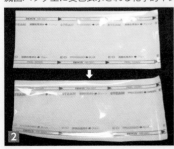

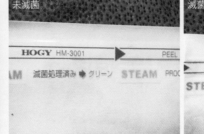

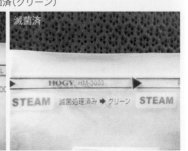

❷滅菌包・滅菌袋を開ける.
　①滅菌包を台などの上に広げる際は，汚れや水気の
　ない場所に置き，外側より折り返しを広げる.
　②折り返しを広げていく際には，素手など滅菌物以
　外のもので滅菌包の内側に触れないよう気を付け
　る.
　・滅菌包の内側部分の操作は滅菌された鉗子または滅菌手
　袋を装着して行う.

➡ 周囲の状態を確認し，十分なスペースと清浄な環境を確
　保して行う.
注 身だしなみを整え，上着のすそやネームカードなど身に
　付けている物が滅菌物に触れないように気を付ける.
注 滅菌物を扱う前は，手洗いや擦式消毒用アルコール製剤
　を使用して手指消毒を行う.

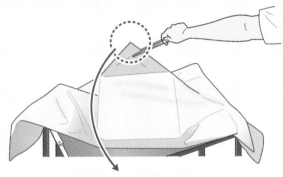

端が床に付かないようにする.
また，鉗子を使用して行う場合
は，鉗子が不潔物に触れないよ
うに注意する.

　③②で広げた滅菌包（清潔エリア）へ滅菌袋に入っ
　た清潔器材などを準備する.
　・滅菌袋は，袋の開封口部分を両手で持ち，左右に広げる
　ようにして開き，内側および清潔器材に触れないように
　して，中身を清潔エリアに落とす.

➡ 大きいもの，長いもの，コード類など形状が複雑なもの
　は清潔を保ったまま開封準備することが難しいため，介
　助者に開封してもらい，滅菌手袋を装着して取り出すと
　よい.刃物や細かい器材は紛失しないよう気を付けなが
　ら開封していく.

手術時手洗い（ラビング法）

動画Ⅱ-03

❶アクセサリーや時計を外し，身だしなみを整え，ヘ
アキャップ，マスク，ゴーグルを身に付ける.

➡ 頭髪はヘアキャップ内にしっかり入れる.
➡ 爪はあらかじめ短く切り揃える.
➡ 患者の感染症の有無にかかわらず，ゴーグルやアイシー
　ルド付きマスクを着用し，患者からの血液や体液の曝露
　を防止する.

❷手と前腕，肘関節上部まで，ハンドソープを用いて
予備洗浄を行い，流水で石鹸成分を完全に落とす.
使い捨ての未滅菌ペーパータオルで水分を十分拭き
取る（■）.

根 水分を残したまま次のステップに入ると薬液が浸透しに
　くい.

❸片方の手掌に擦式手指消毒薬をとり，反対側の指先
と爪を十分に浸す（■）.

❹前腕から肘関節上部まで全面にまんべんなく手指消
毒薬を塗り広げる（■）.

➡ 手首から肘に向かって上下に動かして塗り広げるのでな
　く，手首から肘に向かってらせん状に一方向に塗りこむ.

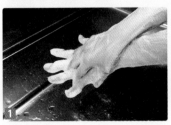
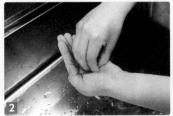
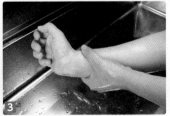

❺反対側の手に対しても❸，❹を行う.

❻両手掌に消毒液をとりなじませる．指，手掌，手背に塗り広げる．

❼指1本1本をねじりながら指先，爪までしっかりと塗る（❹）.

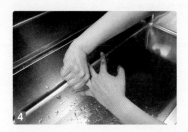

注母指周囲，指間，各指先は，塗り込み残しやすいので意識して塗り込む.

➡終了時は，しっかりと塗り込まれ薬液が乾燥していることを確認し，その後ガウンテクニックに入る.

➡薬液が残っている状態で滅菌手袋を着用すると着用しにくい.

➡手洗い後は肘を曲げ指先を上に向けた状態を保つ．自分の衣服にも手がつかないように気を付ける.

動画Ⅱ-04

ガウンテクニック

❶ガウンおよび手袋を，清潔なスペースに無菌操作で開封しておく.

❷手術時手洗いを行う.

❸介助者がいることおよび清潔なガウンを広げられる十分なスペースがあることを確認し，ガウンの裏側（ガウン着用者の体に触れる側）を把持してガウンを持ち（❶），軽く広げてから袖口に腕を通す（❷，❸）.
・手指がガウンの袖口から出ないようにしておく（クローズド法にて手袋装着する場合の方法）.

➡ガウンおよび手袋を，手洗いの後に取り出しやすいように，適当な場所に開封しておく．その際，滅菌物を不潔にしないように気を付ける.

注手術時手洗い後も素手は無菌状態ではないので，素手で手袋表面やガウン表面などに触れないようにする.

➡ガウンを持ち，広げる際や腕を通す際に，ガウンの表側に素手で触れたり，不潔物に触れたりしないように気をつける.

➡オープン法の場合は袖口より手を出しておく.

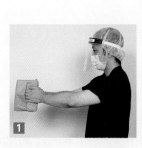
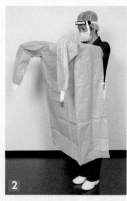
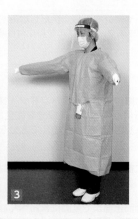

❹介助者は，襟元のマジックテープを留め，留めひもを結ぶ.

注介助者は襟元のマジックテープやひも部分のみを手にし，ガウンに触れる部分を最小限にする．ガウン装着者の手に触れないよう気を付ける.
・ガウンによってマジックテープやひもの位置・個数は異なるので注意する.

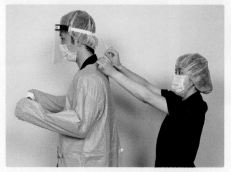

❺介助者は，ガウンの表側に触らないよう気を付けながら，腰部にあるガウンの内側の内ひもを結ぶ.

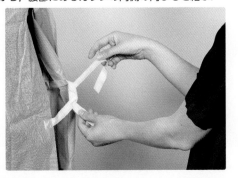

➡腰部の内ひもを結び終わった介助者は，極力不潔にしないようにガウン背部のすその下端（左右両方）を持って，軽く下に引っぱるようにするとよい. ガウンのしわを軽く伸ばすとともに，内ひもを結び終わった合図となる.

❻手袋を装着する（クローズド法とオープン法）.

クローズド法

❶両手を袖口から出さない状態（**1**）で滅菌手袋の包装を広げる（**2**）.
❷両手を袖口から出さないまま滅菌手袋をとり，装着するほうの手を手袋の中に入れる（**3**）*.
　*ガウンの中の母指と手袋の母指が合うように，手袋の折り返し部分をつまみ，手袋の指先を肘向きとする.

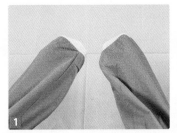 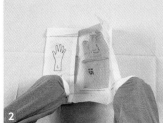 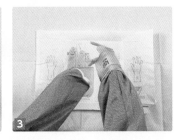

❸手袋の折り返し部分を伸ばして手首のほうへかぶせるようにしていく（**4**，**5**）. ガウンの袖口まで完全に手袋でおおわれた状態になる（**5**）.

➡この時点でもガウンの袖口から両手は出ていない状態を保つ.

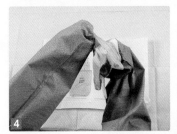 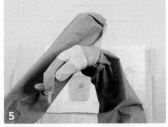 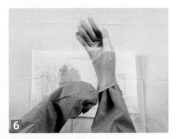

❹手袋を装着していないほうの手で，手袋を装着したほうのガウン腕部分を引っぱり，ガウン袖口から素手を手袋の中へ出していく（**7**）.

注 強くガウンを引っぱりすぎると，ガウンが破れることがあるので注意する. また引っぱることで手袋とガウン袖口部分が外れて素手が出てしまわないようにする. 素手が表面に出てきたり，ガウンおよび手袋の表面部分に素手で触れるのは不潔である.

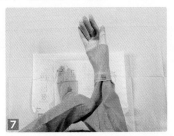

❺手袋を装着した手で，もう一方の手袋の折り返し部分に手を入れて持ち，もう一方の手に同様に装着する（❽，❾）．

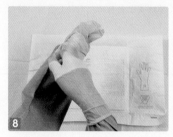

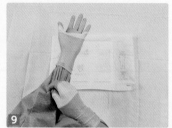

❻両方の手袋が装着できたら，指先などのしわを伸ばすなどしっかり手になじませ，装着を確認する（❿）．

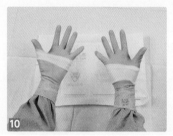

➡ 手袋やガウンがしっかりと装着できているか，素手が出ている部分がないか，ガウンの袖口部分がしっかりと手袋内に収まっているか，手袋やガウンが破れていないかなどを確認する．手袋は前腕部分にまでおおわれるようしっかりと伸ばして装着する．

動画Ⅱ-05

オープン法

❶滅菌手袋の包装を開ける．素手で包装紙の外側の折り返し部分をつかんで広げ包装紙の内側や手袋に素手で触れないようにする（❶）．

➡ オープン法で手袋を装着する際は，ガウン装着の際に介助者に協力してもらい袖口から素手を出した状態にしておく．また素手で触れた包装紙外側部分が清潔器材に触れたりしないように装着場所を確保して行うようにする．

❷装着する側の手袋の折り返し部分を素手でとり，装着するほうの手を手袋の中に入れる．手袋の折り返し部分はそのままにしておく（❷）．

➡ 素手で触れる部分は手袋の裏側であることに留意する．

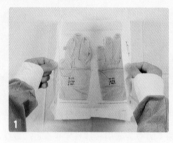

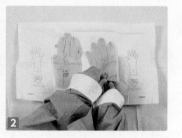

❸手袋を装着したほうの手で残っている手袋の折り返し部分内側に入れるようにして持ち，反対側の手を手袋に挿入する（❸）．そのまま折り返し部分を伸ばしガウン袖口までおおうようにかぶせる（❹）．

➡ 滅菌手袋を装着した手で，手袋の折り返し部分の外側を持つと，素手に触れ不潔になる可能性が高い．

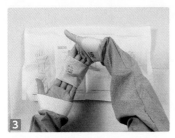

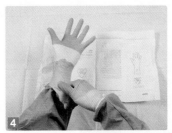

❹反対側の手袋の折り返し部分を伸ばしガウン袖口までおおうようにかぶせる（❺）．両方の手袋が装着できたら，指先などのしわを伸ばすなどしっかり手になじませ，装着を確認する（❻）．

➡ 手袋やガウンがしっかりと装着できているか，素手が出ている部分がないか，ガウンの袖口部分がしっかりと手袋内に収まっているか，手袋やガウンが破れていないかなどを確認する．手袋は前腕部分にまでおおわれるようしっかりと伸ばして装着する．

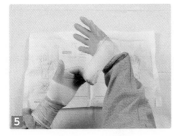

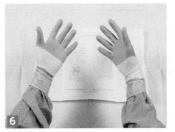

❼滅菌手袋を装着したら，腰ひものベルトカードを持ち，腰ひもを腰に1周させて結ぶ．カードは外して廃棄する．

➡ 腰ひもを腰に1周させる際は，手やガウンの腕部分，ひもなどが不潔にならないように気を付ける．広いスペースを確保し，自分自身の背部が周囲にある不潔な機器などに触れないようにする．

➡ 介助してもらい腰ひもを巻く場合は，ベルトカードを介助者にわたし，ガウン装着者は回転するようにしてひもを腰に巻き付ける．

・介助者はカードの赤い部分だけを持ち，ひもやガウン装着者の手に触れないように気を付ける．

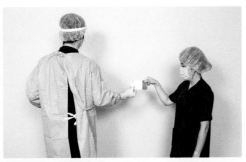

介助者にカードをわたす．

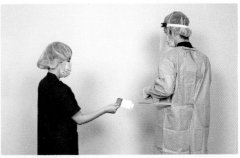

介助者が回る．

❽ガウンの腰ひもを結び，ガウン・手袋が装着できたら，不用意に動き回らず，手は胸の前で組むなどして清潔を保つ.

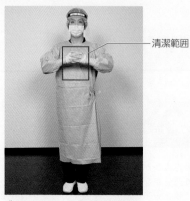

清潔範囲

ガウンテクニック完成後の状態

➡ 滅菌ガウンとはいえ，目が届きにくく不潔になりやすい部分や肌に触れる可能性の高い部分，ガウン装着時介助者が触れた部分は，清潔であるとみなさない. よって，襟首周囲，背面，腰下部などには，手袋で触れないようにする.
胸から腹部，前腕，手が，ガウン着用後の清潔範囲である.

動画Ⅱ-06

コラム

鉗子・鑷子による滅菌物の取り扱い

消毒液は滅菌されていないため，消毒液で濡れた綿球を鉗子や鑷子で把持する際には，液が手袋に垂れてこないよう，鉗子や鑷子の先端を上に向けてはならない.

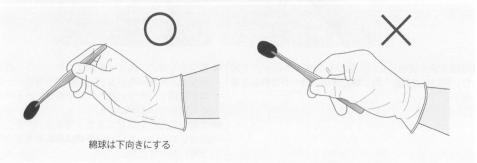

綿球は下向きにする

▌引用文献▌
1) 深田民人：手術時手洗い法に対するラビング法とスクラビング法による手術部位感染発生率の比較. 日本外科感染症学会雑誌 3（4）：515-519, 2006

B. 局所麻酔導入に関する技術

1 ● 局所麻酔

　麻酔とは,「無痛」「無動」「有害反射の抑制」の作用によって, 手術に適応できるように, 生体の環境を整える処置のことである. この麻酔の作用が全身に及ぶものを**全身麻酔**といい, 身体の一部, すなわち局所にのみ作用するものを**局所麻酔**という.

麻酔の分類

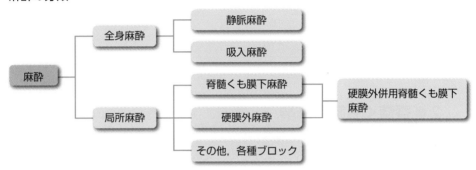

　麻酔は効果が現れる範囲によって,「全身麻酔」と「局所麻酔」に分けられ, 全身麻酔は, 麻酔薬の投与経路によって, さらに,「吸入麻酔」と「静脈麻酔」とに分けられる. 麻酔薬を酸素などと混合し, 吸気とともに投与するものを吸入麻酔といい, 点滴ルートなどから経静脈的に投与するものを静脈麻酔という. それぞれ単独で実施される場合もあれば, 組み合わせて用いられる場合もある.
　局所麻酔の中で, 手術の際に多く用いられるものに「脊髄くも膜下麻酔」と「硬膜外麻酔」がある. それぞれ単独で用いられることもあるが, 組み合わせて用いられるものを「硬膜外併用脊髄くも膜下麻酔」という.
　その他には, 腕神経叢ブロック, 閉鎖神経ブロック, 大腿神経ブロックなどの麻酔がある.

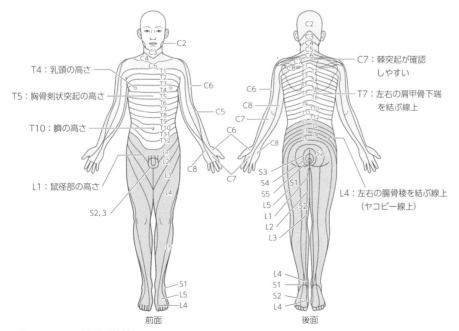

デルマトーム（皮膚分節）

カテーテル挿入部位と麻酔効果必要レベル

手術	挿入部位	必要レベル (硬膜外麻酔主体)	麻酔の広がりの傾向（挿入部から）
甲状腺，頸部郭清	C7-T1		主に低位に広がる
乳房切断術	C8-T5		低位のほうが広がりが大きい
胸部	T5-8		高位のほうが広がりが大きい
上腹部	T9-10(T8-11)		高位・低位に広がる
腎・尿路	T11-L1		
横行結腸	T12-L3	T4	
S状結腸以下	L2-4		
婦人科腹部手術	L3-4 (L2-4)		高位・低位に広がるがやや高位に広がりが大きい 仙椎領域に広げるには溶液量と時間を要する
婦人科腟・頸部	L3-4 (L3-5)	T8	
膀胱・前立腺	L3-4 (L3-5)		
腰部・下肢	L3-4 (L3-5)	T10	

[西山美鈴：麻酔科レジデントマニュアル，第2版，p.48，ライフリサーチプレス，2000より引用]

2 ● 脊髄くも膜下麻酔　▶ p.150 Skill「脊髄くも膜下麻酔の介助」参照

　脊髄くも膜下麻酔とは，局所麻酔の1つで，くも膜下腔に麻酔薬を注入し，脊髄の前根と後根をブロックする麻酔方法である．交感神経，知覚神経（温・冷覚，痛覚，触覚，圧覚），運動神経が遮断され，効果の発現が早いのが特徴である．

●利点と欠点

　この麻酔方法の利点としては，①手技が比較的容易である，②少ない麻酔薬量で強力な作用が得られる，③（後述する）硬膜外麻酔に比べて完全な効果が得られる，④効果発現までの時間が短いことから手術開始までの時間を短縮できることなどが挙げられる．

　反対に欠点としては，①安全性の配慮のため，適用が下肢を含む下腹部以下の手術に限定される，②留置カテーテルを用いないために追加投与ができず，作用時間が限られるために長時間の手術には向かない，③作用時間が過ぎると痛みが出現するため，術後の疼痛管理が必要である，④薬効が強く速やかに現れるため，強力な作用が得られる反面，副作用も急にかつ激しく現れる傾向にあることなどが挙げられる．

●起こりうる合併症

　以下に，脊髄くも膜下麻酔の主な合併症を挙げる．

脊髄くも膜下麻酔の主な合併症

- **血圧低下**：効果範囲の血管が拡張し，そこに大量の血液がプールされるために，相対的に循環血液量が減少して起こることが多い．
- **徐脈**：麻酔範囲が高位になると，心機能を直接抑制して起こる．
- **呼吸抑制**：麻酔の効果によって呼吸機能が制限されると起こる．
- **馬尾症候群**：穿刺行為によって馬尾神経が傷害を受けると起こる．膀胱直腸障害，会陰部の感覚低下，片側下肢の運動障害などがみられる．
- **尿閉**：馬尾症候群以外を原因としても起こることがある．多くは一過性の無菌性髄膜炎が原因ともいわれているが，はっきりした原因は不明である．
- **全脊髄くも膜下麻酔（total spinal block）**：すべての脊髄神経の機能が遮断されてしまうことをいう．最も重篤な合併症で，呼吸・循環が著しく制限されるため，迅速

な救命活動が必要となる.

- **硬膜穿刺後頭痛（post dural puncture headache：PDPH）**：髄液漏が原因の，低髄圧性硬膜刺激症状である.
- **髄膜炎**：処置に伴う感染を原因とする.

3 ● 硬膜外麻酔 ▶ p.153 Skill 「硬膜外麻酔の介助」参照

硬膜外麻酔は，局所麻酔の1つで，硬膜外腔に麻酔薬を注入して脊髄神経根をブロックする麻酔方法である．作用機序は脊髄くも膜下麻酔と同様だが，薬剤が直接神経根に触れて作用するわけではないため，効果が緩徐に（ゆっくり）現れる．また脊髄くも膜下麻酔と異なり，分節・分離麻酔が可能であることが最大の特徴である.

● 分節麻酔

刺入部位（あるいはカテーテルの挿入部位）の選択と麻酔薬の投与量を調節することにより，脊髄神経の支配領域のある一部だけを遮断することが可能となる麻酔方法.

● 分離麻酔

麻酔薬の濃度を調節することにより，交感神経，知覚神経，運動神経のすべてではなく，一部を遮断することが可能となる麻酔方法．神経は上記の順に遮断されるため，具体的には，痛覚までを遮断して運動機能を残し，疼痛コントロールを行いながら，早期離床を図るといった利用方法が一般的である.

● 利点と欠点

この麻酔方法の利点としては，①カテーテルを留置しておくことで追加投与が可能となり，長時間手術にも対応できること，②分節・分離麻酔が可能なことから，理論上は脊髄神経支配領域すべての手術に適応できること，③術後の疼痛管理に利用できることなどが挙げられる.

欠点としては，①手技がやや困難なこと，②カテーテルの迷入や挿入長の不具合が起きやすいため，また脊髄くも膜下麻酔に比べて効果が緩徐に現れるため，脊髄くも膜下麻酔に比べて効果が不完全になりやすいこと，③大量の麻酔薬を使用するため，局所麻酔薬中毒を起こす可能性があることなどが挙げられる.

● 起こりうる合併症

以下に，硬膜外麻酔の主な合併症を挙げる．麻酔の介助に際しては，以下の合併症に留意しながら行うことが大切である.

硬膜外麻酔の主な合併症

- **血圧低下**：「脊髄くも膜下麻酔の主な合併症」（p.148参照）.
- **硬膜外血腫・膿瘍**：硬膜外腔でこれらの症状が生じた場合，周囲の神経を圧迫して不可逆的な障害を与え，麻痺を引き起こすことがある.
- **局所麻酔薬中毒**：血管内に大量の局所麻酔薬が入ると起こる．バイタルサインの変動・不穏などから，重症になるとけいれん・意識障害を起こす.
- **硬膜穿刺後頭痛（post dual puncture headache：PDPH）**：誤って硬膜を穿刺してしまうと，SpiTap針に比べて穿刺針が太いためにPDPHの症状が出やすい.

- **全脊髄くも膜下麻酔**：「脊髄くも膜下麻酔の主な合併症」(p.148参照)．硬膜外麻酔は，脊髄くも膜下麻酔に比べて使用する局所麻酔薬の量が多い．そのため，誤って硬膜を穿刺し，くも膜下腔に薬液が入ってしまうと全脊髄くも膜下麻酔が起こりやすい．

Skill

脊髄くも膜下麻酔の介助

目的▶ 手術を安全に行うため，くも膜下腔に麻酔薬を注入し，脊髄の前根と後根を遮断する．

物品▶ カスタムパック（内容は施設によって異なる）
　　・SpiTap針（なるべく細いものが望ましい）　・消毒用スポンジ　・消毒用カップ
　　・フィルムドレープ（穴あきタイプ）　・ガーゼ　・専用注射器　・ドレッシング材　など
　局所麻酔薬，消毒薬，滅菌手袋，清拭物品（温タオルなど）
　酸素療法物品（流量計，経鼻カニュラなど），静脈ライン確保のための物品一式
　生体モニター（心電図，血圧，酸素飽和度がモニタリングできるもの），救急カート（p.258参照）

処置前の準備	根拠根／ポイント▶／注意点注
❶患者に説明し同意を得る． 　・麻酔の目的，概要，合併症などを十分に説明し，同意を得る（同意書を取得する）．	▶ 施設の方針に従い，必要に応じて同意書を取得する．
❷安全に処置を受けられるよう準備する． 　・消毒薬に対するアレルギーやテープかぶれの有無などを問診する． 　・抗凝固薬の服用，出血傾向の有無を確認する． 　・穿刺時の体位がとれるか確認する（股関節や膝関節の可動域制限など）．	▶ 前日までに済ませておくことが望ましい． ▶ 患者は処置中のイメージがつきやすくなるので，練習して臨むとよい．

実　施	根拠根／ポイント▶／注意点注
❶患者本人であることを確認する． ❷生体モニターを装着する． ●パルスオキシメーターを装着する（**1**） 　・呼吸抑制が起きた場合，あるいは血圧低下に伴う酸素運搬能の低下の危険の有無・程度をモニタリングする． ●心電図を（電極）装着する（**2**） 　・心抑制による徐脈や不整脈の出現，血圧低下による代償性の頻脈の危険の有無・程度をモニタリングする． 　・血圧低下がより早く発見できる．	

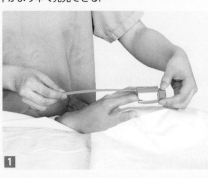

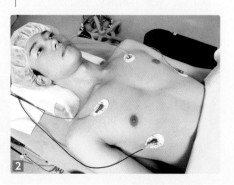

● 血圧計を装着する（**3**）
　・麻酔作用に伴う血圧低下の危険の有無・程度をモニタリングする.

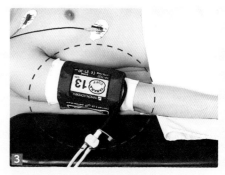

❸ 静脈ラインを確保する.
　・針を静脈に刺入し（**4**），チューブにつなぎ，抜けにくいように固定する（**5**）.

根 緊急時に備えた必須の処置である.

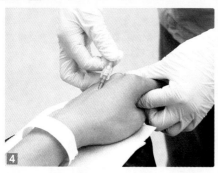

❹ 物品を準備する. 清潔操作でキットを展開し，薬剤を提供する.

❺ 処置台上で右もしくは左側臥位をとってもらう.
　・医師の手技が行いやすいように，台の端まで下がってもらう.
　・手術衣をずらして，腰背部から殿部を露出させる.

❻ 体位を整える.
　・股関節と膝関節を，できるだけ深く屈曲してもらう.
　・両手を足のほうに伸ばし，臍をのぞき込むように首を曲げてもらう.

❼ 予期しない体動に備え，患者の頭部や肩部，また殿部や足底，もしくは膝窩を押さえる（**6**）.
　・患者にも動かないように説明し，協力を依頼する.

注 感染を起こさないように清潔操作を徹底する. また，薬剤はダブルチェックで確認する.

➡ 体位は，手術部位や病態によって変わり，さらに医師によっても変わる.

➡ 患者の肩と腰椎がベッドに垂直になるようにし，脊柱が手術台と平行になるようにする.
根 このような体勢を整えることにより，椎間（ついかん）が広がり，穿刺が容易になる.
注 痛みのある患者，大柄な患者などは，体勢を維持しにくいため，特別の配慮が必要になる.
　・背部を広範囲に露出するため，患者が寒さを感じる場合にはバスタオルなどで保温する.

➡ 痛み刺激に伴う体動のほか，針先が神経に触れた場合に反射が起き，患者の意思とは無関係に下肢が動くことがある.

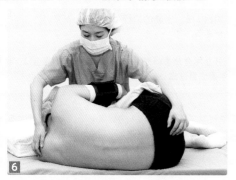

麻酔の処置を行う.

医師の手順

❶滅菌手袋を装着して, 医師が消毒を行う. 感染予防のために, 広範囲にかつ厳重に行う.

❷穿刺部位を中心にして, 穴あき滅菌ドレープをかける. これにより, 広範囲の清潔域が確保される.

❸ヤコビー線や肩甲骨を目安に椎間を確認し, 穿刺部位を決定する (p.38図参照).
・通常, 第3-4腰椎間もしくは第4-5腰椎間

❹穿刺部の局所麻酔を行う.

❺局所麻酔薬の効果を待って, 穿刺を開始する. 脊椎に対して垂直に穿刺針を刺入し, 後縦靱帯を越えたら, 慎重に針先を進める.
・針先を進めるたびに内筒を抜き, 髄液の逆流を確認する. この行為をくも膜下腔に達するまで繰り返す.

❻髄液の逆流を確認したら, 穿刺針を360度回転させ, すべての方向からの髄液の逆流を確認する.
・この行為により, 針先が確実にくも膜下腔にあることが確認できる.

❼逆流を確認しながら, 数回に分けて局所麻酔薬を注入する.

❽穿刺針を抜去し, 止血を確認する.

❾患者を他動的に仰臥位に戻す.

❿麻酔の効果を判定する.
・通常は, 冷感の有無で判断するため, アルコール綿やアイスパックなどを用いて行う (コールドテスト).
・先端のとがったものを用いて, 痛みの有無を確認する方法もある (ピンプリックテスト).

看護師の援助・介助

●医師は, 消毒薬の効果が現れるのを待つ間に, 薬液を注射器に吸うなど局所麻酔の準備をするのでその介助を行う.
・体勢を整える行為も, この間を利用して行うとよい.

🈩第2腰椎よりも頭側には馬尾神経が存在し, 誤った椎間を穿刺することは神経損傷を起こす可能性がある. 医師とともに十分に確認をする.

●局所麻酔によるショック症状がないかを観察する.
●痛みの有無を患者に確認する. 痛みがある場合には, 医師に報告し, 局所麻酔を追加してもらう.

●神経損傷の早期発見のために, 下肢に響く放散痛の有無を患者に確認する.

●生体モニターを観察し, 異常がみられた場合には, 医師に報告する.
・血圧低下に備えて血圧は頻繁に測定し, 血圧低下がある場合は輸液負荷 (体液不足でなくても輸液を行い, 心臓への前負荷を増やすことで循環機能を安定させる方法) を行う.
・バンドエイド®などの簡易な創傷保護材を穿刺部位に貼布する.

●消毒部位をすばやく清拭し, 患者を仰臥位に戻す.
・麻酔の効果が現れ, 下肢の感覚と運動機能の低下が生じているため, 他動的に行う.

🈩アルコールに対するアレルギーをもつ患者には注意する.

副作用・合併症と対応

患者のバイタルサインを観察し, 嘔気の有無を確認する. 変化は急激に起こることが多く, 脱水や高血圧などの循環器系の合併症をもつ患者, 高齢者の場合は, とくに大きく変動しやすい.
■血圧低下 ➡輸液負荷を行い, 必要に応じて昇圧薬の投与も行う.
■血圧低下, 心拍数低下, 呼吸抑制による酸素不足 ➡酸素投与を開始する (予防的に行われることが多い).
■心拍数の低下 ➡アトロピン硫酸塩水和物の投与が行われることがある.
■麻酔の効果による排尿困難 ➡尿道カテーテルを留置する.
■硬膜穿刺後の頭痛, 吐き気 ➡基本的に対応は, 安静と飲水で十分な場合が多いが, 症状が治まらない場合は, 医師に報告し, 補液を検討してもらう. 症状が遷延する場合には, 与薬や自家血パッチなどが必要な場合もある.

評価・記録を行う際の視点

■目的とする麻酔効果・範囲が得られているか:コールドテストやピンプリックテストの結果を確認し, 記載する.
■合併症や副作用が起きていないか:V/Sの変動や, 行われた対処とその結果はどうかを確認し, 記載する.

- ■穿刺部位　■局所麻酔薬の名称と使用量　■バイタルサインの変動と対処内容
- ■患者の主訴・状態　■コールドテストの結果

Skill

硬膜外麻酔の介助

目的 手術を行うため，もしくは術後の疼痛管理のために，硬膜外腔に麻酔薬を注入して脊髄神経根を遮断する.

物品

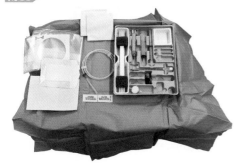

カスタムパック（硬膜外麻酔用. 内容は施設によって異なる）
①硬膜外麻酔針（トゥーイ針）　②硬膜外カテーテル
③硬膜外フィルター　④消毒用スポンジ
⑤消毒用カップ　⑥フィルムドレープ（穴あきタイプ）
⑦ガーゼ　⑧各種注射器　⑨ドレッシング材
その他は，p.150 Skill「脊髄くも膜下麻酔の介助」に準じる.

処置前の準備	根拠根／ポイント➡／注意点注
p.150 Skill「脊髄くも膜下麻酔の介助」と同じ.	

実施	根拠根／ポイント➡／注意点注
p.150 Skill「脊髄くも膜下麻酔の介助」❶（患者確認）〜❼（体位調整）と同じ.	

麻酔の処置を行う.

医師の手順

❶滅菌手袋を装着して，消毒を行う. 感染予防のために，広範囲にわたってかつ厳重に行う（**1**）.

❷穿刺部位を中心にして，穴あき滅菌ドレープをかける（**2**）. これにより，広範囲の清潔域が確保される.

看護師の援助・介助

●医師は，消毒薬の効果が現れるのを待つ間に，注射器で薬液を吸ったり局所麻酔の準備をしたりするのでその介助を行う.
　*体勢を整える行為も，この間を利用して行うとよい.

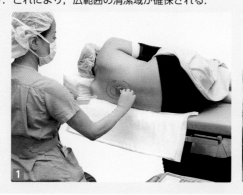

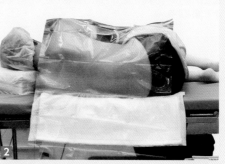

❸ヤコビー線や肩甲骨を目安に椎間を確認し，穿刺部位を決定する．
・皮切部位や手術侵襲が加えられる臓器によって異なる．

●穿刺部位の椎間が最も開くように，体勢を工夫する．

❹局所麻酔を行う（❸）．

●局所麻酔によるショック症状がないかを観察する．

❺局所麻酔薬の効果を待って，穿刺を開始する．脊椎に対して垂直に穿刺針を刺入し（❹），後縦靱帯を越えたら，慎重に針先を進める．
・穿刺部位によってはななめに刺入する．

●痛みの有無を患者に確認する．痛みがある場合には，医師に報告し，局所麻酔を追加してもらう．

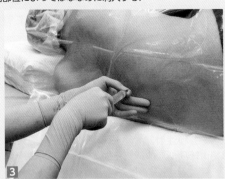

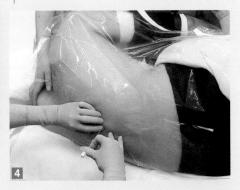

❻トゥーイ針の内筒を抜き，生理食塩水を入れた専用注射器を接続して抵抗を確認しながら刺入を進める（❺）．

●穿刺針が太いため，患者は背中を強く押されるように感じる．痛みの有無を確認し，不安の軽減に努める．

❼硬膜外腔に到達したら，トゥーイ針を90度回転させてカテーテルを頭側に挿入する（❻）．

●カテーテルの先端が刺激となり，強い痛みを訴えることがある．確認し，違和感がある時は，医師に報告する．

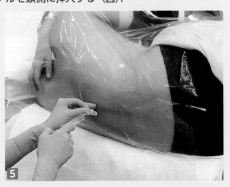

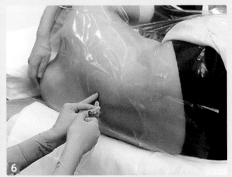

❽トゥーイ針を抜き，カテーテルにアダプターを接続して吸引テストを行う．
・血液や髄液が吸引されないこと，および薬液の注入が可能であることを確認する．

●カテーテル挿入部をガーゼ付きフィルムドレッシング材で保護する．

❾止血を確認し，カテーテルの逸脱が起こらないように厳重に固定する（**7**）.

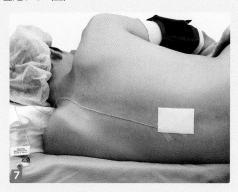

❿患者を仰臥位に戻す.

⓫少量の薬液を注入し，問題がないかどうかを確認する（test dose）. 異常がなければ有効量の薬液を注入する.

⓬麻酔の効果を判定する.
p.150 Skill 「脊髄くも膜下麻酔の介助」と同じ.

●通常，麻酔科医は患者の頭側で麻酔管理を行うため，カテーテルを肩のほうに配置し，ずれないように固定する.
●背部を清拭して消毒薬を拭き取り，患者を仰臥位に戻す.

●血管やくも膜下腔にカテーテルが迷入していた場合は，急激なバイタルサインの変化，下肢の感覚・運動機能の変化（脊髄くも膜下麻酔の症状）をきたす. これらの症状の有無を観察することによって，異常を早期に発見することができる.

副作用・合併症と対応

p.150 Skill 「脊髄くも膜下麻酔の介助」と同じ. その他，以下の点に留意する.
■局所麻酔薬中毒 ➡酸素投与や気道の確保，けいれんの治療，脂肪乳剤の投与などを行う.
■神経圧迫症状（膝を立てることが可能かどうか，足の背屈が可能かどうかで判断する.）➡カテーテルの調整やMRI検査などを行い，原因を究明する.

評価・記録を行う際の視点

■目的とする麻酔効果・範囲が得られているか.
■合併症や副作用が起きていないか：V/Sの変動や，行われた対処とその結果はどうかを確認し，記載する.
■神経の圧迫は時間が経過してから起こることがあるため，下肢の動きは定期的に確認する.

記録・報告

■穿刺部位およびカテーテル挿入の長さ　■局所麻酔薬の名称と使用量　■バイタルサインの変動と対処内容
■患者の主訴・状態　■コールドテストの結果　■（持続投与が行われている場合は）その組成と流量および残量

C. 全身麻酔導入に関する技術

1 ● 麻酔導入の準備

　麻酔導入・挿管を行うまでの時間は限られており，患者が安全にかつ安楽に手術を受けられるように，確実・円滑にその準備を行う必要がある．看護師は，患者の入室後，血圧計，心電図，パルスオキシメーターなどのモニター類を装着し，その後，薬剤投与のための末梢静脈ルート確保の介助を行う（p.150参照）．患者の入室から麻酔導入までの間は，患者に処置内容を説明するなどのコミュニケーションをとり，患者に安心してもらえるように配慮しながら準備を進めていく．

2 ● 挿管の介助

　全身麻酔は，全身麻酔薬が血流によって中枢神経系に作用し，無痛状態をもたらし，意識が消失する．それに伴い呼吸の自律的運動も消失するため，人工呼吸による呼吸管理が必要となる．**人工呼吸管理**を行ううえで，気管に経口的または経鼻的に気管チューブを挿入する気道確保の方法を**挿管**という．

〈小児の場合，その他特殊な場合〉

・小児の場合は，カフによる気管粘膜の損傷や圧迫による浮腫を起こしやすいので，カフの付いていないチューブを選択する．小児の場合，潤滑剤は気管への過度の刺激となるので，チューブは水を付けて濡らすだけでよい．

・特殊な挿管としては，胸部外科で行う肺の手術では，片肺換気用の挿管チューブを用いることもある．ほかにも，屈曲しにくいスパイラルチューブ，口唇部のところで折れ曲がるような形の成型チューブなどがあり，術式・体位によってそれぞれに適したチューブが選択される．

・ラリンゲアルマスクを使用する場合は，喉頭鏡を使用せず，咽喉頭部へ挿入した後，先端にあるカフを膨らませて固定する（p.273参照）．またラリンゲアルマスクは，必ずしも挿入時に筋弛緩薬を必要としない．

Skill

挿管の介助

目的　意識消失時に，経口的あるいは経鼻的に気管チューブを挿入して気道を確保する．

動画Ⅱ-07

物品　気管チューブ，スタイレット，カフ用注射器，喉頭鏡，潤滑剤，エアウェイ，バイトブロック，吸引カテーテル，目パッチ，固定用テープ，聴診器，BISモニター*，パルスオキシメーター，筋弛緩モニター，カプノメータ

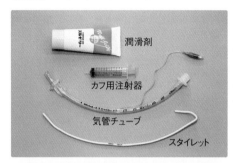

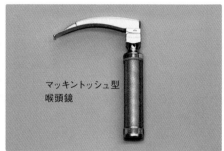

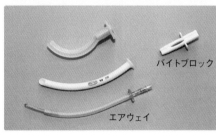

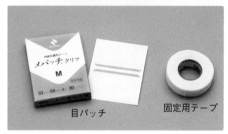

- 麻酔科からの指示どおりの種類・サイズの気管チューブが用意されているか．挿管チューブの太さ（直径）は，成人男子で8.0〜9.0 mm，成人女子で7.5〜8.5 mmである．
- 気管チューブのカフ（注射器で空気を入れる）に破れがないか．
- スタイレットがチューブの先端から飛び出ていないか．
- 気管チューブ（カフの空気を完全に抜く）に潤滑剤が塗ってあるか．
- カフ用シリンジに空気が10 mL程度入っているか．
- 吸引器が作動し，吸引力は十分か．
- 適切なサイズのエアウェイが準備されているか．
- 喉頭鏡のライトが点灯するか．明るさは十分か．

処置前の準備	根拠根／ポイント➡／注意点注
●麻酔器の準備が必要である．電源コンセントを挿入し，酸素・笑気・空気・余剰ガス回収装置に接続する． ●電源を入れ，蛇管，バッグを接続し，始業点検を行う． ●必要物品は，挿管用のワゴン上に準備する．準備は麻酔科医が行うが，必ず必要物品がそろっていることを確認し，それぞれの物品に異常がないか点検を行う． ●挿管困難が予想される場合には，ビデオ喉頭鏡や挿管困難カート**を準備する．	

*BISモニター：脳波をもとに麻酔の深度を推定するモニターで，BIS値（Bispectral Index）という鎮静の指標で表される．BIS値は100〜0で表され，値が高いほど覚醒している（BIS値60〜80：浅い鎮静レベル，40〜60：臨床麻酔レベル，40未満：深麻酔レベル）．

**挿管困難カート：通常の挿管が難しい"挿管困難（difficult airway management：DAM）"のケースにおいてさまざまな手技・器具を用いて挿管を試みるために必須となるカート．具体的には，気管支ファイバー，ファイバーガイド，ラリンゲアルマスク，カフなしチューブ，エアウェイスコープなどが収納されている．

実　施	根拠根／ポイント➡／注意点注
挿管を行う．	

<table>
<tr><td colspan="2">挿管を行う．</td></tr>
</table>

医師の手順	看護師の援助・介助
❶ビス（BIS）モニターを装着する．	
❷気道確保を確認後，マスクを軽く口元に当て，酸素投与を行う．	●患者の右側に立ち，声かけや手を握るなど，不安の軽減に努める． 　•マスクの大きさは適切か，フィットの状態を確認する．
❸静脈麻酔薬を投与し，意識と睫毛反射の消失を確認する． 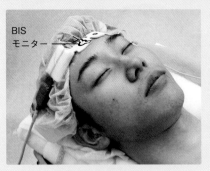 BISモニター	●点滴穿刺部位の痛みの有無，発赤，腫脹の有無を確認する． ●バイタルサインの変化に注意する． 　•麻酔薬の投与により血圧低下・徐脈が引き起こされることがある．
❹気道を確保し，マスク換気を行う． 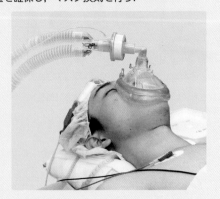	●胸の上がりがわかりやすいように，前胸部が見える（隠れない）ようにする． 　•マスク換気が確実に行われているか，皮膚の色，SpO_2値からも確認する． ●手術台の高さを調節する．気道確保困難時にはエアウェイを挿入するため（p.270 Skill 「エアウェイの挿入」参照），必要があれば介助する． 　•医師がマスク換気を行いやすい高さにする．
❺筋弛緩薬を投与する．	●筋弛緩モニターを付ける． 　•筋弛緩薬投与により自発呼吸が停止するため．引き続き皮膚の色，SpO_2値もあわせて確認する． 　•BIS値で十分鎮静が得られていることを確認する．
❻筋弛緩が十分に効いた後，マスク換気をやめ，スニッフィング・ポジションをとる． 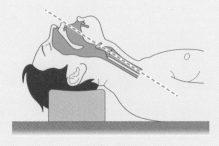	●気管挿管に必要な物品がそろっていることを確認する． ●スニッフィングポジションは喉頭展開・気管挿管に最も適した体位であり，においをかいでいるような姿からそうよばれている．枕の高さを調節し，口腔，咽頭，気道の軸を一直線に保つようにする．枕の高さは10cm前後が適している．

❼右手でクロスフィンガー法（第1指と第2指を交差させる方法）を用いて開口し，左手で喉頭鏡を受け取る*.

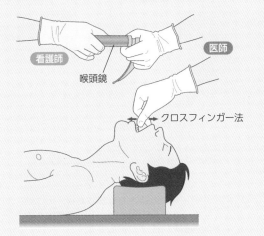

➡喉頭鏡のライトを付け，柄の端を右手で持ち，医師の左手に，喉頭鏡のハンドルのブレードに近い部分を握らせるようにわたす.

❽喉頭展開をする.
・ブレードを患者の右口角から挿入し，舌を完全に左によけながら進め，声門を確認する.

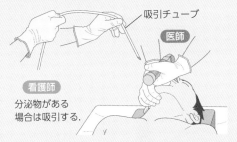

❚注喉頭鏡のブレードが，患者の前歯にかかっていないか注意する.
●口腔内に分泌物がある場合，医師の指示で吸引する.
●声門が十分に見えない場合，医師の指示で外部喉頭を背側，頭側，右方向へ圧迫する.

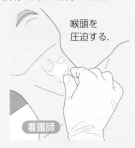

●声門が十分確認できない場合にはビデオ喉頭鏡を使用する.

❾気管チューブを挿入する.

●ビデオ喉頭鏡を準備する.

●挿入の介助を行う.
①気管チューブの先端を患者の足の方向に向けて，医師が持ちやすいように端を持ってわたす.

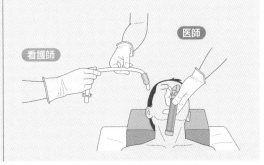

---

*看護師と医師の手技の見分けがつくように，看護師の手袋の色をベージュ，医師の手袋の色を白とし，便宜的に区別している．実際には両者とも同種の清潔な手袋を使用する.

・チューブを右口角より滑らせるように挿入する.
・男性は約22〜23 cm,女性は約21〜22 cmまで進める.

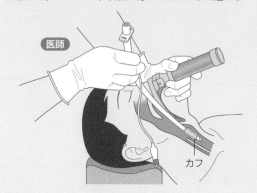

医師

カフ

⑩気管チューブに呼吸器回路を接続する.

②左手で患者の口角を外に引く.

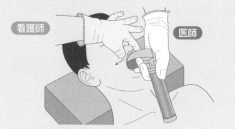

看護師　　　　　医師

③チューブの先端が声門を越えたら,医師の指示でスタイレットを優しく抜く.
④喉頭鏡が外されてくるので受け取る.
⑤喉頭鏡が除かれた後,バイトブロックを挿入する.

●門歯部でチューブの深さを確認した後,カフに空気を注入する.はじめに3mL注入し,空気漏れのないところまで適時1 mLずつ追加する.
・空気を注入する際は,「○○mL入りました」と報告しながら行う.

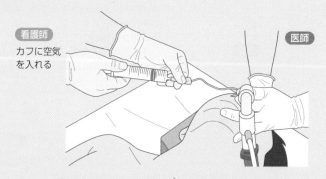

看護師
カフに空気
を入れる

医師

⑪正しく気管内に挿入されたか,視診・聴診により確認する.
・胸郭が左右均等に動いているか.
・呼吸音が左右差なく聞こえるか.
・カプノメータのCO_2の波形が出ているか.

●聴診器を医師の耳にかけ,左右の胸部に当てる.

カプノグラム（正常）
Petco₂(呼気終末時CO_2分圧)の正常値は37〜42 mmHgである.呼気中に含まれるCO_2の濃度をみることで換気が正常に行われているかを確認する.

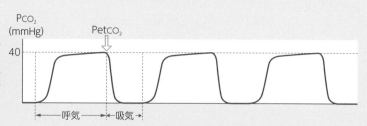

Pco₂
(mmHg)

PetCO₂

40

←—呼気—→ ←吸気→

❶気管チューブを固定する.

➡ チューブの深さを再確認し固定用テープで固定する.
・通常,右口角固定とし,バイトブロックとともに,チューブを固定する.
・固定後の呼吸状態を確認する.

❷目パッチを貼る.

➡ 目を閉じるように目パッチを貼る.
・角膜の乾燥を防止する.

副作用・合併症と対応

- 挿管困難 ➡ あらかじめ，挿管困難に備えてマスク換気を行うことを想定し，すぐにマスクを使用できるように用意しておく．実際に挿管が困難な時は，医師の指示でラリンゲアルマスクを準備し，必要に応じて挿管困難カートの準備を行う．また応援の医師・看護師を呼ぶ．
- 食道への誤挿管 ➡ ただちに挿管チューブを抜去し，再度マスク換気を行うためにマスクを用意する．前胸部の動き，Spo$_2$値を確認し，挿管チューブのカフの破損の有無を点検し，再挿管の準備をする．
- 喉頭展開操作による口唇・口腔内軟部組織の損傷，歯の折損 ➡ 折れた歯を速やかに回収し異物となる危険を防ぐ．出血に対しては，ガーゼなどで圧迫止血，口唇の裂傷には，指示の軟膏の塗布を行う．

評価・記録を行う際の視点

- 挿管操作に問題はなかったか：挿管困難など問題があった場合は，患者の状態と対応を記載する．
- 口唇・口腔内軟部組織の損傷，歯の折損がないか：損傷部位と対応について記載する．
- 挿管後の呼吸状態に問題はないか：正しく気管内に挿入されたことを確認し，正しい位置で挿管チューブを固定する．

記録・報告

- バイタルサイン　■合併症　■挿管チューブの種類・サイズ
- チューブの深さ（なお，カフ注入量は麻酔記録に記載される）

D. 麻酔導入後の術野確保に関する技術

　麻酔導入前より①温風式加温装置を用いて加温ブランケットをあたためておく．麻酔導入後は，②膀胱内留置カテーテルの挿入，③体温計の挿入（なお，仰臥位以外は体位固定の後に挿入する），④間欠的空気加圧装置の装着を行った後，⑤術野が確保できるように医師（術者）と協力しながら体位を整え，固定する（なお最終的な固定は⑥の後に行う）．その後，⑥タニケットの装着，⑦電気メスの対極板の貼付を行う．

　この時，看護師は意識のない患者の代弁者として，患者の視点から体位保持の安全・安楽を考慮し，可能な限り患者の人権の擁護に努める必要がある．

　体位の固定後や，各種物品の挿入後・装着後は，(1)それらがしっかり固定されているか，また(2)それらが術野を妨げていないか，(3)全体的な体位固定に影響を及ぼしていないか，などの最終確認を行い，必要があれば修正する．

1 ● 温風式加温装置（加温ブランケット）の使用

　手術室では麻酔，手術，環境などにより体温が変動しやすい．麻酔導入により末梢血管が拡張し，血流により熱が移動（熱の再分布）することにより中枢温が低下する．麻酔が導入されてから加温しても体温低下を防げないため，患者入室前から温風式加温装置（加温ブランケット）を作動させておく．また，手術中は体表から外部への熱の放散により体温が低下するため，手術中も加温が必要である．

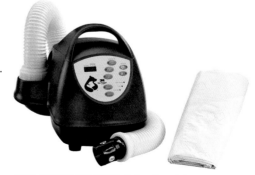

温風式加温装置（加温ブランケット）
（写真提供　スリーエム ジャパン）

2 ● 膀胱留置カテーテルの挿入・介助

　尿量は，手術中の患者の循環動態，水分の出納バランス，腎機能を反映するため，患者の全身管理を行ううえで重要な指標となる．尿量の測定は，**膀胱留置カテーテル**を挿入し，手術中の尿量を測定する方法によって行われる．最低尿量が1 mL/kg/時で維持できれば，循環血液量が十分であり，腎血流量も保たれていることが判断できる．

　尿路感染を予防するために，カテーテル挿入は無菌的に行う．カテーテルが不潔になった場合には速やかに交換する．

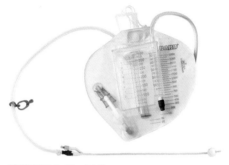

膀胱留置カテーテル

（写真提供　メディコン）

膀胱留置カテーテルの挿入

- 準　備
  - 通常成人男性は16 Fr，成人女性は14 Frを使用する．
  - 特殊なカテーテルを使用する場合以外は，閉鎖式カテーテルキットを使用する．
- 実　施
  ❶挿入前には，手指消毒を行い，滅菌手袋を使用して無菌的に挿入する．
  ❷挿入後のカテーテルは，通常，大腿部で1ヵ所テープ固定し，強く引っぱられないようにする．術式によっては，術野の妨げにならないようにカテーテルを固定する．
  ❸蓄尿バッグは，麻酔科医が観察しやすいように，患者の頭側に吊るすようにする．

3 ● 体温計の挿入

　手術室では患者の体温が低下しやすいため，持続的に体温を測定することにより，**低体温**の予防を図る必要がある．また反対に，うつ熱，発熱，悪性高熱などの体温上昇を把握する指標にもなる．

　術前に，測定体温プローベ（体温計の測温部分）を体内に挿入し，手術中の体温を持続的に測定する．測定部位の選択は，術式，体位，年齢に応じて行うが，同時に，術野の妨げとならず，その測定値が手術の影響を受けにくい部位となるように配慮する必要がある．

体温計の挿入

❶**前額部深部体温の測定**：眼窩上部の前額部に深部温モニタリングシステムのセンサーケーブルを貼付し，測定する．

- 非侵襲的に簡単に測定できるが，頭部顔面の手術で術操作の妨げになる場合は使用しない．

❷**直腸温の測定**：プローベの先に潤滑油を付け，肛門に6~8 cm程度プローベを挿入して測定する（**1**）．テープで，大腿部内側に固定する（**2**）．

- 直腸温は，腸内異物の影響を受けやすいので下腹部手術には適さない．

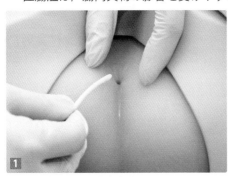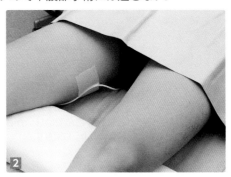

❸**食道温の測定**：口腔内より食道下位1/3にプローベを挿入して測定する．

- 食道温は，開胸手術や上腹部手術の場合，洗浄液温や環境温に影響されるため適切ではない

❹**膀胱温の測定**：膀胱留置カテーテルに温度センサーの付いたバルーンを挿入して測定する．

- 膀胱温は，尿量低下時に値が不正確になる．また，下腹部開腹手術時，腹腔内の大量洗浄時に影響を受けやすい．

4 ● 間欠的空気加圧装置の装着

　周手術期肺血栓塞栓症を予防するために**間欠的空気加圧装置**（フットポンプ）を使用する（p.177「静脈血栓症のリスクと推奨される予防法」参照）．これは，下腿部に取り付けたカフを通じて下肢に圧力を加え，静脈血流速度を高めて下肢のうっ血を軽減させることにより，血栓を予防する目的で使用される．整形外科・婦人科・泌尿器科や一般外科領域などの周手術期，神経科・救急集中治療科・内科や産婦人科での使用にも適する．ただし，以下の既往のある患者には使用してはならない．

- 重度の動脈硬化症または他の虚血性血管疾患．
- 急性期の深部静脈血栓症，静脈炎またはその疑いがある患者．
- 重度のうっ血性心不全または心臓への体液増加が有害な場合．
- 肺塞栓症の患者．
- 下肢に壊疽・未治療の感染創，皮膚炎などがある患者．
- 下肢に皮膚移植した直後の患者．

Skill

間欠的空気加圧装置の装着

動画Ⅱ-08

目的 静脈血流速度を高め，下肢のうっ血を軽減させ，血栓を予防する．

物品
パッド（①），間欠的空気加圧装置（②）

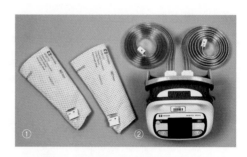

アセスメント	根拠根／ポイント➡／注意点注
●装着が禁忌でないか（p.163参照）． ●チューブ部分が足の下などに入りこんでいないか． 　・スキントラブルの原因にならないように留意する．	**注 禁忌** （1）下肢深部静脈栓症の予防が行われず安静の状態が72時間以上続いている場合（ただし，下肢静脈超音波検査で血栓がなければ装着可能） （2）下肢深部静脈血栓症に罹患している患者 （3）下肢に炎症性疾患・症状のある患者など 　・そのほか，下腿・足の手術の場合など，術野となる部分には装着できないため注意する．

実　施	根拠根／ポイント➡／注意点注
	●メジャーで腓腹部周りの長さを測定し，サイズを決定する．
❶下腿にパッドを装着する．	●パットと脚の間に指が縦に2本入るくらいの緩みをもたせる．

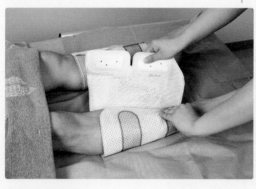 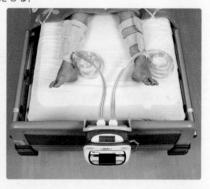

実　施	根拠根／ポイント➡／注意点注
❷装置本体に電源を入れる． ❸左右交互にパッドが加圧されていることを確認する． ❹チューブ部分が足の下などに入りこんでいないか確認し，スキントラブルの原因とならないように留意する．	➡手動設定の場合，圧設定を40 mmHgに設定する． ➡空気の漏れ（エアリーク）や低圧状態があると，アラームが鳴る． ●パッド，チューブの破損の有無や各接続部などを確認し，必要があれば速やかに交換する．

副作用・合併症と対応

■ 皮膚損傷，コンパートメント症候群（循環障害により筋・神経の障害・壊死をもたらす症状）
　➡異常を認めたら医師に報告する．予防策として，定期的に皮膚の状態を観察し，また知覚の有無・程度を確認する．

評価・記録を行う際の視点

■ 正しく作動しているか．
■ 正しく装着されているか：スキントラブルの有無．

記録・報告

■ 開始時刻　■ 装着した装置名　■ 装着部位　■ スキントラブル・知覚障害などの有無

---

5 ● 体位固定

　手術の体位は，①術者にとって良好な術野を確保できる，②呼吸・循環機能を抑制しない，③皮膚障害・神経障害を起こさない，④麻酔科医が患者の管理がしやすい，という観点から決定され，主には，仰臥位，腹臥位，側臥位，砕石位が選択される．

　看護師は，上記①〜④の条件を満たしつつ，それらに加えて，患者の安全・安楽にとって適切な体位はどれかという観点も考慮に入れながら，手術体位を選択する必要がある．

● 体位選択のためのアセスメント

　年齢，栄養状態，体格，関節可動域制限の有無，麻酔時間，術式，術前からの皮膚障害の有無など，術前に患者情報を収集し，アセスメントしたうえで最適な体位を選択する必要がある．

● 褥瘡予防用の用具の使用

　体位をとるうえで体重がかかりやすい骨突出部位は褥瘡が発生しやすい．また，体位固定器具と皮膚が接触する部位も圧がかかりやすい．手術中は体動できないため同一体位で圧迫が継続するため，減圧や良肢位目的にウレタンフォーム，体圧分散用具，柔らかい円座（腹臥位：プローンビュー），長方形枕，タオルなどを使用する．

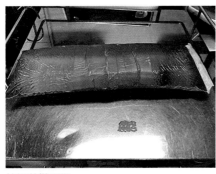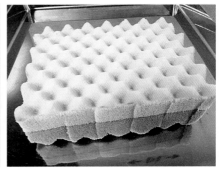

体圧分散用具
（左）アクションパッド，（右）ソフトナース

Skill

術前の体位固定

目的 ▶ それぞれの手術に適した体位を保ち，また術野の確保，呼吸・循環機能の維持，皮膚・神経障害の予防を図る．

物品 ▶ （体位ごとに必要な物品）

● 仰臥位
　上肢：手台，抑制帯，腕固定器（体側固定時）　下肢：膝固定ベルト　頭部：円座
● 腹臥位
　上肢：手台，抑制帯，腕固定器（体側固定時）　下肢：膝固定ベルト，長方形枕　頭部：プローンビュー（眼球圧迫による失明予防のための頭部固定装具）　体幹：四点支持器またはアクションパッド（体幹を支持するための除圧物品）
● 側臥位
　上肢：手台，側臥位用手台，抑制帯　下肢：膝固定ベルト，長方形枕　頭部：円座（高さをリネンなどで調節）
　体幹：側臥位用固定器3個，腋窩枕，ゲルパット（固定器と皮膚の間，腸骨下に入れる）
● 砕石位
　上肢：手台，抑制帯，腕固定器（体側固定時）　下肢：砕石位用足台　頭部：円座

アセスメント	根拠根／ポイント➡／注意点注
● 手術に関する情報 ・アセスメントの結果より，必要に応じて物品を追加し，体位固定の判断材料とする．	➡ 患者の安全・安楽を図るため，看護師が患者の代弁者となり，適切な体位を整える．
● 関節の拘縮や可動制限の有無 ● 全身の皮膚状態 ・術後の皮膚状態と比較する判断材料とする．	

実　施	根拠根／ポイント➡／注意点注
❶ 褥瘡の発生しやすい骨が突出した部位で，手術台や固定具に当たる場所は除圧を行う． ・皮膚のずれや摩擦を取り除くため，背抜き（身体を持ち上げて，シーツのしわを直し，皮膚がずれないように体位を整えること）を行う．	➡ 体位変換時には循環動態が変動しやすいため，バイタルサインに注意する． ➡ 体位変換による挿管チューブのずれによって片肺換気にならないように，固定位置の確認を行う．
❷ 術者，麻酔科医とともに協力して体位を固定する．以下，それぞれの体位の固定時の注意点を示す．	

動画Ⅱ-09

仰臥位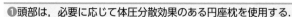

❶ 頭部は，必要に応じて体圧分散効果のある円座枕を使用する．
❷ 腕神経叢損傷を防ぐため，肩関節が90度以上の外転位にならないように固定する．
❸ 手術台と手台の高さを合わせ，すき間をなくすことで，腕神経叢，肩，肘関節の過伸展を防止する．
❹ 固定具や金具が皮膚に接触する場合には，間にタオルや体圧分散用具を使用する．
❺ 褥瘡好発部位は，後頭部，肩甲骨部，仙骨部，踵部（かかと）である．必要に応じて，除圧マットなどの使用により除圧を図る．

⑥総腓骨神経麻痺を防ぐため，抑制帯による膝部分の圧迫がないようにする.
- なお，抑制帯装着については，麻酔導入後，膀胱留置カテーテル挿入，体温計の挿入，間欠的空気加圧装置などの準備の後に最終的に固定する.

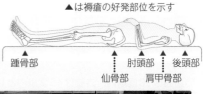
▲は褥瘡の好発部位を示す

踵骨部　　　仙骨部　肘頭部　後頭部
　　　　　　　　　肩甲骨部

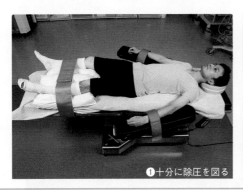
❶十分に除圧を図る　❷抑制帯による固定

腹臥位

❶眼球の圧迫による視神経障害を防止するため，顔面には専用の固定器具（プローンビュー）を使用する. 頭の高さは，高すぎたり低すぎたりしないように，頸椎が上下中間の位置になるように調整する.
❷上肢の固定は，体側に固定するか，肩関節45度外転肘関節回内回外中間位で手台に固定する. 肘内側部を圧迫し，神経障害を起こさないようにする.
❸腹部を圧迫しないよう体圧分散用具を使用する.
❹4点支持器を使用する場合は，支持部分には，体圧分散用具を使用して除圧を図る.
❺つま先が手術台に接していないかを確認する.
❻乳頭や陰部の圧迫がないかを確認する.
❼カテーテルが引っぱられないよう確認して固定する.

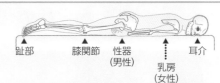
趾部　　膝関節　性器　　　　耳介
　　　　　　　（男性）　乳房
　　　　　　　　　　（女性）

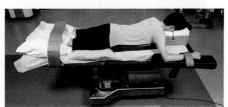

動画Ⅱ-10

側臥位

❶枕の高さを調節し，脊髄損傷を予防するため脊椎が一直線になるように頭の高さを調節する.
❷上側の上肢は，肩関節の外転90度以内とする. 肘関節の圧迫に注意し，神経障害を予防する.
❸腕神経叢，腋窩静脈叢の圧迫を予防するために，腋窩枕を挿入する.
❹体位を安定固定させるために，体側支持器を3～4個使用する. 固定部位は，胸骨部，恥骨部，肩甲骨間，仙骨部で術式により異なる. 固定器具と皮膚の間に体圧分散用具を使用する.
❺体位を安定させるために，下側の下肢は股関節30度程度「屈曲」，膝関節30度程度「屈曲」，上側の下肢は軽度「屈曲」させて固定する.
❻両下肢間には，枕や体圧分散用具を使用し，上側の下肢での圧迫を防止する.
❼股関節が内転，内旋，外転，外旋位になっていないかどうか確認する.

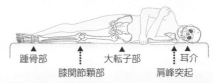
踵骨部　　　大転子部　　耳介
　　膝関節顆部　　肩峰突起

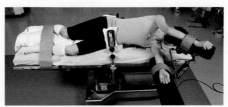

動画Ⅱ-11

動画Ⅱ-12

砕石位

❶上肢の固定は仰臥位に準じる.

❷砕石位用足台を使用し，下肢を乗せる時は，麻酔科医の許可を得て，循環動態の変動に注意しながら片足ずつ乗せる.

❸股関節の屈曲は90度以内，外旋は45度以内とし，股関節を過屈曲しないようにし，坐骨神経損傷を防ぐ.

❹腓骨神経麻痺を予防するため，固定ベルトは強く締めない.

❺砕石位用足台の場合，直接患者の足が当たらないように，タオルや除圧マットなどで保護し，圧迫を予防する.

❻左右対称になるように足台の高さ・位置・角度を確認する.

❼下肢を下ろす時は，片方ずつゆっくり下ろし，血圧の低下を予防する.

❽仙骨部の褥瘡予防のため，必要に応じて，仙骨部に皮膚保護ドレッシング材を貼付する.

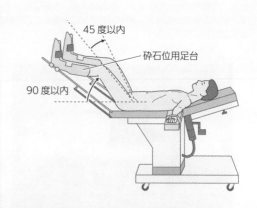

45度以内

砕石位用足台

90度以内

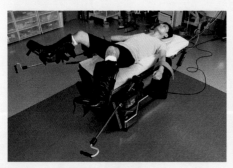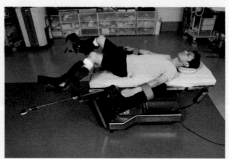

❾良肢位が保たれ，無理な体位がとられていないか，固定器具に皮膚が圧迫されていないか，チューブ類が正しく固定されているか，などの最終確認を行う.

副作用・合併症と対応

神経障害

■腕神経叢損傷　➡腕神経叢が牽引されないように，肩関節が90度以上の外転位にならないようにし，術中は術者の身体による圧迫がないか確認を行う.また，後方伸展がないかを確認する.

■橈骨神経麻痺　➡スクリーンの支柱などによる上腕・肘窩への圧迫や過伸展がないようにする.

■尺骨神経麻痺　➡肘窩の圧迫や過伸展がないようにする.

■総腓骨神経麻痺　➡膝関節を軽度の屈曲位にし，抑制帯による腓骨小頭部の圧迫がないようにする.

■その他の対策
　•固定具が直接身体に接触していないか確認する.接触しそうな場合は固定具をタオルで保護する.
　•膝関節，つま先が直接ベッドに当たらないように，関節部に大枕を入れ，尖足予防を行う.
　•モニター類やライン類，膀胱留置カテーテルなどが，体幹，腕，足の下敷きになっていないことを確認する.

皮膚の障害

■骨突出部分（後頭部，肩甲骨，仙骨，下腿，踵部など）への長時間の圧迫や固定器・抑制帯による圧迫により，紅斑・発赤・水疱などのスキントラブルが起こりやすい.

■発赤　➡創部の保護しつつ，創部の変化を観察するために透明フィルムを貼付する.

■滲出液　➡湿潤環境創傷被覆材を貼付し，滲出液をコントロールし，外圧や摩擦などから創部を保護し，疼痛を緩和する.

■表皮剥離　➡医師と相談する.ステロイド軟膏を塗布する.

その他

■体位変換時の血圧低下　➡予防的に十分な輸液を行う.昇圧薬を準備しておく.

■体位変換時の挿管チューブのずれによる片肺換気や換気障害　➡体位変換後に，チューブの位置の確認，チューブ屈曲の有無の確認，SpO$_2$・血液ガス分析にて呼吸状態の確認を行う.

6 ● タニケットの装着

　タニケットは，四肢の手術を行う場合に用いられるもので，カフを膨らませ四肢への血流を一時的に止めることにより，出血量を減少させ，良好な術野を確保することを目的としている.

カフの装着部位

大腿・上腕が主で，**装着部より末梢の手術が適応**となる. カフを巻く場合には，ギプス用綿包帯（オルテックス®など）を2重以上巻いて**皮膚を保護**し，その上から装着するようにする.

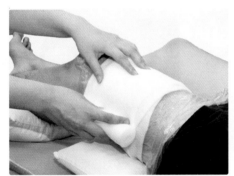

①ギプス用綿包帯を2重以上巻く.

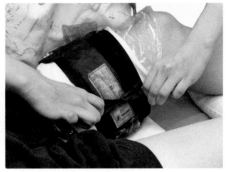

②ひもを結びタニケットを固定する.

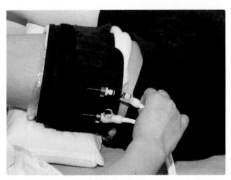

③本体よりチューブを接続する.

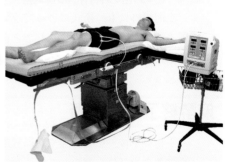

④タニケットのカフに空気を送り，駆血する.

〈カフ圧，駆血時間の設定〉

カフ圧は，装着部位と術前の収縮期血圧を考慮して術者が決定する．右に目安を示す．

駆血時間はあらかじめアラーム設定されている60分から始めることが多い．健康な成人を基準とする場合，標準的な駆血時間は1.5時間とされ，限界でも2時間を超えないようにする．2時間以上の駆血が必要な場合は，10〜15分間駆血を中止し，一度末梢組織に血液を還流させるようにする．

設定圧の目安
- **上肢**：収縮期圧×2＋50 mmHg
- **下肢**：収縮期圧×3＋50 mmHg

7 ● 電気メスの対極板の貼付

電気メスとは，組織に高周波電流を流して，その時に発生する熱で組織を切開・凝固する装置である．対極板は，身体に流れた高周波電流を安全に回収するための電極である．成人用，小児用の対極板があり，必ず体格に合った対極板を使用する．

対極板の貼付部位としては①十分な装着面積の確保できる部位とし，骨の突出した部位は避ける，②血行のよい筋肉質の部位，③傷・瘢痕のない正常な皮膚，④毛のない部位が適している．①〜④を考慮し，手術の消毒部位にかからない，貼りやすい部位に貼付する．大腿前面・後面，背部，殿部などが選択されることが多い．

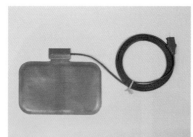

動画Ⅱ-13　**対極板**

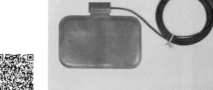

大腿前面への対極板の貼付

8 ● その他の術前の準備

上記以外にも，術式によって違いはあるが，①消毒液よけドレープを体側などに貼り，消毒液が身体の下に入り込むことによる皮膚トラブルを防止する，②開創器やスクリーン（挿管チューブの保護）を手術台に取り付けるなど，術前は多くの準備が必要となる．

E. 麻酔終了時の技術

手術終了後，患者を速やかに覚醒させるために，麻酔科医は，手術進行状況に合わせて麻酔薬の投与量を調節している．手術が終了すると麻酔薬の投与を中止し，麻酔からの覚醒を待つ．速やかに覚醒するには，年齢，術前状態，麻酔方法，筋弛緩薬使用の有無，術式，手術時間，出血量，術後鎮痛方法など，さまざまな要因が影響する．最近は，短時間作用性の薬剤を選択する全身麻酔方法が増加してきたため，麻酔覚醒に長時間を要することが少なくなってきた．

　　麻酔覚醒時は，手術侵襲や創部痛により，高血圧や頻脈など循環動態の変動をきたしやすい時期であり，また人工呼吸から自発呼吸へ移行する抜管直後は，最も気道や呼吸のトラブルが起こりやすい時期でもある.

　　看護師は，麻酔から覚醒していく過程において起こりうる身体的・生理的な変化を理解し，そこから予想される患者の異常を早期に発見するモニタリング能力と急変時における迅速な対応力が要求される.

Skill

麻酔終了に伴う抜管の介助

動画Ⅱ-14

目的　患者の状態が変化しやすい麻酔終了時に，安全に麻酔用の気管チューブを抜去できるように介助する.

物品

聴診器，喉頭鏡，カフ用注射器，アルコール綿，口腔吸引用カテーテル，気管吸引用カテーテル，吸引器，吸引管，滅菌蒸留水

アセスメント

●患者が抜管可能な状態かどうかを確認する.
　・抜管直前の患者の意識レベルは，麻酔前の状態と同じレベルに覚醒していなければならない. 氏名を呼ぶと開眼でき，「手を握る・離す」などの指示に応じることができ，咳嗽反射や嚥下反射があるかどうかが目安となる.
　・抜管後は自分自身の力で呼吸をしなくてはならないため，抜管前に以下を確認する.
　　①十分な1回換気量（5 mL/kg以上）がある.
　　②適正な呼吸回数（30回/分未満）である.
　　③経皮的動脈血酸素飽和度（SpO_2）が99～100％で二酸化炭素ガスの貯留がない（$PetCO_2$ 45 mmHg以下）.
　・循環動態（血圧・心拍数）が安定している.

実　施

医師（麻酔科医）の手順	看護師の援助・介助
❶麻酔薬投与を中止し100％酸素を高流量で流し，換気を続けながら患者の覚醒を待つ（**1**）.	●麻酔中は低体温になりやすいため，速やかな覚醒に向け手術終了後から室温を上げる. また，温風式加温装置などで加温し身体を保温する. 　・患者の体温低下は，覚醒遅延や術後のシバリング（身体を震わせて体温上昇を図る生理現象）を引き起こす.

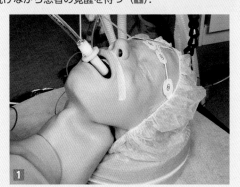

医師（麻酔科医）の手順	看護師の援助・介助
❷モニターを観察し，胸郭の動きをみることにより自発呼吸が出現しているかどうか確認する.	●抜管に必要な物品が揃っているか確認をする. **注** 挿管が苦しいために，バイトブロックを舌で押し出し，気管チューブを噛み，閉塞を起こすことがある. バイトブロックが押し出されないように注意する.
❸筋弛緩モニターで筋力が回復したことを確認後，筋弛緩薬の拮抗薬（ネオスチグミン製剤またはスガマデクスナトリウム）を投与する.	●上肢・下肢の抑制状況を確認し，自己抜管や点滴ライン抜去，手術台からの転落を防止する. **根** 麻酔から覚醒途中の患者は不穏状態になりやすく周囲の状況を把握しにくい.

❹吸引を行う.
　・気管吸引　呼吸器回路を外し気管吸引を行う. 無呼吸の時間を短くするため吸引時間は20秒以内とする.
　・吸引時に咳嗽反射の有無, 分泌物の量・性状を確認する.
　・口腔吸引　バイトブロック内に吸引カテーテルを通し分泌物を吸引する.

●適切な吸引圧か確認する. 気管内吸引時の咳嗽反射の出現, 口腔内吸引時の嚥下運動, 咽頭喉頭反射の出現を確認する. 吸引は専用の吸引カテーテルを使用し, 吸引に使用したカテーテルはアルコール綿で十分に拭き, 蒸留水を通した後に再度使用する.
根嚥下運動が回復していると, 抜管後, 舌根沈下（ぜっこんちんか）を起こしにくい.
　・気管内吸引後, 加圧し, 肺胞を広げ術後の無気肺を予防する.

❺覚醒状況および抜管条件を満たしているかどうかを確認する.
　・覚醒状態, 自発呼吸の状態, 筋力の回復を観察する.

●麻酔からの覚醒時は患者にとって状況の理解が難しく, 不穏や興奮状態になりやすい. 手術が無事に終了したこと, 挿管中で声が出ないことなどを説明する. 手を握るなど, スキンシップを図り, 患者が落ち着くよう援助する.
　・麻酔覚醒時は, 恐怖感を感じたりパニックになったりする患者もいる. 心理的な支援が重要となる.

❻抜管する.
　・片手で換気用バッグを加圧しながら, もう一方の手で気管チューブを持つ.
　・気管チューブのカフの空気が抜けたことを確認し, 気管チューブを抜く（❸）.

●気管チューブを抜くことを患者に説明し不安の軽減を図る. 看護師がパイロットバルーンに注射器を接続し, 麻酔科医の指示でカフの空気を抜く（❷）. 抜管後, 麻酔科医とともに口腔内損傷や歯の脱落, 欠損歯がないかを確認する.
根バッグを加圧するのは, 気管チューブ先端が声門を抜ける瞬間に, カフ上部や声門部に貯留した分泌物が気管に入り込まないよう吹き飛ばすためである.

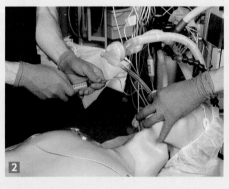

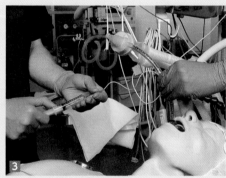

❼口腔内分泌物を吸引する.
　・口腔内分泌物を吸引することで分泌物による気道閉塞・誤嚥を防止し, 術後低酸素血症を予防する.

❽酸素マスクを装着し, 深呼吸を促し十分に酸素を投与する.
　・頸部と胸部を聴診し上気道閉塞がないか, 十分に肺に酸素が入っているかを確認する.

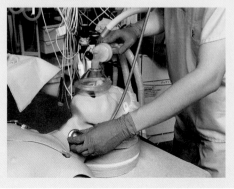

❾抜管後は，呼吸状態の観察を行う．
- SpO₂，呼吸音，分泌物や喘鳴の有無，呼吸回数，呼吸リズムの観察を行う．

●常に再挿管，気道確保に対応できるようエアウェイや再挿管物品を整えておく．

根 抜管直後は舌根沈下，上気道閉塞や誤嚥が起こりやすい．また呼吸循環動態の変動や体動が起こりやすく不安定な状態にあるためモニターを観察し，患者から離れないことが大切である．

副作用・合併症と対応

■ 気道分泌物による上気道閉鎖，舌根沈下や低酸素血症 ➡ 口腔内吸引，酸素投与，深呼吸を促す．
■ 再挿管が必要な場合もあるので気道確保に対応できる準備があることを確認する．
■ 手術侵襲や疼痛による循環動態の変動 ➡ 医師に報告する．必要時，鎮痛薬を使用する．
■ 麻酔薬の残存，低体温などによる麻酔覚醒遅延 ➡ 覚醒状態や筋力の回復を確認し，麻酔覚醒遅延の原因を追究する．

評価・記録を行う際の視点

■ 麻酔から覚醒しているか：呼名でうなずくか，従命反応として離握手ができるか，筋弛緩薬使用時は拮抗薬が投与され咳嗽反射や嚥下反射が回復しているか．
■ 呼吸・循環機能が安定しているか：上気道閉塞はないか，呼吸数や呼吸の深さの確認，十分な深呼吸ができるか，SpO₂，血圧，心拍数が正常範囲か．

記録・報告

■ 抜管後の覚醒状態　■ 呼吸状態　■ 気道分泌物の有無　■ バイタルサイン　■ SpO₂　■ 疼痛評価

▌参考文献▌
1) 倉橋順子，近藤葉子：はじめての手術看護．p.41，メディカ出版，2009

学習課題

1. 手術室看護師には，具体的にどのような役割があるだろうか，手術場面を想像しながら考えてみよう．
2. 手術室では，より無菌環境を維持する必要があるが，それはどのような手技に現れているだろうか，またそれらがなぜ無菌環境を維持するために必要なのか，具体的な根拠も考えてみよう．
3. 麻酔を導入する前に準備（装着）しておく生体モニターを3つ挙げてみよう．またそれらは具体的にどのようなリスクに備えるものだろうか，考えてみよう．
4. 手術時の体位はどのような観点に留意して決定すべきであろうか，また各体位をとるうえでどのような除圧方法が考えられるだろうか，考えてみよう．
5. 2人組で看護師役と医師役になり，気管挿管の手順をシミュレーションしてみよう．

術後の看護技術

この節で学ぶこと

1. 手術による身体的・精神的ストレスからの回復を図る援助について理解する.
2. 呼吸機能・排泄機能などの回復を図り, 術後疼痛を緩和するなど, 日常生活上の
   ニーズを満たすための援助方法について理解する.
3. 手術によって低下した身体機能の回復を図るためのリハビリテーション技術につい
   て理解する.

術後看護の目的と役割

　術後看護の目的は, 手術によって侵襲を受けた患者の回復を促進することである. 患者の回復を阻害する要因の1つは**術後合併症**である. 術後合併症には, 術後出血, 無気肺や肺炎といった呼吸器合併症, 術後イレウス（腸管の運動麻痺）, 手術部位感染（surgical site infection：SSI）, せん妄などが挙げられる. 看護師はこれらの合併症を予測し, 早期に発見し, 予防する責務を負っている. これらの合併症は, 手術部位や術式により起こりやすさは異なるものの, 基本的にはすべての患者にそれらの危険性が存在するといってよい.

〈術後看護師の役割〉

● 循環管理, ドレーンの観察, 呼吸管理

　手術によって加えられた侵襲により, 出血のみならず, 血管の透過性が亢進し, 循環血液量は減少する. 適切な輸液が行われなければ, 循環動態は不安定になる. 尿量は低下し, 血圧も低下し, 頻脈が起こりやすくなる. 看護師は循環血液量が適切かどうかを尿量, バイタルサイン, その他のモニターからアセスメントし, 異常を早期に発見しなければならない.

　また, 術直後は出血が起きやすい時期であり, ドレーンなどを観察して出血の予徴を早期に発見する必要がある.

　さらに, 全身麻酔による呼吸抑制は, 呼吸を浅くし, 無気肺が発生しやすくなる. これらに対処するためには, 呼吸状態を適切に評価し, 深呼吸を促し, 無気肺を予防できるように援助することが重要である. 深呼吸やインセンティブ・スパイロメトリーを使用した呼吸訓練は, 患者自らが取り組む姿勢をもつことが重要である. 看護師が訪室した時にだけ行うという認識ではなく, 患者自身が呼吸訓練の必要性を認識し, 自らすすんで行うように教育する必要がある. そのためには, 術前からその必要性を教育し, 呼吸訓練の方法に関して繰り返し教育する必要がある（p.120「2. 呼吸訓練」参照）.

● **疼痛管理**

　疼痛は，「痛みそのものによる苦痛」というだけではなく，「全身に対する侵襲」という
かたちで現れることが多い．たとえば，疼痛は，呼吸を抑制し，無気肺が発生しやすくな
る原因となる．さらに，離床を遅延させる原因ともなり，それはすなわち回復を遅延させ
ることを意味する．このように疼痛は，術後の症状や回復状況に大きな影響を与えるもの
であるため，積極的に管理される必要がある．

　疼痛管理について，現在では，患者が自ら鎮痛を行う**自己調節鎮痛法**（patient-con-
trolled analgesia：PCA）の使用が主流である．術前にPCAについて説明し，患者が使用
できるようにすることが重要であり，まずそのためにも，オリエンテーションなどを通じ
て，鎮痛の重要性を十分に認識してもらう必要がある．

● **離床訓練**

　離床は，全身の回復に重要な意味をもつ．離床により横隔膜の活動が促され，肺容量が
増加し，無気肺の予防・改善につながる．消化管の運動を適正化し，イレウス（腸閉塞）
といった合併症を予防する．さらに，離床することによって患者は回復の実感をもつこと
ができ，回復への意欲をもつことができる．一般的に離床の障害となりやすいのは疼痛で
ある．積極的な疼痛管理によって，スムーズに離床を進める必要がある．

　また，術前に離床について説明する際に，まずは患者に離床訓練に取り組む必要性を十
分に理解してもらうことが大切である．

〈術後看護のポイント〉

　これらのように，術後合併症を予防するためのポイントとしては，まず1つ目は，術後
にバイタルサインなどのモニタリングやフィジカルアセスメントなどを行うことにより，
合併症のリスクを評価し，また早期に発見することである．そのためには看護師が，手術
内容や患者の年齢・既往歴などから合併症のリスクを評価（予測）できることが前提とな
る．

　ポイントの2つ目は，患者自らが合併症のリスクを認識し，その予防のために患者の積
極的な取り組みがあることである．これには術後のかかわりのみでは不十分であり，術前
から患者が術後の状況をイメージできるように援助し，合併症予防の重要性に関して患者
に認識してもらう必要がある．合併症に関する患者への教育も，ただ単に知識を与えるの
みでなく，術後の状態をイメージでき，またその中で具体的に合併症予防のための行動の
必要性が認識できること，そして，その認識に基づいて患者が自発的にそれらの行動をと
れるように援助することが大切となる．

A. 循環管理

1 ● 術後の循環管理の必要性

　手術は患者の身体に大きな侵襲を加える操作であり，患者は術前から術中にかけて大き
な身体的・精神的ストレスにさらされる．術後の患者は，手術侵襲や麻酔からの回復過程
にあり，その**循環動態**（心血管系を通じて全身に流れる血流の様子）は短時間の間に変化

しやすい．たとえば，手術による出血によって身体の循環血液量が減少し，血流が滞ると組織の酸素供給が阻害され，生体に大きな影響を与える．したがって，循環動態が安定しているかどうかについて経過を追って定期的に観察し，記録する必要がある．

　生体情報は，まず患者の小さな変化も見逃さない観察力とフィジカルアセスメント能力によって得ることができる．それに加え，医療機器を用いて測定することによっても得ることができる．つまり，五感や医療機器により得られた生体情報に常に注意を払い，現在の患者の循環動態をアセスメントする必要がある．

　実際には，看護師が患者に対して直接的・具体的に何らかの介入を行って循環動態を回復させることはなかなか難しいことである．しかし，直接介入しなくとも，正しい観察を続けることで看護の役割を十分に発揮することができる．術後に起こりうる循環器系合併症を予測し異常の早期発見に努めることで，患者が重篤な状態に陥る前に医師との適時の連携を図ることができ，早期に適切な治療を実施し，早期の回復につなげることができる．

2● 術後の循環器系合併症

　手術直後は，出血に注意した観察と管理が重要である．手術による出血や血管透過性の亢進によって循環血液量が減少する場合には，心収縮力は維持できていても，心臓に戻る循環血液量が減少することにより心拍出量の減少をきたすことがある．すると身体は，血圧を維持しようとして代償機構が働き，心拍数を上昇させることとなる．その場合には，心拍数の観察によって循環血液量減少を察知できて，より早い対応が可能となる．血圧低下をきたした場合には，臓器の血流も低下して，組織の術後回復に必要な酸素の供給を受けられなくなり，また生体機能を維持するための重要な臓器の機能が低下して，生命の維持が困難な状態に陥る場合もある．

　また，腎血流が低下することで尿量も減少するため，**利尿状態**は循環血液量を推測するうえで重要な指標である．そのため，尿量も定期的に測定しその変化に注目することが重要となる．

〈対処の方法〉

　循環器系の術後合併症への対処としては，まず患者の循環動態が適切に維持されているか観察し，心拍数や血圧の異常を早期に発見して対応する必要がある．循環の指標のモニタリングの方法として，「動脈圧を測定するもの」「中心静脈圧を測定するもの」「肺動脈圧・心拍出量を測定するもの」などがある．

3● 深部静脈血栓症（DVT）

a. 深部静脈血栓症（DVT）とは

　手術中の長時間の同一体位や術後の臥床，局所の安静に伴う血流の停滞，手術やカテーテル操作に伴う血管内皮細胞の傷害，手術侵襲に伴う血液凝固能の亢進により，**静脈血栓塞栓症**（venous thromboembolism：**VTE**）*を発症するおそれがある．**深部静脈血栓症**

---

*VTE：静脈血栓塞栓症（VTE）は肺血栓塞栓症（PTE），深部静脈血栓症（DVT）の総称である．

各領域の静脈血栓塞栓症のリスクの階層化

リスクレベル	一般外科・泌尿器科・婦人科手術
低リスク	60歳未満の非大手術 40歳未満の大手術
中リスク	60歳以上，あるいは危険因子のある非大手術 40歳以上，あるいは危険因子がある大手術
高リスク	40歳以上のがんの大手術
最高リスク	VTEの既往あるいは血栓性素因のある大手術

総合的なリスクレベルは，予防の対象となる処置や疾患のリスクに，付加的な危険因子を加味して決定される．付加的な危険因子を持つ場合にはリスクレベルを1段階上げることを考慮する．大手術の厳密な定義はないが，すべての腹部手術あるいはその他の45分以上要する手術を大手術の基本とし，麻酔法，出血量，輸血量，手術時間などを参考として総合的に評価する．
〔日本循環器学会ほか：肺血栓塞栓症および深部静脈血栓症の診断，治療，予防に関するガイドライン，2017年改訂版，p.70, 2018, 〔https://js-phlebology.jp/wp/wp-content/uploads/2019/03/JCS2017_ito_h.pdf〕（最終確認：2022年2月15日）より許諾を得て転載〕

（deep vein thrombosis：**DVT**）は，筋膜よりも深い静脈内に血栓を生じる病態であり，術後に下肢に生じることが多い．静脈が閉塞すると静脈還流が妨げられるために下肢が腫脹し，発赤，熱感，疼痛（ホーマンズ徴候）*などの症状が観察される．またDVTは，深部静脈にできた血栓が遊離して肺動脈を閉塞する，**肺血栓塞栓症**（pulmonary thromboembolism：**PTE**）の原因となることがある．その場合，急性循環不全に陥ることもあり，死亡率が高いため発症予防が重要である．

b. 深部静脈血栓症（DVT）の予防

　術前に手術と患者背景からリスクレベルを判定し，術後はそれに応じた予防法を実施する．

静脈血栓症のリスクと推奨される予防法[1]

- **低リスクの患者**：早期離床および積極的な運動．
- **中リスクの患者**：早期離床および積極的な運動，弾性ストッキングあるいは間欠的空気圧迫法．
- **高リスクの患者**：早期離床および積極的な運動，間欠的空気圧迫法あるいは抗凝固療法．
- **最高リスクの患者**：早期離床および積極的な運動（抗凝固療法と間欠的空気圧迫法の併用），あるいは抗凝固療法と弾性ストッキングの併用．

　術後は適切に予防法が実施されているかの確認が重要である．術前に低リスクであっても，術後の創痛や循環動態不安定により早期離床が困難な患者に対しては，積極的な運動に加えて弾性ストッキングあるいは間欠的空気圧迫法（IPC）を検討する．筆者の施設では，歩行できない患者には間欠的空気圧迫法を用い，離床可能になってからもリスクがあ

---

*ホーマンズ徴候（Homans's sign）：腓腹部の圧痛や膝を伸ばした状態で足関節を背屈させると腓腹部痛が生じる．

る患者に対しては，弾性ストッキングを着用してもらうことで予防を継続する.

● 間欠的空気圧迫法（IPC）▶ p.164 Skill「間欠的空気加圧装置の装着」参照

　IPCは下腿部または足底部にカフを装着し，膨張と脱気の繰り返しにより持続的に圧迫を加え，静脈の血流速度を増加させ，血流の停滞を減少させる. 術中から使用を開始し，十分な歩行が可能になるまで継続する. 覚醒している患者では圧迫やアラーム音を不快に感じることがあるため，必要性を説明し，協力を得る. DVTの発症が疑われる，または確認された場合，血栓の遊離を助長するおそれがあるため，使用を中止する.

● 弾性ストッキング

　弾性ストッキングは，下腿部を圧迫して静脈の血流速度を増加させ，血流の停滞を減少させる. 弾性ストッキングがずれてしわになることで，同一部位の過度の圧迫により皮膚トラブルを起こしやすい. とくにるい痩が著明な患者では脛骨に沿って発赤を生じやすいため，注意が必要である.

動画Ⅱ-15

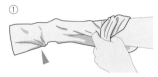
① ストッキングの中へ手を入れ，踵部分をつかむ.

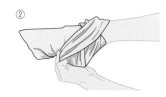
② そのままの形で踵の部分まで折り返し裏返す.

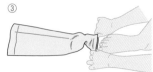
③ 裏返した状態で，両手で広げる.

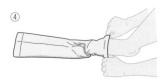
④ つま先から踵に向けて装着する.

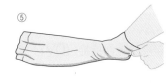
⑤ しわができないように，ストッキングを少しずつ引き上げていく.

弾性ストッキングの装着方法

● 早期離床および積極的な運動 ▶ p.232「G. 離床支援」，p.238「H. 術後の自動・他動運動」参照

　術後，循環動態が安定したら，なるべく早期に離床し，歩行する. 歩行は下肢の筋収縮により静脈の血流の停滞を減少させる. 早期離床が困難な場合，自動的および他動的な足関節運動を実施する.

4 ● カテーテル管理

　手術中にさまざまなカテーテルが挿入され，術後も点滴投与，血圧モニタリングなどの目的でカテーテルが血管内に留置される. カテーテルは，挿入時に血管を損傷する危険性があり，またカテーテルが長期に留置されることにより血管内膜を損傷し，血栓形成を容易にしたり感染を生じさせたりする危険性も伴う. そのため，カテーテルの留置中は，定期的に観察し，異常を早期に発見することが求められる.

a. 末梢静脈カテーテルの管理　　▶p.181 [Skill]「末梢静脈カテーテル管理」参照

　末梢静脈カテーテルは，静脈路の確保のために留置され，輸液・輸血の投与経路として用いられる．術後の末梢静脈カテーテルは，一般的に前腕の皮静脈に確保され，術中の出血や血管透過性亢進（血管機能が病的に変化し，通常通過しない高分子物質を透過する状態になること）による循環血液量の減少に対して細胞外液中心の輸液が行われる．輸液の種類・投与量と投与速度とを経時的に記録し，水分出納バランスを観察することが治療の指標となる．

b. 中心静脈カテーテルの管理

　中心静脈カテーテル（CVカテーテル）は，輸液・輸血の投与のみならず，高カロリー輸液投与や中心静脈圧（central venous pressure：CVP）測定による循環血液量の把握を目的として留置する（CVカテーテルの管理については，p.131参照）．

　CVPは，中心静脈カテーテルの先端を上大静脈・下大静脈に留置し，中心静脈圧測定セットを接続することで測定できる（▶p.182 [Skill]「中心静脈圧（CVP）測定」参照）．したがって，CVPは心臓に直接つながる上大静脈圧・下大静脈圧を意味する．さらに具体的にいうと，心室の拡張期には大静脈から右心室まで開放された状態になるため，CVPは右室の終末期拡張容量を反映し，循環血液量を表す指標にもなる．

c. 動脈カテーテルの管理　　▶p.184 [Skill]「動脈カテーテル（Aライン）管理」，
p.185 [Skill]「動脈カテーテル抜去時の処置」参照

　動脈カテーテルは，術後やショック状態で循環動態が不安定な患者に対して動脈にカテーテルを留置し，持続的に血圧をモニタリングする目的で使用する．この観血的動脈圧測定はAラインとよばれ，主に橈骨動脈に留置したカテーテル内の動脈圧の波を圧測定器（トランスデューサー）で電気信号に変換し測定する方法である．また，回路の途中から動脈血採血を行うことができるため，頻繁な動脈血採血が必要な場合に患者の苦痛を軽減することができる．

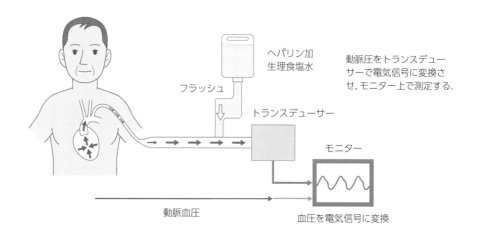

ヘパリン加
生理食塩水

フラッシュ

トランスデューサー

動脈圧をトランスデューサーで電気信号に変換させ，モニター上で測定する．

モニター

動脈血圧

血圧を電気信号に変換

　近年では，動脈カテーテルにフロートラックセンサー®を接続し，ビジレオモニター®と組み合わせることによって，心拍出量，1回拍出量変化率（SVV）を算出することができる．

動脈圧の波形とその特徴

	波 形	特 徴
正常な波形	mmHg 120 収縮期血圧 大動脈弁閉鎖ノッチ 平均 80 拡張期血圧 収縮期 拡張期 0	● 動脈圧の波形から収縮期血圧と拡張期血圧がわかる．左心室の収縮によって圧波形が上昇し，収縮終了時に下降する．大動脈弁が閉じる時に，大動脈弁閉鎖ノッチが現れる．
オーバーダンピング	特徴は波形の平坦化である．	● 波形がオーバーダンピングすると，圧が真の値よりも低く表示される．原因として，気泡の混入，接続部の緩み，カテーテルの閉塞，カテーテル先端の動脈壁への接触，フラッシュ液の不十分な加圧がある．
アンダーダンピング	特徴は尖った波形である．	● 波形のアンダーダンピングがあると圧が真の値よりも高く表示される．原因として，動脈硬化，高血圧，血管収縮薬投与がある．

d. 肺動脈カテーテルの管理　▶p.186 Skill「肺動脈カテーテル（スワン・ガンツカテーテル）管理」参照

　肺動脈カテーテルは，このカテーテルの共同開発者の名前から，**スワン・ガンツカテーテル**とよばれるのが一般的である．スワン・ガンツカテーテルの先端を大静脈から右心房・右心室を通って肺動脈に留置すると，**肺動脈圧**（pulmonary arterial pressure：PAP），**肺動脈楔入圧**（pulmonary artery wedge pressure：PAWP）や**心拍出量**（cardiac output：CO）などの測定ができるため，ベッドサイドにおいても心機能の経時的な評価が可能となる．肺動脈圧は，全身の循環血液量や肺血管抵抗を示し，肺動脈楔入圧は左心房圧とほぼ等しい．心拍出量は左心室から体循環に対して1分間に拍出される血液量を示す．体格の違いによる影響を考慮して心拍出量を体表面積で割りどの体格の患者でも比較できるようにした値が心係数（cardiac index：CI）である．これらは，重症心不全の心機能（とくに左心機能）の評価および重症患者の輸液管理・治療の指標となる．

　なお，血管内カテーテル留置中の患者が発熱した場合には，カテーテル関連血流感染症（catheter-related blood stream infections：CRBSI）を常に疑う．カテーテルを留置している限り皮膚挿入部の汚染・不適切なルート管理などにより微生物が侵入する可能性があり，ときに重篤な感染症（感染性心内膜炎，細菌性髄膜炎など）を引き起こすことがある．カテーテル刺入部は毎日感染の所見がないかを確認し，カテーテルを抜去できないかを常に検討する．

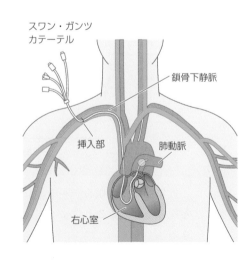

スワン・ガンツカテーテル
鎖骨下静脈
挿入部
肺動脈
右心室

5 ● モニタリングの実際

　モニタリングは，生体情報を医療機器モニターにリアルタイムで送り，患者の身体に起こる変化を連続して記録・監視する技術である．循環動態をより正確に把握するために，中心静脈圧，観血的動脈圧，肺動脈圧，心拍出量などさまざまな循環の指標のモニタリングが行われる．循環は生命の機能を維持するためのシステムであり，看護師にとって循環動態のモニタリングについての知識は重要である．

　モニターは，患者の生体情報を監視できる利点がある反面，モニター管理が適切に実施されず，またアラームが適切に設定されなければ，患者の深刻な変化に気づくことができず，知らないうちに症状が重症化する危険性もある．アラームは，あくまでも機器が測定する数値の警告にすぎない．いずれのモニタリングでも，機器の原理や基本的な操作方法の知識をもって操作にあたると同時に，何より自分の五感を積極的に用い，その「生きた感覚」を統合して，患者の状況を観察し判断することが必要である．

　なお，アラームが鳴った場合には速やかに対応し，患者の安全確認およびその変化を読みとるようにする．また，モニターの操作だけでなく，患者の安全・安楽の視点から，身体的苦痛や不安の緩和あるいは環境整備など，患者の全身を管理することが重要である．

Skill

末梢静脈カテーテル管理

目的　輸液および輸血の投与経路として挿入され，薬物の血中濃度を維持し，水分を補給し，栄養障害を改善させ，電解質の平衡を保つ．

物品　注射指示書，指示された輸液・輸血，輸液セット，点滴スタンド

アセスメント	根拠根／ポイント➡／注意点注
●カテーテルを挿入する理由や，それを抜去せず安静を保つことの重要性に関する理解があるか．	➡患者の不安を緩和する．カテーテルの自己抜去を防止し，輸液を正確に投与するため，患者の協力を得る必要がある．

実　施	根拠根／ポイント➡／注意点注
❶手洗いをする．	
❷投与速度を医師の指示どおりに正確に調節する．	
❸投与速度の調節後，投与速度に変化がないかを観察する．	根患者の姿勢や輸液ボトルの高さにより輸液圧力が変化するため，投与速度が変化するおそれがある．
❹患者の状態に変化がないかを観察する．	根薬剤の副作用により患者の状態が変化することがある．

❺必要に応じて固定テープを交換する.
  ・ルートに加わった張力が, 直接カテーテルを抜く方向に働いて抜け落ちる, ということがないように固定をする.

➡ルートの長さを十分に保ち, カテーテルの固定はドレッシング材のみでなく, 固定用のテープでルートを固定しカテーテル抜去を予防する.

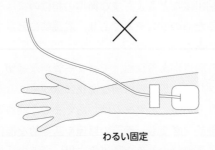

わるい固定

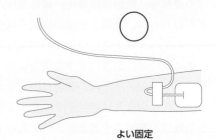

よい固定

❻カテーテル挿入部の異常や感染の徴候を観察する.
  ・静脈炎, 点滴漏れを起こすことがある. 静脈炎を起こしている場合は, できるだけ早期にカテーテルを抜去する.

  ・一般的にカテーテルは72〜96時間ごとよりも頻回に交換する必要はない.
  ・ドレッシング材が湿ったり, はがれてきたり, 汚染したりした場合は交換する.

注静脈炎は静脈壁内膜の炎症で, 発赤, 熱感, 腫脹, 疼痛などの症状があり, 放置すれば症状が悪化する.
根定期的なカテーテルの交換で静脈炎などの合併症を減らすことができるかは明らかではない.
➡滅菌, 透明, 半透過性のドレッシング材を用いる.

副作用・合併症と対応
- 薬剤の副作用, アレルギー反応 ➡ただちに薬剤の投与を中止し, 医師に報告し指示に従う.
- 静脈炎 ➡できるだけ早期にカテーテルを抜去する.
- 点滴漏れによる発赤・熱感・腫脹・疼痛 ➡点滴を中止し, カテーテルから可能な限り薬剤を吸収した後抜去する. 漏れた薬剤の種類に応じて冷罨法・温罨法を実施する.

評価・記録を行う際の視点
- 投与速度が適切に維持されているか.
- 投与している輸液および輸血の高い作用, アレルギー反応がないか.
- 静脈炎, 点滴漏れなどの異常はないか：異常を認めた際の対応について記載する.

記録・報告
- 指示された輸液, 輸血の種類・投与量, 投与速度　■カテーテル挿入部のアセスメント
- カテーテル挿入日時, 留置部位, カテーテルサイズ

Skill

中心静脈圧（CVP）測定

目的▶　上大静脈圧・下大静脈圧を測定し, 右室の終末期拡張容量, 循環血液量の過不足をモニタリングする.

物品▶　中心静脈圧測定セット, 生理食塩水, 輸液セット, 点滴スタンド, 水準器

アセスメント	根拠根／ポイント➡／注意点注
●中心静脈圧測定セットが正しくセッティングされているか, ゼロ点（0点, 基準点）が正しく決められているかをアセスメントする.	注CVP値は基準値5〜10 cmH$_2$O程度なので, 体位などで大きく変化する. 正確なデータを得るためには, 測定部位の高さを正しく設定する.

実　施	根拠根／ポイント➡／注意点注
❶手洗いをする．	
❷中心静脈圧測定セットに生理食塩水を接続し，ルートを満たす．	
❸中心静脈カテーテルに中心静脈圧測定セットを接続する．	➡中心静脈カテーテルが抜けていないか，長さを確認する．
❹患者を水平仰臥位にする．	➡水平仰臥位をとれない時はセミファウラー位でもよい．ただし，常に同一体位で測定する．
❺ゼロ点を設定する． ・ゼロ点は，患者の第4肋間と中腋窩線の交点に設定する（p.184 Skill 「動脈カテーテル（Aライン）管理」参照）．（ゼロ点は，患者の右心房の位置になる．） ・ゼロ点は一度設定したら変更しないようにする． ❻水準器を用いて患者に設定したゼロ点と水平になる部分のマノメーターにマーキングする．	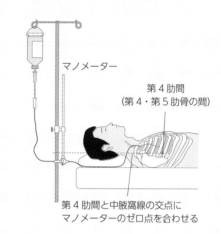 マノメーター 第4肋間 （第4・第5肋骨の間） 第4肋間と中腋窩線の交点にマノメーターのゼロ点を合わせる
❼三方活栓で患者側のルートを遮断し，生理食塩水とマノメーターを開通させ，クレンメを緩めてマノメーターの生理食塩水の水面を上昇させる．	➡水面の高さはマノメーターの2/3または予測されるCVP値より高くする．水面が低いと正確な値が得られない．
❽三方活栓を回し，マノメーターと患者側のルートを開通させる．	
❾マノメーターの水面が下降するのを待ち，水面が停止したらその目盛りを読む． ・呼吸により液面が1～2cm上下するので，呼気終末のタイミングでCVP値を測定する．	➡測定値は1回の測定だけの値で判断せず，経時的変化をみる必要がある． ➡凝血を予防するため，測定に時間をかけすぎないようにする．

副作用・合併症と対応

■ カテーテルに凝血が付着することによる血栓の形成　➡医師に連絡し，医師による抜去を行う．

評価・記録を行う際の視点

■ CVP値に異常がないか：CVP値の上昇は循環血液量過多，CVP値の低下は循環血液量減少の状態を示す．

記録・報告

■ CVP値　■ カテーテル挿入部のアセスメント　■ カテーテル挿入日時，留置部位，カテーテルサイズ

Skill

動脈カテーテル（Aライン）管理

目的▶ 術後やショック状態で循環動態が不安定な患者の血圧を持続的にモニタリングする．頻繁に動脈血採血が必要な場合にも用いられる．

物品▶ （動脈カテーテルの管理のための物品）

ベッドサイドモニター，モニタリングケーブル，フラッシュシステム（圧トランスデューサーを含む），トランスデューサーフォルダー，点滴スタンド，水準器，加圧バッグ，ヘパリン加生理食塩水（生理食塩水500 mLにヘパリン1,000単位を注入したもの［施設の規定に準ずる］）

アセスメント	根拠根／ポイント➡／注意点注
●カテーテルを挿入する理由や，それを抜去せず安静を保つことの重要性に関する理解があるか．	➡患者の不安を緩和する．カテーテルの自己抜去を防止し，血圧を正確に測定するために患者の協力を得る必要がある．
●ゼロ点（基準点）が正しく決められているか．	➡正確なデータを得るために，測定部位の高さを正しく設定する．

実　施	根拠根／ポイント➡／注意点注
❶動脈カテーテルのフラッシュ（凝固しないようにヘパリン加生理食塩水を通すこと）システムをチェックし，以下を確認する． ・フラッシュシステムを作製する際は，回路内に空気が入らないように注意する． ・ヘパリン加生理食塩水の残量はあるか，また加圧バッグにより300 mmHgに加圧されているか．	注空気が体内に入ることで空気塞栓を起こす危険性がある． ➡フラッシュ液（ヘパリン加生理食塩液）の流量1〜3 mL/時を確保し，カテーテル開通性を保ち，また血液のルート内への逆流を防止する．持続注入が停止すれば，カテーテルは閉塞する．
❷初期設定の時，トランスデューサーとモニタリングケーブルの接続が外れた時，モニタリングケーブルとモニターの接続が外れた時，表示値と臨床像が合致しない時には，トランスデューサーのゼロ設定（較正）*を行う．適切な高さ（第4肋間と中腋窩線の交点）にトランスデューサーを固定して行うことが重要である．	➡トランスデューサーは，体位変換などでルートが引っぱられず，患者の手が届かない場所に固定する． *ゼロ設定：トランスデューサーを水準器を用いて右心房の位置（第4肋間中腋窩線を目安とする）に合わせて，付属の三方活栓を大気に開放し，大気圧を基準として圧設定をする方法をいう．
❸モニターの波形の描写不良（オーバーダンピング，アンダーダンピング）がないか確認する．	

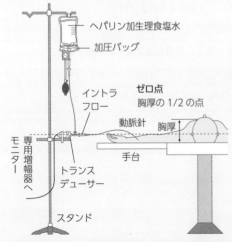

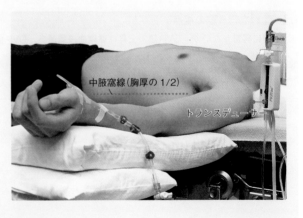

トランスデューサーの高さを第4肋間と中腋窩線の交点（胸厚の1/2）に合わせる

❹患者の血圧に応じてアラーム設定を行う．

　➡ 低血圧，高血圧，接続外れ，カテーテル抜去，波形の描写不良を探知する．

❺カテーテル挿入部の出血，血腫，感染の徴候を観察する．
　・ドレッシング材が湿ったり，はがれてきたり，汚染したりした場合は交換する．

　➡ 不測の抜去を予防するためにドレッシング材を交換する場合は，介助者がいることが望ましい．

副作用・合併症と対応

■ 接続外れ，カテーテル抜去などによる大量の出血 ➡速やかに医師に報告し，指示に従う．
■ 穿刺部位からの出血 ➡患者の手関節の運動に対しては，可能な限り動かさないよう患者の協力を得るか，患者の承諾を得てシーネ（副木）固定を行う．
■ 発赤，熱感，腫脹，疼痛などの感染徴候 ➡速やかに医師へ報告し，抜去する．

評価・記録を行う際の視点

■ モニターに表示される動脈波形に異常はないか．
■ 血圧に異常はないか：非観血的測定値（手で測定）と観血的測定値（動脈カテーテルで測定）を比較する．

記録・報告

■ 血圧　■ カテーテル挿入部，挿入肢の末梢循環のアセスメント
■ 動脈カテーテル挿入日時，留置部位，カテーテルサイズ　■ アラーム設定値

Skill

動脈カテーテル抜去時の処置

目的 出血に配慮しながら安全に動脈カテーテルを抜去する．

物品 手袋，耐水性シールドマスク，ガウン，滅菌ガーゼ，止血用テープ，処置用シーツ

アセスメント	根拠根／ポイント➡／注意点注
●患者の凝固検査の結果をアセスメントする． ・プロトロンビン時間（PT） ・活性化部分トロンボプラスチン時間（APTT） ・PTの国際標準比（INR）	根PT，APTTの延長，INRの増加，血小板数の減少は出血時間に影響する．検査結果に異常が認められる場合，止血するためにより長時間の圧迫が必要となる．

実　施	根拠根／ポイント➡／注意点注
医師による手順	看護師の援助・介助
❶手を洗い，手袋，耐水性シールドマスク，ガウンを装着する（スタンダード・プリコーション）．	●必要に応じて介助する．
❷カテーテル挿入部のドレッシング材を取り除く．	
❸皮膚穿刺部より1～2横指中枢側を圧迫する． ・カテーテルは角度をもって皮膚を通るため，動脈穿刺部は皮膚穿刺部よりも中枢側である．	
❹ガーゼで挿入部をおおい，カテーテルを抜去する．	●医師にガーゼをわたす．
❺カテーテル抜去後ただちに強く圧迫を加える．最低5分以上の圧迫が必要． ・出血を防止し，止血する．ヘパリンまたは血栓溶解薬の全身投与を受けている患者においては，より長時間の直接圧迫が必要になる．	

❻止血を確認し，カテーテル抜去部に止血用テープを貼る．	●医師に止血用テープをわたす．
・再出血を防止する．	

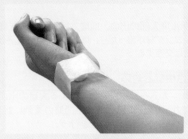

（写真提供　ニチバン）

❼カテーテル抜去時刻を確認し，止血確認を行い，止血用テープを除去する．	➡ 貼付時間は2時間までを目安とする．
	➡ 止血用テープを除去する際，皮膚の状態を確認する．

副作用・合併症と対応

■ カテーテル抜去部からの出血 ➡継続する場合は，医師に報告し指示に従う．

評価・記録を行う際の視点

■ カテーテル抜去部に出血がないか．

記録・報告

■ 動脈カテーテル抜去時刻　■ 止血の状態　■ 穿刺部の皮膚の状態

Skill

肺動脈カテーテル（スワン・ガンツカテーテル）管理

目的　肺動脈圧（PAP），肺動脈楔入圧（PAWP）や心拍出量などを測定する．心臓血管術後の患者の心機能の経時的な評価に役立ち，重症患者の輸液管理や治療の指標となる．

物品　スワン・ガンツカテーテル，ベッドサイドモニター，心拍出量モニター，モニタリングケーブル，フラッシュシステム（圧トランスデューサーを含む），トランスデューサーフォルダー，点滴スタンド，ヘパリン加生理食塩水（生理食塩水500 mLにヘパリン1,000単位を注入したもの［施設の規定に準ずる］），加圧バッグ

アセスメント	根拠根／ポイント➡／注意点注
●カテーテルを挿入する理由や，それを抜去せず安静を保つことの重要性に関する理解があるか．	➡ 患者の不安を緩和する．カテーテルの自己抜去を防止し，輸液を正確に投与するために患者の協力を得る必要がある．
●ゼロ点が正しく決められているか．	➡ 正確なデータを得るために，測定部位の高さを正しく設定する．

実　施	根拠根／ポイント➡／注意点注
❶スワン・ガンツカテーテルのフラッシュシステムをチェックし，以下の点を確認する．	➡ フラッシュ液（ヘパリン加生理食塩水）流量1〜3 mL/時を確保し，カテーテル開通性を保ち，また血液のルート内への逆流を防止する．持続注入が停止すれば，カテーテルは閉塞する．
・フラッシュシステムを作製する際は，回路内に空気が入らないように注意する．	
・ヘパリン加生理食塩水の残量はあるか，また加圧バッグにより300 mmHgに加圧されているか．	

❷モニターの波形の描写不良がないか確認する*.
　*モニターでは, CVP, PAP, PAWPなどの低圧系は, 呼吸の影響を大きく受ける. 値を読む時はCVP, PAP波形と呼吸波形が記録されるように設定し, 呼気終末の値を記録する.

➡原因として, 接続部の緩み, カテーテル先端の移動, フラッシュ液の不十分な加圧, がある.

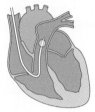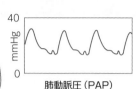

肺動脈圧 (PAP)

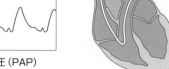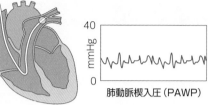

肺動脈楔入圧 (PAWP)

❸初期設定時, トランスデューサーとモニタリングケーブルの接続が外れた時, モニタリングケーブルとモニターの接続が外れた時, 表示値と臨床像が合致しない時には, トランスデューサーのゼロ設定 (較正) を行う. また, 適切な高さ (第4肋間と中腋窩線の交点) にトランスデューサーを固定する.

➡トランスデューサーは, 体位変換などでルートが引っぱられず, 患者の手が届かない場所に固定する.

❹バルーン膨張用のシリンジがバルーンから空気を抜いた状態でロックがかかっていることを確認する. また, 通常の肺動脈圧波形が表示されていることを確認する (バルーンが楔入状態でないことを確認する).

❺患者のCVP値, PAP値に応じてアラーム設定を行う.

➡CVP値, PAP値の変化, 接続外れ, カテーテル抜去, 波形の描写不良を探知するため, アラームは常にオンにしておく.

❻カテーテル挿入の長さやカテーテルの固定に異常はないか, 確認する.
　・カテーテル挿入の長さの確認は, 固定位置のマーキングやX線画像による先端位置の確認によって行う.

❼カテーテル挿入部の出血, 血腫, 感染の徴候を観察する.
　・ドレッシング材が湿ったり, はがれてきたり, 汚染したりした場合は交換する.

➡不測の抜去を予防するためにドレッシング材を交換する場合は, 介助者がいることが望ましい.

副作用・合併症と対応

■カテーテルが心房や心室壁を刺激することによる不整脈 ➡カテーテルの位置が正しい部位にあるかを確認する. 挿入部の長さが一定でも, 体位などにより, カテーテル先端部が移動することがある.
■長時間のバルーン膨張による肺動脈血流遮断を原因とする肺梗塞 ➡頻繁なPAWP測定を避け, バルーン膨張時間は10〜15秒以内にする.
■カテーテルに凝血が付着することによる血栓の形成 ➡医師に連絡し, 医師の指示どおり行う.
■カテーテル留置による感染, 血小板減少 ➡挿入部の感染徴候や血小板数の異常を認めたら医師に報告する.
■発赤, 熱感, 腫脹, 疼痛などの感染徴候 ➡速やかに医師へ報告し, 抜去する.

評価・記録を行う際の視点

■ モニターに表示される波形に異常はないか.
■ カテーテルの長さやカテーテルの固定に異常はないか.

記録・報告

■ PAP値, PAWP値, CVP値　■ 心拍出量（CO）　■ 心係数（CI）　■ 混合静脈血酸素飽和度　■ 混合静脈血温
■ カテーテル挿入部のアセスメント結果　■ カテーテル挿入日時　■ 留置部位　■ カテーテルサイズ
■ アラーム設定値

‖ 引用文献 ‖

1) 日本循環器学会ほか：肺血栓塞栓症および深部静脈血栓症の診断, 治療, 予防に関するガイドライン, 2017年改訂版, p.70, 2018.
〔https://js-phlebology.jp/wp/wp-content/uploads/2019/03/JCS2017_ito_h.pdf〕（最終確認：2022年2月15日）

B. 呼吸管理

1 ● 呼吸管理の目的

　手術は, 患者の呼吸状態に大きな影響を与える. 全身麻酔は機能的残気量を低下させ, 背側の**無気肺**の発症要因となりうる. また, 全身麻酔中, 直後の意識レベル低下による**換気量低下**, 気管挿管による**気道クリアランス**（気道内の痰などの分泌物を除去すること）**低下**, 疼痛による換気量低下と咳嗽の抑制などによる, 無気肺や肺炎といった**呼吸器合併症**を引き起こしやすい. 呼吸器合併症の予防には, できるだけ早く肺を拡張させ, 気道分泌物を効果的に排出させることが重要である.

2 ● 呼吸管理に必要な技術

〈気道を浄化する方法〉

　気道を浄化（**気道浄化法**）する目的は, 気道分泌物を除去し, 気道分泌物によって引き起こされる無気肺をはじめとする問題を防ぐことにある.

a. 体位ドレナージ

　体位ドレナージとは, 重力を利用して, 気道分泌物を排泄させる手技である. 慢性肺疾患などで気道分泌物が非常に多く存在する（25～30 mL/日以上）患者がよい適応になる. 気道分泌物の貯留部位, 気管支の走行を考慮し, 気道分泌物が気管分岐方向に流れるような体位をとる. 気道分泌物に流動性があり, さまざまな体位に耐えられる場合が適応になるが, 多くの場合, 腹臥位や頭低位をとることになるので, そのような体位をとれないことの多い術後患者には適当でないことが多い.

b. 徒手的呼吸介助

　徒手的呼吸介助とは, 呼気時に胸郭を他動的に圧迫することによって, 呼気の流速を速め, 分泌物の移動を促すことをいう. また, 吸気開始直前に圧迫を解除し, 胸郭が元に戻る力を利用して, 胸腔内圧をより陰圧にし, 吸気を促進させ, 閉塞気道を開通させる効果が期待されている. 呼び方が異なるが同じような手技として, スクイージング, BAT（breathing assist technique）などがある（ただし, 細かな手技や目的は異なる）.

　適応としては，換気量が低下している患者，咳嗽がうまくできない患者，換気量の低下や気道分泌物による閉塞で無気肺が生じている患者などが代表例である．

　圧迫のしかたにもさまざまな方法があるが，生理学的な胸郭の動きに沿って圧迫することが重要であり，本人の呼吸を妨げるのではなく促進することを意識して行う必要がある．よって，胸郭の構造と動きを十分理解したうえで行う必要がある．圧迫は，換気が悪化している部位や気道分泌物の閉塞が疑われる部位で行うため，閉塞部位や，換気が悪化している部位を慎重にアセスメントする必要がある．

　徒手的呼吸介助は，日本では広く使用されている手技であるが，急性期にある患者に対する効果については，実のところ根拠（エビデンス）が乏しい[1,2]．とくにARDS（acute respiratory distress syndrome，急性呼吸窮迫症候群）患者のような肺が虚脱しやすい状態にある場合，安易に圧迫すると，肺容量を低下させ無気肺を助長させる可能性もあり，注意が必要である[3]．基本的には，まずは十分な鎮痛と離床を促進することが重要であり，徒手呼吸介助法を第一選択の手技としないように注意する必要がある．

c. 吸入療法

　気道分泌物の粘性・弾性を低下させ，排出を促すために**吸入療法**が行われることがある．吸入療法には，蒸留水や食塩水を用いて行うブランドエアロゾル（ネブライザーの一種）と，薬物を使用する方法がある．とくに気管挿管や気管切開で上気道をバイパスしている場合，気管内の加湿が不十分になりやすく，正常な線毛運動が妨げられるため，持続的に生理食塩水や蒸留水を用いたブランドエアロゾルが用いられることがある．術後患者にブランドエアロゾルは広く使用されるが，これらのブランドエアロゾルが痰排出を促すかどうかはよくわかっていない[4]．薬品では，喀痰を軟らかくする目的でブロムヘキシン（気道分泌物を増加させ，喀痰を溶解低分子化する薬剤）が用いられることもある．

　吸入療法は，感染の問題もあり，すべての患者に用いられるものではなく，喀痰の性状の問題で排痰が妨げられていたり加湿が不十分であったりする場合に用いられるべきものである．使用時には，必要性の評価とその効果に対する評価を忘れずに行うようにする．

〈肺を膨張させる方法〉

a. 深呼吸

　術後患者は，全身麻酔の影響や疼痛，臥床の体位の影響により，肺容量が低下し，無気肺が生じやすい状態にある．そこで，**深呼吸**によって肺容量を増加させ，また，胸腔内がより陰圧となることにより，肺の背側の**コンプライアンス***が低い（硬い）領域をより膨張させることができる．これらの作用により，**無気肺を予防する効果**が期待される．さらに，深呼吸は，咳嗽による効果的な気道内の分泌物の排出のために不可欠な要素である．つまり，より大きな肺容量があるほど，たくさん息を吸うことができ，咳嗽時に呼気時の流速は速くなり，強く息を吐けて，より気道内分泌物を除去しやすい状態となる．

---

*コンプライアンス：物体の伸びやすさを示す指標で，肺の場合は膨らみやすさを示す．コンプライアンスが高いほど膨らみやすく，肺は軟らかい状態にあり，呼吸がしやすい．コンプライアンスが低いほど膨らみにくく，肺は硬く，呼吸がしにくい状態である．

●**深呼吸を阻害する疼痛**

　疼痛は患者の深呼吸を妨げる要因として重要である．よって，深呼吸を行う前に，十分な鎮痛を行うことが大切である．さらに，術前から深呼吸の重要性を理解してもらうことが大切である．本人が深呼吸の効果をあらかじめ十分に理解し，術後，特別な指示がなくても自分から始めることができるように指導する．術前の指導では，実際に術後と同じ体位（たとえば仰臥位）で深呼吸を練習するとよい．

●**横隔膜を意識して行う横隔膜呼吸**

　横隔膜を意識して行う**横隔膜呼吸**（腹式呼吸）は，効果的な深呼吸に不可欠である．患者に横隔膜の動きを意識しながら，深呼吸をするように促す．術前に訓練する際は臥床し，膝を曲げ，腹筋を弛緩させた状態で行うとよい（p.121 Skill「呼吸法（腹式呼吸による深呼吸法）」参照）．片手を腹部に，もう一方の片手を胸部に当て，腹部が大きく動くように意識して3秒程度かけて吸気を行うように指導する．その時，胸部はできるだけ動かさないようにする．吸気後，1〜3秒間息を止め，その後ゆっくりと呼気を開始する．吸気終末で止めることにより，さまざまな領域の肺の膨張が期待される．深呼吸を行う頻度に決まりはないが，おおむね1時間に1度程度のペースで，1度に10回程度の深呼吸を行う．術前から練習しておくと術後スムーズに行うことができる．

b. インセンティブ・スパイロメトリー　（▶p.120「2. 呼吸訓練」参照）

　術後のインセンティブ・スパイロメトリーの使用方法は，術前と変わらない．疼痛があると，インセンティブ・スパイロメトリーの使用を躊躇うことがあるので，十分な鎮痛を行うことを心がける．

　現在のところ，定期的に患者に深呼吸を促し，あるいは，患者が自発的・定期的に効果的な深呼吸を行うことができるのであれば，インセンティブ・スパイロメトリーは必ずしも必要ではないと考えられている[5]．いずれにしても，ただ単に器具を使用するかどうかが重要というのではなく，どのような方法であっても患者が深呼吸を自発的にできるように教育・支援することが重要となる．

c. 体位変換（ターニング）

　長時間の仰臥位は，褥瘡のリスクのみならず，背側の換気を悪化させ，無気肺を生じるおそれがある．よって，定期的に左右側臥位に**体位変換**（ターニング）する必要がある．術後患者でも，とくに意識レベルが低下している患者では，さまざまな理由（たとえば，チューブやドレーンが抜けないようにするため，仰臥位のほうが安楽であるため，看護が行いやすいため，など）により仰臥位で長時間過ごすことが多くなる．定期的に体位を変えることにより，背側における換気を改善し，気道分泌物の移動を促進することが期待される．しかし，これらの体位変換は，坐位，立位という離床よりも優先されるものではなく，可能であれば左右側臥位の体位変換ではなく，上体を起こした体位・坐位・立位を促すことのほうがより有効となる．

●体位変換（ターニング）の方法　　▶ p.233 [Skill] 「体位変換」参照

　左右の仰臥位を繰り返す場合の頻度は，患者の苦痛や褥瘡のリスクによって決まるが，少なくとも自力で体位を変えることができない患者の場合は，2時間間隔で体位を変えなければならない．側臥位にする場合には，できる限り大きく傾ける（30度以上）ことが効果的である．

　とくに無気肺を生じている場合は，換気がわるいほうを上側（重力に抗する側）にした体位をできるだけ維持することが一般的である．ただし，その効果には個人差が大きい．

　なお，体位変換（ターニング）の施行時にはラインやドレーン類が引っぱられないように注意する必要がある．また，聴診やパルスオキシメトリー，画像診断などから，体位変換によって期待される効果が得られているかどうかの評価を行うことが大切である．

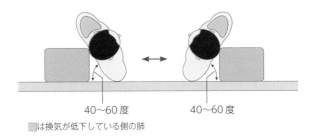

40〜60度　　　　　　40〜60度

　　は換気が低下している側の肺

引用文献

1) Gosselink R, Bott J, Johnson M, et al : Physiotherapy for adult patients with critical illness : Recommendations of the European Respiratory Society and European Society of Intensive Care Medicine Task Force on Physiotherapy for Critically Ill Patients. Intensive Care Medicine 34 : 1188-1199, 2008

2) Unoki T, Kawasaki Y, Mizutani T, et al : Effects of expiratory rib-cage compression on oxygenation, ventilation, and airway-secretion removal in patients receiving mechanical ventilation. Respiratory Care 50 : 1430-1437, 2005

3) Unoki T, Mizutani T, Toyooka H : Effects of expiratory rib cage compression combined with endotracheal suctioning on gas exchange in mechanically ventilated rabbits with induced atelectasis. Respiratory Care 49 : 896-901, 2004

4) Ward JJ, Hess H, Helmholz Jr : Humidity and Aerosol Therapy. Respiratory Care A Guide to Clinical Practice, 4th ed (Burton GG, Hodgkin JE, Ward JJ, Eds), p.421-468, Lippincott-Raven Publishers, 1997

5) Overend TJ, Anderson CM, Lucy SD, et al : The effect of incentive spirometry on postoperative pulmonary complications ; A systematic review. Chest 120 : 971-978, 2001

C. 疼痛管理

1 ● 術後疼痛の原因

　術後疼痛は，手術操作による創部痛，内臓痛，神経因性疼痛，術中・術後の同一体位保持による痛み，ドレーン・カテーテル類挿入部痛など，さまざまな原因が混在する複合痛である．1990年代中ごろまで，日本の術後疼痛管理は鎮痛薬の頓用使用が中心であり，ケアが後手に回るのが常であった．しかしその後，術後疼痛が呼吸器系合併症，循環器系合併症，術後イレウス（腸閉塞），深部静脈血栓症などさまざまな術後合併症の誘因となり，ひいては術後の回復遅延につながることが明らかとなることで，術後の疼痛コントロールの重要性が認識されるようになった．現在では，硬膜外カテーテルあるいは経静脈的に持続的に鎮痛薬を投与することで術後も予防的疼痛緩和に努め，早期離床を図るのが基本である．

2 ● 術後疼痛のアセスメント

　術後の創部痛は，一般に術後24時間以内がピークとされる．術創部の回復に伴い，痛みは創部の疼痛から徐々に瘢痕痛へと移行する．痛みをアセスメントする際には，痛みの部位，程度，性質，持続時間（いつから痛いのか，間欠的か持続的か），痛みに対してこれまで行った処置の効果についてアセスメントする．また，痛みがある箇所については必ず視診を行い，出血や炎症所見（発赤，腫脹，熱感，圧痛）などの異常がないか，異物や

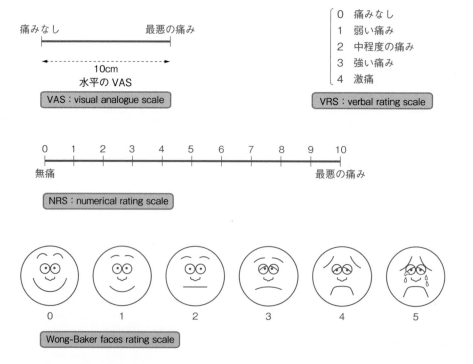

カテーテルの機械的刺激やそれに伴う表皮剥離・循環障害がないか確認する．痛みの強さを把握する手段として，**ペインスケール**が有効である．ペインスケールにはさまざまなものがあるが，患者に合ったものを選択し，継続的に使用・評価していくことが大切である．

3●疼痛緩和の方法

　　術後患者の有するさまざまな不安を軽減する援助を行うと同時に，積極的に鎮痛薬を投与し苦痛の軽減（疼痛緩和）に努める．薬剤としてはオピオイドが最もよく使用され，非ステロイド性抗炎症薬（NSAIDs）が併用薬として用いられる[1]．術後に使用される一般的な鎮痛薬の作用と副作用について**表**に示す．わが国では，かつては筋肉内注射や坐薬による疼痛管理が中心であったが，現在では硬膜外鎮痛法が主な術後疼痛管理法となっている[1]．

術後疼痛に用いられる鎮痛薬の作用と副作用

	一般名	主な商品名	経路	最大効果発現時間	主な副作用
非ステロイド性抗炎症薬	ジクロフェナクナトリウム	ボルタレン	経口	1〜2時間	胃腸障害，肝障害，腎障害，血小板減少，白血球減少，めまい，しびれ，眠気など
			坐薬	30分〜1時間	
	インドメタシン	インダシン，インテバン	経口	1時間	
			坐薬	1〜2時間	
	ロキソプロフェンナトリウム水和物	ロキソニン	経口	30分	
	フルルビプロフェンアキセチル	ロピオン	静注	6, 7分	
アセトアミノフェン	アセトアミノフェン	アセリオ	静注	15分	ショック，アナフィラキシー，中毒性表皮壊死融解症，喘息発作の誘発，顆粒球減少症，間質性肺炎など
		カロナール	経口	50分程度	
弱オピオイド	コデインリン酸塩水和物	リン酸コデイン	経口	60〜120分	便秘，嘔気・嘔吐，眠気，めまいなど
	ブプレノルフィン塩酸塩	レペタン	坐薬	2時間	嘔気・嘔吐，鎮静，めまい，頭痛，呼吸抑制など
			筋注*	5分以内	
			硬膜外	10〜30分	
オピオイド拮抗性鎮痛薬	塩酸ペンタゾシン	ペンタジン，ソセゴン	静注	投与直後	嘔気・嘔吐，口渇，便秘，錯乱，鎮静，呼吸抑制など
			筋注*	10分	
強オピオイド	モルヒネ塩酸塩水和物	塩酸モルヒネ	経口	30分	便秘，嘔気・嘔吐，眠気，めまい，排尿障害，せん妄など
			静注	10〜20分	
			硬膜外	30分程度	

*筋肉内注射は患者に不必要な苦痛を与えるため，推奨されていない．

　　そのほか安静臥床による腰背部痛，肩，肘，仙骨部，踵部の痛みには，低反発マットレスやクッション，バスタオルなどを利用して同一部位の継続的な圧迫を軽減するよう努めるとともに，温罨法やマッサージを行うことで局所の循環を促すケアを行うようにする．

a. 硬膜外鎮痛法

　硬膜外鎮痛法は硬膜外腔に薬液を投与し，神経根から脊髄への移行部で疼痛を遮断する方法であり，カテーテルを留置することにより，長時間にわたる持続的な薬液の投与が可能となる[2]．使用薬液としては，オピオイド単独か，オピオイドと局所麻酔薬の混合で投与されることが多い．術中に挿入した硬膜外カテーテルを術後の疼痛管理に使用する場合は，従来の電動式シリンジポンプのほか，シリコンバルーンの収縮圧を利用して持続的に鎮痛薬が注入されるタイプ，あるいは電動式の携帯型精密輸液ポンプが近年利用されている．

b. 自己鎮痛法（PCA）システム

　これらの器機は持続的に薬を投与することで鎮痛薬の血中濃度を一定に保つことが可能となるが，さらに患者自身が疼痛を感じた際には自らボタンを押すことで鎮痛薬を投与することができる自己鎮痛法（patient-controlled analgesia：PCA）システムも開発されている．

　これにより，①患者が痛みを感じてから医療者を呼び，鎮痛薬を準備して投与にいたる一連の過程に要するタイムラグが解消され，また，②患者は痛みを自らコントロールする手段を得ている安心感を手にする，という主に2つの利点がある．

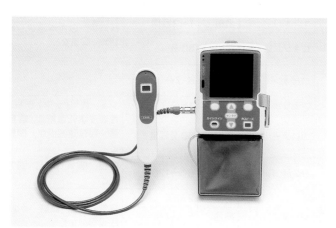

PCAシステム
薬液を電動で注入する装置（写真上部機械部分）と薬液の入った輸液セットの部分（写真下部の黒色部分）からなる．薬液を注入した輸液セットを装置本体に接続後，薬液残量（リザーバー容量），投与速度，追加投与量，ロックアウト時間，時間有効回数を設定する．
装置に接続されたボタンを押すと，あらかじめ設定した1回分の追加投与量が流入するため，患者自身で鎮痛薬を投与できる．
（写真提供　スミスメディカル・ジャパン）

4 ● 麻薬の管理方法

　術後に投与される鎮痛薬のうち，PCAシステムにも用いられるオピオイド鎮痛薬の取り扱いについては，「麻薬及び向精神薬取締法」を厳守する．たとえば，モルヒネやフェンタニルが処方され，患者がこれを使用して残液が生じた場合，麻薬管理者が麻薬診療施設の他の職員の立会いのもとで焼却あるいは放流にて廃棄すること，さらに麻薬帳簿の麻薬注射剤払い出しの備考欄に廃棄数量を記載しなければならない[3]．麻薬を使用するにあたっては，各施設で取り決められたルールに従い，不用意に廃棄しないように厳重に注意する必要がある．

Skill

PCAシステムの管理方法

目的 術後疼痛を患者の意思のもとで確実にコントロールし，苦痛緩和をはかるとともに呼吸運動・体動を促すことで術後の回復を促す．

物品 〈交換が必要な場合〉
処方箋，指示薬が注入された輸液セット，アルコール綿，廃棄物用ビニール袋

アセスメント	根拠根／ポイント➡／注意点注
●疼痛部位，痛みの強さ，疼痛の時間的変化，PCAのプッシュボタン使用回数と使用後の疼痛の変化，他の鎮痛薬の使用の有無と効果． ●鎮痛薬の副作用症状（悪心，呼吸抑制，倦怠感，瘙痒感，尿閉など）の有無．	根 疼痛が創部痛によるものか，その他の原因によるものか毎回アセスメントする． ➡ PCA追加投与回数および回数の変化から，鎮痛薬の効果をアセスメントする．

実　施	根拠根／ポイント➡／注意点注
❶手洗いをする．	
❷処方箋と患者が装着しているPCAシステムに付された患者氏名，処方内容を確認する．	注 投薬内容と氏名を確認し，事故の予防に努める．
❸投与開始時には，PCAリザーバー容量，投与速度，1回あたりの追加投与量，ロックアウトタイム，時間あたりの追加投与有効回数を設定する．その後は巡回時に投与残量，投与速度，投与済量，追加投与有効回数，PCAプッシュボタン使用回数を確認し記録する．	
❹硬膜外カテーテル刺入部を確認し，出血や滲出液の有無，さらに薬液漏れの有無を確認する．異常が確認された場合は速やかに担当医に報告し，指示に従う．	根 十分な鎮痛が図れない場合，カテーテルの逸脱・屈曲などにより硬膜外に薬液が確実に注入されていないことも考えられるため，ルートを確認する．

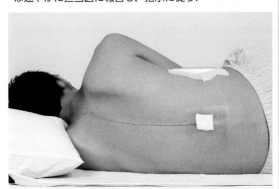

硬膜外カテーテルの刺入部とカテーテル固定

動画Ⅱ-16

❺PCAシステムの薬液がなくなり，引き続きPCAシステムにて疼痛コントロールを行う場合は，新たに薬液の入った輸液セットを装着する．
・交換用の輸液セットを用意する（**1**）．
・使用中の延長チューブのクランプを閉じる（**2**）．
・輸液セットロックを回転させてロックを外し（**3**），使用中の輸液セットを外す（**4**）．
・新たに薬液の入った輸液セットを装着し，ロックする（**5**）．
・新しいチューブの先端と延長チューブを接続する（**6**）．
・クランプをすべて外す．

➡アセスメント内容および処方箋，投薬内容の確認については，「アセスメント」と同じ．

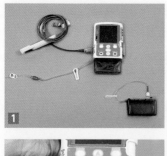
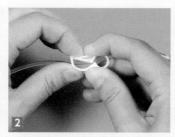
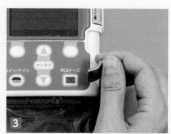
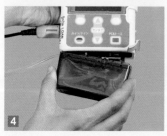
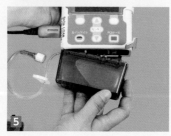
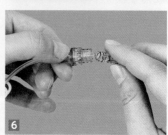

副作用・合併症と対応

■鎮痛薬の副作用による呼吸抑制，悪心・嘔吐 ➡医師に報告し指示に従う．また安静仰臥位を保ち誤嚥予防のため顔を横に向ける．
■硬膜外カテーテルの逸脱および刺入部からの出血や滲出液 ➡速やかに医師に報告し，カテーテル抜去の準備を行う．なお，術後の短期間留置において刺入部の感染徴候が確認されることはきわめてまれである．

評価・記録を行う際の視点

■正しく投薬されているか：鎮痛薬の投与経路，投与量が適切に維持されているか，何らかの異常はないか，異常を認めた際の対応についても記載する．
■鎮痛の効果はどうか：現行の投与量，投与経路，処方内容による鎮痛効果を，副作用症状の出現・増悪に照らして評価し，投与経路，投与量，投薬内容変更の必要性の有無を理由とともに記載する．

記録・報告

■痛みの強さ・部位　■プッシュボタンの使用回数と効果　■バイタルサイン　■薬液の残量
■硬膜外カテーテル刺入部の状態　■副作用症状　■投薬内容などの変更の必要性の有無

┃引用文献┃
1) 中塚秀輝，佐藤健治，森田 潔：術後痛1（静脈内PCA）．PCA（自己調節鎮痛）の実際（並木昭義，表 圭一編），p.49，克誠堂出版，2004
2) 前掲1），p.62
3) 東京都福祉保健局：麻薬取扱いの手引（病院・診療所・飼育動物診療施設用），平成29年6月改訂，p.12. 〔https://www.fukushihoken.metro.tokyo.lg.jp/kenkou/iyaku/sonota/toriatsukai/tebiki/homayaku.html〕（最終確認：2022年2月15日）

D. 創管理（創傷処置）

1 ● 創傷処置について

　創傷とは，何らかの原因で皮膚にできた傷のことであり，その原因によって挫創，擦過創，手術によりつくられた切創などさまざまな種類がある．

　創傷処置の方法としてドレッシングが行われる．**ドレッシング**（dressing）は，創を被覆することをいう．その目的は，創を外力や感染から守ること，滲出液を吸収すること，創傷治癒環境（保温・湿潤など）を維持すること，創をおおい見えなくすること，などである．術後の創傷処置は，一般的には医師が行うことが多いが，滲出液が多い場合や，あるいは近くにあるドレーンからの排出液による汚染・開放創などによって1日に数回実施する必要がある場合などは，医師の指示により看護師が処置を行う．

● 創傷治癒を促す因子

　創傷治癒に影響する因子には，①栄養状態，慢性疾患の併存，高齢など患者のもっている**全身的因子**，②創のある部位（皮膚に緊張がかかりやすい部位，関節部など創が離開しやすい部位）や創部の湿度，温度，酸素濃度，pH，血流などの**局所因子**がある．早期の治癒を促すためには，これら創傷治癒に影響する因子を整えることが重要となる．

　予定された手術であれば，あらかじめこれらの因子を調整して臨むことができるが，緊急手術の場合には，それらを事前に整えることができないため，創傷治癒が遅延する可能性が比較的高くなる．

2 ● 手術による創の治癒過程と管理方法

　手術による創は，治癒過程の違いにより，一次治癒，二次治癒，三次治癒に分けられ，その管理方法も異なる．

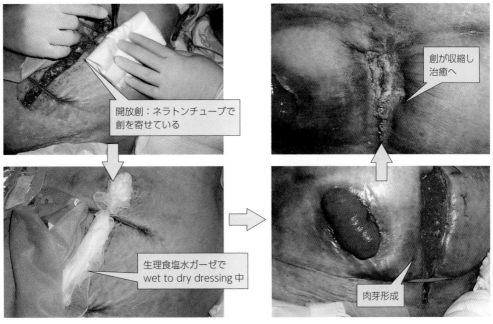

開放創：ネラトンチューブで創を寄せている

創が収縮し治癒へ

生理食塩水ガーゼでwet to dry dressing中

肉芽形成

開放創の治癒過程

a. 一次治癒とその管理方法

　一次治癒とは，鋭い刃物などで受傷した後，汚染（化膿）なく約6～8時間以内に縫合した場合に，傷がきれいな線となって治癒することをいう．例として，手術創などが挙げられる．

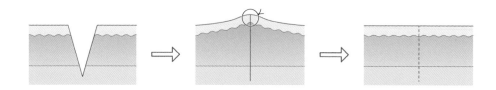

●創傷管理の方法

　縫合した創を滅菌材料（ドレッシング材）で被覆し[*]，その上から出血・滲出液の性状・量や，痛みの訴えの有無を確認し，異常の早期発見・対応に努める．また，創部を安静にする（外力を加えないなど）ことで，創傷治癒を促し，患者の安楽を保つことができる．

　なお，消毒薬については，消毒効果よりも消毒薬のもつ細胞毒性のほうが強く働き，かえって創傷治癒の遅延をまねきやすい面もあるため，消毒薬を用いるかどうかは状態に応じて検討する必要がある．

b. 二次治癒とその管理方法

　二次治癒とは，複雑な外傷などで皮膚の欠損が大きく，また創傷の汚染が著しい場合に，そのまま縫合することができず，開放された状態で治癒させることをいう．その場合，創内に肉芽が形成され瘢痕化し，一次治癒に比べると，見た目はよくない印象となる．

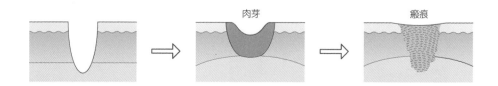

●創傷管理の方法

　一次治癒創が感染した場合は，その部分の抜糸を行い開放創（二次治癒創）として管理する．手技の基本は，①創部の洗浄と，②壊死組織の除去，③状況に応じたドレッシング材の使用である．創部の感染徴候が激しい場合には，洗浄後，**wet to dry dressing**（生理食塩水で湿らせたガーゼを創部に詰め，乾燥してきたころにガーゼを取り除き，ガーゼとともに壊死組織や汚染物も取り除くこと）を行うこともある．創部の汚染がなくなり肉芽が盛り上がってきたら，湿潤環境を維持できるドレッシング材などを活用して治癒を促す．

---

[*]米国疾病管理予防センター（Centers for Disease Control and Prevention：CDC）のガイドラインでは，「縫合閉鎖された創の場合，術後24～48時間，滅菌材料で被覆し保護する」ことが強くすすめられている．

術後の開放創の処置（1日2回以上）

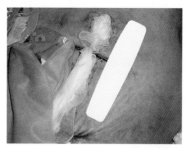

- 開放創内を洗浄後，生理食塩水で湿らせたガーゼを入れ乾燥したら取り除くwet to dry dressing施行中は1日に何度かガーゼ交換を行うため，テープの付け外しも頻回になり，皮膚への機械的刺激が強くなる．
- 写真のように板状皮膚保護材を創縁に貼付．その上に，ガーゼを固定するテープを貼ることで，テープによる機械的刺激を回避できる．

c. 三次治癒とその管理方法

　三次治癒とは，一次治癒を予定していた縫合後の創が感染した場合などに，いったん意図的に開放創処置を行うことにより創面の創傷治癒環境を整えた後，創が清浄化した時点で，再び縫合し閉鎖することによって治癒させることをいう．

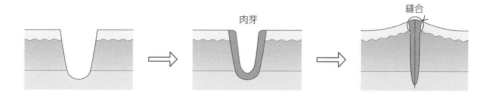

- **創傷管理の方法**

　開放創の管理については二次治癒の場合の方法と同様であり，また，縫合創の管理については一次治癒の場合の方法と同様である．

3 ● 創傷被覆材について

　創傷管理は，湿潤環境を維持し創傷治癒を促す湿潤療法によって目覚ましく発展した．
　湿潤環境を保持するためにさまざまな創傷被覆材が開発され，形成外科が介入する創傷，下腿潰瘍，褥瘡などさまざまな創傷の治療に活用されているが，さらなる進化が期待されている．
　術後創にはHDC（ハイドロコロイドドレッシング）による被覆材を貼付することで創傷治癒環境を整えつつ，術後疼痛の緩和にも役立っている．

創傷被覆材（ドレッシング材）の分類と作用

機能	使用材料分類	主な商品名
創面保護	ポリウレタンフィルム	オプサイト®ウンド，テガターム™，パーエイドなど
創面閉鎖と湿潤環境	ハイドロコロイド	デュオアクティブ®ET，アブソキュア®サジカル，レプリケアETなど
乾燥した創の湿潤	ハイドロジェル ポリウレタンフォーム	グラニュゲル®，イントラサイト®ジェルシステムなど ハイドロサイト®ADジェントル，メピレックスボーダーⅡ，ティエール®など
滲出液吸収性	親水性メンブラン 親水性ファイバ	ベスキチン® ソーブサン，カルトスタット，アクアセル®Ag，アルゴダムトリオニック®など
感染防御作用	親水性ファイバ ポリウレタンフォーム ハイドロコロイド	アクアセル®Ag ハイドロサイト®ジェントル銀，メピレックス®Ag バイオヘッシブAg
疼痛緩和	ハイドロコロイド ポリウレタンフォーム 親水性ファイバ 親水性メンブラン ハイドロジェル	コムフィール®，デュオアクティブ®CGF，アブソキュア®ウンド ハイドロサイト®ライフ，メピレックス®ボーダー アクアセル®，アクアセル®Ag ベスキチン®W-A グラニュゲル®

[日本褥瘡学会（編）：在宅褥瘡テキストブック，p.120，照林社，2020を参考に作成]

Skill

創傷処置（医師の介助と看護師が実施できる創に関連したケア）

目的 　創傷の安静を維持し，患者の痛みの緩和にも配慮しつつ，異常の早期発見に努め，創傷の早期治癒を促す．

物品 　滅菌ガーゼ，サージカルテープ，創傷被覆材（ポリウレタンフィルム，ハイドロコロイド*，ポリウレタンフォーム，親水性ファイバーなど）
（創内を洗浄する場合は，）生理食塩水など，包帯交換用カート（ドレッシングカート），ディスポーザブル手袋，ゴミ袋　など

アセスメント	根拠根／ポイント➡／注意点註
❶創の治癒過程（以下のことから判断する） ・出血の有無 ・滲出液（漿液性・膿性など）の性状・量・におい ・感染徴候（創周囲皮膚の発赤・腫脹・熱感・圧痛，創離開） 　など	➡創のアセスメントの際には局所状態だけではなく，バイタルサインや検査データなども参照する．

*ハイドロコロイドドレッシング
　親水性コロイドと，薄いポリウレタンフィルムの2層からなっているシート状のドレッシング材が一般的である．外側の薄いポリウレタンフィルムは，防水性があり，外からの細菌などの侵入を防ぐことができる．一方，内側の親水性コロイドの面には粘着性があり，その面と傷とが接するようにしておう．親水性コロイドが滲出液を吸ってゲル状に溶け，創面の湿潤環境を維持しつつ，創をしっかり閉塞性環境に置くことができるため，血管新生が促進できる．また創面を被覆することで痛みが緩和でき，また創面を傷つけずにはがすこともできる．ただし，感染創には禁忌であり，滲出液が多い創には適さない．

（写真提供　スミス・アンド・ネフュー）

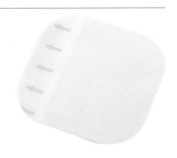

●8時間に1回以上は創部（ドレッシングで被覆されている場合はその上から）を観察して，上記の点についてアセスメントする．	➡ 術直後は，異常の早期発見のためにさらに頻繁に観察する． ➡ 創の状態が安定している場合には，各勤務時間帯に1回，および清潔や排泄ケアなどの際に観察する（使用されている創傷被覆剤の特徴により観察頻度も異なってくる）． ➡ 患者のプライバシーを確保し，室温調整にも配慮し，必要に応じて創傷による苦痛を緩和する．
❷創傷被覆材などの交換のタイミング ・用いられている創傷被覆材などの特徴を把握し，交換のタイミングをアセスメントする．	➡ 創傷被覆剤などは医師の指示により使用するものであるが，看護師がその特徴を理解することで適切な交換頻度などが明確になり，治癒が促進する．
❸創処置の際の痛みの状況	➡ 必要に応じて，鎮痛薬の使用を検討する．

実　施	根拠 根／ポイント ➡／注意点 注

医師が処置を行う場合の準備・介助

❶必要物品が整っているかを確認する．	● 必要物品が整っていないと創部を開放したままの時間が長引き患者の苦痛につながる． ➡ ドレッシングカートなどを使用している場合は，感染を考慮し，カートそのものは患者の近くに持ち込まず，必要物品のみをベッドサイドに準備する．
❷手洗いを行い，ディスポーザブル手袋を装着する．	注 すべての患者に創部の感染などが生じている可能性を考慮し，他の患者に伝播しないよう医療者は手洗いを励行し，ディスポーザブル手袋も患者ごとに交換するようにする． ● 速乾性の手指消毒液なども活用する．
❸患者のプライバシーを確保し，創が見やすい状態に体位を整える．	● 必要時，枕やタオルなどを用い，患者の安楽と保温に配慮する．
❹貼用されているガーゼや創傷被覆材を愛護的にはがし，滲出液の付着状況など確認したうえでゴミ袋などに廃棄する．	➡ 患者の体液が付着したガーゼなどはふた付きのゴミ箱か，ゴミ袋に回収し，封をして廃棄する．
❺開放創の場合は，生理食塩水などで洗浄するので，必要に応じて排液を受ける膿盆や使い捨てガーゼなどを準備する．	➡ 患者の寝衣や寝具が汚染されないよう処置用シーツなどを敷いたり，カバーしたりする． ● 吸引チューブで排液を吸引しながら洗浄する場合は，吸引器やチューブなどの準備も必要である． ● 洗浄に使用する生理食塩水の量も，開放創の状態により異なるので医師に確認しておく．

看護師が実施できる創に関連したケア

❶異常の早期発見のための観察	➡ アセスメントに準ずるが創周囲皮膚の状態については看護師に任されることも多いので，注意深く観察し，必要時適切なケアを実施する．

❷創周囲皮膚のケア
●機械的刺激（テープをはがす，皮膚を摩擦する）を防ぐケアを行う．

- 創処置を1日数回行う場合，サージカルテープで皮膚を損傷しないよう貼付する位置は毎回変更するなど配慮する．
- 皮膚が脆弱な患者の場合は板状の皮膚保護材を保護目的で創周囲皮膚に貼り，その上にテープを貼る．

注 皮膚にガーゼなどを留めているサージカルテープをはがす機械的刺激で皮膚を損傷することもあるので，愛護的に片手で皮膚を押さえながらテープをはがす（❶）．

注 とくに滲出液が多い創の周囲の皮膚は浸軟（皮膚が水分を含みふやけた状態）しており傷つきやすいので，機械的刺激を避ける．

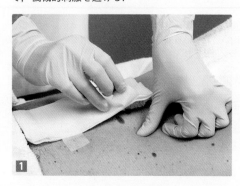

- 化学的刺激（滲出液や消毒液など）を防ぐケア：滲出液などでガーゼが湿っている，創傷被覆材が溶解している場合は医師に報告する．創部を消毒したイソジン消毒液が皮膚に残っている場合は愛護的に温タオルなどで拭き取る．
- 清潔を保持するケア：ガーゼ交換時には手早く温タオルなどで（場合によっては洗浄剤使用）皮膚を愛護的に清拭する．
- 不快感を除去するケア：清潔を保持するケアに準ずる．

注 創周囲の皮膚は滲出液などで浸軟や汚染状態となっている場合もあり，皮膚への刺激や患者に不快感を与えていたりする．必要時ガーゼなどの交換を医師に依頼する．

●イソジン消毒液は乾燥した際に消毒力が発揮されるが，ヨードを含み長期間接触することで炎症などを起こす場合もある．乾燥したイソジン消毒液を，拭き取ることで皮膚への化学的刺激を回避または軽減できる．

❸患者の寝衣や体位を整える．

❹廃棄物などを処理し，手洗いを行い，終了とする．

●なるべく環境に触らないように移動し廃棄物などを処理する．個室を出るなど環境に触れる状況では，一度手洗いをしてから移動する．

副作用・合併症と対応

■ 術創からの滲出液や出血など ➡創からの少量の出血・滲出液は術後24時間程度は経過観察でよいが，数日間継続する，ガーゼなどが湿って交換が必要になる出血や滲出液など，異常な場合には医師に報告し対応を依頼する（ガーゼと粘着テープなどで構成されているアイランドドレッシング材の場合は出血や滲出液などの範囲をマジックペンなどでトレースし変化を確認することもできる）．
■ 周囲皮膚の変化（発赤・発疹・瘙痒感など）➡創処置の際に変化を観察し，医師に報告する．創傷管理が長引く場合には，創周囲の皮膚の清潔，適度な湿潤環境，化学的・機械的刺激の軽減などに努め，皮膚障害を予防する

評価・記録を行う際の視点

■ 創傷治癒を促すために全身および局所の状態を観察し，適切なアセスメントを行う．
■ 感染徴候などの異常はないか．
■ 感染などにより創傷治癒が遅延した場合，創周囲の皮膚に異常はないか．
■ 対象者に処置時の苦痛がないか．

記録・報告

■ 創の縫合状態，離開の有無　■ 出血や滲出液の性状や量，におい
■ 感染徴候（創や周囲皮膚の発赤・圧痛・腫脹・熱感など）の有無　■ 痛みの有無
■ 周囲皮膚の状態（滲出液などによる汚染や浸軟の有無）
■ 開放創の場合　壊死組織の有無や肉芽の盛り上がり状態など

E. ドレーン管理

　　ドレーンとは，体腔内などに液体や気体が貯留しないよう排出（ドレナージ）させるために体内に留置される管である．**ドレーン管理**とは，文字どおり体内に留置されたドレーンを，適切にケアを行いながら管理・運用することをいう．

　　周手術期に扱うドレーンは一般的に手術中に留置されるが，消化管のドレーンは経鼻的に盲目的ないし経内視鏡的に留置されることもある．

　　ドレーンは，看護師が主体的に管理する機会が多いため，基本となるドレナージの目的や方法をふまえたうえで，①抜去予防やドレーンの閉塞予防，②体液などの排出の促進，③感染予防，④ドレーン留置部位のケアなどのスキルを十分に理解し，習熟する必要がある．

1● ドレナージの目的

　　ドレナージとは，体腔内に貯留した液体や気体を体外に排出することをいう．ドレナージは，その目的によって，①病態の改善のために体腔内に貯留した液体や気体を取り除くことを目的に行われる**治療的ドレナージ**，②ドレーンの排液を観察することで術後出血など手術部位の状況変化を早期発見する目的で行われる**情報的ドレナージ**，③体液の貯留しやすい部位に予防的にドレーンを留置し，血液や滲出液の貯留を防ぎ創傷治癒の促進や感染を予防する目的で行われる**予防的ドレナージ**に分類される．

　　ドレナージの目的は単一ではないこともある．たとえば，胸部外科術後に留置されている胸腔ドレーンは，液体・気体の貯留を防ぐ予防的ドレナージとしてだけでなく，排液の性状（血性か漿液性か，色調，粘度）や量を評価し，ドレーン留置部位で何が起きているかを計り知るための情報的ドレナージでもある．

ドレナージの目的

分　類	目　的	適応例
治療的ドレナージ	治療のために体内に貯留した液体や気体を取り除く	気胸，急性薬物中毒，閉塞性黄疸，腸閉塞，水頭症，体腔内膿瘍など
情報的ドレナージ	手術部位からの出血や消化液の漏れなど異常の早期発見，貯留物の性状の観察	術後患者：皮下および創部ドレーン，脳神経外科術後（脳室・脳槽など），胸部外科術後（胸腔ドレーン，縦隔ドレーン），消化器外科手術後（ウィンスロー孔ドレーン，ダグラス窩ドレーンなど）
予防的ドレナージ	滲出液の貯留が予想される部位に留置し貯留を防ぐ	

2● ドレーンの形状と特徴

　　ドレナージに用いられるドレーンはその形状により，①フィルム型，②チューブ型，③サンプ型，④マルチスリット型の4つのタイプに分類することができ，それぞれ特徴がある．

3● ドレナージの原理

　ドレナージの原理による分類に，毛管現象*やドレーンと排液バッグに落差を付け重力などにより自然に排液を行う**受動式ドレナージ**と，排液バッグ（J-VAC®）の機構によって生じる陰圧や低圧持続吸引器を用いて持続的に吸引を行い積極的に排液を行う**能動式ドレナージ**がある．

形状によるドレーンの分類

種　類	特　徴	備　考
フィルム型 （ペンローズ型）	波形や多孔形をしており，毛細管現象により体液を排出する．素材はシリコンで軟らかく，主に皮下などの開放式ドレナージに用いられる．フィルム型，多孔型，ペンローズ型などがある	迷入や抜去に留意する．迷入を防止するために安全ピンを通す場合がある．フィルム型とパウチ型ドレーンを併用し半閉鎖式ドレナージとする場合もある
チューブ型 （単純丸型） （プリーツ）　（デュープル）	管状のドレーンであり，体腔内の体液排出などの閉鎖式ドレナージに用いられる．形状や素材は用途に合わせてさまざまなものがある．プリーツ型は内壁にひだをつけて完全につぶれないようにしたもので，デュープル型は内壁に細孔をつけて毛管現象によるドレナージ効率を向上させたもの	ドレーンのキンク（折れ曲がること）によって排液ができなくなるため，刺入部の固定やドレーンの配置などに注意が必要である
サンプ型 （2腔型）	管状のドレーンであるが内部が多重（二重ないしは三重）になっている．低圧持続吸引などの際に，ドレーン接触部位の組織の吸着を防ぎ，主に術後早期のドレナージに適する	
マルチスリット型 （ブレイク）　（フラット）	体内に留置する部分に隙間（ドレナージスリット）が多いため，排液効率が高い．屈曲に強い形状であるため，キンクによって吸引効果が落ちにくい	

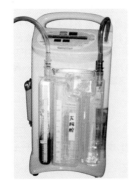 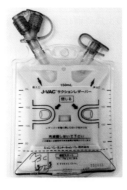

能動式ドレナージ
(左)低圧持続吸引器：電動ポンプを用いた持続吸引器により，連続吸引のほか，間欠吸引を行うことができる．
(右)ポータブル低圧持続吸引システム：内蔵されているバネの反発により吸引圧がかかり，持続的に吸引を行うことができる．

*毛管現象：液体に細い管状のものを差し込むと，表面張力の作用により管内の液体が水位よりも上昇もしくは下降する．この現象を毛管現象という．

4 ● ドレーンの排液方法

　ドレーンは排液の方式によって，開放式，閉鎖式，半閉鎖式，に分類される．

　開放式ドレナージは，フィルム型ドレーンを用いるが，ドレーンの外口は大気に開放されており，ドレーン外口から体外に排液された体液をガーゼなどのドレッシング材に吸収させ回収する．

　体内に留置したチューブ形状のドレーンを排液バッグやボトルなどに接続し，ドレーン内腔が外気に接触しないようにするものを**閉鎖式ドレナージ**という．

　開放式ドレナージとドレナージ用パウチを併用する**半閉鎖式ドレナージ**も必要に応じて選択される．

　開放式ドレーンは，ドレーンの体外側が開口しているため体外より体内への逆行性感染のリスクが懸念される．米国疾病管理予防センター（Centers for Disease Control and Prevention：CDC）のSSI（surgical site infection，手術部位感染）予防ガイドラインでは，ドレーンを用いる場合は基本的に閉鎖式ドレーンを用い，可能な限り早期に抜去することが推奨されている[1]．

5 ● 代表的なドレーン

　診療科や手術内容によってさまざまなドレーンが存在するが，それぞれ留置する部位や目的に応じて使い分けがなされ，留意点などが異なる．

〈脳神経外科領域に用いられる代表的なドレーン〉

　脳神経外科領域でのドレナージで用いられる代表的なドレーンには，脳室ドレーンや脳槽ドレーン，腰椎（スパイナル）ドレーン，硬膜外ドレーンなどがあり，ときに皮下ドレーンなどが留置される（p.206表参照）．

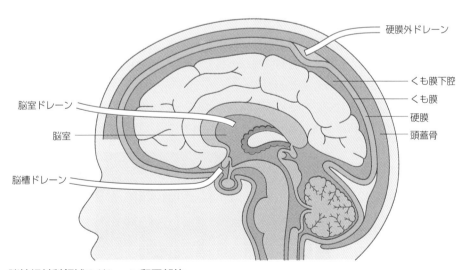

脳神経外科領域のドレーン留置部位

脳神経外科領域で用いられる代表的なドレーン

ドレーンの種類	留置部位	目的	留意点
脳室ドレーン	脳室	髄液の排出による頭蓋内圧の管理	・医師の指示に従い設定圧を管理する必要がある
脳槽ドレーン	脳槽（頭蓋底のくも膜下腔の広い部分）	破裂動脈瘤によるくも膜下出血の際に，血性髄液の排出を行い，脳血管攣縮の軽減を図る	・ドレーンの排液量を経時的に把握し，ドレナージの過不足や排液の性状変化などがあれば医師に報告する ・無菌的に扱い感染予防に留意する
腰椎ドレーン	4/5腰椎間（くも膜下腔）	髄液の排出による頭蓋内圧の管理	・腰椎ドレーンでは，患者の体動や体位によるドレーンの引き抜けや折れ曲がり，ドレーンの損耗に注意する
硬膜外ドレーン	硬膜外（硬膜と頭蓋骨の間）	硬膜-頭蓋骨間の血液貯留の予防	・ドレーンの排液量を経時的に把握し，ドレナージの過不足や排液の性状変化などがある場合は医師に報告する ・無菌的に扱い感染予防に留意する

●脳室ドレーンの管理

　頭蓋内圧を管理するため，ドレーンの設定圧を厳密に管理する必要がある．圧の設定は，ゼロ点を外耳孔の高さとし，ドレーンの髄液滴下部を医師の指示どおりの高さに設置する．

　脳脊髄液は本来無色透明であり，くも膜下出血後では髄液は血性→淡血性→キサントクロミー（黄色）を経て正常化する．血性髄液が増加する場合や，淡血性からキサントクロミーであった髄液が血性に転ずる場合は再出血を示唆するため医師への報告など緊急の対応を行う必要がある．

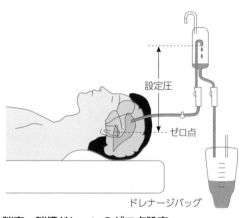

脳室・脳槽ドレーンのゼロ点設定

　また，脳室ドレーンを原因とした感染は脳室炎や髄膜炎などの重篤な感染症を惹起するため，標準予防策を遵守し，ドレーンは無菌的に取り扱うことが重要である．

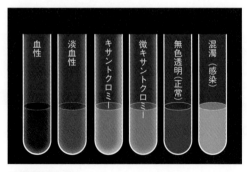

脳脊髄液の色

〈胸部手術後（呼吸器・心臓）などで用いられる代表的なドレーン〉

　胸部外傷や肺および心臓手術後などでは血液や胸水などを体外にドレナージすることが必要となるため，胸腔や縦隔内（胸骨下など），心嚢腔などにドレーンを留置することがある．

胸部手術後（呼吸器・心臓の疾患）などで用いられるドレーン

ドレーンの種類	留置部位	目　的	留意点
胸腔ドレーン	胸腔内	・胸腔内からの空気および液体の排出 ・ドレーン排液性状の観察 ・体液の貯留予防	・ドレーンの排液量を経時的に確認し，ドレナージの過不足や排液の性状変化などがある場合は医師に報告する ・無菌的に取り扱い，感染予防に留意する
心嚢ドレーン	心嚢腔内	・心臓外科術後の心嚢腔から血液や心嚢液などの排出，心タンポナーデの治療／予防／監視	・ドレーンの排液量を経時的に把握し，ドレナージの過不足や排液の性状変化などがある場合は医師に報告する ・無菌的に取り扱い，感染予防に留意する
縦隔ドレーン	縦隔内 胸骨下	・開胸手術時の縦隔内での出血量などの監視	
吻合部ドレーン	大血管などの吻合部近傍	・吻合部からの出血の監視	

● **胸腔ドレーン**

　胸腔ドレーンは一般的には3ボトルシステム（p.216コラム図参照）を使用し，低圧持続吸引ないし落差によってドレナージを行う．

　肺切除などの呼吸器外科術後は開胸側に胸腔ドレーンが留置され，切除肺からの空気漏れや術後出血などに対応するため，胸腔内の背側肺尖部にドレーンの先端が来るように留置されるのが一般的である．一方，心臓手術（開心術）後は，前縦隔および心嚢ドレーンが留置され，状況に応じて胸腔ドレーンが留置される．縦隔内ドレーンは前縦隔の胸骨の下に胸骨切開や開胸手術操作による後出血などを監視する目的で留置され，心嚢ドレーンは心嚢腔に留置され，心タンポナーデの予防的ドレナージを目的に留置される．

● **胸腔ドレーンの管理**

▶p.213 Skill 「胸腔ドレーンの管理」参照

　周手術期における胸腔ドレーンは胸腔内に液体や気体が貯留することを予防し，出血量や排液の性状などを監視する目的で留置される．胸腔ドレーンの管理で看護師に求められる役割は，ドレナージが円滑に行われるよう監視／配慮すること，得られた情報から患者の状態をアセスメントしケアにつなげることであるため，さまざまな観察や配慮を行う必要がある．

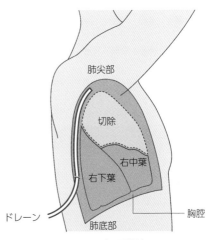

肺切除後のドレーン留置部位

胸腔ドレーン挿入患者の観察ポイント

	解説および観察方法	アセスメントと対応例
エアリーク（空気漏れ）	エアリークとは，本来胸腔内にはないはずの空気がドレナージ（排出）されている状態をいう．ドレーンの水封室を観察し，気泡の有無を観察することで確認する．	● アセスメント 水封室の気泡がどの状況に合致するかでリークの程度を類推する． 　咳払いや強制呼気時にのみ生じる→少量のリーク 　通常の呼気時にのみ生じる→中等度のリーク 　吸気時にもリークが生じる→大量のリーク 人工呼吸時→常時胸腔内が陽圧となるため気泡が持続する． ● 対応例 エアリークが急激に増大した→医師への報告を行いつつ，ドレーンの接続の緩みがあれば締め付ける．あるいはドレーンが抜けていないかなどを確認する．エアリークの増加が病態に影響を与えている可能性もあるため早急に対応する必要がある． （皮下気腫が生じている場合など）エアリークが無くなった→徐々にリークが減じている場合は病態の改善の可能性もあるが，急激に無くなった場合はドレーンの回路の折れ曲がりなどを確認し折れ曲がりがあれば解除する．折れ曲がりがなければドレーン閉塞を疑うため医師に報告する．
呼吸性変動	胸腔ドレーンは閉鎖式ドレーンであるため，呼吸による胸腔内圧の変化がドレーン内に影響し，水封室の水面やドレーン回路内の排液などが呼吸性に（呼吸に合わせて）上下することで確認する．	● アセスメント 呼吸性変動の消失はドレーンと胸腔との間が開通していない可能性を示唆し，この場合ドレーンの閉塞や折れ曲がりなどの有無を確認する必要がある．適宜医師に報告する．
皮下気腫	肺や気管などの胸腔内の組織が破綻することで皮下に空気が貯留した状態．空気が漏れている前胸部や頸部などの皮下に握雪感（圧迫するとプチプチいう感触がある）を認めることが多い．	● アセスメント 皮下気腫が生じた場合は，空気が十分にドレナージされていないことを考慮する必要がある． 水封室の呼吸性変動やエアーリークがない場合は有効なドレナージができていない可能性もあるため主治医に報告する．

〈腹部外科領域で用いられる代表的なドレーン〉

　一般外科領域における代表的なドレナージ部位には，消化管内と，腹腔内の各部位や骨盤腔などの体腔が挙げられる（p.210表参照）．

　周手術期において消化管内に留置されるドレーンとして代表的なものは胃管であるが，結腸切除などの手術においては患者の経口摂取を遅らせるため，ルーチンでの胃管留置をしないか，入れても不必要ならただちに抜去することが推奨されており，ERAS（術後回復能力強化プログラム，p.134コラム参照）[2]の広まりもあり，消化管術後であるからといって胃管が必ず術後に留置されるとは限らなくなってきている．

　腹腔内臓器術後のドレーンは術式などに応じてドレナージが必要な部位に留置される．ドレナージ部位としては横隔膜下（横隔膜と肝臓の間），ウィンスロー孔（網嚢孔といい，肝下面にある大網と小網の間にある網嚢への開口部），モリソン窩（肝臓と右腎間にある領域．肝腎陥凹ともいい液体が貯留しやすい部位），ダグラス窩（子宮-直腸間にある空間，男性には子宮はないが膀胱-直腸間にある空間（膀胱直腸窩）をさす場合もある）などがある．

　胆道ドレナージには，胆管ドレーンと胆嚢ドレーンがあり，胆汁の体外排泄による手術吻合部の減圧や胆汁漏を予防する目的で留置される（p.210図参照）．膵管ドレーンは膵頭十二指腸切除などの膵臓手術時に留置され，膵管吻合部の減圧による，縫合不全や膵液漏の予防・監視を目的とする．

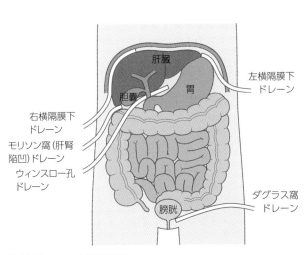

腹腔ドレーンの留置部位

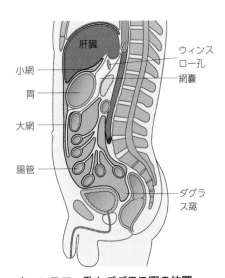

ウィンスロー孔とダグラス窩の位置

腹部外科領域で用いられる代表的なドレーン

ドレーンの種類	留置部位	目　的	留意点
胃　管	胃　内	• 胃内容物の除去により，嘔吐予防や胃内の減圧を行う • 排液の監視による病状変化の監視	• 胃管が鼻孔から何cm挿入されているかを定期的に確認する • 鼻孔へのチューブの圧迫を避け，スキントラブルを予防する
イレウス管	腸閉塞の閉塞部位	• 腸管ガスや液体を排液し，腸管の減圧を行う	• イレウス管が鼻孔から何cm挿入されているかを定期的に確認する • 鼻孔へのチューブの圧迫を避け，スキントラブルを予防する
腹腔ドレーン	腹腔内の各部位	• 膿瘍などの排出 • 術後の体液貯留および感染の予防 • 出血や縫合不全などの監視	• ドレーンの排液量を経時的に確認し，ドレナージの過不足や排液の性状変化などがある場合は医師に報告する • 無菌的に扱い，感染予防に留意する
腋窩ドレーン	腋窩の死腔	• 腋窩リンパ節郭清後などの死腔への体液貯留予防 • 出血などの監視	• ドレーンの排液量を経時的に確認し，ドレナージの過不足や排液の性状変化などがある場合は医師に報告する • 無菌的に扱い感染予防に留意する
胆管ドレーン	胆管内	• 肝臓から分泌される胆汁を体外に排液することによる，胆管吻合部の縫合不全，胆汁漏の防止	• ドレーンの折れ曲がりなどがないのに排液量が急激に減少した場合は，ドレーン閉塞や逸脱を考慮し医師に報告する • 排液性状は通常は黄褐色であるが，色調が変化した場合は，感染などを考慮し医師に報告する
胆嚢ドレーン	胆嚢内		
膵管ドレーン	膵管内	• 膵管吻合部の減圧による，縫合不全や膵液漏の予防/監視	• ドレーンの折れ曲がりなどがないのに排液量が急激に減少した場合は，ドレーン閉塞や逸脱を考慮し医師に報告する • 膵液漏の徴候(腹痛や他のドレーン[吻合部ドレーンなど]の排液の性状変化など)がないかを確認する • 排液性状は通常は無色透明であるが，色調が血性に変化した場合は，逸脱を考慮し，膵液漏の徴候がないかを確認したうえで対応する • 無菌的に扱い感染予防に留意する
吻合部/ 切除部/ 断端部ドレーン	吻合部周囲 切除臓器周囲	• 吻合部の縫合不全などの監視 • 術後出血，当該臓器からの消化液の漏れなどの早期発見	• ドレーンの排液量を経時的に把握し，ドレナージの過不足や排液の性状変化などがある場合は医師に報告する • 無菌的に扱い感染予防に留意する

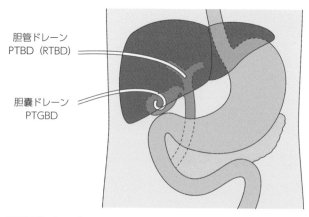

胆管ドレーン
PTBD（RTBD）

胆嚢ドレーン
PTGBD

胆道ドレナージ

6 ● ドレーン管理の実際

　前述のとおりさまざまなドレーンがあるが，すべてに共通である**ドレーン管理**の要点とは，①ドレナージの目的と使用されているドレーンについて理解していること，②ドレーン留置に伴う苦痛を緩和すること，③ドレナージを円滑に行えるようにすること，④合併症を予防することである．

a. ドレーン留置に伴う苦痛を最小限にする

　苦痛の緩和のポイントは，ドレーンの種類にもよるが，経皮的に留置されるドレーンでは，刺入部位の疼痛や不快感，経鼻胃管やイレウス管では留置に伴う苦痛や鼻翼のスキントラブル，動作時の牽引痛などさまざまな問題が起こりうるため，苦痛の有無を確認するほか，刺入部位や固定方法などを観察し痛みが最小限となるように鎮痛や固定方法を工夫するなど，できる限りの対応を行い患者の安楽を確保するように努めることである．

b. ドレナージを円滑に行えるようにする

　ドレナージ本来の目的をふまえつつ，体動などでドレーンが引っぱられ予想外の抜去や固定位置のずれが生じないように，ドレーンの固定方法や，固定部位，排液バッグへのチューブの位置取りには配慮が必要である．

　ドレーンの固定には，固定部位に皮膚への刺激性が少ない貼付薬などを基材として貼付し，その上に粘着力のあるテープなどでΩ（オメガ）状にして貼付するとドレーンチューブの左右のずれなどに対応してテープの剝離などを防ぎやすい．固定部位は，患者の体動や体位によって下敷きになったり，折れ曲がったりしないような位置を設定し，ドレナージが促進できるような体位の工夫を行う．

ドレーンの固定方法（Ω状）

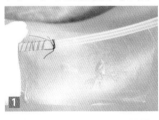
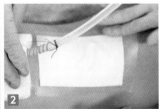
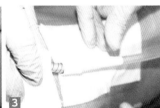
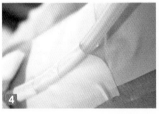
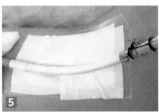

1 粘着テープから皮膚を保護する目的で，ドレーンをテープ固定する部位にフィルムドレッシング材を貼付する．
2 フィルムドレッシング材の上に布絆創膏（写真はニチバン®）を貼付する．
3 布絆創膏でドレーンを包み込むようにしながら，②で貼付した布絆創膏に固定する．
4 側面から見るとΩ状になる．
5 二重に固定して終了．

c. ドレーンの閉塞を防ぐ

　また，血液の凝固物や組織片などによってドレーンが閉塞しないように，排液の逆流に注意しながら落差を用いて排液を排液バッグに誘導するほか，必要があれば用手あるいはミルキングローラーを用いて**ミルキング***を行うこともある（p.213 Skill「胸腔ドレーンの管理」参照）．排液の促進および逆行性感染の予防のために，排液バッグをドレーン刺入部より下方に設置する．

d. 合併症を予防する

　ドレーン留置による合併症としては，①感染と，②ドレーンによる圧迫や排液によるスキントラブルが挙げられる．

● 感染予防

　ドレーン留置中は，ドレーン刺入部を侵入門戸とした留置部位への**逆行性感染**をきたす可能性がある．そのため感染予防の対策としては，**交差感染****を防ぐために処置前後に洗浄剤を用いた手洗いを行い，ドレーンを取り扱う際には手袋を使用するなどの標準予防策の遵守が基本である．ドレーン刺入部の包帯交換については，開放式の場合は汚染していればただちに交換する必要があり，閉鎖式ではフィルムドレッシング材などを用いて刺入部が観察できるようにし，体液による汚染がなければ1週間程度で交換する．ドレーン刺入部は，包帯交換時を中心に，適宜，発赤・腫脹，排液の性状・量を観察し，色調の変化や排液ないし出血量の増加などの変化がある場合には，医師に報告するなどして必要な対応を行う．

● スキントラブルの予防・対処

　スキントラブルは，①ドレーン自体の圧迫による褥瘡や，固定するテープによるかぶれ，皮膚組織の剝離のほか，②ドレーン周囲の皮膚が長時間滲出液に曝露されることにより上皮の防御機構が破綻することで発生する．

①ドレーンによる周辺皮膚の圧迫は，固定方法を工夫するか，圧迫される部位を保護して対応し，テープかぶれについては事前にかぶれやすいか否かを確認しておくほか，テープ貼付部位周辺の発赤も観察し，発赤が生じるようであれば別のサージカルテープに変更する．

②開放式で排液が多く，頻繁に交換する場合は，ドレーン創の周辺皮膚スキントラブルを予防するために，ドレーン創周囲をフィルムドレッシング材などで保護するか，パウチドレーンを併用して半閉鎖式ドレナージに切り替えることを検討する必要がある．

---

*ミルキング：ドレーンなどの閉塞予防のために，チューブを専用の鉗子（ミルキングローラー）や指などでしごき排液の排出を促す手技．
**交差感染：感染症患者などが保有する病原微生物が他の患者や医療従事者に感染すること．接触感染，飛沫感染，医療器具を介した感染などがある．

Skill

胸腔ドレーンの管理

目的　胸部手術の周手術期では，切除肺からの空気漏れや，手術操作を加えた部位からの再出血などを監視するとともに，胸腔内に貯留した空気，胸水，血液，膿などを体外に排出させる．

物品　消毒薬，鑷子，綿球・綿棒，ガーゼ，フィルムドレッシング材・絆創膏，ミルキングローラー，滅菌手袋，マスク，エプロン　など

アセスメント	根拠根／ポイント➡／注意点注
●ドレーンの挿入の目的・留置部位・挿入の深さ，ドレナージの種類などを確認し，正常な排液の性状や量および患者の状態について把握しておく．	➡ ドレーンの正常な排液や経時的変化を知っておくことが，患者の異常の早期発見につながる．

●ドレーン刺入部・固定部の確認
　・出血，滲出液などの有無

➡ ガーゼへの滲み出しの有無や性状をみる．

　・腫脹や発赤などの有無
　・ドレーン刺入部の引き抜けや押し込みの有無

➡ あらかじめドレーンに目印を付けておくことで確認できる．

動画Ⅱ-17

　・体位や固定位置などによる折れ曲がりや閉塞などの有無，ドレーンの固定の緩み
　・テープによるスキントラブルの有無

➡ テープかぶれやチューブの圧迫による皮膚障害へ対応する．

●設定吸引圧の確認

➡ 吸引圧を設定して持続吸引するのか，持続吸引なしの水封式か．

●排液ボトル内の排液性状・排液量の確認
　・血性，淡血性，漿液性，凝血塊やフィブリン塊などの組織塊の有無
　・排液量の急激な増減
　　・体位交換で急激に増加した場合：貯留していた液体の排出が体位によって促されていないかも考慮する．
　　・急激に排液が減少した場合：ドレーン閉塞を考慮する．ミルキングや体位変換を実施し排液が増えなければドレーン閉塞の疑いを報告する．

注 術後早期では，排液性状の変化や（サラサラな血性排液がドロドロとしてきたなど），1時間あたり100 mL以上の血性排液は術後出血として対応が必要な場合があり，医師への報告を検討する．

●水封室の確認
　・水封室に規定の水量があるか，水位が呼吸性に変動するか（自発呼吸では水位が吸気時に↑，呼気時に↓）．

➡ 呼吸性変動がなくなった場合，ドレーンの閉塞やドレーン開口部が圧排されることでドレナージができていない可能性を考慮する．
➡ 気泡があればエアリークの存在を示唆している．

動画Ⅱ-18

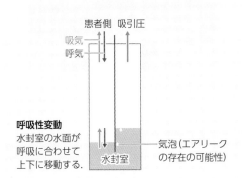

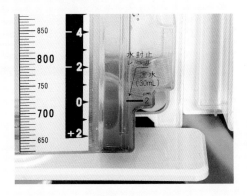

●バイタルサインの確認

➡ 出血量増加と循環動態（頻脈や血圧低下）などの関連，発熱と刺入部の発赤などのように関連する情報を確認する．

●呼吸音／胸郭の動きの確認

➡ ドレーン刺入部の痛みがあり呼吸を妨げていれば鎮痛を考慮する．呼吸器系合併症に留意する．

●皮下気腫の有無：皮下気腫が増大傾向であれば水封室の水泡の有無を確認する．

➡ 水封室に水泡がなければドレーンが効いていない可能性があるため医師へ報告する．

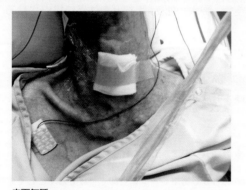

皮下気腫
左右を比較すると，左鎖骨上窩が皮下気腫のため消失してしまっているのがわかる．

実　施	根拠根／ポイント➡／注意点注
❶取り扱いの際は手洗いを行い，滅菌手袋を装着する．必要に応じてマスク，エプロン，ゴーグルを装着する．	➡ 交差感染を予防するために，スタンダード・プリコーションを順守する．
❷刺入部の観察を行い，汚染や感染徴候がある場合は包帯交換を行う．	➡ 刺入部の固定は，透明フィルムドレッシング材を使用すると刺入部の観察が行いやすく頻繁な交換が不要になるため，感染の機会を減らすことができる．
❸排液の急激な減少や凝固物・フィブリンなどが認められる場合は，必要に応じてミルキングを行う．	注 ミルキング時はドレーンを確実に固定し，誤って抜去しないように注意する．

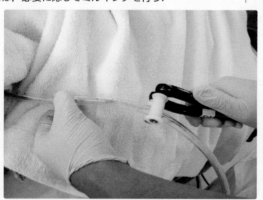

ミルキングローラーによるミルキング

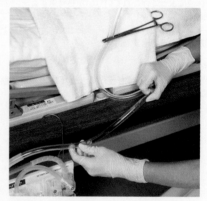

用手的なミルキング

❹ドレーンの固定は，ドレナージが効果的に行え，患者にとって苦痛の少ない方法で行う（p.211図参照）．そのためにはドレーンの長さを適正にし，患者の体動を必要以上に制限しないように工夫する．

➡ ドレーンが患者の体の下敷きになっていないか，屈曲やねじれはないか，固定部がドレナージを妨げていないか確認する．

➡ 排液バッグを設置する際には，患者の行動制限および体動の制限が起きないようにするとともに，ベッドのリクライニング操作などによるトラブルを予防できる位置とする．

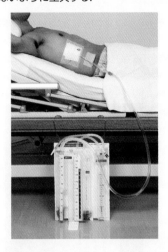

❺排液を廃棄する際は感染予防策をとる．排液を廃棄する際にはドレーンをクランプ（遮断）し，廃棄・再接続後に必ず開放する．

➡ ドレーンをクランプする際は，ルートを傷つけないようにガーゼなどで保護して行う．

副作用・合併症と対応

- ドレーン留置部の痛み ➡痛みが発生する状況について確認を行い，医師に報告し指示に従う．
- 逆行性感染 ➡予防が最善の対応のため清潔操作を徹底する．ドレーン刺入部に感染徴候がある場合は医師に報告し対応を行う．
- 皮下気腫 ➡エアリークの有無を確認．エアリークが生じている場合は胸腔内のエアーのドレナージ不足の可能性もあるため医師に報告し対応を行う．
- 排液量の急激な増加 ➡出血量が増加したか，体位変換などにより排液が促進された可能性がある．排液量の経時的変化や性状，血圧や脈拍などのバイタルサインの変化を把握し医師に報告し指示に従う．

評価・記録を行う際の視点

- 吸引圧や吸引器の作動状況に異常がないか．
- ドレーンのチューブなどのねじれや折れ曲がりがないか．
- エアリークの状況（気泡の程度や気泡が生じる状況）はどうか：咳嗽時などの強制呼気時のみの場合は少量，通常の呼気時のみの場合は中等度，吸気時にも生じる場合には大量に生じる．
- 排液量や排液の性状はどうであるか，時間的な変化はあるか．
- 挿入部の感染徴候（発赤，腫脹，熱感，滲出液など）があるか．
- 痛みがあるか（部位，程度，持続時間，きっかけ，強くなったり楽になったりする要因があるかなど）．

記録・報告

- 皮下気腫の有無　■排液の性状，量，粘度などの経時的な変化　■挿入部の感染徴候の有無　■疼痛
- エアリークの状態

コラム

胸腔ドレーンのしくみ

胸腔ドレーンに用いられる3ボトルシステムは次の3つのボトルで構成されている.

①排液ボトル：液体を貯留させる.

②水封室（ウォーターシール）：水封室の水は一方弁の役割をしており，患者側からの空気は通過させるが，外気の胸腔への引き込みは防ぐ.

③吸引圧制御ボトル：過剰な吸引圧がかからないようにし（持続吸引器などで制御する場合が多い），患者の胸腔内から脱気した気体を排気する.

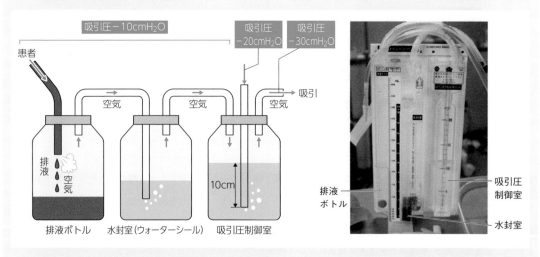

- 吸引により，患者からの排液は排液ボトルに貯留する. 空気は排液ボトルを通過し水封室に入り，気泡となってさらに吸引圧制御ボトルと進み，吸引される.

- 水封室に気泡が生じる場合は，胸腔側より空気が吸引されているということであるため，患者から空気が吸引されているのか，あるいは，ドレーン回路のどこから空気が漏れているのか（回路が緩んでいるなど）をアセスメントする必要がある.

- 胸腔内とドレーンの水封部までは水封により閉鎖空間となっており，呼吸によって胸腔内圧が変化すると，水封室の水位が呼吸性に変動する（呼吸性変動）.

- 吸引圧制御室の水柱内の水位は，平圧ではボトル内の水位と等しいが，吸引圧をかけるとかけた陰圧分だけ下がる. 図では$-30\ cmH_2O$の吸引圧をかけているので，最大30 cm水柱内の水位が下がることになるが，水面から水柱の先端までの深さは10 cmのため, $10\ cmH_2O$以上の陰圧がかかると空気が引き込まれることになり，結果的に吸引圧は$-10\ cmH_2O$に調整されることになる.

7 ● 胃管の挿入とケア

　周手術期において胃管は，麻酔導入後に麻酔科医などによって経鼻ないし経口で挿入されることが多いが，医師の指示の下に看護師がベッドサイドで挿入することも可能であり，挿入手技および介助方法を含めて習熟することが望まれる．

　胃管留置について生じうるリスクや異常時の対応法を事前に理解する．また，事前に必要物品を準備するほか，挿入が行いやすいように環境や患者体位などを調整し，挿入中も患者の表情や苦痛の有無・程度を把握し，可能なかぎり患者の安楽に配慮する必要がある．

Skill

経鼻胃管の挿入と管理

> **目的** 手術前後の処置や消化器疾患の治療，嘔吐時の誤嚥予防，および薬物中毒時の胃洗浄や薬物投与・経管栄養のために経鼻的に挿入される．

> **物品** 胃管チューブ，聴診器，カテーテルチップ，潤滑剤，連結管，排液バッグ，固定用テープ，ティッシュペーパー，ガーグルベースン　など

アセスメント	根拠根／ポイント➡／注意点注
●胃管挿入の必要性・目的	➡ 現在は，胃管挿入は，患者の苦痛に配慮し術前の患者に意識のある状態で行うのではなく，手術室での麻酔導入後に挿入することもある．

実　施	根拠根／ポイント➡／注意点注

胃管挿入

❶手洗いを行う．	
❷患者に説明を行い，仰臥位・半坐位・左側臥位など患者の状況に合わせた体位とする．	➡ 挿入操作により嘔吐をきたすことがあるので，ティッシュペーパーやガーグルベースンなどはすぐに取り出せるようにしておく．

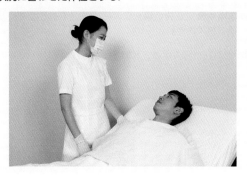

❸挿入するチューブの長さを決める.

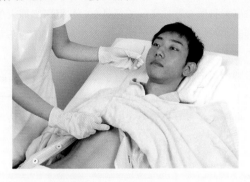

➡鼻孔から胃内までは成人の場合45〜55cm程度で到達する.
●使用するチューブを用い，鼻孔から胃部までの大体の長さを把握する.

胃管挿入イメージ（経鼻）

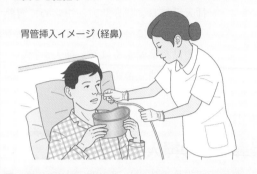

❹チューブの先端に潤滑剤を塗布する.

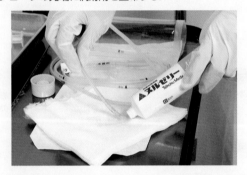

注　意識障害がある場合など嚥下動作ができない患者の場合は，無理な挿入による折れ曲がりや口腔内の停滞に注意する.

❺医師が挿入する場合は介助を行い，挿入後にテープで固定する.

看護師が挿入する場合

❶〜❹は，同上.

❺下顎を少し持ち上げ，鼻腔の湾曲に沿ってゆっくりと下咽頭まで挿入する.

❻下顎を戻し，患者に嚥下運動を促しながらチューブを深く挿入する.

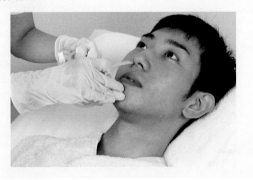

➡挿入困難な場合の対処
●挿入鼻孔を変えてみる.
●挿入角度を変えたり，チューブを回転させたりしてみる.
●咳嗽や嘔気が強い場合は深呼吸を促すなどして，リラックスさせる.

➡約10cm挿入すると軽い抵抗を感じる.

❼適切な位置まで挿入したら胃内に留置されたことを確認する.

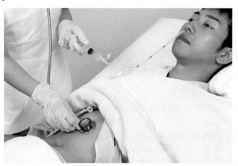

❽挿入確認後は，何cm挿入したか確認し，チューブにマジックペンなどでマーキングを行う.

❾鼻翼・鼻中隔を圧迫しないように鼻孔周囲と頬部にテープ固定を行う.

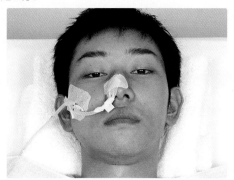

❿挿入が終了したことを伝え，違和感などが強い場合は伝えてもらうようにする.

➡ 確認方法
● 原則的には先端位置をX線画像で確認する必要がある.
● カテーテルチップで胃内容物を吸引する.
● 心窩部を聴診しながら，カテーテルチップで10〜20 mL程度の空気を注入すると，「ゴボゴボ」という気泡音がする. 口腔から気泡音がする場合や，音が小さい場合にはいったん抜去して再挿入する必要がある.

注 鼻翼に発赤など潰瘍形成の徴候がある場合は，鼻翼にテープを貼付しないようにする.

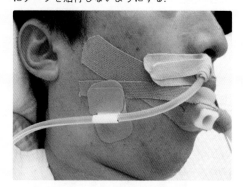

➡ 排液収集バッグは，患者より下方に設置する.

胃管の管理

❶排液の性状・量を観察する.
● 胃液は通常，無色透明である. ただし，
　・腸液が逆流している場合，排液は淡黄色に傾く.
　・胆汁が逆流している場合，排液は緑色に傾く.
　・排液が鮮紅色の場合は，新しい出血が起きている可能性があるので医師に報告する.
● 胃切術後の血性排液は，時間とともに色が薄くなる.
● 血餅や胃粘膜への密着により閉塞することがあるため，2〜3時間ごとにミルキングやカテーテルチップによる吸引を行う.
　・ただし，胃切除後は吸引時の陰圧により縫合不全を起こす危険性があるため，医師の指示のもと実施する.
● 排液量が多い場合は，水分出納や電解質関連の数値に注意する.

❷腸管蠕動音・腹部症状の有無を確認する.
● 腹部膨満・嘔気・嘔吐の有無を観察する.

注 再び血性が強くなる場合は医師に報告する.

根 脱水や電解質異常をきたす場合がある.

➡ 手術侵襲などによる生理的イレウス（腸閉塞）の時期である術後72時間を経過しても腸蠕動音が聴取されない場合や金属音が聴かれる場合はイレウスを疑う.

❸固定状況を確認する.
●固定チューブがはがれていないか，チューブは抜けていないかを確認する.
●固定テープは皮脂分泌によりはがれやすいため，毎日清拭しテープを交換する.
●チューブの圧迫による鼻孔や鼻翼の潰瘍形成がないか確認する.

➡チューブによる圧迫が起こらないように，テープ固定時にチューブのねじれにも注意する.

❹口腔・鼻腔の清潔を保持する.
●胃管挿入時は通常，絶食状態のため，含嗽や歯磨き，口腔内清拭を行い口腔内の清潔保持に努める.
●チューブ挿入側の鼻腔は，分泌物の付着などにより汚染しやすいため，必要に応じて綿棒などで清拭を行い，清潔保持に努める.

胃管抜去の目安
・消化管の蠕動運動が確認された場合
・排液量が100 mL/日以下程度に減少した場合
・出血が減少した場合
・縫合不全がない場合（造影検査で確認）
・経口摂取が可能になった場合

副作用・合併症と対応

■ 挿入時の嘔吐 ➡吐物の吸引などを行い吐物を速やかに処理し，側臥位にするなど体位を調整し誤嚥予防に努める.
■ 気管への誤挿入 ➡ただちに抜去する.
■ 鼻腔からの出血 ➡出血の程度を確認し医師に報告し指示に従う.
■ 計画外抜去（患者が抜いてしまったor偶発的に抜けてしまうなど）➡消化管手術の術後ドレーンであれば盲目的な挿入により吻合部損傷をきたす可能性があるため医師に報告して対応する.
■ 鼻孔の潰瘍形成 ➡発赤などの潰瘍形成の徴候がある場合は，クッション性のあるドレッシング材などを使用し保護に努める.

評価・記録を行う際の視点

■ 胃管留置に伴い苦痛が生じていないか.
■ 胃管留置に伴い，鼻孔や固定のためのテープなどで皮膚トラブルが生じていないか.
■ 排液量や排液の性状はどうであるか，時間的な変化はあるか，胃管の折れ曲がりや閉塞などが生じていないか.

記録・報告

■ 胃管の留置の長さ　■ 留置に伴う症状の有無　■ 留置部の皮膚の状態
■ 排液の性状（色，量，凝固物の有無，臭気）

‖ 引用文献 ‖

1) CDC : Guideline for the Prevention of Surgical Site Infection. Infection Control & Hospital Epidemiology 20 : 247-278, 1999
2) Fearon KC, Ljungqvist O, Von Meyenfeldt M, et al : Enhanced recovery after surgery : a consensus review of clinical care for patients undergoing colonic resection. Clinical Nutrition 24（3）: 466-477, 2005

F. 排泄ケア

1 ● 排泄ケアとは

排泄ケアとは，排尿・排便といった排泄に関連したケア全般のことをいう．何らかの原因により自力で排泄ができなくなったり，排泄が困難になったりした人々に対して行うケアである．

本来，排泄とは人間の生理的欲求の1つであり，誰もが日常的に経験する一般的な事象であるが，可能な限り人の手を借りずに自立して行いたい個別的な行為でもある．したがって排泄ケアにかかわる際には，人としての尊厳を守ることに配慮する姿勢が必要である．

排泄ケアには，オムツ交換やスキンケア，食事や水分摂取の調整，薬剤の投与などによる排泄の調整，自立した排泄行動を促すための訓練指導，自己導尿（p.373 Skill 「間欠自己導尿の援助」参照）や留置カテーテル管理・ストーマケアの指導などがある．

2 ● 膀胱留置カテーテル管理 （p.162「2. 膀胱留置カテーテルの挿入・介助」参照）

膀胱留置カテーテルは，膀胱内に挿入し，膀胱からの排尿や排液を促す目的で留置されるものである．留置カテーテルの先端にはバルーンがついており，このバルーンを膨らませることにより自然に抜けないようなしくみになっている．神経因性膀胱や意識障害などで自力排尿ができない患者や手術施行時の患者などに挿入される．

● 膀胱留置カテーテルの弊害

意識清明な患者にとっては，留置カテーテル挿入は尿道部などに不快感・違和感などが生じる手技である．また，留置カテーテルは，蓄尿バッグに接続されていることが多いため，動く時の妨げになりやすく，蓄尿バッグを持たずに移動することによって，留置カテーテルが引っぱられ，抜けてしまう場合もある．膀胱に生体にとっての異物が挿入されていることにより感染なども生じやすくなるため，継続的な管理が必要となる．

膀胱留置カテーテル管理

手術時のカテーテル挿入の目的

- 患部の安静や回復の促進，尿の量・性状の把握，排尿による汚染防止，術操作のために膀胱内を空にすること，など

留置カテーテル管理の実際

①**屈曲の防止**：尿流がせき止められると，尿路感染発生率が上がるので，カテーテルや蓄尿バッグのチューブが屈曲しないよう管理する．

- カテーテルの違和感を軽減するために，患者の身体の1ヵ所にテープで固定するとともに，チューブ類の屈曲がないかを適宜観察する．

②**閉鎖環境の維持**：排液口からの尿捨て回数を少なくし，尿検査の検体は検体ポートから採取するなど，なるべく閉鎖環境を維持する．

- 尿路感染の予防のためには，可能であれば閉鎖式尿道カテーテル（膀胱内に留置するカテーテルと蓄尿バッグに接続部がなく，一体になっているタイプ）の使用が望ましい．たとえ閉鎖式タイプがなくても回路の閉鎖性が重要である．

③**蓄尿バッグの適正位置の維持**：尿の逆流による逆行性感染を予防するために，蓄尿バッグをベッドサイドに固定する時，あるいは患者が移動する時などは，蓄尿バッグを患者の膀胱よりも低い位置に保つようにする．

④**蓄尿バッグの汚染・感染防止**：蓄尿バッグの排液口の汚染防止のため，床に着かないように注意し，また，排液時に排液口が排尿容器に接触しないように注意する．

⑤**抜去時期の判断**：できるだけ早期にカテーテルを抜去することが原則である．しかし，術操作の影響で排尿に関連した神経を損傷する可能性が高く，排尿障害などが予測される場合は，長期間カテーテルが挿入されることもある．

⑥**日常生活への配慮，感染予防**

- 患者が蓄尿バッグを持って移動する際に不自由がないように，患者とともに移動しやすい専用の袋を用いるなどの配慮も必要となる．また，感染予防の観点から尿道口の清潔（陰部洗浄や清浄綿での清拭など）にも留意する．
- 患者が蓄尿バッグを持って歩行する場合などは，蓄尿バッグが人目に触れないようにカバーを付ける工夫も必要である．

3 ● ストーマケア

〈ストーマの意義，弊害とは〉

　ストーマ（stoma）は，ギリシャ語の「口」を語源としており，「消化管や尿路を人為的に体外に誘導して造設した開放孔」と定義される．

　消化管もしくは尿路の一部に発生した病変（がんなど）により，排泄経路が妨げられたり，排泄機能が阻害されたりして，手術で病変を取り除く場合に，消化管もあわせて取り除くことから，新しい排泄口であるストーマの造設が必要となる場合がある．新しい排泄口が腹壁に造設され，自分で排泄を調整できないため，新しい排泄管理方法の習得が必要となる．

　患者は，ストーマを造設することでボディイメージが変化し，心身両面においてストレスが生じやすい状態になる．そのため看護師は，患者それぞれの日常生活に不自由が生じないように個別的な指導を行う必要がある．またストーマケアは，"排泄"という本来他者には触れられたくない部分に介入しなければならないケアであるため，患者のプライバシーや尊厳に配慮した対応が望まれる．

〈ストーマの種類〉

a.「消化管ストーマ」と「尿路ストーマ」

　消化管ストーマは，大きく回腸ストーマと結腸ストーマに分類され（p.223「ストーマの種類—消化管ストーマ」参照），また，尿路ストーマは，回腸導管と尿管皮膚ろうに分類される（p.224「ストーマの種類—尿路ストーマ」参照）（なお，ここでは排泄をコントロールできないストーマ—すなわち非禁制ストーマに限定して紹介する）．

ストーマの種類─消化管ストーマ

回腸ストーマ

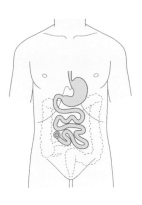

- **対象疾患**：家族性ポリポーシス，潰瘍性大腸炎，クローン病，直腸がん（一時的造設）など.
- 回腸を選択（造設部位　右下腹部）
- **便の性状・量**：液状からペースト状，1,000 mL/日.

結腸ストーマ

- **対象疾患**：肛門がん，直腸がんなど（他臓器がんの転移などで腸管が閉塞した場合，排泄口確保目的で横行結腸ループストーマが造設されることもある）.

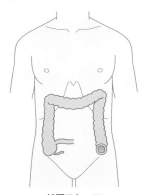

結腸ストーマ

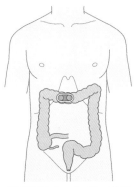

横行結腸ストーマ（ループ式）

- 下行結腸，S状結腸などを選択（造設部位　左下腹部）.
- **便の性状・量**：結腸で水分吸収されるので軟便から固形便.

- 横行結腸を選択（造設部位　解剖上，上腹部に造設されることが多い）.
- **便の性状・量**：粥状から軟便.

ストーマの種類―尿路ストーマ

回腸導管

膀胱から末梢の尿路が使用できなくなった患者において，回腸の一部を尿管断端の一部として用い腹壁を通して尿を排出させる尿路変向の一形態である．回腸の一部を導管として用い，そこに両側の尿管を吻合し，回腸の一端を腹壁に固定して尿路とする．回腸の蠕動運動によって排尿を促す．

- **対象疾患**：膀胱がん，他臓器がん（子宮・直腸など）の膀胱への浸潤．

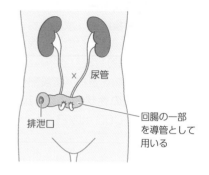

尿管皮膚ろう

以下の3つがある．
①両側式尿管皮膚ろう（左右それぞれの尿管の断端を左右の腹壁に固定し尿路としたストーマ，ストーマ装具を2ヵ所に装着する必要がある）
②一側合流尿管皮膚ろう（体内で2本ある尿管をつなげ，1つの尿管として腹壁に固定し尿路としたストーマ）
③片側尿管皮膚ろう（左右の尿管を左右のどちらか片側に並べて腹壁に固定し尿路としたストーマ）

- **対象疾患**：回腸導管と同様．なお，患者の状態がわるく，より侵襲を少なくしたい場合などに適用される．

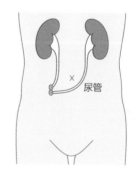

b. 消化管ストーマの「単孔式」「双孔式」

消化管ストーマの場合には，腸の断端を腹壁外に出し，孔が1つである**単孔式ストーマ**と，孔が2つある**双孔式ストーマ**（2連銃式とループ式）がある．

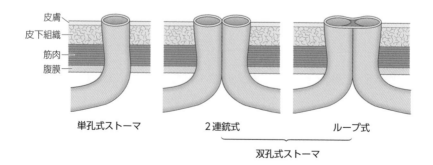

- **単孔式ストーマ**

　口側腸管断端部をストーマ(排泄口)にする方法(マイルズ手術など).断面がほぼ正円に近いため,すでに皮膚貼用部がカットしてある装具(既成孔タイプの装具)が使用しやすい.

- **双孔式ストーマ**

　口側腸管断端部をストーマ(排泄口)に,肛門側を粘液ろうに造設する手術.患者の口側のストーマからは便が排出され,肛門側からは粘液のみが排出されるため粘液ろうと称される.便の排泄口を確保するため,姑息的にあるいは縫合部の安静を保つために一時的に造設されることが多い.

- **2連銃式**　切離した腸管の口側と肛門側を同じ創口より腹腔外に誘導したストーマ.ループ式ストーマと同様に楕円形のストーマになることが多いが,粘液が出る口を縫合して小さくすることで,管理しやすいほぼ正円のストーマにすることもできる.

- **ループ式**　腹壁外にループ状に引き出した腸管に切開を入れ,腹壁に固定するので2つの口ができ,形は楕円形となる.腹壁に持ち上げやすいように後腹膜に固定されていない横行結腸などを用いることが多い.装具の皮膚貼用部をストーマの形に合わせて整えることが必要となる.

　なお,そのほかに**完全分離式**というものもある.患者の病変の状態により切離した腸管の口側と肛門側を異なった創口より腹腔外に誘導したストーマである.

c. 「永久ストーマ」と「一時的ストーマ」

　またストーマは,その造設が一時的かどうかによっても分類される.直腸・肛門・膀胱の全摘出などで永久的にストーマからの排泄管理になる場合を**永久ストーマ**といい,術後しばらくの間,縫合部の安静を保つために一時的にストーマを造設し,後にストーマを閉鎖する場合を**一時的ストーマ**という.

- **術後のストーマケア**

　術後のストーマケアの留意点としては,排泄ケアであることを忘れずに,患者の尊厳やプライバシーの保護に配慮し,患者のストーマの受け入れ状態なども確認しながら対応することが重要となる.たとえば,必要に応じて患者が信頼を寄せる身近な人などの協力を得ながらストーマケアを実施するようにするとよい.

- **術直後の配慮,退院後の社会復帰に向けた指導**

　術直後(ここではストーマ周囲膿瘍を起こしやすい術後4日目ぐらいまでとする)の患者の全身状態が回復するまでの期間は,ストーマケアは医療者が主体で行う.その時にストーマケアが,患者にとって否定的な印象を受けるものとならないように,手際よくストーマケアを行うことに配慮する.昨今の在院日数の短縮化の要請からしても,可能な限り早期に患者のセルフケアを促すための情報提供を開始する必要がある.

　社会復帰期(食事が開始され消化器ストーマからの排泄物が出始め,患者の全身状態の回復が認められてから退院までの時期)には,患者に適したストーマの装具*を選択し,

---

*ストーマ用装具にはさまざまな種類がある.
- 単品系装具:皮膚に貼用する皮膚保護材と便を受ける集便袋が一体となっている装具.貼付後は嵌合部などがなく,コンパクトで同じ材質のものであれば二品系のものより軽く,コストも安い.
- 二品系装具:皮膚に貼用する皮膚保護材と便を受ける集便袋が2品となっていて,組み合わせて用いる装具.ストーマ袋だけ外して交換することもできる.製品によってはさまざまな大きさや透明・肌色などのストーマ袋があり,選択肢が増える.

　　　退院に向けての指導を本格的に開始する．退院後の生活が不自由にならないように必要な
　　情報を提供する．

Skill

ストーマのセルフケア（装具交換）の指導

目的▶ 患者が新しい排泄口であるストーマの管理方法を習得し，退院後の日常生活に適応し，早期に社会復帰できるように指導する．

物品▶

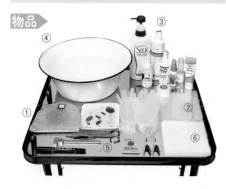

①患者に適した装具，②ゴミ袋，
③皮膚洗浄剤（石鹸，ボディシャンプーなど），
④温湯，洗面器（これらはシャワー室などで行う場合は不要），
⑤定規，ストーマ用はさみ（これらは既成孔の装具を用いる場合には不要），
⑥ストーマ周囲の皮膚を洗浄し，水気を拭き取るための布（使い捨てのガーゼなどを購入し使用している患者も多いが，ガーゼのハンカチや小さいタオルなどを洗濯して用いればよい），紙ガーゼなど

アセスメント	根拠根／ポイント➡／注意点注
●患者の心身両面が社会復帰に向けて準備状態にあるか． ・全身状態，ストーマや排泄の状態，ストーマの受け入れ状態など ・泌尿器ストーマの場合は，カテーテルの取り扱いに技術を要するため，カテーテルが抜けた後からセルフケア指導を開始する．	➡ストーマを受け入れられず，ストーマケアを習得しようという意欲がもてない場合や，障害があることや高齢であることなどの理由でセルフケアが困難な場合は，代わって誰がケアを行うか（誰に指導するか）を検討する．
●患者にとって適切な装具が選択できているか． ・腹壁への密着度，取り扱いの簡便さ，皮膚への影響，使い心地などから判断する． ・皮膚保護材の耐久性，交換頻度，経済性，排泄処理の簡便性などを考慮する．	➡メーカーのパンフレットに記載してある装具の特徴などを把握し，患者の状況に合った装具を選択する． ●単品系装具は，ストーマ周囲の皮膚に装着する皮膚保護材とストーマ袋が一体になっており，ストーマを直接見ながら装着することができないため，視力に問題がある人などには装着が難しい場合がある． ●二品系装具は，袋がついていない面板を直にストーマを見ながら貼ることができるが，皮膚に装着する面板とストーマ袋をきちんと嵌合するという技術が必要なため，手先の巧緻性が低い場合は装着に難渋することもある．

実　施	根拠根／ポイント➡／注意点注
排泄物の廃棄	
❶排泄物の廃棄方法についてセルフケアの指導を実施し，また実際に患者に行ってもらう．	➡排泄物の廃棄方法は，衛生管理にも直結する重要な手技であるため，装具が決定したら早めに指導を開始する．

❷洋式トイレに深く腰かけ，足の間から便器内に便を廃棄する.

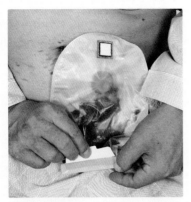

❶排泄口を開ける.

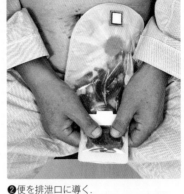

❷便を排泄口に導く.

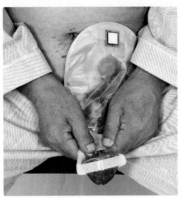

❸絞り出す.

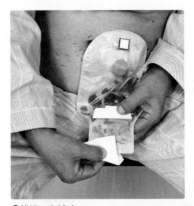

❹排泄口を拭く.

装具交換

a. 装具交換のセルフケア指導

装具交換は定期的に行うのが原則である．下記のように段階をふんでセルフケアの指導を行う.

❶患者に説明しながら装具交換の具体的手順（p.228「b. 装具交換の具体的手順」参照）や留意点を把握してもらう.

➡ 漏れたら交換するのではなく，装具の耐久性や排泄物の性状・量などにより数日に1回漏れる前に交換する．皮膚をよい状態に保つために定期的な交換が必要である.

❷患者に物品の準備をしてもらい，覚えている範囲で装具交換の流れ（具体的手順）を実施してもらう.
・なお必要に応じて助言し，援助する.

➡ 装具を外した後は排泄物が不意に出ることもあるので，不足物品がないように整えてから開始する.

❸準備から片付けまでの一連の流れを患者に主体的に実施してもらい，終了時に必要事項を再度指導する.
　・この段階で退院後の状況をアセスメントし，退院可能かどうかを判断する.

●泌尿器ストーマは排尿のタイミングがつかみづらく，ロールガーゼなどで尿を吸収しせき止めながら装具を装着する必要がある．ストーマ周囲の皮膚が濡れているとストーマ装具は密着せず，装具からの尿漏れの原因となったり，長時間ストーマ周囲の皮膚に尿が接触していることによる皮膚障害なども起こりやすくなったりする.

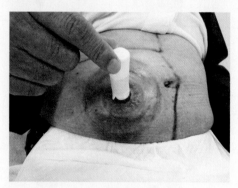

b. 装具交換の具体的手順

❶必要物品を揃える.

❷装具は皮膚を押さえながら，患者の頭側から足側に向かってはがす.
　・粘着力が強い場合や，粘着剤が皮膚に残っているような場合は，剥離剤を用いて装具をはがし，皮膚に残っている粘着剤も取り除く.

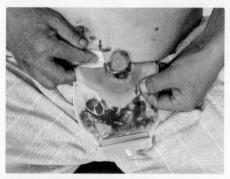

接着面に剥離剤を塗りながらはがす

❸はがした装具の装着面の排泄物の潜りこみ具合や皮膚保護材の溶解の程度などを確認する.

注粘着力が強い装具ははがす力で皮膚を損傷することもあるので，剥離剤を用いるか，装具の交換間隔を再検討することも必要である.

●ストーマ周囲の皮膚は常に装具により閉塞環境にあり，脆弱になっているので摩擦などの機械的刺激は最小限に抑える.

➡皮膚障害の原因を探ったり，交換間隔を決定したりする際の目安となる.

❹ストーマ周囲の排泄物を取り除き（■），ストーマ周囲の皮膚の汚れも温湯と洗浄剤で取り除く（２）．
- なるべく強い摩擦を加えず，洗浄剤の泡で汚れを浮き上がらせてから温湯で洗い流すようにする．

➡ シャワー浴が可能な状態ならば，退院後に不安なく実施できるよう入院中にストーマおよび周囲の皮膚をシャワーにて洗浄することを経験できるように調整する．

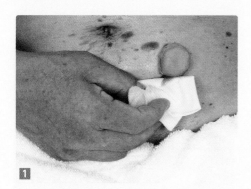
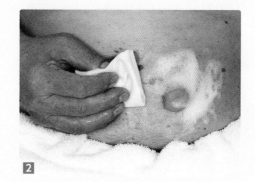

❺ストーマと周囲の皮膚の状態を観察する．異常がみられた場合，次回装具交換時まで経過を観察し，悪化するようであればストーマ外来などを受診するようにする．
- 皮膚の変化がどの範囲に起こっているかを確認し，その原因を明らかにして，原因を取り除くように対応する．
- 観察箇所は，排泄物付着部，装具装着部，その周囲などである．なお，ストーマの異常（浮腫・脱出・傍ストーマヘルニアなど）については，相談できる窓口（ストーマ外来など）を案内する．患者の不安が増大する場合もあるのでストーマ外来などでフォローが受けられる場合は詳細な説明はしなくてもよい．

➡ 退院してからのストーマや周囲の皮膚の変化は，生命にかかわるような状態となることは考えにくいことを告げ，安心につなげる．
● 非常に神経質にケアに取り組む患者も少なくない．

➡ 皮膚の変化が，排泄物の付着によるものなら排泄物が入り込まないうちに装具を交換するなどの対応で改善できる．
● 装具装着部全体に発赤・発疹などがみられた場合には，装具変更の必要性も検討する．

❻装具を調整する．必要に応じてストーマスケールなども利用し（３），ストーマの形や大きさに合わせて装具をはさみでカットする（４）．
- 装具の既成孔は，ストーマサイズに比べて1〜2mm程度大きめのものを選択する．

➡ ストーマのサイズは術後半年ぐらいは変化するが，毎回定規などでサイズを測定する必要はなく，装具の裏紙を型紙として保管しておいてストーマに合わせて利用すると簡便である．

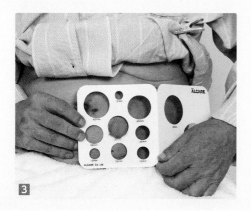
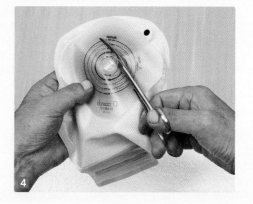

❼皮膚が湿っていないことを確認し，調整した装具をストーマに合わせてみる．ストーマ袋の向きは排泄物処理の実施しやすさや，普段の生活上で都合のよい向きにする．問題がなければ，皮膚のしわを伸ばし装具をストーマ周囲の皮膚に密着させる．最初の密着が肝心であり皮膚温により密着が促されるので約20秒程度装具の上から手で押さえる．

●二品系装具の場合，皮膚保護材でできている面板をストーマに装着する必要がある．
　• 下の写真のように，ストーマ粘膜皮膚縫合部離開があり，処置が必要な場合は，ストーマ袋を外すことができる二品系装具が使いやすい．

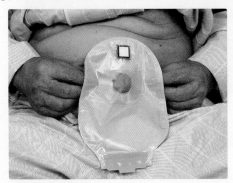

単品系装具の装着後

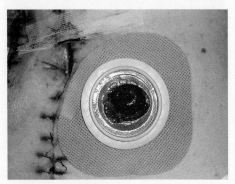

二品系装具の面板装着後

その他の退院指導内容

❶日常生活上の注意事項（食事，排便異常時の対処，睡眠，衣服，入浴，運動，仕事，旅行など）について指導する．
●食事：とくに制限はないが，回腸ストーマの場合，消化のわるい食品は排泄経路をふさいでしまう（フードブロッケージ）可能性もあるので，調理方法には注意が必要である．消化のわるい食品としては山菜，キノコ類，海藻，ゴボウやレンコン，とうもろこし，こんにゃく，干した果物などが挙げられる．
●水分摂取：尿路ストーマの場合は，尿路感染予防に向け排尿量を確保（1日1L以上）するために水分摂取を促すことも重要である．
●排便異常時の対処：食事によると思われる下痢や便秘は，下痢しやすい食品を控える，水分や便通をよくする食品の摂取を促すなどで調整する．長期化あるいは激しい下痢や便秘に関しては医師に相談する．下痢の場合は装具の耐久性が低下しやすいので装具の交換間隔の変更を検討する必要がある．
●睡眠：就寝前には，装具の便やガスを抜き，装具を空にする．尿路ストーマの場合は，容量の大きい蓄尿バッグなどに接続して管理することもできる．
●衣服：ストーマや装具を強く圧迫しないような衣服が望ましい．
●入浴：消化器ストーマの場合は，不意な排泄に注意しながら，自宅であれば装具を外して入浴することは可能である．尿路ストーマの場合は，排尿が常にあるため，装具を装着したまま入浴するのが望ましい．
●運動：とくに制限はないが，体を強く圧迫するような運動や腹圧を強くかける運動を行う際は医師に相談したりストーマ部を保護したりすることが必要な場合もある．
●仕事：とくに制限はないが，ストーマ部を圧迫するようなベルト（工具入れ・車のシートベルトなど）を使用する場合には，工夫が必要である．汗を多量にかくような仕事の場合は装具の密着をよくする工夫などが必要となる．職場の上司や健康管理室などにはストーマ保有者であることを伝えて理解を得ておくと安心である．
●旅行：余分に装具を持参する，スーツケースの中ではなく1セットは身近に持つなど何か不意に対応が必要となった時のことを想定し準備しておくと安心である．

❷その他，ストーマ用品の購入・管理方法，社会保障の案内，災害時対策，患者会の紹介，退院後のフォローアップ体制（またその必要性）などについて指導する．
●急性期医療現場では急性期の医療が必要な患者を対象としなければならない現状があり，本項で紹介したような入院中のストーマのセルフケア習得を目指した介入（例：高齢者のセルフケア習得など）が困難な状況もある．そのため訪問看護師や介護サービスなどの介入調整や，何かあった際の支援窓口（ストーマ外来など）を提示し，退院後すぐにでもフォローアップできるような体制づくりが求められている．

副作用・合併症と対応

- ストーマの浮腫 ➡術後の合併症で時間の経過で消失するが，装具のサイズ選択に影響するので，サイズ変更の可能性などを説明し，装具購入数の目安も示す．
- ストーマ周囲の皮膚障害 ➡排泄物の付着や，装具の粘着剤や装具をはがす刺激などが原因となるので，原因を明確にし，必要な対応を指導する（装具の溶解が進んでいて排泄物が付着した部位の障害であれば，交換間隔を短くする，装具装着部全体の皮膚の発赤・発疹などの障害であれば，異なる皮膚保護材の装具を選択するなど）．

評価・記録を行う際の視点

- 患者が新しい排泄口であるストーマを自分の体の一部として受け入れているか．
- 患者の状況（視力や手先の巧緻性など）にあった装具の選択および装具交換などの指導が適切に実施できているか．
- 退院後の生活をイメージしてストーマケアに取り組めているか．
- 退院後に起こりそうなトラブルはないか．

記録・報告

- ストーマの状態（大きさ・高さ・浮腫の有無）　■ ストーマ周囲皮膚の状態（変化の状態と範囲など）
- ストーマ装具の状態（保護剤の溶解の程度など耐久性）　■ 排泄物の性状と量　■ 装具交換間隔の目安
- 装具交換時の手技の状況や参加度，問題点　■ 次回交換時の課題　■ 他者の支援の必要性など
- 退院後のストーマ外来などの受診時期の目処（医師の診察日に合わせることが通例であるが不安が強い，腹壁の変化などが予測できる場合は予約を早めるなどの判断が必要）

G. 離床支援

1 ● 早期離床の意義

　術後の**早期離床**は，術後の回復促進，および合併症の予防に効果がある．術後の早期離床は，術後の侵襲や創の回復促進，無気肺，深部静脈血栓症，腸管イレウスなど多くの合併症の予防に効果がある．早期離床の促進とは，単にベッド以外での活動範囲を拡大するという意味ではなく，術後，麻酔覚醒直後からベッド上で上下肢などを動かし体位変換を実施することから，ベッド以外の病室内さらには病棟へと活動範囲を拡大していき合併症予防へとつなげる，という一連のプロセスを含んでいる．このプロセスにおいて，看護師は患者の自立性を尊重して支援するよう心がける必要があり，その支援によってより速やかな離床へと導くことが可能となる．ここでは，体位変換法および離床の介助について具体的手順を示す．

2 ● 離床促進のための配慮

　早期離床を促進するためには，患者の理解と協力が不可欠である．患者が早期離床の効果や重要性を理解し，主体的に取り組めるよう働きかけていくことが重要である．また，患者が安心して離床に取り組めるよう，疼痛をできるだけ緩和すると同時に，運動中の安全・安楽に十分配慮する必要がある．

a. 患者へのオリエンテーションとフィードバック

　術前から，早期離床の効果について十分に説明し，離床訓練について理解と協力が得られるようにする（p.118 [Skill]「離床訓練」参照）．また，術後は患者の理解と協力に対してねぎらいの言葉をかけるなどし，早期離床への意欲が持続されるように働きかけることが大切である．

b. 術直後の働きかけ

　術直後から，手足を動かし深呼吸を促すなど，循環動態に支障のないレベルでの体動を促し，**体位変換**を実施する．循環動態が安定したら，ファウラー位，坐位，端坐位，ベッドサイドでの立位，病室内歩行，病棟内歩行へと段階的に離床を進めていく（**離床介助**）．排泄や洗面など日常生活行動を取り入れて，実施していくことも効果的である．

c. 疼痛緩和

　痛みがあると，体動はおのずと制限され，離床への理解や協力を得ることも困難となる．術後は適切な疼痛マネジメントによって積極的に**疼痛緩和**を図るとともに，痛みを誘発しにくい身体の動かし方などを工夫することも効果的である．

d. 安全安楽な実施への配慮

　術直後の患者は，創部やさまざまなチューブおよびカテーテル類への気遣いから，動くことへの不安を少なからず抱いている．体動に伴う不安を軽減し，安全を保障するため，動きやすい寝衣の着用，点滴固定の工夫やチューブ類の整理，安定した支持物や履物の利用，ベッド周囲の危険物の除去などの**環境整備**を行うことが重要である．

Skill

体位変換

目的 長時間の臥床に伴う二次的障害の発生を予防し，早期回復を促す．

物品 体位変換枕（大・中・小），バスタオル

アセスメント	根拠根／ポイント➡／注意点注
●呼吸状態（呼吸音，呼吸数，リズム），循環状態（血圧，脈拍，末梢循環），痛みの有無・程度・部位，腹部状態（腸蠕動音，排便・排ガス状態），皮膚状態，体温，創部状態，ドレーンからの排液の量および性状，睡眠状態，気分や表情 ●患者がどのくらい自力で動けるか ●ボディメカニクスを活用できる環境であるか	注超急性期には，体位変換により循環が変動する場合がある． ●患者の全身状態を十分に観察し，脈拍や呼吸数の増加，血圧低下，痛みの増強，気分不快，ドレーンの排液量の増加などが生じた場合は，ただちに中止し，安静を保つようにする．

実　施	根拠根／ポイント➡／注意点注
以下，水平・上下運動，および仰臥位から側臥位への変換について示す．	

動画Ⅱ-19

a. 水平・上下移動（看護師2名での実施）

❶実施前に患者の状態と自力で動ける程度をアセスメントする．	
❷患者へ体位変換の必要性と方法を説明し，可能な場合は協力の了解を得る．	➡患者の協力を得ることで，自主性を尊重し，より無理のない移動が可能になる．
❸看護師は患者の両サイドに立ち，ベッドの高さを看護師の膝がベッドのへり（端）に当たるくらいの高さに調整する．	根看護師の膝を支点にして，力を入れることができるので，患者の体重を支えやすくなる．
❹ベッドのストッパーを確認し，ベッド柵を下ろす．	
❺ドレーンやカテーテル類を，患者を移動させる位置から十分届くゆとりがある場所に移動する．	
❻患者には，腕を組むか，もしくは創部を押さえてもらうようにする．可能であれば，膝を立ててもらう．	根患者の体をコンパクトにすることで，体重を支えやすくなる．また，創部を押さえることで，疼痛増強を防ぐ．
❼バスタオルを，患者の体のすぐ脇のところで逆手で持つ（■1■）．ドレーン類を安全に維持するためにドレーン類も一緒に把持する（■2■）.	根看護師は，足を前後左右に開いて両膝を曲げ，腰を低くすると，支持基底面積が広がり，重心が低くなって，安定した動作ができる．また，看護師と患者の重心を近づけることによっても，より安定した移動ができる．

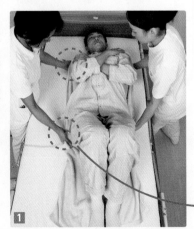

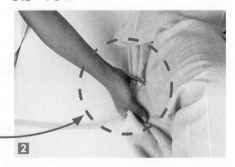

❽看護師2名と患者で合図を決め，呼吸を合わせて移動する．

●水平移動の場合，看護師は，患者を移動させる位置に立ち，患者を引き寄せるように移動する（**3**）．

●患者を引き寄せるように移動することで，看護師の負担が減り，患者にとって安定した移動となる．

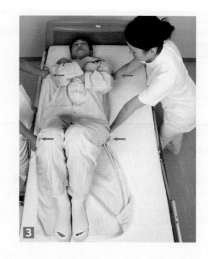

❾ドレーンやカテーテル，点滴ラインの閉塞，屈曲，ひきつれがないように設置位置を調整する．

❿患者の状態，シーツやタオルのたるみを整え，しわがないかを確認する．

注 褥瘡の原因になるので，十分注意する．

⓫患者に作業が終了したことを伝える．

動画Ⅱ-20
（2名の場合）

b. 仰臥位から側臥位への変換（看護師1名での実施）

❶実施前に患者の状態と自力で動ける程度をアセスメントする．

❷患者へ体位変換の必要性と方法を説明し，可能な場合は協力してもらうよう了解を得る．

動画Ⅱ-21
（1名の場合）

❸ドレーンやカテーテルを，患者を向かせたい方向へと移動する．
・ドレーンによっては，貯留している排液が逆流する可能性があるので，クランプをするなどして移動する．

注 ドレーンやカテーテルからの排液が逆流すると，感染の原因となり，また体腔圧の変化が起こることがあるので，逆流することのないよう十分注意して実施する．

❹患者の顔を向かせたい方向へ向け，両腕を前胸部で組ませ，両膝をできるだけ高く立て，可能であればその姿勢を維持してもらう（**4**）．

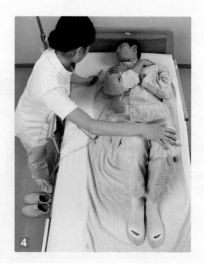

❺患者へ声をかけながら両膝を向かせたい方向へ倒し，自然な回転によって肩も同方向へ向くのを支持する（**5**）.

➡ この時，ドレーンやカテーテルが身体の下敷きにならないように配慮する.

● 「てこの原理」を利用すると，患者・看護師双方に負担が少なく実施できる.

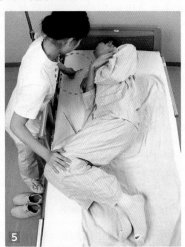

❻患者の腰を後ろ側へ引き，姿勢を安定させる.

❼体位変換枕を背部・前部・上下肢のすき間などに当て，安楽な体位にする.

➡ この時，神経を圧迫するような肢位をとっていないかを確認する.

❽ドレーンやカテーテルが圧迫されていないかを確認し，適度な余裕のある位置に設置する.

❾枕の位置，患者の寝衣，シーツ，タオルのゆがみやしわがないよう整える.

❿患者へ作業が終了したことを伝える.

副作用・合併症と対応

■ ドレーンやカテーテルの逸脱 ➡ 挿入部を保護しながら，速やかに医師に報告する.
■ めまいや創痛の増強 ➡ 安静にし，必要に応じて鎮痛薬を投与する.
■ ドレーン排液の血性変化,排液量の増加 ➡ 安静を保持し，バイタルサインを測定して自覚症状や創部の状態を確認しつつ，医師へ報告する.

評価・記録を行う際の視点

■ 苦痛のない体位であるか：体位変換に伴う圧迫感や痛み，バイタルサインの変化がないか. 可動部位や範囲を制限していないか，異常を認めた際の対応について記載する.
■ ドレーンやカテーテルが正しく管理されているか：排液量，性状，固定状況，排液バッグの位置について記載する.

記録・報告

■ 体の位置と向き　■ 自覚症状の有無と変化　■ ドレーンやカテーテルの状態と変化

Skill

離床の介助

動画Ⅱ-22

目的▶ 術後合併症を予防し，早期回復を促す.

物品▶ SpO_2モニター，血圧計，点滴スタンド，ドレーン固定用フック

アセスメント	根拠根／ポイント➡／注意点注
●呼吸状態（呼吸音，呼吸数，リズム），循環状態（血圧，脈拍，末梢循環），SpO_2，痛みの有無と程度・部位，腹部状態（腸蠕動音，排便・排ガス状態），皮膚状態，体温，創部状態，ドレーンからの排液量および性状，睡眠状態，気分や表情 ●患者がどのくらい自力で動けるか	➡体動に伴い，循環状態の変化や痛みの増強，創部への刺激などが生じる可能性があるため，安静時の状態を理解して，体動に伴う変化をアセスメントする必要がある.

実　施	根拠根／ポイント➡／注意点注
❶装着されているモニターおよびドレーン類からの情報を含め，患者の状態をアセスメントする.	
❷患者にこれから少しずつ起き上がり，歩いて体を動かすことを説明し，協力を得られるようにする.	
❸ベッドの高さを端坐位がとりやすい高さに設定し，ベッド周囲や床に不要物がないか，ベッドのストッパーは止まっているかを確認する.	➡より安全で安楽に離床が進められるよう，環境へも配慮する必要がある.
❹ドレーンやカテーテル類が離床によって必要以上に引っぱられないよう整理し，輸液や排液バッグの位置を調整する.	
❺準備が整ったら，まず30度程度の半坐位とする（**1**）. ・長時間の臥床により，血管運動神経の失調が生じ，起立時に頻脈やめまいを起こす可能性があるので，段階をふんで，状態をアセスメントしながら起床させていく.	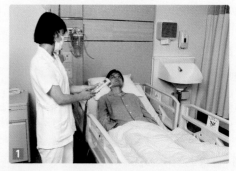
❻5分程度様子をみて状態に変化がなければ，さらにヘッドアップし，坐位にする．患者自身に創部を押さえて保護してもらいながら実施するとよい.	
❼坐位が保持でき，状態に変化がなければ，端坐位とする．この時，可能であれば，患者自身が痛みの少ない方法で動いてもらい，看護師は必要に応じて背部を支えるようにする.	
●患者自身で端坐位になることが困難な場合は，坐位の位置で患者の膝を少し曲げ，膝の下から看護師の片腕を入れて，もう片方は背部を支えるようにする（**2**）．殿部を支点として回転させ，端坐位とする（**3**）.	根腹部の緊張を緩め，疼痛増強を防ぐようにする.
❽端坐位の姿勢で数分保持し，状態に変化がなければ，ベッド柵など固定されたものを支えとしながらゆっくりと立ち上がる（**4**）．このまま歩行をする場合は，点滴スタンドにフックなどを取り付け，ドレーンやカテーテル類をかけられるようにしておき，ドレーンやカテーテル類が引っぱられたり，引きずられたり，あるいは挿入部より高い位置にしないようにする．また，輸液ラインも引っぱられたり，引きずったりすることのないようにまとめる.	注離床の初期は，長期間の安静や術後急性期にあることなどから患者の状態が変化しやすく，患者は，自身のことに集中して，周囲へ配慮する余裕がないことがある．離床の初期は，看護師が付き添い，状態の変化の有無やドレーン類などへ配慮することが必要である．また，歩行をする場合は，脱げにくい履物をはくよう配慮する.

⑨めまいや立ちくらみがなければ，点滴スタンドを把持して
ゆっくりと歩行を始める．看護師は点滴スタンドの反対側
後方に位置して付き添う（**5**）．

➡ 患側がある場合は，患側が不安定になるので，患側
に付き添うことが望ましい．

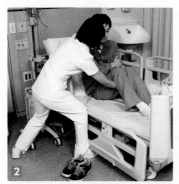
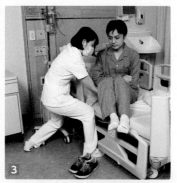
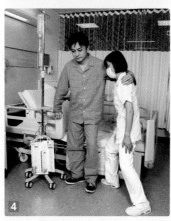
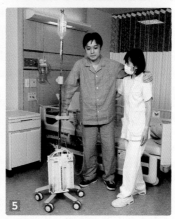

⑩術後初めての歩行はベッド周囲から始め，状態をみながら
徐々に距離や時間を延ばしていく．また，歩行時は歩行姿
勢，周囲への注意を払うことができるかどうかなどもアセ
スメントする．

⑪終了時にも状態をアセスメントし，変化をみる．

副作用・合併症と対応

■ ドレーンやカテーテル類の逸脱 ➡挿入部を保護しつつ，速やかに医師へ報告する．
■ 気分不快，めまい，立ちくらみ，創痛の増強 ➡体動を一時中止し，ただちにベッドに戻るか椅子などに座らせて安
静にし，バイタルサインや自覚症状を確認する．椅子などへ座らせた場合は，症状が改善したら速やかにベッドへ戻る．
■ ドレーン排液が血性へ変化，排液量の増加 ➡ただちにベッドへ戻り，安静を保持し，バイタルサインを測定して自
覚症状や創部の状態を確認しつつ，医師へ報告する．

評価・記録を行う際の視点

■ 起床や体動に伴う状態変化はどうか：起床や体動に伴う自覚症状やバイタルサイン，ドレーンからの排液量や性状，
異常を認めた際の対応について記載する．
■ どのくらい動けたか：起床の段階や移動距離，移動時の姿勢，自分でどのくらい動けたかについて記載する．

記録・報告

■ 体位を変化させた時の患者の状態・変化　　■ 痛みの増強の有無　　■ どこまで動けたか　　■ 歩行状態

H. 術後の自動・他動運動

1 ● 術後の自動・他動運動の意義

　手術により外科的侵襲が加わると，内分泌系の変化やタンパク異化作用などが起こり，侵襲に対する生体の反応は，通常術後2～5日間持続する．これに伴い治癒熱や痛みなどが生じることで患者は疲労感や脱力感を感じ，食欲や自発的体動も低下する傾向がある．しかし一方で，必要以上の安静・臥床は，筋力の低下，呼吸・循環機能の低下，消化管運動の低下につながり，術後合併症の引き金となるおそれもある．したがって，術後早期からベッド上でできる**自動・他動運動**を実施して，早期離床へとつなげていく働きかけは，術後の早期回復を導くためにも重要な技術といえる．

2 ● 自動・他動運動の実際

　術後の早期回復を導く運動として，体位変換や手足などの身体を自動的・他動的に動かす方法があり，手術部位によらずすべてに共通して実施されることが多い．それに加えて，各手術部位によって特別な回復を促す運動もある．ここではとくに，①肺がん術後，②乳がん術後の自動・他動運動（**リハビリテーション**）を紹介するとともに，③その他手術全般についてのリハビリテーションの実際を示す．

a. 肺がん術後について

　開胸術では，肋骨とともに肩甲骨を支持する僧帽筋，大菱形筋，前鋸筋・広背筋などが切断され，術中は上肢挙上体位が維持される．また，術後の創痛への不十分な対応や，リハビリテーション開始時期の遅延などによる運動制限などの不適切な管理により，患側上肢の機能障害や姿勢の変化が生じることがある．さらに，患側上肢の回旋および挙上障害や，肩甲骨および上肢が適切な位置に支持されなくなることで姿勢の変化が生じることがある．したがって，これらの障害を予防するためにも，術後1日目より運動を開始する必要がある．

b. 乳がん術後について

　乳房切除・リンパ節郭清術では，大・小胸筋，リンパ管，広範囲の皮膚を切除することによる損傷や瘢痕形成により，患側肩関節や上肢の運動機能に障害が残りやすくなる．乳房切除など切除皮膚範囲が大きい場合は，術直後から運動を開始すると皮弁壊死やリンパ液貯留が生じるとされ，ドレーン抜去までは安静を保つことが主流である．

　一方，過度の安静により軟部組織の癒着が進行して肩関節の運動制限が生じる可能性がある．現在では，術当日より手指や肘など末梢での運動を開始し，ドレーンが抜去された時点より上肢挙上などの**積極的機能回復訓練**を進めることが一般的である．

c. その他の手術（全般）後について

　患者の状態に異常がなければ，術直後より体位変換や末梢側の他動運動を開始する．手術侵襲が軽度で，自力体動が可能な場合には，患者自身で創部やドレーン類に注意を払いつつ動いてもよいと判断する．

Skill

肺がん術後のリハビリテーション

目的 患側肩関節や上肢の機能障害を予防し，より速やかな日常生活への復帰・適応を促す.

物品 とくになし

アセスメント	根拠根／ポイント➡／注意点注
●呼吸状態 ●患側の肩および上肢の可動域制限，健側との動きの相違，活動に伴う痛みの有無と程度，日常生活への支障の有無と程度 ●ドレーン挿入部の痛み，ひきつれなどの異常や，運動に伴う過伸長・逸脱・屈曲などの有無，ドレーン排液の性状など	➡リハビリテーションを実施することが可能であるかを判断し，あるいはリハビリテーションの内容を検討する手がかりとするために，患者の状態をアセスメントする.

実 施	根拠根／ポイント➡／注意点注

a. 術後 1 〜 2 日目

❶創痛，ドレーン挿入部痛の増強がないかを確認する.

❷患者を端坐位とし，ドレーンを過伸長されない位置に設置する.

❸ドレーンを引っかけたりしないように注意しながら実施するよう説明する.

❹頸部の左右側屈，屈曲・伸展，首回し運動を行う.

●無理をせず，患者の状態に合わせて実施する. 患者自身のみで実施することが難しい場合は，適時介助する. 具体的には，深呼吸を促しながら，上腕のマッサージ，頸部のストレッチなどを試み，リラックスしてリハビリテーションを始められるようにする. 患者自身で行うことが難しい場合には，介助をしながら実施する. また，施行中に痛みが生じた場合には中止し，安静にするか，必要であれば鎮痛薬を投与する.

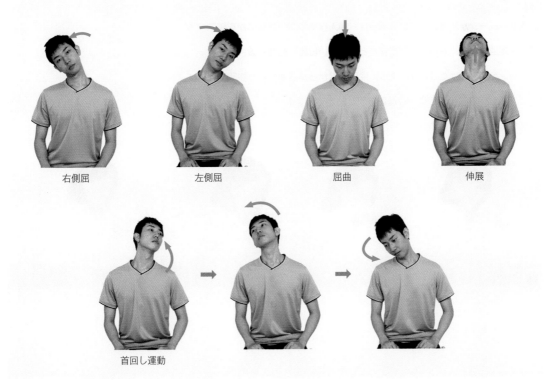

右側屈　　　　　　左側屈　　　　　　屈曲　　　　　　伸展

首回し運動

❺肘関節を屈曲して両手指を肩に当て，そのまま肩と上腕が水平
になるまで肩関節を外転し，拳上した両腕をゆっくり下げる．

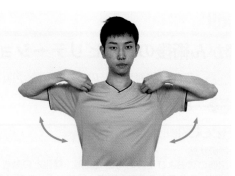

❻肘関節を屈曲して両手指を肩に当て（**1**），そのまま前方から上腕が水平になるまで肩関節を屈曲し（**2**），両腕拳
上したままゆっくり両側に開き（**3**），十分に開いたところで止めて，両腕を下げる（**1**の運動に戻る）．

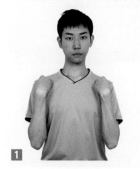 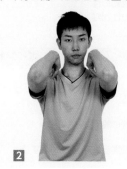 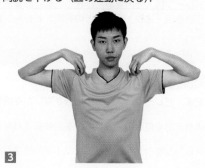

❼❹～❻をゆっくりと数回繰り返す．

❽痛みの増強や状態の変化がないか，ドレーン排液の性状の変化がないか，ドレーン挿入部や接続部の異常，ドレー
ンの逸脱がないかを確認する．

b. 術後3日目以降

❶創痛やドレーンが留置されている場合は，挿入部痛の増強がないかを確認する．

❷患者を端坐位にし，ドレーンを過伸長とならない位置に配置する．

❸ドレーンを引っかけたりしないよう，注意しながら実施するよう説明する．

❹「a. 術後1～2日目」の❹～❻運動を引き続き実施する．

❺両肩を前と後ろへまわす（**1**～**4**）．

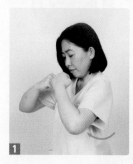 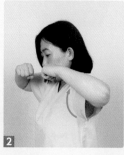 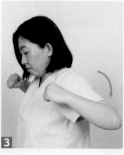 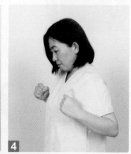

❻両腕を前方に伸ばし（**1**），息を吸いながら上に挙上する（**2**）．一旦とめて，息を吐きながら両腕をおろす（**3**）．

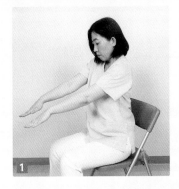 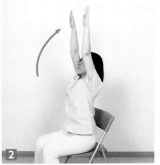 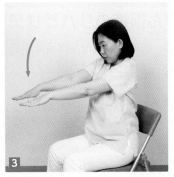

❼肘を伸ばし手掌を上に向け（**1**），息を吸いながら両手を斜め後方へ回す（**2**）．息を吐きながら腕を戻す（**3**）．

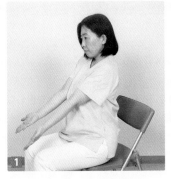 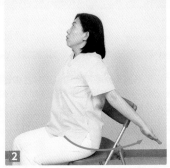 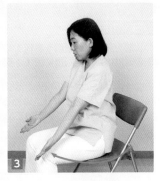

❽❺〜❼をゆっくりと数回繰り返す．

❾痛みの増強や状態の変化がないか，ドレーンが留置されている場合はドレーン排液の性状の変化がないか，ドレーン挿入部・接続部の異常やドレーンの逸脱がないかを確認する．

副作用・合併症と対応

- 運動に伴うドレーンの過伸長や逸脱 ➡運動を中止する．逸脱した場合は，挿入部を保護し，呼吸状態を観察しながら速やかに医師に報告する．
- 痛みの増強 ➡運動を中止し，安静を保持する．安静後も鎮痛がみられず，鎮痛薬投与の適応がある場合は，医師の指示に従って鎮痛薬を投与し，疼痛緩和を図る．

評価・記録を行う際の視点

- 運動に伴う状態変化はどうか：運動に伴い，痛みなどの自覚症状や呼吸状態の変化がないか，ドレーン排液の性状や量に変化がないか，異常を認めた際の対応について記載する．
- リハビリテーションへの言動や姿勢：リハビリテーションをする際の言動，どのように取り組んでいるか，どのくらい実施できているかについて記載する．

記録・報告

- 運動の内容と回数　■呼吸状態　■痛みや状態の変化の有無と程度　■運動前後のドレーンの状態
- 運動前後のドレーン排液の性状と量　■リハビリテーションに対する患者の言動

Skill

乳がん術後のリハビリテーション

目的 患側上肢の機能障害を予防し，より速やかにその人らしい日常生活への復帰を促す.

物品 ボール，タオル

アセスメント	根拠根／ポイント➡／注意点注
●患側の肩および上肢の可動域制限，健側との動きの相違，活動に伴う痛みの有無と程度，患側上肢の浮腫の有無と程度，日常生活への支障の有無と程度 ●運動に伴う創部の痛み，ひきつれや，活動への不安などがないか ●ドレーンの排液やドレーンの逸脱などの異常がないか	➡リハビリテーションを実施することが可能であるかを検討するため，あるいはリハビリテーションの内容を検討する手がかりとするため，患者の状態をアセスメントする.

実　施	根拠根／ポイント➡／注意点注

a. 術当日〜1日

❶患者の状態を確認し，運動を実施することを促す.
●術直後の運動は，機能回復に加え，安心や自信へとつながるように実施していくことも重要である.

❷手指の曲げ伸ばし，ボール（またはタオル）を握る，手関節の屈曲などの運動をゆっくりと数回行う.
●運動による痛みが原因となり，恐怖心や過緊張を引き起こす可能性があるので，疼痛を緩和し，深呼吸を促しながら，リラックスした状態で実施していくようにする.

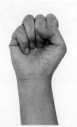 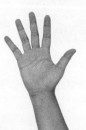 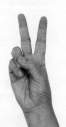 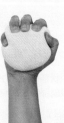

❸痛みの状態をみながら，肘関節の屈曲伸展運動をゆっくりと数回行う.

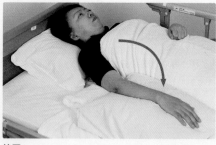 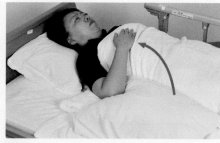

伸展　　　　　　　　　　　　　　　　屈曲

b. 術後1〜4日目

❶患者を端坐位または立位にする.
●術後1日目は1,2回から実施し，患者の状態に合わせて回数を増やしていくとよい.

❷ドレーンが留置されている場合は，ドレーンを引っかけないような位置に置き，患者自身も注意を払うように説明する.

❸以下の運動をゆっくり数回繰り返す.
●両肘関節を90度まで屈曲する（**1**）.
●そのまま肩関節を外旋する（**2**）.

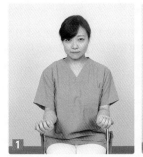
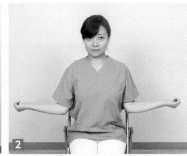

❹ ❸の運動ができて，痛みの増強やドレーン排液の性状の変化などがなければ次の運動へ移る.

❺肘を伸ばし，腕全体を直径20 cmくらいの輪を描くように回す．内側に回すこと，外側に回すことを数回繰り返す.

内側へ回す

外側へ回す

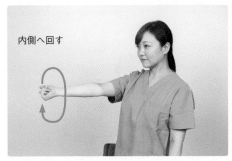
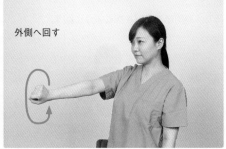

❻痛みの増強がないか，疲労感，表情に変化がないか，ドレーン排液の性状やドレーン逸脱などの異常がないかを確認する.

c. 術後5日目以降

患者の状態に合わせ適時深呼吸をしながら，術後1〜4日の運動とともに以下の運動を組み合わせて行う.
❶肩関節を外転（側方へ挙上）し肘関節を屈曲する（**1**）．その姿勢で肩関節を回す（**2**，**3**）.
●軽度のつっぱり感や痛みを感じる程度であれば運動を実施し，痛みが増強する場合には中止する．呼吸をしながら，ゆっくりと動かすことも適度な運動をすすめるために有効である.
●痛みによる運動制限を助長させないように，鎮痛薬を投与するなど積極的に疼痛緩和を図る必要がある.

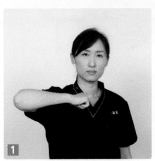
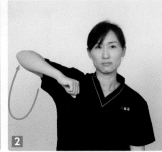
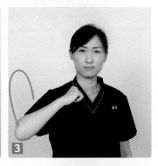

❷オーバーテーブルに健側の肘をつき，前傾姿勢になって，患側上肢の力を抜いて下へ垂らし，肩関節を支点として振り子のように肩関節の外転および内転を行う．
●肩関節の可動域制限を予防し，日常生活への復帰を目指すため，より大きな動きの運動を取り入れていく必要がある．運動への恐怖心や過緊張を引き起こさず継続していけるように，痛みの状態に留意し，リラックスして取り組めるようにする．

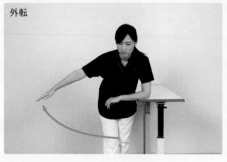
外転

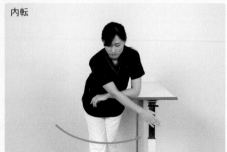
内転

❸同様の姿勢で，肩関節を，円を描くように回す．

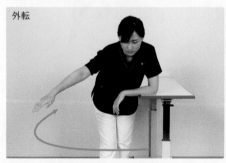
外転

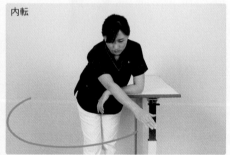
内転

❹同様の姿勢で，肩関節の屈曲および伸展を行う．

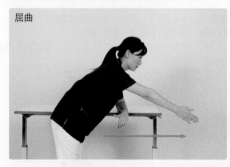
屈曲

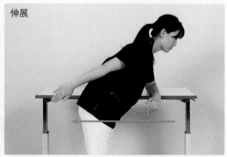
伸展

❺壁に向かい，つま先を壁に付け（**1**），両手を壁にはわせて（**2**），拳上できるところまで拳上していく（**3**）．

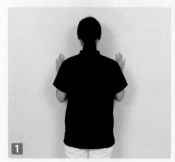
1

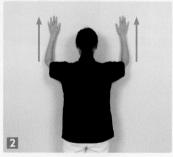
2

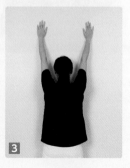
3

⑥ ❶〜❺を数回繰り返し，状態に変化がなければ次の運動を実施する．

⑦両手を身体の前で組み（**1**），健側で患側を持ち上げるようにして（**2**）両上肢を耳のあたりまで拳上する（**3**）．

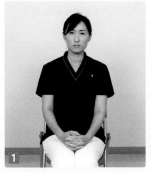 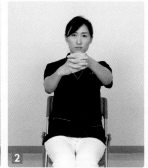 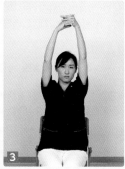

⑧拳上した手を頭の後ろへ置き，肩関節の
　屈曲・伸展（肩の開閉）を行う．

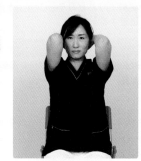 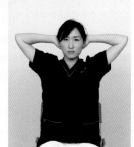

⑨以下を1，2回実施する．
　①患側上肢を伸ばしたまま，肩関節を90度以上
　　屈曲する．

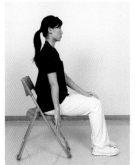 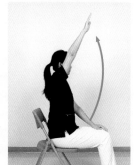

　②患側上肢を伸ばしたまま，肩関節を90度以上
　　外転する．

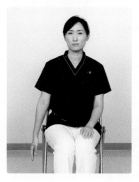 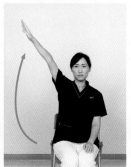

d. 術後2週間以降

❶日常生活の中にリハビリテーションを取り入れていく.
❷退院後もリハビリテーションを継続する必要があることを伝え, 日常生活でいかにリハビリテーションを取り入れていくかについて, 患者とともに話し合う.

➡ 機能障害が生じた場合は, 退院後の生活でどのように工夫するとよいかを患者と話し合う.

副作用・合併症と対応

■ 運動に伴うドレーンの過伸長や逸脱 ➡運動を中止する. 逸脱した場合は, 挿入部を保護し, 呼吸状態を観察しながら速やかに医師に報告する.
■ 痛みの増強 ➡運動を中止し, 安静を保持する. 安静後も鎮痛がみられず, 鎮痛薬投与の必要がある場合は, 医師の指示に従って鎮痛薬を投与し, 疼痛緩和を図る.

評価・記録を行う際の視点

■ 運動に伴う状態変化はどうか:運動に伴い, 痛みなどの自覚症状や呼吸状態の変化がないか, ドレーン排液の性状や量に変化がないか, 異常を認めた際の対応について記載する.
■ リハビリテーションへの言動や姿勢:リハビリテーションをする際の言動, どのように取り組んでいるか, どのくらい実施できているかについて記載する.

記録・報告

■ 運動の内容と回数　■ 痛みや状態の変化の有無と程度　■ 運動前後のドレーンの状態
■ 運動前後のドレーン排液の性状と量　■ リハビリテーションに対する患者の言動

Skill

その他術後のリハビリテーション

目的 合併症を予防し，術後の早期回復を促す．

物品 体位変換枕，クッション など

アセスメント	根拠根／ポイント➡／注意点注
●患者の覚醒状態，バイタルサイン，創痛の有無・程度など ●必要な安静度を確認し，患者が自力でどの程度動けるか ●関節拘縮，筋力低下の状態 ●点滴ラインの長さ，ドレーンの位置，留置状態，排液の性状	

実　施	根拠根／ポイント➡／注意点注
a. 術当日 ❶医師による安静度の指示の範囲で体位変換を実施する． ❷安静度の範囲内で，自力で動かせるところは動かすよう説明する． ❸等尺性運動を実施する． ❹麻痺がある場合は，バイタルサインに影響のない範囲で，関節の屈伸などの他動運動を実施する． **b. 術後 1 日目以降** ❶医師による安静度の指示の範囲で体位変換を実施する．可能であれば徐々にヘッドアップし，離床を促していく． ❷等尺性運動に加え，自力運動が可能であれば等張性運動を実施する． ❸麻痺があり自力運動が困難な場合には，他動的運動を実施する．	➡体動時はドレーンやカテーテルなどが引っぱられ，また逸脱することのないよう十分配慮する． ➡等尺性運動の1つに，大腿四頭筋セッティング運動がある． 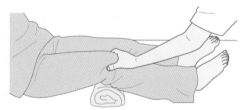 ベッド上臥位で膝関節は伸展位のまま膝をベッドに押し付けるようにして筋収縮を5〜10秒保持してから弛緩する．介護者は，患者の大腿部に手を添えて，大腿四頭筋の収縮を確認する．患者が力の入れ具合がわかりにくい時は，タオルを膝の下にはさむと押し付ける感覚がわかりやすい．

副作用・合併症と対応

■ 運動に伴う痛みやバイタルサインの変化，ドレーン排液の変化 ➡運動を一時中止し様子をみる．
■ ドレーンの逸脱 ➡挿入部を保護し，医師へ速やかに報告する．

評価・記録を行う際の視点

■ 運動に伴う状態変化はどうか：運動に伴い，痛みなどの自覚症状やバイタルサインの変化がないか，ドレーン排液の性状や量に変化がないか，異常を認めた際の対応について記載する．
■ リハビリテーションへの言動や姿勢：リハビリテーションをする際の言動，どのように取り組んでいるか，どのくらい実施できているかについて記載する．

記録・報告

■ 運動の内容　■ 運動前後のバイタルサイン　■ 運動前後の痛みの有無と程度　■ 安静度

I. リンパ浮腫のケア

1 ● リンパ浮腫とは

　　リンパ浮腫はリンパ液の輸送障害により，体のある部分の組織間隙に過剰な水分（タンパク質や細胞などを多く含む）が貯留した状態で，上肢や下肢，頭部など身体の一部分にみられる場合を局所性浮腫という．

　　リンパ浮腫を原因で分類すると，先天的なリンパ管の機能不全や弁不全が原因で起こる原発性リンパ浮腫と，外科療法などによるリンパ管切除や，弁不全などが原因で起こる後天的なリンパ管閉塞による続発性リンパ浮腫とに分けられる．

　　続発性リンパ浮腫は，乳がん，子宮がん，卵巣がん，前立腺がん，悪性黒色腫などへの外科療法や放射線療法後に，リンパ管の障害や閉塞などによって発症するものが多い．またがんが進行し，がんそのもののリンパ管への浸潤や，リンパ節転移が原因となって，リンパ浮腫が起こることもある．

　　リンパ浮腫の発症初期では皮膚は比較的軟らかくむくみも間欠的で可逆的であるが，症状の進行に伴い不可逆的な症状に変化する．むくみはタンパク質を多く含む硬いむくみとなり，患者は「重だるさ」を常に実感することとなる．さらに，患肢がむくむことにより患肢のサイズが増して洋服が入らない，皮膚が硬くなり患側の運動制限をもたらすなど，患者にとって，身体的，精神的，社会的苦痛を経験することとなる．看護師は，患者のリンパ浮腫の状態をアセスメントし，個々の生活状況に合わせたセルフケア支援を行う必要がある．またリンパ浮腫発症リスクのある患者自身がリンパ浮腫症状の早期発見と対処ができるよう，治療に合わせた生活指導を行い，重症化の予防や，苦痛緩和を図ることが大切である．

2 ● リンパ浮腫のアセスメント

　　続発性リンパ浮腫の特徴として，多くは患側に片側に起こることが挙げられる．リンパ浮腫の症状が出現する時期は治療後数週間から数年と個人差があるが，多くは"（患側の）腕がむくむ"，"（患側の）足が腫れて靴下の痕がくっきり残るようになった"などの表現で訴えられる．しかし，リンパ浮腫の初期の場合，患肢の挙上などで軽減することもあり，患者自身が症状を見逃す場合もある．患者自身が初期症状を早期に発見し，症状に応じたケアに結び付けられるために，術後などでリンパ浮腫発症のリスクがある患者には，あらかじめリンパ浮腫に関する情報を提供することが必要である．

リンパ浮腫の症状

上　肢	下　肢
● 腕がだるい	● 腰周りが太った感じ
● 掌握*で手指に違和感がある	● 恥骨から鼠径部，下腹部がぽってりしている
● 健側に比べて静脈が見えにくい	● 大腿部内側から鼠径部が太った感じ
● 患側の肩，背部，脇の下が腫れぼったい	● 靴や靴下，ズボン，下着の跡が残る
● 患側の肩こり（肩甲骨周囲）	
● ブラジャーの跡が残り，左右差がある	

*掌握：にぎったりひらいたりする運動
［田村恵子：がんの症状緩和ベストナーシング，学研，p.84，2010より引用］

a. 自覚症状

　リンパ浮腫を呈する患者の自覚症状として，多くは患側の片側の手足，指や手・足背などに部分的なむくみが現れる．その他，重だるさ，疲労感などがある．時計や衣類をつけた後，締め付けた箇所に痕が残ることでむくみを自覚する場合もある．

　リンパ浮腫が起こった部位では，細胞間隙の体液が増加することで，患肢全体に重いだるさが起こることに加え，以前の2倍近くのサイズに患肢がむくむこともある．また，むくみによる圧迫感や，再発転移した病巣の周辺組織への圧迫や浸潤により，痛みなどの苦痛症状が出現する場合がある．これらの症状の出現により，患者は身体的苦痛だけでなく，日常生活における活動や動作に支障が出る場合や，人目が気になり落ち込む，不安を抱えるなど，心理・社会面での苦痛を経験することもある．個々の患者を一人の生活者として見つめ，包括的にアセスメントする必要がある．

b. 皮膚の変化

　リンパ浮腫が慢性的になると，皮膚の乾燥や，皮膚肥厚が増すことで，透けて見えていた静脈が確認しにくくなる．さらに進行すると皮下結合組織も変性し線維化が起こり，皮下組織が硬くなり，乾燥が目立ってくる．皮膚の弾力性が失われ，皮膚を押しても圧痕が消えにくくなってくる．

　本来，リンパ系は細菌類の処理など免疫機構を保つ働きがあるが，リンパ浮腫が発生することで免疫機能が低下し，**蜂窩織炎**や急性皮膚炎などの炎症や感染症が起こりやすくなる．また進行した時期には，貯留したリンパ液が皮膚に漏れ出る場合もあり（**リンパ漏**），炎症のリスクが高くなる．左右の上肢・下肢を比べて観察し，浮腫が起こっている部位の皮膚状態に変化や異常がないか確認を継続的に行うよう患者に説明する．

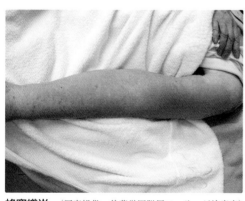 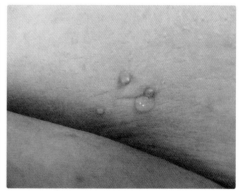

蜂窩織炎（写真提供　後藤学園附属マッサージ治療室）　　**リンパ漏**（写真提供　後藤学園附属マッサージ治療室）

3 ● リンパ浮腫のケア方法

　リンパ浮腫の治療が行われる前には，医師の診察により他の全身性浮腫や，静脈や動脈が原因となる局所性浮腫でないか鑑別が行われる．むくみがリンパ浮腫であると診断された場合に，リンパ浮腫の基本的な治療方法である複合的理学療法が行われる．この複合的理学療法には主にスキンケア，患者・家族が行う**セルフマッサージ（医療徒手リンパドレナージ）**，**圧迫療法**，**運動療法**などがある．

a. スキンケア

　スキンケアは，日常的に皮膚の保湿やケアを行う．保湿には添加物の少ない保湿クリームなどを皮膚にまんべんなく塗るよう患者に指導する．皮膚に蜂窩織炎（p.249写真参照）などの急性炎症が認められる場合には抗菌薬の投与など全身治療が必要になるため，医師に報告する．

b. セルフマッサージ（医療徒手リンパドレナージ）

　医療徒手リンパドレナージとよばれるセルフマッサージは，リンパ浮腫がみられる部位から健康なリンパ節のある領域へ，リンパ液を誘導していくマッサージ方法である．心不全や下肢静脈の急性疾患（深部静脈血栓症，急性静脈炎），感染による急性炎症などがある場合，セルフマッサージが禁忌となるので注意が必要である．

　マッサージの方法は，表在リンパ管を刺激し行う手法である（患者や家族に指導する場合は，確実な手技を身に付けるため研修などで自己学習を行うことが勧められる）．

c. 圧迫療法・運動療法

　圧迫療法はリンパ浮腫の状態に応じて，弾性包帯を巻く方法と弾性圧迫具を着用する方法がある．また運動療法は，弾性包帯や弾性圧迫具を使用しながら日常生活行動を行うことで，運動，圧迫の両方の相乗効果で，滞ったリンパ液を効果的に流すことを目的としている．圧迫療法を行わない場合でも長時間立ち続けたり，座り続けたり同じ姿勢をとることでリンパ液の流れがわるくなるため，手や足の屈曲運動を指導する．

　マッサージの指導や，患者のリンパ浮腫の状態に適した圧迫方法の選択や使用方法の指導には，リンパ浮腫ケアに関する知識と技術が必要となるため，リンパ浮腫治療の専門スタッフの指導のもと行われるべきである．

　リンパ浮腫の発生時期は，がんの治療後いつ起こるか予測できないため，患者はリンパ浮腫に対する漠然とした不安を抱くこともある．がんの外科療法によるリンパ節郭清術後など，リンパ浮腫発症の可能性がある患者には，リンパ浮腫が起こった場合の具体的な対処方法などの情報提供を行い，実際にリンパ浮腫症状が疑われる場合，浮腫の程度や原因を評価し医師の指示のもとリンパ浮腫治療の専門スタッフなどと協働しながら治療やケアの調整を行う．

日常生活における留意点

- 皮膚や爪の保湿を行う．
- 外出の際は日焼け止めを使用する．
- 活動や作業を行う際は手袋や長袖をつけ皮膚を保護する．
- 皮膚のけがや針刺し，虫刺され，ペットが噛み付いた後で傷ができた場合は処置を行う．
- 長時間同じ姿勢をとらない（立ったままの姿勢，座りっぱなしなどはせず，下肢の場合は正座を避ける）．
- リンパ浮腫のある部位に締め付けが強い洋服，指輪や時計は着用しない．
- 患側部位にワクチン注射，鍼治療，点滴処置を行わない．
- サウナやスチームバス，長時間の入浴は避ける．
- 長時間飛行機に乗る場合は，セルフマッサージ，エクササイズを行い，必要時圧迫用具を使用する．
- 体に過度な負担をかける運動は避け，汗をかいた後は十分拭き取る．
- 就寝時は患肢をまくらや寝具などで挙上する．
- 栄養バランスのとれた食事を摂る．

［佐藤佳代子：日常生活において．リンパ浮腫治療のセルフケア，加藤逸夫（監），p.155-156，文光堂，2006を参考に作成］

4 ● 術後別リンパ浮腫のケア方法

a. 乳がん術後の患側上肢の浮腫への対応

　乳がん患者のリンパ浮腫発生は，乳がんの切除術の際に腋窩リンパ節郭清をした場合や，腋窩・胸壁・鎖骨下を含む放射線治療を行った場合にみられる．頻発部位は腋窩周辺，上腕内側，前腕内側である．

　乳がん術後のリンパ浮腫が進行すると患側上肢の挙上や，細かな日常生活動作が困難となる場合もある．家事やパソコン作業などで長時間患側を使用することで，リンパ浮腫が増強し，患者の精神的疲労が強まる場合もある．普段の生活の状況も確認し，患者自身が具体的な対処方法を身につけていくことができるよう精神的なサポートも含めた支援を行うことが必要である．

　日常生活での注意点として，家事を行う場合の手袋の着用や，外出の際に日焼け止めを

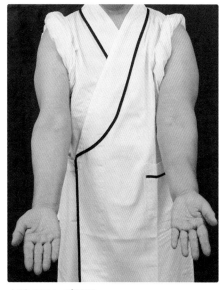

上肢のリンパ浮腫
（写真提供　後藤学園附属マッサージ治療室）

使用するなど皮膚の保護を行う．そのほか，血圧測定，採血，注射は手術を行っていない健側で行うことがすすめられる．またリンパ浮腫は患側上肢だけでなく，肩や肩甲骨周辺，腋窩などに出現し，締め付けの強い下着は症状を増強するため，下着のひもの幅が広いものなど適した下着を紹介する．また患肢の腕には時計や指輪などの着用も避けることがよいとされている．

b. 婦人科術後の下肢浮腫への対処

　子宮がんや卵巣がんの骨盤内リンパ節郭清，放射線照射の後に下肢や殿部，外陰部にリンパ浮腫がみられる．下肢の浮腫にはリンパ性によるものだけでなく，下肢静脈血栓などが原因の可能性もあるため，むくみや皮膚の状態だけではなく，足背静脈や膝窩静脈の触知，下肢可動性，疼痛の有無などを確認し，静脈血栓症との鑑別を念頭にアセスメントする．

　臥床時は患側下肢を枕やクッションなどで挙上することでリンパ浮腫の軽減を図るが，高く挙上しすぎることは腰痛や殿部痛の原因になるため，適度な高さで行うよう説明する．

　下肢のリンパ浮腫の場合は，下着，靴下は締め付けが強くないものがよいとされ，圧迫によるリンパ浮腫の増強やスキントラブルを

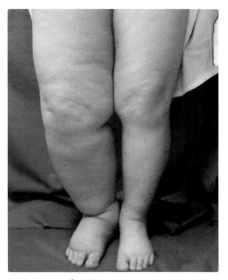

下肢のリンパ浮腫
（写真提供　後藤学園附属マッサージ治療室）

避ける．屋外では素足にならないよう注意し，足に浮腫がある場合，爪の周囲の皮膚がむくんで盛り上がり，炎症を繰り返す場合がある．爪周囲のトラブルを予防するため，爪をスクエア型に整え，深爪や外傷を避け，傷ができた場合はすぐに処置をする．外陰部にリンパ浮腫がある場合は，皮膚をできるだけ清潔に保つことを心がけるよう促す．リンパ浮腫により患側下肢の知覚が低下したり，しびれが出現した場合には転倒を予防するため，身の回りに滑りやすいマットを使用しない，ヒールの高い靴をはかないなど日常生活環境の整備も必要である．和式トイレの使用が困難となる場合があるため，自宅トイレの確認も行う．また，下肢マッサージ機の使用により症状が増悪する場合があるため，基本的に使用は禁忌となる．

学習課題

1. 術後の循環機能に関するモニタリングの種類をいくつか挙げてみよう．また，それぞれどのような用途によって使い分けられるだろうか，考えてみよう．
2. 術後，胸腔ドレーンを留置しているが，刺入部周辺に発赤があり，かぶれている．考えられる2つの原因を挙げてみよう．またどのように対処すればよいか，考えてみよう．
3. 経鼻胃管を装着している患者の移動あるいは体位変換する際，どのようなことに注意すべきだろうか．水平移動の場合，仰臥位から側臥位へ変換する場合を例に考えてみよう．可能であれば実演して確かめてみよう．

第Ⅲ章

救急・集中治療時の看護技術

学習目標

1. 一次救命処置（BLS）と二次救命処置（ALS）のアルゴリズムと，アルゴリズムにおける各技術／看護技術の具体的方法について学ぶ．
2. 救急外来やICUにおける看護技術の特徴と患者の生命を維持するための主要な看護技術の具体的方法について学ぶ．

1　一次救命処置（BLS）

1 ● 一次救命処置（BLS）とは

　一次救命処置（basic life support：**BLS**）は，呼吸と循環をサポートする一連の処置である．BLSには，**心肺蘇生**（cardiopulmonary resuscitation：**CPR**）とマニュアル除細動器または**自動体外式除細動器**（automated external defibrillator：**AED**）による電気ショック，窒息に対する気道異物除去が含まれる．

　医療従事者であっても，心停止状態の患者に遭遇した場合は，ただちにBLSを開始する．心停止患者の救命の成否や社会復帰の可否・程度については，この最初に行われるBLSの質が大きく影響を及ぼすことが多い．医療従事者にとって最も大切なことは，質の高いBLSを的確に実施することである．

2 ● JRC蘇生ガイドライン2020

　国際蘇生連絡委員会（ILCOR）は2005年から5年ごとに「心肺蘇生と救急心血管治療における科学と治療勧告についての国際コンセンサス（CoSTR）」を発表し，ILCOR加盟国は，この国際コンセンサスに基づきそれぞれの国の地域性にあわせたガイドラインを作成している．日本蘇生協議会（JRC）は2010年にILCORに加盟し，その後，CoSTRに基づき，JRC蘇生ガイドライン2010，同2015を作成してきた．

　これまでCoSTRは5年ごとに改訂されてきたが，2017年からは，重要なトピックスについては5年を待たず1年ごとにCoSTR集として発表し，迅速な推奨と提案が行われることとなった．JRCは，1年ごとに発表されるCoSTR集についてはJRCの解釈を加えたうえでガイドライン変更の必要性をホームページで公開することとしたが，ガイドラインの作成は5年ごとのサイクルを維持することにした．JRC蘇生ガイドライン2020は，COVID-19感染症蔓延の影響をうけ，2021年6月に完成の運びとなった．このガイドラインのBLSについての重要点は以下のとおりである．

JRC蘇生ガイドライン2020のBLSについての重要なポイント[1]

・傷病者に反応がない場合，あるいは反応の有無の判断に迷う場合，救助者は119番通報をして通信指令員の指示を仰ぐ．

- 傷病者に反応がみられず，普段どおりの呼吸がない，あるいは呼吸状態の判断に迷う場合には，胸骨圧迫による有害事象を恐れることなく，ただちに胸骨圧迫からCPRを開始する．
- 質の高い胸骨圧迫を行うことが重要である．胸骨圧迫の部位は胸骨の下半分とし，深さは胸が約5cm沈むように圧迫するが，6cmを超えないようにする．1分間あたり100〜120回のテンポで胸骨圧迫を行い，圧迫解除時には胸を完全に元の位置に戻し，力がかからないようにする．胸骨圧迫の中断を最小にする．
- 訓練を受けていない救助者は，胸骨圧迫のみのCPRを行う．
- 救助者が人工呼吸の訓練を受けており，それを行う技術と意思がある場合は，胸骨圧迫と人工呼吸を30：2の比で行う．とくに小児の心停止では，人工呼吸を組み合わせたCPRを行うことが望ましい．
- 人工呼吸を2回行うための胸骨圧迫の中断は10秒以内とし，胸骨圧迫比率（CCF：CPR時間のうち，実際に胸骨圧迫を行っている時間の割合）をできるだけ大きく，最低でも60％とする．
- AEDが到着したら，速やかに電源を入れて，電極パッドを貼付する．AEDの音声メッセージに従ってショックボタンを押し，電気ショックを行った後はただちに胸骨圧迫を再開する．
- CPRとAEDの使用は，救急隊など，ALSを行うことができる救助者に引き継ぐか，明らかに自己心拍再開（ROSC）と判断できる反応（普段どおりの呼吸や目的のある仕草）が出現するまで繰り返し続ける．

3●医療用BLSアルゴリズム[*]

　医療用BLSアルゴリズムは，病院や救急車内など医療提供環境の整ったなかで発生した心停止患者に対し，医療従事者が最初に行うアルゴリズムである．BLSは心停止発生後，速やかに開始することが重要であるため，日常的に蘇生に従事する者だけでなく，職種や従事している施設や部署，業務内容にかかわらず，すべての医療従事者が共通認識として精通すべき手順とされている．

　患者が倒れるところを目撃したり倒れているところを発見したりしたら，周囲の安全を確認した後，患者の反応を確認する．患者の反応がない，あるいは判断に迷う場合は大声で応援を呼び，緊急通報（ALSチームへのコールなど）と必要な資器材の手配を要請する．胸と腹部の動きに注目して呼吸を確認し，頸動脈の拍動を触知して脈拍の有無を確認する．正常な呼吸がなく，脈拍を確実に触知できない場合は，ALSチームに引き継ぐまで，または患者に正常な呼吸や目的のある仕草が認められるまで，胸骨圧迫，人工呼吸，除細動を繰り返す．

---

[*]BLSアルゴリズムには，市民を対象として作成された市民用アルゴリズムと，医療従事者を対象として作成された医療用アルゴリズムがある．

医療用BLSアルゴリズム

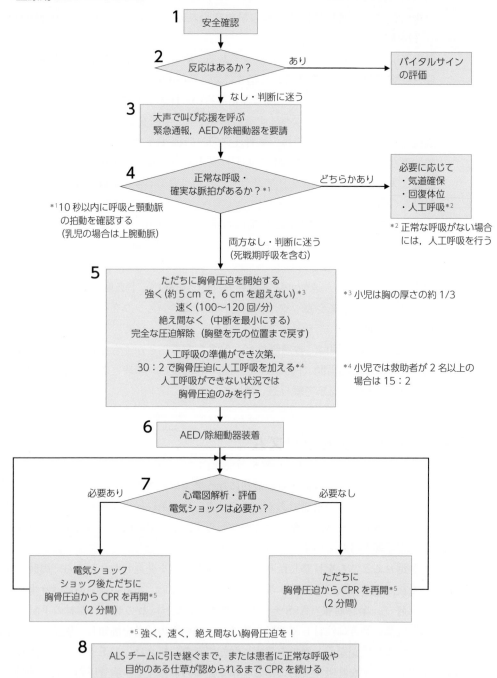

1 安全確認

2 反応はあるか？　あり → バイタルサインの評価

なし・判断に迷う

3 大声で叫び応援を呼ぶ
緊急通報，AED/除細動器を要請

4 正常な呼吸・確実な脈拍があるか？*1　どちらかあり → 必要に応じて
・気道確保
・回復体位
・人工呼吸*2

*1 10秒以内に呼吸と頸動脈の拍動を確認する（乳児の場合は上腕動脈）

*2 正常な呼吸がない場合には，人工呼吸を行う

両方なし・判断に迷う
（死戦期呼吸を含む）

5 ただちに胸骨圧迫を開始する
強く（約5cmで，6cmを超えない）*3
速く（100〜120回/分）
絶え間なく（中断を最小にする）
完全な圧迫解除（胸壁を元の位置まで戻す）

人工呼吸の準備ができ次第，
30：2で胸骨圧迫に人工呼吸を加える*4
人工呼吸ができない状況では
胸骨圧迫のみを行う

*3 小児は胸の厚さの約1/3

*4 小児では救助者が2名以上の場合は15：2

6 AED/除細動器装着

7 心電図解析・評価
電気ショックは必要か？

必要あり ← | → 必要なし

電気ショック
ショック後ただちに
胸骨圧迫からCPRを再開*5
（2分間）

ただちに
胸骨圧迫からCPRを再開*5
（2分間）

*5 強く，速く，絶え間ない胸骨圧迫を！

8 ALSチームに引き継ぐまで，または患者に正常な呼吸や
目的のある仕草が認められるまでCPRを続ける

［日本蘇生協議会監：JRC蘇生ガイドライン2020, p.51, 医学書院, 2021より許諾を得て転載］

Skill

一次救命処置（BLS）

目的　呼吸と循環をサポートし，脳への酸素供給を維持する．

物品　感染防護具（手袋，マスク，ゴーグルなど），人工呼吸用器具（バッグ・バルブ・マスク），AED ／マニュアル除細動器

実　施	根拠❸／ポイント➡／注意点❶

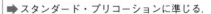

反応の確認と緊急通報

❶患者が倒れるところを目撃したり倒れているところを発見したりした場合は周囲の安全を確認したうえで，反応を確認するために患者に近寄る．

❷手袋，マスクなどの感染防護具を着用する．

➡ スタンダード・プリコーションに準じる．

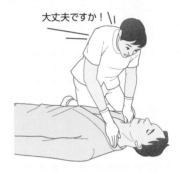

大丈夫ですか！

❸肩を軽く叩きながら「大丈夫ですか」などと大声で呼びかける．

❹呼びかけに反応がない場合，または反応があるかどうかの判断に迷う場合は心停止を疑い，ただちに応援を呼ぶ．

➡ 反応はあるが異物による気道閉塞が疑われる場合は，応援を呼び，応援者に緊急通報と必要資器材の手配を依頼し，自身は気道異物除去*を試みる．心停止への移行を防ぐためには，閉塞を迅速に解除することが重要である．

動画Ⅲ-01

---

*気道異物除去の方法
・反応はあるが異物による気道閉塞が疑われる場合（「喉が詰まったの？」の問いかけにうなずく，親指と人差し指で喉をつかむ仕草をするなど）は，応援を呼び，応援者に緊急通報と必要資器材の手配を依頼し，自身は以下のような方法で異物除去を試みる．
・患者が有効な咳をすることができる場合には，それを続けるように促す．
・患者が有効な咳ができない場合には，まず背部叩打を行い，背部叩打で異物が除去できなかった場合は腹部突き上げを行う．異物除去は，閉塞が解除されるか患者の反応がなくなるまで反復して実施する．
・処置中に患者の反応がなくなった場合はただちに胸骨圧迫からCPRを開始する．
・患者の口腔内に異物が見えた場合は指で取り除くことを試みてもよいが，異物が見えない場合には行ってはならない．訓練をうけた医療従事者はマギル鉗子を用いて異物の除去を試みてもよい．

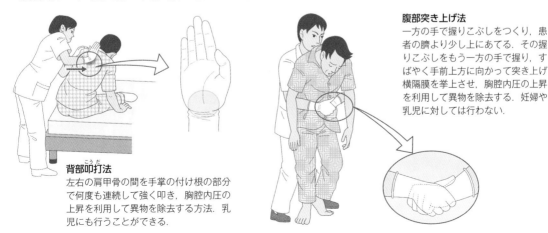

腹部突き上げ法
一方の手で握りこぶしをつくり，患者の臍より少し上にあてる．その握りこぶしをもう一方の手で握り，すばやく手前上方に向かって突き上げ横隔膜を挙上させ，胸腔内圧の上昇を利用して異物を除去する．妊婦や乳児に対しては行わない．

背部叩打法（こうだ）
左右の肩甲骨の間を手掌の付け根の部分で何度も連続して強く叩き，胸腔内圧の上昇を利用して異物を除去する方法．乳児にも行うことができる．

❺大声で応援を呼び，そばに来た人に，緊急通報（ALSチームなどへの通報）と必要資器材の手配を依頼する．

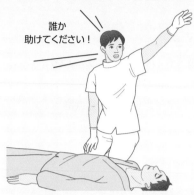

誰か
助けてください！

●ナースコールや施設で決められている緊急事態発生時の連絡手順（院内緊急コールなど）に則って緊急通報と必要資器材の手配を依頼する．

●そばに誰も来ない場合は，いったん患者のもとを離れてでも緊急通報と必要資器材の手配を行う．

➡必要な資器材とは，救急カート[*]，心電図モニター，AED／マニュアル除細動器，CPR用背板，などである．

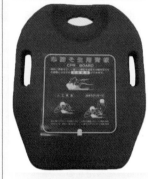

CPR用背板
ベッドなど柔らかいところに臥床している場合は，胸骨を圧迫しても体が沈みこんでしまい，効果的な圧迫が行えない．そのため背板を置き，胸骨圧迫する（p.259参照）

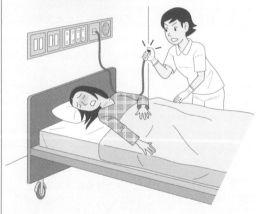

根 成人の心停止は心原性であることが比較的多く，その場合には電気的除細動が必要となる．そのためCPRの開始より資器材の手配を優先する．

---

[*]救急カート
・緊急時に即座に救急処置が行えるように，薬品や医療器機を収納したカートのこと（写真左）．カートの中には，救急薬品，輸液セット，気管挿管セット，吸引器など，救命処置に欠かせない道具が効率よく収納されており，CPR用背板が脇に掛けられていることもある．
・救急現場にすばやく対応できるように移動がしやすく，またより使用頻度の高いものほど上段のほうに収納されることが多い．たとえば最上段に「救急薬品」（中央）を，その次に「注射器」（右）を収納するなどである．

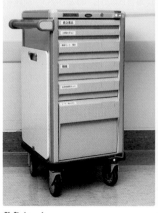

救急カート

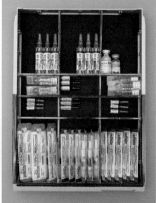

救急薬品の引き出し

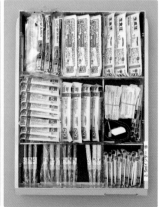

注射器の引き出し

心停止の判断

❶胸と腹部の動きを観察し，正常な呼吸が認められるかどうかを評価する．

❷呼吸の観察と同時に頸動脈の拍動を触知して脈拍の有無を確認する．

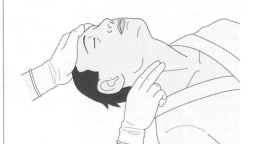

動画Ⅲ-02

頸動脈での脈拍の触知

❸反応がなく，かつ正常な呼吸がなく（または死戦期呼吸である）脈拍を確実に触知できない場合は，心停止と判断し，ただちにCPRを開始する．

➡ 呼吸と脈拍の確認（上記❶❷）は10秒以内で行う．

➡ 正常な呼吸があり脈拍を確実に触知できる場合は，気道確保や回復体位を保ちALSチームの到着を待つ．

➡ 正常な呼吸はないが脈拍は確実に触知できる場合は，気道を確保し，人工呼吸用の資器材が到着次第，人工呼吸を行いながらALSチームの到着を待つ．

CPRおよびAEDの実施

▶胸骨圧迫を開始

❶CPRは胸骨圧迫から開始する．

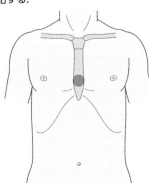

● 胸骨圧迫部位
・胸骨の下半分とする．

➡ 患者を仰臥位に寝かせ，患者の胸の横に位置取る．

➡ ベッド上でCPRを行う場合は背板の挿入を検討するが，それによる胸骨圧迫の開始の遅れや胸骨圧迫の中断を最小限にする．また，背板を敷く時にカテーテルやチューブが外れないように注意する．

動画Ⅲ-03

➡ 目安としては胸の真ん中である．

注 剣状突起に圧迫が加わると，剣状突起によって腹部臓器が損傷される可能性があるので，剣状突起は圧迫してはならない．

●胸骨圧迫の方法
・両方の掌を重ねて圧迫位置に置き，指先を持ち上げて手掌の付け根の部分だけで圧迫する.
・自分の肩が患者の胸骨の真上になるようにし，両肘をしっかりと伸ばして胸骨を垂直方向に圧迫する.

根 掌全体で押してしまうと肋骨骨折を引き起こすばかりでなく，圧迫の力が分散し効果が不十分になる可能性がある.
➡ 正しい胸骨圧迫で得られる心拍出量は正常のおよそ1/3〜1/4とされている.

●圧迫の深さ　約5cmで，6cmを超えない
●圧迫のテンポ　1分間あたり100〜120回
●圧迫後は胸壁が完全に元の位置に戻るように圧を解除
●圧迫の中断を最小限に
●両肘をしっかり伸ばす

自分の肩が患者の胸骨の真上になるように

垂直方向に押す

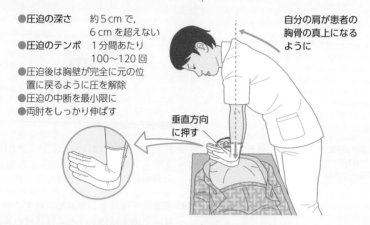

●胸骨圧迫の深さと速さ：成人の心肺停止患者の場合，約5cmの深さで圧迫するが，6cmは超えないようにする.1分間あたり100〜120回のテンポで圧迫する.

●胸骨圧迫の解除：毎回の胸骨圧迫の後で完全に胸壁が元の位置に戻るように圧を解除する.

●胸骨圧迫の中断：中断時間を最小限にし，絶え間なく胸骨を圧迫する.

注 胸骨圧迫を繰り返すにつれて，疲労のために自然と圧迫が弱く，またテンポが遅くなってしまうので，そうならないように注意する.

注 圧迫をしっかり解除することが重要であるが，圧迫の位置がずれないよう，掌は胸骨から離さないようにする.

注 胸骨圧迫は，人工呼吸実施時，心電図評価時，AED実施時，救助者交代時などにやむをえず中断される.これらの中断時間を最小限にする必要がある.

▶ 胸骨圧迫に人工呼吸を加える ▷

❷ 人工呼吸用の器具の準備ができしだい，胸骨圧迫に人工呼吸を加える．

❸ 気道確保のための頭部後屈顎先挙上法（必要に応じて下顎挙上法）を続けながら，約1秒かけて胸が上がる程度の換気量で人工呼吸を行う．

注 感染を予防するために，人工呼吸にはバッグ・バルブ・マスクを用いる．

➡ 人工呼吸ができない状況では胸骨圧迫のみ行う．

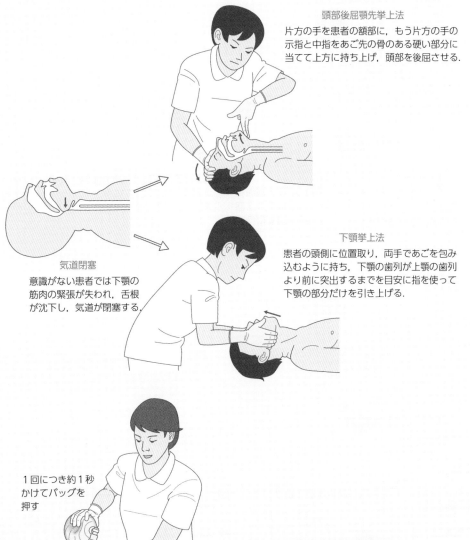

頭部後屈顎先挙上法
片方の手を患者の額部に，もう片方の手の示指と中指をあご先の骨のある硬い部分に当てて上方に持ち上げ，頭部を後屈させる．

動画Ⅲ-04

気道閉塞
意識がない患者では下顎の筋肉の緊張が失われ，舌根が沈下し，気道が閉塞する．

下顎挙上法
患者の頭側に位置取り，両手であごを包み込むように持ち，下顎の歯列が上顎の歯列より前に突出するまでを目安に指を使って下顎の部分だけを引き上げる．

動画Ⅲ-05

1回につき約1秒かけてバッグを押す

小指を下顎角にかける

バッグ・バルブ・マスクによる人工呼吸
・下顎にかけた指で下顎をしっかりと引き上げ，頭部を後屈させる（気道確保）．母指と示指でマスクを患者の顔面にしっかりと密着させ，もう一方の手でバッグを押す．
・下顎を保持する指の形（Eの字），マスクを保持する指の形（Cの字）から，EC法とよばれている．

動画Ⅲ-06

❹胸骨圧迫と人工呼吸を30回：2回の比率で繰り返す.

動画Ⅲ-07

●看護師（救助者）が1人の場合（1人法）
胸骨圧迫30回が終わったら，人工呼吸を2回行い，以後,
胸骨圧迫30回と人工呼吸2回のサイクルを繰り返す.

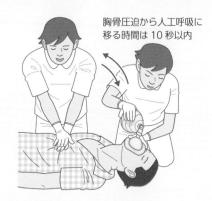

胸骨圧迫から人工呼吸に
移る時間は10秒以内

動画Ⅲ-08

●看護師（救助者）が2人の場合（2人法）
胸骨圧迫と人工呼吸とで役割を分担して行う．1人が胸骨
圧迫を30回行い，引き続いてもう1人が人工呼吸を2回
行う．このサイクルを繰り返し行う．2分間を目安に役割
を交代する.

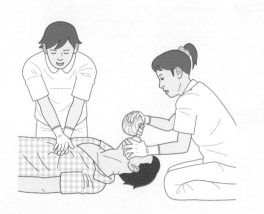

AED 装着

❺AEDが到着したら，可能な限り胸骨圧迫を続けながら,
速やかに準備する.

❻AEDの電源を
入れる.

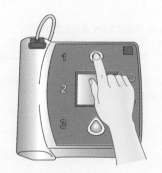

注胸骨圧迫はできるだけ中断せずに行うことが重要で
ある．胸骨圧迫の中断時間は10秒以内とする.

➡人工呼吸の担当者は胸骨圧迫が適切に行われている
かどうか（圧迫の位置・強さ・テンポなど）を
チェックし，不適切な場合は圧迫担当者に伝える.

注AEDが到着するまでは脈拍をチェックすることなく
CPRを続ける.

➡電源ボタンを押すタイプとふたを開けると自動的に
電源が入るタイプがある.

❼電極パッドを貼る.
  ・患者の胸をはだけ，右前胸部と左側胸部に皮膚に，密着させて貼る.

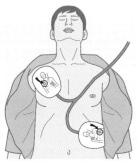

❽電極パッドから延びているケーブルの差込み（プラグ）をAED本体の差込口に挿入する.

❾「心電図を解析中です．患者に触れないでください」などの音声が流れたら，周囲の者に患者から離れるよう伝える.

注 電極パッドを貼付する間も可能な限りCPRは中断しない.

➡ 許容できる他の貼付位置は，「前胸部と背面」「心尖部と背面」である.

➡ 電極パッドが密着するよう胸毛が少ない場所に貼る．胸毛が多い場合，電極パッドを貼り，胸毛ごとそれをはがし，胸毛が抜けた部分に新しい電極パッドを貼り直す.

➡ 貼付薬や湿布などが貼られている場合は，貼付薬の上から電極パッドを貼ると除細動効果が減少し熱傷となることもあるので，それらをはがし，残っている薬剤を拭き取って，電極パッドを貼る.

➡ ペースメーカなどが埋め込まれている場合，膨らみ部分を避けて電極パッドを貼り付ける.

➡ 機種によっては解析ボタンを押すものもあるので音声メッセージに従う.

❿解析結果に合わせて対応する.
（1）電気ショックが必要な場合
  ・「ショックが必要です」などの音声メッセージとともに自動的に充電が開始される.
  ・充電が完了すると，「電気ショックを行ってください」などの音声メッセージが流れるので，周囲を見回して誰も患者に触れていないことを確認してショックボタンを押す.

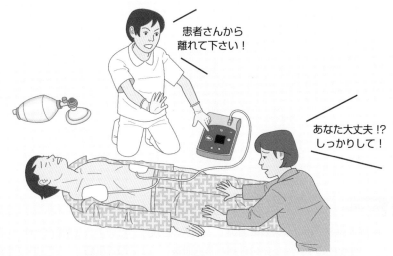

  ・ショック後は脈の確認やリズムの解析を行うことなくすぐに胸骨圧迫からCPRを再開し，2分間継続する.

（2）電気ショックが必要でない場合
  ・「ショックは不要です」などの音声メッセージが流れる.
  ・ただちに胸骨圧迫からCPRを再開し2分間継続する.

⓫CPRを開始してから2分間ほど経過したら，「心電図を解析中です．患者に触れないでください」などの音声が入り，AEDが自動的に心電図の解析を開始する．上記の手順❿を行う.

⓬ ❿と⓫の手順を繰り返す.

CPR と AED の継続

❸ALSチームに引き継ぐまで，あるいは患者に正常な呼吸や目的あるしぐさが認められるまで，CPRとAEDを繰り返す．

副作用・合併症と対応

- 胸骨圧迫による肋骨骨折・胸骨骨折 ➡医師の指示のもと，固定帯による圧迫固定や冷湿布を行う．骨折により肺などの臓器損傷を伴う場合は医師の指示のもと，病態に合わせて対応する．
- 除細動による熱傷 ➡速やかに冷却する．医師の指示のもと，軟膏塗布を行う．

評価・記録を行う際の視点

- 心拍は再開したか．
- 合併症は起きていないか：肋骨骨折・胸骨骨折，肺挫傷，気胸・血胸，熱傷など．
- 実施した一次救命処置：発見時の状況，実施した除細動（AED）の回数，心肺蘇生に要した時間など．

記録・報告

- 発見時の状況　■実施した心肺蘇生の内容/除細動（AED）の回数　■心肺蘇生に要した時間
- 意識・呼吸・脈拍・血圧などのバイタルサイン　■（骨折部の）疼痛・皮下出血・腫脹
- 胸痛　■呼吸困難　■胸部Ｘ線の所見

■引用文献■

1）日本蘇生協議会監：JRC蘇生ガイドライン2020，p.19，医学書院，2021

学習課題

1．医療用BLSアルゴリズムにおいて，以下の各技術はどのような順番で行われるか．
　　①胸骨圧迫　　②反応の確認と緊急通報　　③呼吸の確認　　④脈拍の確認
　　⑤気道確保　　⑥AED　　⑦人工呼吸
2．胸骨圧迫の方法（圧迫部位，圧迫の深さ，圧迫のテンポ，その他のポイント）について説明してみよう．
3．気道確保の方法について説明してみよう．
4．バッグ・バルブ・マスクによる人工呼吸のポイントについて説明してみよう．
5．医療用BLSアルゴリズムの一連の技術について，各技術のポイントを意識しながら演習してみよう（看護師が「1名の場合」と「2名の場合」）．

2 二次救命処置 (ALS)

> ## この節で学ぶこと
>
> 1．心停止アルゴリズムにおける二次救命処置 (ALS) について理解する.
> 2．ALSの各技術 (または介助技術) と要点を正しく理解する.

A. 二次救命処置 (ALS)

1● 二次救命処置 (ALS) とは

　二次救命処置 (advanced life support : **ALS**) とは，一次救命処置 (BLS) のみでは自己心拍再開が得られない時に，BLSに引き続き医療従事者によって行われる処置である．ALSにおいても**質の高いCPR (心肺蘇生)***を継続しながら，マニュアル除細動器による除細動，静脈路／骨髄路の確保，薬物投与，高度な気道確保による蘇生処置を行うと同時に，可逆的な原因の検索と是正を行う．また，自己心拍再開後は心停止後症候群 (post cardiac arrest syndrome : PCAS) に対する包括的治療を行う．

2● 心停止アルゴリズム

　心停止アルゴリズム (p.266参照) は，心停止の認識から電気ショックまでの一次救命処置 (BLS)，BLSのみでは自己心拍再開が得られない時の二次救命処置 (ALS)，自己心拍再開後のモニタリングと管理，の3つの部分に大別される．ここではALSの部分を中心に解説する．

　ALSは，医師・看護師をはじめ多職種からなる蘇生チームで実施するものであり，スムーズに蘇生を行うために各メンバーはアルゴリズムを理解し共有することが大切である．

1除細動器・心電図装着：BLS実施中に心電図モニター，マニュアル除細動器，救急カートが到着したら，ただちに心電図モニターを装着し，リズムのチェック (波形の確認) を行う．

2VF/無脈性VT：心電図モニター上の波形が心室細動 (VF) または無脈性心室頻拍 (無

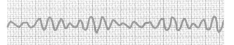

心室細動 (VF)

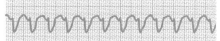

無脈性心室頻拍 (無脈性VT)

---

*質の高いCPR：効果的な胸骨圧迫（適切な深さ・テンポ・圧解除・最小限の中断）と効果的な人工呼吸（適切な気道確保・換気量）を指す.

心停止アルゴリズム

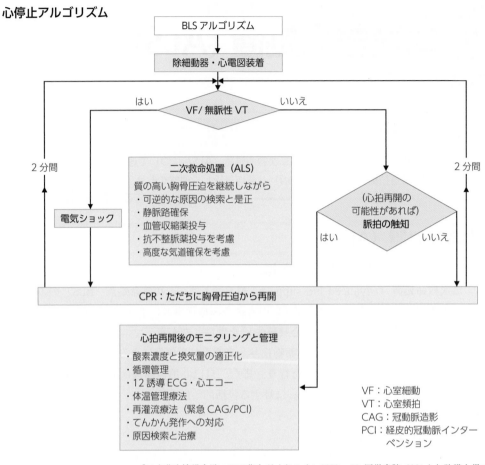

[日本蘇生協議会監：JRC蘇生ガイドライン2020, p.50, 医学書院, 2021より許諾を得て転載]

脈性VT）かどうかを確認する．

(1) VFまたは無脈性VTである　⇨　①電気ショック　②CPR　③薬剤投与

　電気的除細動の適応はVFまたは無脈性VTである．リズムチェックでVFあるいは無脈性VTであれば，周囲の安全を確認しながら，ただちに電気ショックを行う．

　ショック後は胸骨圧迫から2分間のCPR（胸骨圧迫30回と人工呼吸2回の組み合わせを1サイクルとした5サイクル）を再開する．

　2分後に再度モニター波形の確認を行う．VFまたは無脈性VTが継続する（電気ショックに対して抵抗性がある）場合には，血管収縮薬または抗不整脈薬の投与が行われるため，CPRと同時並行で静脈路の確保を行う．静脈路の確保が難しい場合は，骨髄路の確保も考慮する．

(2) VFまたは無脈性VTでなく，心拍再開の可能性のあるQRS波形
　　　　　⇒　脈拍の確認　⇒　脈拍あり　⇨　心拍再開後対応
　　　　　　　　　　　　　　⇒　脈拍なし　⇨　①CPR　②薬剤投与

　　リズムチェックでVFあるいは無脈性VT以外で，かつ，自己心拍再開の可能性のある
QRS波形が認められる場合は，脈拍を確認し，触知すれば自己心拍再開後のモニタリン
グと管理を開始する．脈拍を触知しなければ，無脈性電気活動（PEA）と判断し，CPR
を再開する．

（3）VFまたは無脈性VTでなく，心拍再開の可能性があるQRS波形でない

　　　　　PEAまたは心静止　⇨　①CPR　②薬剤投与

　　リズムチェックで心電図上QRS様の波形であっても脈拍がない（PEA），あるいは平坦
な心電図を示す（心静止）場合，ただちに胸骨圧迫から2分間のCPRを再開し，静脈路を
確保し血管収縮薬を投与する．

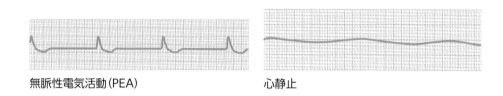

無脈性電気活動(PEA)　　　　　　　　　　心静止

〈ALS時のポイント〉

　　ALSにおいても胸骨圧迫の中断はできるだけ避けることが重要である．やむをえず胸
骨圧迫を中断するのは，気管挿管前の人工呼吸時，心電図解析（心拍再開の評価を含む），
電気ショック時，胸骨圧迫の交代時のみである．

　　CPR中には，胸骨圧迫の中断を最小限にしながら，同時並行的に静脈路/骨髄路確保と
血管収縮薬・抗不整脈薬の投与，高度な気道確保（気管挿管・声門上気道デバイス［確保
器具］）と呼気二酸化炭素モニター波形（カプノグラム）による気管チューブの先端位置
の確認，その後持続的な先端位置（位置異常がないか）のモニタリングを行う．

　　そして，治療可能な原因を検索・発見して治療することが大切である．とくに，**心停止**
の鑑別診断として低酸素血症，循環血液量減少，アシドーシス，低/高カリウム血症，低
体温，中毒，心タンポナーデ，緊張性気胸，肺塞栓，急性冠症候群などの病態がないかを
身体所見や血液検査，X線画像，エコーなどの検査により確認することが重要である．

〈心拍再開後の対応〉

　　自己心拍再開後は，心停止後症候群でみられる全身の主要臓器の虚血・再灌流障害への
対応，中でも，とくに脳障害と心筋不全への対応が重要であり，引き続き心停止の原因検
索と治療を行う．速やかに12誘導心電図（ECG），心エコーによる検査を行い，急性冠症
候群および致死性不整脈の病態がないかを確認する．また，吸入酸素濃度と換気量の早期
適正化を図る．さらに，循環管理（循環不全に対する輸液・薬物療法・機械的循環補助な
ど），体温管理（低体温療法），再灌流療法（緊急冠動脈造影，経皮的冠動脈インターベン
ション），てんかん発作への対応などが行われる．

B. 二次救命処置（ALS）の中で行われる技術

1 ● 高度な気道確保

a. 気管挿管の介助

　気管挿管は，患者の口から気管チューブを挿入して直接肺に高濃度の酸素を投与したり，気管に貯留した分泌物を吸引したりできる，長期の気道確保や人工呼吸管理が必要な時に行う高度な気道確保の方法である．すぐに気道確保が困難な場合はエアウェイを挿入して舌根沈下を予防し換気を行いながら，気管挿管の準備を行う．CPR実施中に行う気管挿管の処置は，熟練した医師が行い，胸骨圧迫の中断時間を可能な限り短くすべきである．

Skill

動画Ⅲ-10

気管挿管の準備・介助

目的　気管チューブを挿入して気道を確保し，人工呼吸管理を行う．

物品　①気管チューブ，②スタイレット，③潤滑剤，④喉頭鏡，⑤気管チューブ専用固定具，⑥バイトブロック，⑦固定テープ，⑧カフ用シリンジ，⑨吸引カテーテル，⑩聴診器，⑪手袋，⑫マギール鉗子（経鼻挿管），⑬肩枕，⑭カフ圧計，⑮呼気二酸化炭素比色検知器，⑯食道挿管検知器（EDD），⑰カプノメータ　その他，吸引装置も準備する．

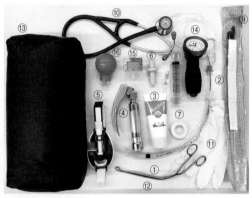

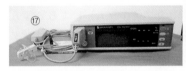

実　施	根拠根／ポイント➡／注意点注
●救急カート内の気管挿管セットの確認	➡気管挿管に必要な物品がすべて揃っているかを確認する．
●用手的気道確保	➡頭部後屈顎先挙上法もしくは下顎挙上法にて，用手的気道確保を行う．気管挿管時はスニッフィング・ポジションをとる．必要に応じて頭部に枕を入れて下顎を引き上げる．
●口腔内の観察	根義歯がある場合は気管チューブ挿入の妨げとなるため，外す． 根口腔内に異物がある場合は気道開通の妨げとなるため速やかに除去する．
●胸骨圧迫の継続	➡胸骨圧迫の中断はできるだけ避ける．気管挿管の準備中も絶え間なく続ける．
●気管挿管が困難な場合のバックアップとして，声門上気道デバイス（ラリンゲアルマスクエアウェイ，コンビチューブ）を考慮する．	

実　施	根拠根／ポイント➡／注意点注
❶胸骨圧迫を続けながら，気道を確保した状態でバッグ・バルブ・マスクによる換気を行う．	➡ バッグ・バルブ・マスク法を1人で行うことが難しい場合は，2人で行う（1人が両手で下顎挙上，マスク保持を行い，もう1人が蘇生バッグを押す）．2人法では，看護師はバッグ側を担当する．
・気管挿管の前に，バッグ・バルブ・マスクにより高濃度の酸素で十分に換気を行う．	➡ 看護師は医師に時間経過を告げるとともに，心電図モニターの波形や経皮的動脈血酸素飽和度（SpO_2）を観察し，異変がないかを確認する．
・換気の際に，必要に応じて簡易なエアウェイを用いる．	➡ 簡易なエアウェイ（口咽頭エアウェイ，鼻咽頭エアウェイ）を用いると，気道が開通し舌根沈下の予防になるため，臨床現場で頻繁に使用されている（p.270 Skill「エアウェイの挿入」参照）．
❷気管挿管セットを用意する．	➡ 気管チューブのサイズは，通常，成人では男性で8〜9mm，女性で7〜8mmであり，チューブの挿入の深さは通常口角で20〜23cmである．
・気管チューブはカフに空気を入れて漏れ（破れ）がないことを確認し，スタイレットを通して潤滑剤をつける．	
・喉頭鏡のハンドルにブレードを装着し，ブレード先端のライトが点灯することも確認しておく．	➡ その他の確認事項は，p.157 Skill「挿管の介助」参照．
❸挿管の介助	➡ 詳細は，p.158の❻〜p.159の❾参照．
❹気管挿管後，正しく挿管されたかを確認する．	➡ 正常に挿管されると，呼気二酸化炭素（CO_2）モニター（カプノメータ）により，呼気二酸化炭素が検出される．
・カプノメータによって二酸化炭素が検出されるかどうか確認する．	
・バッグ・バルブ・マスクのマスクを取り外して気管チューブに接続して，チューブが適切に気管に挿入されているかを確認する．	➡ 定量波形表示のあるカプノメータを用いて呼気終末二酸化炭素分圧（$PetCO_2$）をモニタリングすることは，気管チューブの先端位置を確認するのに有用であると同時に，さらに経時的な波形の変化によって挿管後のCPRの効果も確認できる．
	➡ 波形表示のあるカプノメータが使用できない場合は，非波形表示タイプの二酸化炭素検知器または呼気二酸化炭素比色検知器，食道挿管検知器あるいは気管超音波検査で代用する．

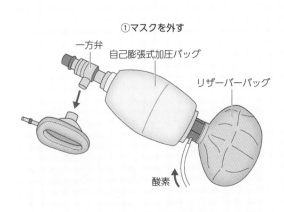

①マスクを外す

一方弁
自己膨張式加圧バッグ
リザーバーバッグ
酸素

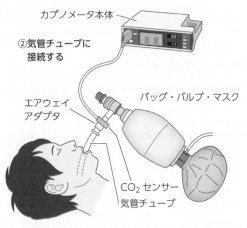

カプノメータ本体
②気管チューブに接続する
エアウェイアダプタ
バッグ・バルブ・マスク
CO_2 センサー
気管チューブ

●バッグ・バルブ・マスクで空気を送り込んだ場合に正常に呼吸がなされているかを確認する. 実際にバッグを押して,（1）聴診（心窩部で水泡音がしないこと, 呼吸音に左右差がないことが確認できれば正常）と（2）視診（左右の胸郭が均等に挙上すれば正常）による身体所見での確認もあわせて行うことが望ましい.

⑤気管チューブを固定し, 人工呼吸器に接続する.
- 最後に, 気管チューブをテープまたは専用固定具でしっかりと固定する.
- 気管挿管後は, チューブ内が唯一の空気の通り道となるため, 必要時は気管吸引を行い閉塞予防に努める.

注（1）食道挿管では, 心窩部の聴診で水泡音（胃泡音）が聴取される. その場合はただちに抜管して再挿管する.

注（2）気管チューブの挿入が深すぎる場合, 解剖学的に右の気管支のほうが角度が小さいので, チューブは右主気管支に入ることが多い. そのままの状態では片肺換気となり, 呼吸音および胸郭の動きに左右差が出る（右＞左）.

➡経口挿管の場合, 気管チューブとともにバイトブロックもしっかりと固定する.

➡適宜, 口腔内・気管内の吸引を行い, 医師があらかじめ設定した人工呼吸器に接続する.

副作用・合併症と対応

- 喉頭展開操作による上唇・口腔喉頭粘膜・歯牙の損傷 ➡上唇・口腔喉頭粘膜損傷による血液が気管に流れ込まないように速やかに止血・吸引を行い, 歯牙の損傷の場合は誤嚥しないように折れた歯を速やかに確保する.
- 気管チューブの深すぎる挿入による片肺換気 ➡中心線に対する主気管支の分岐角度は右が約23度, 左が約46度と異なるため, 気管チューブを深く挿入した場合は右主気管支への片肺換気になりやすい. 気管チューブ挿入後, 固定前に目視による胸郭運動の左右差, 聴診による両肺の呼吸音の左右差がないことを確認する.
- 不適切なカフ圧による誤嚥やエアリーク, 血流障害 ➡人工呼吸管理中は1日1～3回を目安にカフ圧が20～30 cmH$_2$Oを維持できているかを確認し, 口腔ケア実施前にカフ上部や口腔・咽頭の吸引を行う.

評価・記録を行う際の視点

- 気管チューブが正しい位置に挿入され, 固定されているか.
- 合併症は起きていないか：上口唇・口腔咽頭粘膜・歯牙の損傷, 低酸素血症, 気管・気管支穿孔など

記録・報告

- 挿管部位（経口・経鼻）　■ 使用した気管チューブの種類, サイズ（mm）, 固定部位と深さ（cm）
- 口・鼻腔の出血の有無　■ 気管吸引による痰の量・性状
- 人工呼吸器の設定, 経皮的動脈血酸素飽和度, 呼気終末二酸化炭素分圧の数値

Skill

エアウェイの挿入

目的 気道確保器具を用いて, 気道の確保と舌根沈下を予防する.

物品
エアウェイ本体（口咽頭エアウェイ・鼻咽頭エアウェイ）, 潤滑剤（キシロカイン®ゼリーまたはスプレー）

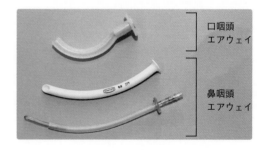

アセスメント	根拠根／ポイント➡／注意点注
□咽頭・鼻咽頭エアウェイ共通	
●口腔内の異物の有無 ●出血傾向の有無	➡ 気道確保を行う際は，口腔内の異物の有無を確認し，義歯装着中の場合は外す. 根 エアウェイの挿入により口腔粘膜あるいは鼻粘膜を損傷し，出血する可能性がある.
□咽頭エアウェイ	
●意識レベルの確認：深昏睡の場合に適応である. ●適切なサイズのエアウェイを選ぶ.	注 上気道（鼻腔・咽頭・喉頭）の反射が残っていると，嘔吐反射による誤嚥や喉頭けいれんを誘発する. ➡ エアウェイのサイズは，口腔から下顎角の長さを参考にする.（成人は100 mm前後）

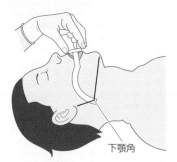

サイズ選択

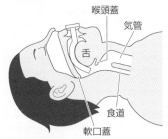

解剖学的位置

鼻咽頭エアウェイ	
●鼻粘膜の状態の確認：びらん，出血の有無 ●適切なサイズのエアウェイを選ぶ.	➡ サイズは鼻腔の大きさと，外鼻孔から下顎角までの長さを参考にする．内径は成人男性6.5〜8.0 mm，成人女性6.0〜7.0 mm程度.

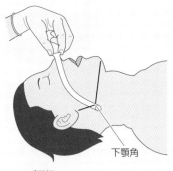

サイズ選択

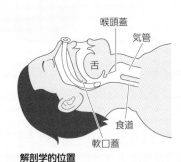

解剖学的位置

実　施	根拠根／ポイント➡／注意点注
□咽頭エアウェイ	
❶潤滑剤をつけたエアウェイの先端を舌と反対側の硬口蓋に向けて挿入する（**1**）.	➡ 摩擦による粘膜の損傷を予防し，気道に沿って進める.
❷半分ほど挿入したら，エアウェイを180度回転させ（**1**），先端を舌根部に向けて進める（**2**）.	注 不適切に挿入すると舌を押し込み，気道閉塞を助長する.

動画Ⅲ-11

❸必ず一度下顎を挙上する（舌圧子や喉頭鏡で舌を避けると，最初からエアウェイを舌根部へ向けて挿入可能）（**3**）.

➡押し込んだ舌をエアウェイの上に持ち上げる.

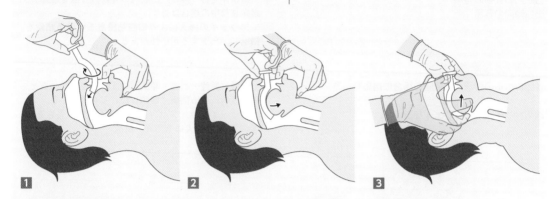

動画Ⅲ-12

鼻咽頭エアウェイ

❶潤滑剤をつけたエアウェイ先端を外鼻孔（**1**）から体軸に垂直に挿入し，やさしく押し込む（**2**）.

❷通常フランジの部分まで挿入する（**3**）が，深すぎる場合は安全ピンで調節する.

➡上気道に反射が残っていても使用できる.
➡摩擦による出血を予防する.
注鼻腔に沿って挿入するので鼻出血を合併することがあるため，愛護的に挿入する.

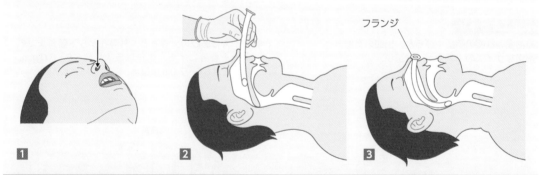

フランジ

副作用・合併症と対応

■口・鼻腔粘膜の出血 ➡多量の出血は気道閉塞につながるため，血液が気道に流れ込まないように素早く吸引する.
■口咽頭エアウェイによる舌の押し込み ➡気道をさらに閉塞させるので，頭部後屈，下顎挙上などの併用が必要な場合もある.
■上気道反射 ➡嘔吐反射，喉頭けいれんを誘発するので，反射が見られる場合は，口咽頭エアウェイは禁忌.

評価・記録を行う際の視点

■使用したエアウェイで気道が確保されているか.
■エアウェイは正しい位置で固定されているか.
■合併症は起きていないか.

記録・報告

■使用したエアウェイの種類とサイズ　■エアウェイからの呼吸音
■上気道反射の有無　■肺の聴診
■意識レベル　■エアウェイ挿入後の口・鼻腔粘膜の出血の有無

b. 声門上気道デバイス（確保器具）による気道確保

　気管挿管のほかに高度な気道確保として，ラリンゲアルマスクエアウェイ，ツーウェイチューブ（コンビチューブ）といった声門上気道デバイス（確保器具）がある．これらは喉頭鏡が不要で，喉頭展開せずに（喉頭を直視下で確認せずに）挿入することができ，器具の使用に習熟した者にはCPR中にこれらを使用してもよいとされており，気管挿管が困難な場合の代替方法として用いることができる．

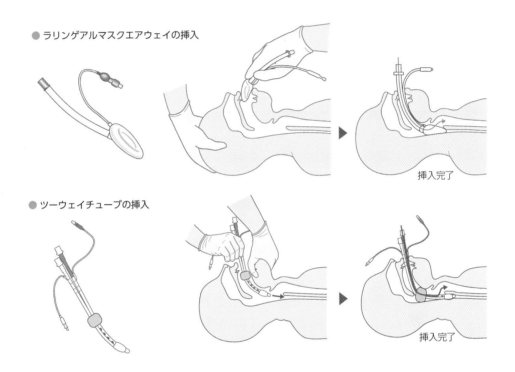

● ラリンゲアルマスクエアウェイの挿入

挿入完了

● ツーウェイチューブの挿入

挿入完了

2 ● 100%酸素吸入下人工呼吸

　気管挿管後，バッグ・バルブ・マスクあるいはジャクソンリース回路を用いて100%酸素吸入下人工呼吸を行う．

　バッグ・バルブ・マスクは，一方弁の付いた自己膨張式の加圧バッグにマスクが装着されたもので，外気を取り込み，加圧バッグが自己膨張することで換気が行える．また，リザーバーバッグを装着することで高濃度の酸素投与が可能となることが特徴である．

　一方，ジャクソンリース回路は，酸素や圧縮空気などのガス流入によりバッグを膨張させることで，高濃度酸素を用いた換気が容易に行える．バッグを押す手で患者の肺の硬さや気管内分泌物の貯留状態，加圧圧力を感じ取りやすいことが特徴である．

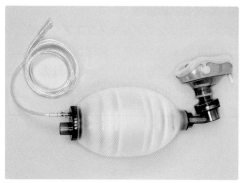

バッグ・バルブ・マスク

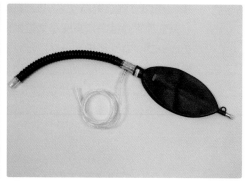

ジャクソンリース回路

〈人工呼吸と胸骨圧迫との組み合わせ方〉

　気管挿管後の人工呼吸は，胸骨圧迫と**非同期**でそれぞれ独立して行う．胸骨圧迫は1分間に少なくとも100回のペースで連続して行い，人工呼吸は1分間に約10回のペースとする．声門上気道デバイス（確保器具）を挿入した場合は，適切な換気が可能な場合に限り人工呼吸と胸骨圧迫は非同期で行ってよい．

　適切な換気が行われているかどうかは，パルスオキシメーターによる経皮的動脈血酸素飽和度（SpO_2）や気管チューブに取り付けたカプノメータによる呼気終末二酸化炭素分圧（$PetCO_2$）をモニタリングすることにより評価する．

3 ● 心電図モニター装着

　マニュアル除細動器の到着と同時に，患者に**心電図モニター**を装着し，モニター波形を確認する．モニターの装着前に，患者の前胸部が湿っている場合は拭き取り，貼付薬は除去しておく．

　胸骨圧迫を継続しながら，通常は右鎖骨下，左鎖骨下，左前腋窩線上最下肋骨上にそれぞれ赤（陰極），黄（アース），緑（陽極）の電極を貼り付けて3点誘導とし，Ⅱ誘導に設定する（p.15参照）．

〈心電図モニターで波形の異常を発見する〉

　モニター心電図は双極誘導法である．第Ⅱ誘導は，陽極から陰極の方向を眺めている誘導であり，洞結節⇒心房内伝導路⇒房室結節⇒His（ヒス）束⇒左右の脚⇒プルキンエ線維へと伝わる電気的興奮がまっすぐに向かってくる位置で心臓を見ることになるため，モニター上で，P波・QRS波・T波がすべて上向きになり，波形が明瞭に描かれ，不整脈を発見しやすいという利点がある．モニター波形の確認のための胸骨圧迫中断は最小限にし，除細動が必要な波形かどうかをただちに確認する．

〈心室細動（VF），無脈性心室頻拍（無脈性VT）であれば電気ショックを行う〉

　モニター波形が心室細動（VF）あるいは無脈性心室頻拍（無脈性VT）であると判断されれば，ただちに電気ショックを行い，無脈性電気活動（PEA）あるいは心静止であ

ればそのままCPRを継続する（各心電図波形は，p.265，267参照）.

　しかし，技術的なミスで実際にはそうでないのに心静止の波形に見える場合（擬似心静止）があるので，心静止であると判断する場合は，心電図モニターの電源がきちんと入っているか，誘導のコードが外れていないか，感度の設定や誘導の選択が適切であるかについて確認する必要がある．また，最初に設定された第Ⅱ誘導では非常に小さな心電図波形であるが，別の誘導では心室細動として認める場合（潜在的心室細動）があるので，電気ショックの適応を見逃さないためにモニターの誘導選択のスイッチを切り替えて2つ以上の誘導で波形を確認する必要がある．第Ⅱ誘導設定の際に貼付した電極と同じ位置で，第Ⅰ，Ⅲ誘導の波形も確認できる．

4 ● マニュアル除細動器の介助

　マニュアル除細動器（DC［direct current］defibrillator）には，電流の出方により単相性除細動器と二相性除細動器がある．初回のエネルギー量は，単相性では360J，二相性では150J以上で行う．心電図モニター上，心室細動（VF）あるいは無脈性心室頻拍（無脈性VT）であると判断されたら，ただちに必要なエネルギー量で電気ショックを行う．電気ショック後はただちに胸骨圧迫からCPRを再開する．2分間のCPR後，再び心電図モニター波形を確認し，2回目以降も心室細動あるいは無脈性心室頻拍が続いている場合には，エネルギー量を上げることが可能な機種であればエネルギー量を上げて電気ショックを行う．

Skill

マニュアル除細動器の介助

目的 ▶ 致死的な不整脈に対して，電気的刺激を与えて洞調律に戻す．

 動画Ⅲ-13

物品 ▶
除細動器本体（①），パドル，
心電図モニター，
ペーストあるいは除細動用パッド，
ディスポーザブル手袋

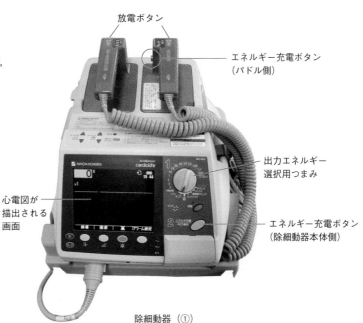

放電ボタン

エネルギー充電ボタン
（パドル側）

出力エネルギー
選択用つまみ

エネルギー充電ボタン
（除細動器本体側）

心電図が
描出される
画面

除細動器（①）

アセスメント	根拠根／ポイント➡／注意点注
●頸動脈拍動の有無を確認する． ・頸動脈は血圧が低下した時に最後まで触知できる部位であるため，必ず頸動脈で触知を行う．	➡心室細動（VF）では心拍がなく脈が触れない． 注モニター上では筋電図などの混入によりあたかも心室細動（VF）のような波形が認められることがあり，心電図波形の確認だけでは，判断を誤り，除細動を実施してしまう可能性がある．
●除細動適応波形の有無を確認する． ・ただちに心電図モニターを装着する． 　もしくは ・除細動器に装備されているパドルを用いて心電図波形を除細動器画面に抽出させる（心電図モニターが装着できない場合）．	➡除細動の適応は，心室細動（VF），無脈性心室頻拍（無脈性VT）である． 注頸動脈拍動や心電図波形の確認までは胸骨圧迫と人工呼吸を継続する． ➡頸動脈拍動と心電図波形の確認は10秒以内に終えるようにする．

実　施	根拠根／ポイント➡／注意点注
❶除細動器の電源を入れ，出力エネルギーを設定する．	➡医師の指示するエネルギー数に設定する．
❷患者の準備をする． ①患者の胸部を露出する． ②胸部に経皮的貼付薬剤がないかを確認し，貼付してある場合は，はがして薬剤をきれいに拭き取る． ③患者の胸部が汗や水などで濡れていないか確認し，濡れている時は，タオルなどで水分を拭き取る． ④貴金属類を身に付けていないかを確認し，貴金属類を身に付けている場合は，取り外すかパドルの間に入らないようにする． ⑤ペースメーカなど医療機器が体内に植え込まれていないか確認する．	 根胸部に経皮的貼付薬剤を貼ったまま除細動を行うと，エネルギーが心臓に伝わりにくく，また，皮膚に軽い熱傷を引き起こすおそれがある． 根体表が濡れていると電流が体表に流れて通電効率が低下する． 注貴金属類は，熱傷の原因になる． 根植込み型医療機器の上に直接パドルが当たると，植込み医療機器が心臓へのエネルギー伝達を妨げる可能性がある．

除細動を行う．

医師の手順	看護師の援助・介助
❶ディスポーザブル手袋を装着する．	●医師にディスポーザブル手袋をわたす．
❷心電図の電極を貼る． ・心電図の電極の代わりに，除細動用パッドを貼付することもある．	
❸パドルにペーストを塗る．	●医師が把持しているパドルの上にペーストを出す．

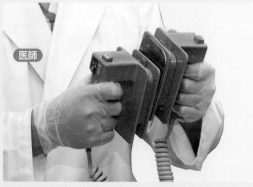

ペーストを出す． 塗り合わせる．

注除細動用パッドやペーストを使用しないでパドルを直接胸壁に当てて放電すると熱傷を起こすので徹底する．

❹パドルは右鎖骨直下（胸骨右縁第1～3肋間）と左第5肋間中腋窩線（心電図V6位置）に心臓をはさむように置き，胸壁との間にすき間ができないように，ぴったりと密着させて胸壁に押し当てる（■）.

➡パドルの接触面積が小さいと，出力エネルギーの電流すべてを流すことができない.

❺パドルの充電ボタンを押し，充電を行う.
・緊急時などの緊迫した状況下で除細動を実施する時には，医師自身が患者の状態や周囲の状況を把握し，感電防止などの十分な安全確認を行ったうえでパドルの充電ボタンを操作する.

❻充電終了後，放電をする前に必ず声に出して周囲の人々に知らせ，目視で以下の点の安全を確認する.
・医師自身が患者・ベッドから離れていること.
・看護師などの介助者が患者・ベッドから離れていること.
・周囲の全員が患者・ベッドから離れていること.
・酸素が流れているバッグ・バルブ・マスクが，患者の脇に置かれたままになっていないこと.

❼両パドルにある放電ボタンを同時に押して放電を行う（■）.

●除細動器の充電に10秒以上を要する場合には，胸骨圧迫と人工呼吸を続行する.
注 除細動器本体のボタンで充電を行う際は，必ずパドルが患者の胸壁に当たっていることを確認し，周囲に充電することをはっきりと伝え，周囲の安全を確かめてからボタンを押す.

●人工呼吸を実施していた者は，必ずバッグ・バルブ・マスクをもって患者から離れるようにする.
注 バッグ・バルブ・マスクを患者の近くに放置すると，高流量の酸素が流れているため，除細動時の電流漏れにより引火のおそれがある.

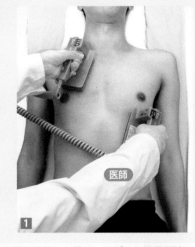

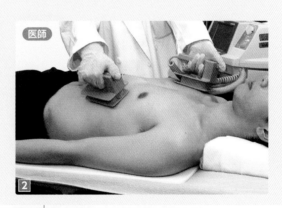

❸除細動を実施した後は，ただちに胸骨圧迫と人工呼吸を再開する.

➡2分間（5サイクル）実施する.

❹2分間実施後に心電図波形と頸動脈拍動を確認する（10秒以内）.

➡除細動適応波形が持続する場合は，再度除細動を行う.

❺バイタルサイン，意識レベルの回復を観察する.

副作用・合併症と対応

■除細動に反応しない時 ➡静脈路が確保されている場合は，医師の指示のもと，血管収縮薬や抗不整脈薬を投与する場合がある．バイタルサイン，意識レベルの回復を観察する.
■除細動による熱傷 ➡速やかにクーリングを実施する．医師の指示のもと軟膏を塗布する場合がある.
■周囲の者の感電 ➡医師，看護師など周囲の者の安全を確認して放電をする.

5 ● 静脈路確保と薬剤投与

〈末梢静脈の穿刺後の処置方法〉

　静脈路確保における末梢静脈の穿刺部位は，四肢末梢の太い静脈を第一選択とする．穿刺後，血液の逆流を確認したらすばやく輸液セットに接続し，輸液を滴下して穿刺部位に腫脹がないかを確認し，透明フィルムドレッシング材などを用いて固定する．また，輸液ルートの接続が外れないようにループを作って確実に固定する．適宜，出血・発赤・腫脹の有無を観察し，確実に輸液が投与されていることを確認する．

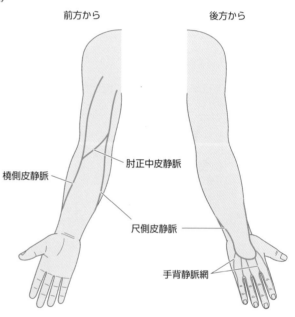

前方から　　　　　後方から

橈側皮静脈　　　　肘正中皮静脈

尺側皮静脈

手背静脈網

〈薬剤投与の時期と方法〉

　リズムチェック後，2回目の電気ショック以降は，ただちに輸液ルートの側管から必要な薬剤投与を行う．薬剤投与後は心臓に薬剤が到達する時間を短縮させるため，生理食塩水20 mLなどで後押しし，点滴ルートが入った上肢を20〜30秒挙上させる．静脈路確保が難しい場合は，**骨髄路**からの投与を考慮する．

〈場面ごとの薬剤の選択方法〉

● 心停止時の第一選択薬

　第一選択薬は血管収縮薬であり，アドレナリン1 mgを3〜5分ごとに反復投与する．アドレナリンは強心・昇圧作用があり，脳や心臓の血流を増加させる．

● 心室細動（VF），無脈性心室頻拍（無脈性VT）の場合

　モニター波形が心室細動（VF）あるいは無脈性心室頻拍（無脈性VT）の場合は，アドレナリン投与後，2分間のCPRを行い，その後のリズムチェックで心室細動あるいは無

脈性心室頻拍が継続していれば抗不整脈薬を投与する．抗不整脈薬としてアミオダロン（300 mg投与）を第一選択として使用するが，これが使用できなければニフェカラント（0.3 mg/kg投与）あるいはリドカイン（1～1.5 mg/kg投与）を使用する（ただし，やや効果が劣る）．アミオダロンとニフェカラントはカリウムチャネル遮断薬であり，カリウムの細胞外への流出を抑制することで活動電位持続時間を延長させ，頻拍の原因となるリエントリー*の回路形成を遮断する．なお，アミオダロンには，このほかナトリウムチャネル・カルシウムチャネル遮断作用やβ遮断作用もあり，多面的に卓越した効果を示す．

● **無脈性電気活動（PEA），心静止の場合**

　一方，モニター波形が無脈性電気活動（PEA）あるいは心静止の場合は，原則的にはアドレナリンのみ3～5分ごとに反復投与とする．これまでアドレナリンに次いで使用されていたアトロピン**は，PEA・心静止に対する効果が否定的となり，『ガイドライン2010』以降は推奨されていない．

学習課題

1．ALSアルゴリズムについて説明してみよう．
2．心停止を示す4つの不整脈のうち除細動の適応になるものはどれか．各不整脈の心電図波形も描いてみよう．
3．気管挿管の介助方法およびエアウェイの挿入方法について説明してみよう．
4．気管挿管後の人工呼吸と胸骨圧迫の組み合わせ方について説明してみよう．
5．マニュアル除細動器の介助方法について説明してみよう．

---

*リエントリー：本来の刺激伝導路に加え，性質の違う伝導路が共存しその間で興奮が旋回するように繰り返される現象．
**アトロピン：副交感神経遮断薬であり，抗コリン作用により主に心拍数を増加させる働きがある．

3 救急外来・ICUにおける看護技術

この節で学ぶこと

1. 救急外来やICUにおける患者の特徴と看護技術が患者に与える影響を理解する.
2. 救急外来やICUにおいて，看護技術を目前の患者に適用できるかどうか判断するための考え方を理解する.
3. 救急外来やICUにおいて用いられる主要な看護技術の具体的方法について理解する.

救急外来・ICUにおける患者の特徴および看護の特徴

　救急外来は救急患者の初期治療を担う部門であり，**ICU**は重症患者の集中治療を担う部門である．したがって，治療・検査の介助など，医師と協働する看護技術が多いことが特徴である．医師と協働して行う際にも，看護師として患者の**全人的（ぜんじんてき）なアセスメント**を行い，治療・検査の適応判断や方法の検討の場に参加し，患者にとって最善で最良の治療・検査が実施されるように働きかける役割をもつ．

〈救急外来・ICU患者の特徴と看護師の役割〉

　救急外来やICUでは，患者の意識が明瞭でなく，また，高度医療の場にあって患者は，医療者の意図に委ねるしかないといった無力感をもっていることが多い．また，意思決定においては早急な判断が求められることから，患者は医療者側に対して適切に苦痛や痛みを伝えられなかったり，治療・検査や処置に対する意思を十分に表明できなかったりする．

　看護師は，治療や検査の介助の際に患者の苦痛や意思を十分に確認することが重要であり，とくに意思表明が十分にできない患者の場合には，患者の立場に立ちながら，治療・検査や処置に対する意思を十分に表明できるように支援する必要がある．

　また，患者の判断を助けるために，理解力や判断力に合わせて，治療・検査や処置の目的や方法について簡潔明瞭な言葉を使用して繰り返し説明するといった工夫も求められる．侵襲的な治療・検査や処置であっても，患者の理解・納得が得られることにより，患者自身の苦痛が軽減されるという利点があり，さらに医療者側にとっても，理解・納得に基づいた患者の協力が得られることによって，安全で効果的な手技の実施につなげることができる．

〈看護技術が救急外来・ICU患者に与える影響〉

　どのような場においても，看護技術は，それらが患者の心身に与える影響を十分に予測して実施されることが求められるが，とくに救急外来やICUの場においては注意が必要

である. 救急外来・ICU の患者の場合, 病状が重篤で身体が脆弱であることが多く, 看護技術自体が, 直接的に生命を脅かし, または重篤な障害を発生させる危険性を含んでいる. したがって, 看護師は, 看護技術の影響を予測しながら, その実施の適否や具体的方法を適切に判断し, リスクに対する準備も含めた看護技術を提供する必要がある.

〈救急外来・ICU に求められる「個々の看護師の適切な行動」「十全な物品・環境」「よい連携」〉

そのためには, ①個々の看護師の適切な判断や行動が求められるだけでなく, ②場面に応じて適切に物品や環境が準備されていることが重要であり, 実施頻度に合わせて日ごろから物品の点検・整備が行われている必要がある. さらに, ③治療処置や検査の緊急実施をあらかじめ想定して, 検査部門や放射線部門など他部門との連携体制が構築されていることも重要である.

〈救急外来・ICU における主要な看護技術と患者への適用にかかわる判断〉

救急外来・ICU における主要な看護技術として, (1) 人工呼吸器の管理, (2) 胸腔ドレーン管理／気管吸引, (3) 輸液管理, (4) 輸血管理, (5) 胸腔穿刺の介助, (6) 腹腔穿刺の介助／腹腔ドレーン管理, (7) 肺動脈カテーテル管理, (8) 胃洗浄の介助, が挙げられる. どの看護技術も適切に実施されなければ, 患者の生命やその後の病状に大きく影響を与える手技である.

これらの看護技術を適切に行うためには, ①その目的や効果を理解し, また, ②起こりうるリスク・合併症も理解したうえで, ③根拠に基づいた方法によって実施すること (つまり具体的な実施方法とその根拠をあらかじめ正しく把握していること) が求められる. さらに, その技術が目前の患者に適用できるか否かを判断するためには, ④患者の状態を十分にアセスメントする能力が必要とされる.

A. 人工呼吸器の管理

人工呼吸器は, 患者のガス交換を維持し, 呼吸仕事量を減らすために, 換気を部分的もしくは完全に補助する役割をもつ. 救急・集中治療の場では, 脳出血などによる呼吸中枢の障害, 慢性呼吸不全の急性増悪, 喘息の重積発作など気管支閉塞, 心原性ショックや心不全による肺水腫, 急性呼吸窮迫症候群などによる呼吸不全に対し, 人工呼吸器が使用される. また, 侵襲の大きな手術後の鎮静, エネルギー消耗軽減を目的に使用されることも多い. まさに呼吸をコントロールする生命維持装置であるがゆえに, その使用のしかたによっては, 患者に重大な危害を及ぼすおそれのある機器でもある.

人工呼吸器を安全かつ効果的に使用するためには, 「人工呼吸器の構造や原理」「条件・アラーム設定」などについて理解しておく必要がある. また, 従来, 人工呼吸器を装着する場合は, 気管挿管や気管切開を行い装着する方法が一般的であったが, 最近では意識状態がよく, 気道の確保ができている場合は, フェイスマスクなどのインターフェイスを使用した非侵襲的陽圧換気 (NPPV) (p.286 Skill 「NPPV の管理」参照) が用いられることも多くなっている.

1 ● 人工呼吸器

　人工呼吸器は，「駆動源（電源・医療ガス供給源）」「人工呼吸器本体」「人工呼吸器回路」からなる．人工呼吸器からガスが流れ始めると，送気ガスが呼吸器回路を通り（途中で加温加湿器あるいは人工鼻により温かく湿ったガスになって），患者の肺に送られる．この時，呼気側の弁は閉じているため，患者の肺が膨らむ．人工呼吸器からのガスの送気が止まると，呼気弁が開き，胸郭と肺の弾性収縮力により肺から呼気ガスが排出される．

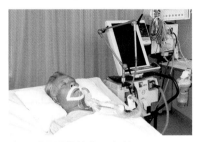

人工呼吸器装着中の患者

a. 人工呼吸器の設定

　人工呼吸器を作動させるには，まず「換気モード」「換気量および圧」「吸入酸素濃度」の設定が必要である．人工呼吸を開始したら15〜30分程度で血液ガス分析を行い，患者の換気・酸素化の状態を評価し，人工呼吸器の設定を調整する．

b. 換気モードの設定

　自発呼吸がある場合は，可能な限り自発呼吸を保ちつつ十分な換気量を確保できるように換気モードを設定する．自発呼吸を補助する場合の換気モードとしては，**PSC**（プレッシャーサポート換気），**CPAP**（持続気道内陽圧）が選択される．自発呼吸はあるが不安定で換気量が十分でない場合は，**SIMV**（同期式間欠的強制換気）が選択される．自発呼吸がないもしくは非常に弱い場合は，**A/C**（補助／調節換気）が選択される．

c. 換気量および圧の設定

　1回の換気に対してどのような方法でガスを送り込むかを判断する際には，量規定式（volume control：VC）と圧規定式（pressure control：PC）の2つの設定様式がある．

　量規定式は，正常肺であれば7〜10 mL/kg程度を目安とし，送り込むガスの「量」を設定する．一定量のガスを送り込むために，肺のコンプライアンス（p.189参照）が低い場合や気道狭窄がある場合には，気道内圧が高くなりすぎる傾向にあり，**肺損傷**の危険性がある．したがって，量規定式の場合，気道内圧の上限を35〜40 cmH$_2$O程度に設定し，気道内圧がそれ以上になった場合には，アラームが鳴ることで肺損傷を予防する．

　圧規定式は，40 cmH$_2$Oを最大限として，吸気の「圧」が常に一定になるようにガスを送り込む設定様式である．肺のコンプライアンスが低い場合や気道狭窄がある場合は**低換気**（酸素が足りない状態）の危険性がある．したがって，圧規定式の場合は低換気アラームを適切に設定し，低換気を防ぐ必要がある．

d. 吸入酸素濃度（FiO$_2$）の設定

　人工呼吸器開始時にまず100％の酸素濃度を設定し，そこから徐々に濃度を低下させていきながら，経皮的動脈血酸素飽和度（SpO$_2$）をモニターして95％を下回らず，また動脈血酸素分圧（PaO$_2$）が100 mmHg程度に維持されるように調整する．高濃度の酸素投与は，酸素中毒を引き起こすため，低酸素血症を起こさない範囲でなるべく低濃度に設定することが望ましい．

e. 気管チューブ留置中の管理—気管チューブの固定

　気管チューブはテープで固定されることが多いが，テープのずれやはがれにより，チューブ先端の位置がずれてしまうことで適切な換気ができなくなる危険性がある．そのため，気管チューブの位置や固定を定期的に確認して管理する必要がある．また，長時間の気管チューブの接触や固定テープにより皮膚粘膜を損傷するリスクがあるため，皮膚粘膜の観察を怠らず，必要であれば，固定位置を変更するなどの対処を行う．

f. PEEP（呼気終末陽圧）

　自発呼吸の場合，呼気終末期は気道内圧が1（大気圧）になるのが通常である．それに対して人工呼吸における **PEEP**（positive end-expiratory pressure，呼気終末陽圧）とは，呼気終末にあえて気道内圧を陽圧に保つ換気法をいう．この換気法は，PaO_2 の上昇に効果があり，人工呼吸の場合は，どのような換気モードにおいても PEEP を3～5 cmH_2O 程度に設定することが多い．

　一定の値までは PEEP 圧の大きさに PaO_2 が比例するが，一定限度を超えて高く PEEP 圧が設定されると，胸腔内圧が上昇し，静脈血還流が阻害され，心拍出量低下をもたらすおそれがある．10 cmH_2O 以上の PEEP を設定する場合には，循環系モニタリングを十分に行いながら，慎重に PEEP 圧を調整する必要がある．

2 ● 非侵襲的陽圧換気（NPPV）

　非侵襲的陽圧換気（non-invasive positive pressure ventilation：**NPPV**）とは，気管挿管や気管切開というような侵襲的な人工気道の方法をとらず，上気道から陽圧換気を行う方法である．

　閉鎖式でないために呼吸器回路にリークが生じるため，設定した酸素濃度や換気量を正確に反映させるのが難しい反面，気管挿管や気管切開による気管損傷などを回避でき，装着中であっても発声や食事ができるという利点もある．

　ICU においては，①慢性閉塞性肺疾患（COPD）の急性増悪や，②心原性肺水腫などの疾患に適応し，または，③人工呼吸法から酸素療法へ移行する際の支持療法として使用される場合がある．

a. インターフェイスの選択

　インターフェイスには，鼻マスク，フェイスマスク，全顔マスク，ヘルメット型などがある．急性期には，口からの漏れがなく，換気量や気道内圧が低下しにくいフェイスマスクがよく用いられる．口をおおうためにコミュニケーションがとりにくく，装着による圧迫感が強いことが欠点である．

b. 人工呼吸器の設定

　NPPV では従圧式の換気設定を用いることが多い．NPPV は呼気排気口やマスク周りからの空気漏れが生じるが，ある程度の空気漏れがあっても，自動的に空気流量を調整して，設定圧が保たれるようになっている．自発呼吸に同調させて適切な換気量を得るために，自発呼吸を感知する感度や吸気時間，呼気時間を適切に設定する．

c. NPPV 換気中の観察のポイント

● 呼吸状態の評価─気管挿管下での人工呼吸などへの切り替えの判断

　集中治療の場でNPPVが適応とされる患者は，高二酸化炭素血症や低酸素血症を伴っていることがあり，病状の悪化により意識状態が低下する可能性がある．まず，意識レベルの変化を見逃さず，自発呼吸の有無や気道確保の状態を評価する．

　また，経皮的動脈血酸素飽和度（SpO_2）測定や動脈血ガス検査によって定期的に低酸素血症や高二酸化炭素血症の有無を確認するとともに，呼吸状態全般の評価を行う．呼吸状態が良好でないと評価される場合は，気管挿管下での人工呼吸などへの切り替えを検討する．

● 気道の狭窄・閉塞がないかの確認

　痰によって気道が狭窄・閉塞すると，十分な換気量が得られないことがある．定期的に排痰量や呼吸状態を観察しながら，必要に応じて排痰援助を行い，気道クリアランスを確保・維持することが大切である．

● インターフェイスの装着感の確認・観察

　インターフェイスの装着感や苦痛に関する患者の訴えをよく聴き，患者が適切に装着できるように調整する．集中治療下にある患者は，苦痛があっても適切に訴えられない場合があるため，患者の訴えだけに頼らず，皮膚の観察を頻繁に行い，インターフェイスによる皮膚の圧迫や擦れの徴候を見逃さず，深刻な苦痛へと進展する前に予防しておく必要がある．

Skill

人工呼吸器の管理（救急外来での気管挿管に続く人工呼吸器の管理）

目的　自発呼吸が消失や減弱している，呼吸によるエネルギー消費が大きい，高濃度の酸素を投与しても十分に体内に取り込めない時に呼吸を補助する．

物品

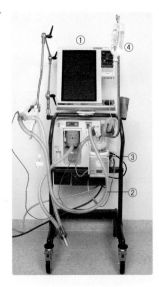

人工呼吸器本体（①），人工呼吸器回路（②），
酸素および圧縮空気供給源，
交流電源（無停電電源が望ましい），テスト肺，加温加湿器（③），
滅菌蒸留水（④），L字コネクタ，デッドスペース（必要時），
人工鼻（この場合は加温加湿器，滅菌蒸留水は不要）

アセスメント	根拠根／ポイント➡／注意点注
●患者の呼吸状態 ・呼吸回数，呼吸パターン，呼吸困難感の有無 ・経皮的動脈血酸素飽和度（SpO₂） ・動脈血ガス分析値（pH，PaO₂，PaCO₂，SaO₂，BE，HCO₃⁻）	➡ 患者の呼吸状態を把握し，人工呼吸器を装着する目的を明確にしておく． ●人工呼吸の一般的な開始基準 ①呼吸回数5回/分以下，または35回/分以上 ②1回換気量3 mL/kg以下 ③PaCO₂ 60 mmHg以上 ④酸素投与下にてPaO₂ 60 mmHg以下
●気管挿管チューブの固定位置と状況を確認する．	注 気管挿管チューブの位置が変わると，片肺挿管やエアリークを起こし，効果的な人工呼吸管理が行えなくなることがある．
●患者・家族への説明と同意 ・患者・家族に医師から人工呼吸器装着の目的や方法について説明してもらい同意を得る．	➡ 患者・家族から質問があったら，看護師の説明できる内容であれば，わかりやすい言葉で説明し，不安の軽減に努める．

実　施	根拠根／ポイント➡／注意点注
❶人工呼吸器の準備を行う． ①人工呼吸器本体に人工呼吸器回路を清潔に接続する．	注 吸気側と呼気側を間違えないように，正しく接続する．
②加温加湿器に滅菌蒸留水を必要量入れたうえで，人工呼吸器回路に接続する（もしくは，人工鼻を接続する）． ③人工呼吸器回路にテスト肺を接続する． ④交流電源に人工呼吸器本体・加温加湿器のコンセントを接続する．	➡ 人工鼻は，患者の呼気中の水分をフィルター内に保持して吸気時に供給するしくみとなっているため，できるだけ患者の口元近くに装着する． 注 加温加湿器と人工鼻は併用しない． 注 人工呼吸器は生命維持装置であるため，必ず本体を無停電電源に接続する．
⑤酸素・圧縮空気を供給源に接続する． ⑥電源を入れる． ⑦始業前点検を行う． ・人工呼吸器回路に破損や緩みがないか，本体や電源プラグ，酸素・圧縮空気のパイプに破損や亀裂がないかを確認する． ・動作時に，異常な音や発熱はないかを確認する． ・強制換気の設定にして，設定換気量と測定された換気量の誤差を確認してリークテストをする． ・テスト肺を外した際にアラームが鳴るかどうかを確認する．	➡ 接続部やウォータートラップの部分は緩みやすいので注意する． ➡ リークがあると，設定どおりに換気が行われず，患者の呼吸状態の悪化につながる． 注 人工呼吸器装着中の呼吸器回路の接続の外れは，患者の生命にかかわるため，アラームが作動するかどうかの確認は重要である．
❷患者に合わせて，医師が人工呼吸器の換気設定を行う．	
❸装着する．	
❹患者の呼吸に合わせて人工呼吸器の設定とアラーム設定の調整を行う．	➡ 人工呼吸器の故障や回路破損などの事態に備え，必ずバッグ・バルブ・マスクなどの用手換気器具を備えておく．
❺患者の痛みや興奮・鎮静状況・せん妄の有無をアセスメントして，必要に応じて鎮痛薬や鎮静薬の投与を行う．	➡ 痛みをまず評価し，鎮痛を行ってから，鎮静薬が必要かどうかを評価する．

副作用・合併症と対応

- ファイティング：患者の自発呼吸と人工呼吸器の陽圧呼吸のタイミングが合わない時にみられる。　➡気道分泌物の貯留による気管への刺激がある場合は，気管吸引で対応する。換気を著しく阻害するだけでなく，患者に苦痛や恐怖を与えるので，医師に報告し，換気設定の変更や鎮静薬の増量を行う。
- 人工呼吸器関連肺炎：人工呼吸器装着に伴い，口腔内の分泌物の誤嚥，胃内容物の逆流，人工呼吸器回路からの細菌の混入が原因で起こる。口腔内の清潔の保持，胃管挿入による胃内容物の除去，人工呼吸器回路の無菌的操作，回路内結露の患者への流入防止，カフ圧管理*などによって予防する。　➡医師の指示のもと，細菌検査により原因菌を特定後，抗菌薬の投与を行う。
- 肺の圧外傷：陽圧換気を行うことで，気道内圧の上昇や肺の過膨張により起こる。皮下気腫や気胸，縦隔気腫として現れる。　➡皮下気腫の部位や範囲の観察や，医師の指示のもと，胸腔ドレナージの管理を行う。
- 皮膚障害：気管挿管チューブによる圧迫や固定テープの剥離刺激，開口による口腔内の乾燥などが原因で起こる。　➡創傷被覆材の貼付や気管チューブの固定位置を変える。

評価・記録を行う際の視点

- 人工呼吸器装着をする原因となった病態は改善しているか。
- 効果的に呼吸補助ができているか：SpO_2，PaO_2，$PaCO_2$，1回換気量，呼吸パターンを記載する。
- 合併症は起きていないか：人工呼吸器関連肺炎，皮下気腫，気胸，縦隔気腫，皮膚・粘膜の異常。

記録・報告

- 意識・呼吸・脈拍・血圧などのバイタルサイン　■痛み，興奮・鎮静状況，せん妄の有無
- 呼吸音や痰の性状・量　■胸部X線の所見　■動脈血ガス分析データ　■気管挿管チューブの固定状況と挿入部位の皮膚の状態　■換気モード，酸素濃度，換気量，換気回数，気道内圧，PEEP圧の設定値と実測値

Skill

NPPVの管理

目的 慢性呼吸不全の急性増悪や心原性肺水腫など，気道が確保されていて痰の排出はできるが，呼吸によるエネルギー消費が大きく，あるいは高濃度の酸素を投与しても十分に体内に取り込めない時に呼吸を補助する。

物品
人工呼吸器本体（①），人工呼吸器回路，酸素および圧縮空気供給源，
交流電源（無停電電源が望ましい），
加温加湿器，滅菌蒸留水，マスク，マスク固定用ベルトまたはヘッドギア，
（テスト肺）

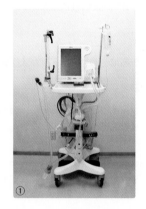

①

---

*カフ圧管理：気管チューブのカフ（p.160❿参照）は肺からの空気漏れを防ぎ，口腔から肺への唾液等の流れ込みを防ぐ働きがある。カフ圧が低すぎると人工呼吸器関連肺炎のリスクが高まるが，カフ圧が高すぎると気管支粘膜損傷のリスクが高まる。そのため，カフ圧計を用いて，適切な圧（20〜30 cmH₂O）を維持する。

アセスメント	根拠根／ポイント➡／注意点注
●患者の呼吸状態 ●患者・家族への説明と同意 (p.284 Skill 「人工呼吸器の管理（救急外来での気管挿管に続く人工呼吸器の管理)」参照)	注 痰の喀出が自力で行え，量が多くないこと，循環動態が安定していることが必要である． ●自発呼吸停止，マスク装着不能状態（顔面骨折など外傷によりマスクを装着できない場合）は絶対的禁忌である． ➡ NPPV は患者の協力が不可欠であり，圧迫感など起こりうる問題や，その対応方法についても，わかりやすい言葉で説明する．

実　施	根拠根／ポイント➡／注意点注
❶人工呼吸器の準備を行う． (p.285 Skill 「人工呼吸器の管理（救急外来での気管挿管に続く人工呼吸器の管理)」の❶に準じる) ❷患者に合ったマスクを選択する．	➡ 人工呼吸器の機種によっては，圧縮空気を必要としないものもある． ➡ NPPV 対応の人工呼吸器の機種もあるが，NPPV 専用機のほうがリークに対する許容範囲が広く使用しやすい． ➡ マスクには，鼻マスク，フェイスマスク，全顔マスクがあり，急性期の患者の場合は，全顔マスクやフェイスマスクを装着する．慢性期の患者で状態が安定してきたら鼻マスクに変更していく．

全顔マスク	フェイスマスク	鼻マスク
顔の全面をおおう 利点：顔全体をおおうため，リークが少なく，顔面の皮膚トラブルが少ない．マスクのサイズ選択の必要がない． 欠点：マスクが大きいため，死腔が大きい．閉塞感がある．	**鼻と口をおおう** 利点：鼻と口をおおうため，開口しても換気が行える． 欠点：痰の排出時や飲食時はマスクを外す必要がある．会話の制限や誤嚥のリスクがある．	**鼻のみをおおう** 利点：口が自由なため，会話や飲食をしやすい．痰の排出も口から容易に行える． 欠点：開口によりリークしやすい．口呼吸の患者には不向き．

❸患者に合わせて，人工呼吸器の換気設定とアラーム設定を行う．

❹患者・家族に説明を行い，装着する．

❺患者の呼吸に合わせて，人工呼吸器を設定し，マスクの位置の調整を行う．

➡ すぐにマスクを固定せず，最初は医師または，看護師が患者の顔にマスクを当てて実施し，徐々に患者に慣れてもらう．

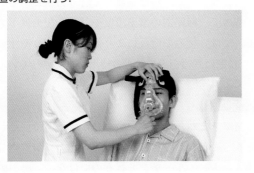

❻マスクをフィットさせてベルトで固定する.

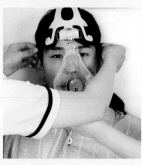

➡ ベルトの固定は，マスクが顔と平行になるように額から行う.　マスクがずれないように2人で行ったほうがよい.　皮膚のトラブルの原因となるので，締め付けすぎないように注意する.

副作用・合併症と対応

- マスクによる圧迫感 ➡ マスクの必要性を説明し，ベルトを緩める，またはマスクを交換する.
- 口渇感や口腔内の乾燥 ➡ 口腔ケアや加湿，制限内での水分補給を行う.
- マスクによる発赤や潰瘍などの皮膚のトラブル ➡ 創傷被覆材や軟膏を使用する.

評価・記録を行う際の視点

- 人工呼吸器装着をする原因となった病態は改善しているか.
- 効果的に呼吸補助できているか：SpO_2，PaO_2，$PaCO_2$，呼吸パターンを記載する.
- 合併症は起こっていないか：マスクによる圧迫感の有無，マスク装着部の皮膚のトラブル，口腔内や目の粘膜障害を記載する.

記録・報告

- 意識・呼吸・脈拍・血圧などのバイタルサイン　■ 精神状態　■ NPPVへの同調性　■ 呼吸音や痰の性状・量
- 胸部X線の所見　■ 動脈血ガス分析データ　■ マスク装着中の皮膚の状態や患者の訴え
- 目の充血や乾燥　■ 胃部膨満
- 換気モード，酸素濃度，吸気圧・呼気圧，換気回数，吸気時間，立ち上がり速度の設定値と実測値，リーク量

B.　気管吸引

　　気管吸引とは，カテーテルを用いて気道から機械的に分泌物を除去することである.　ただし，主気管支よりも末梢に存在する分泌物を直接除去することはできないため，**体位ドレナージや吸入法**などその他の気道浄化の方法と組み合わせて実施する.

　　気管吸引の方法には，大きく分けて，開放式吸引と閉鎖式吸引がある.　**開放式気管吸引**は人工呼吸器の回路を気管チューブから取り外し，気道を開放して行う.　**閉鎖式気管吸引**は人工呼吸器と気管チューブの間に閉鎖式気管吸引チューブを接続して行う方法である.
人工呼吸の回路を外すことなく吸引が行えるので，回路内の酸素濃度や気道内圧の低下を回避できる.　『気管吸引ガイドライン2013』[1] では，気道の開放により低酸素に陥りやすい急性肺損傷など呼吸不全患者の人工呼吸中では閉鎖式吸引システムの使用が推奨されている.

〈気道閉塞を防ぐ反面，苦痛を伴う気管吸引〉

　　気管吸引は，必要な吸引を怠れば，気道閉塞をまねき患者の生命を脅かす一方で，それ自体が侵襲的で患者の苦痛を伴う処置である.　患者の呼吸状態や気道浄化能力，気管内分泌物の貯留部位や程度などを観察・アセスメントし，ルーチンで行うのではなく，吸引の必要性を毎回判断して実施することが望ましい.

〈気管吸引の合併症〉

　気管や気管支粘膜の損傷，不整脈，血圧変動などの合併症は開放式，閉鎖式ともに起こるおそれがある．適切なカテーテルを使用して愛護的な操作で吸引を行うことで合併症を減らすことができる．また，吸引操作では気管内の酸素や空気も吸引されるため，動脈血酸素飽和度の低下や肺胞虚脱が生じやすく，開放式気管吸引では閉鎖式と比べ，これらのリスクが相対的に高い．低酸素に陥りやすい患者では，吸引前に，人工呼吸器の酸素濃度を上げる，用手的に換気を行うといった方法で酸素化を行う．気管や気管支粘膜の損傷や動脈血酸素飽和度の低下を予防するには，吸引カテーテルの挿入は気管分岐部に当たらない位置までとする，適切な吸引圧である20 kPa（150 mmHg）を超えない，1回の吸引動作は10秒以内とするなどの手技を順守することが大切である．

Skill

気管吸引（開放式・閉鎖式）

目的 気管挿管や気管切開をしている人の換気を良好に保つように，気道内の分泌物や貯留物を除去し，気道の閉塞および狭窄を防ぐ．

物品
吸引器，吸引ビン（①），コネクティングチューブ（②），滅菌蒸留水（③）あるいは水道水，カフ圧計（④），経皮的酸素飽和度モニター，速乾性手指消毒薬，エプロン，マスク，未滅菌手袋（滅菌手袋でもよい），ゴーグル
開放式の場合の追加物品：吸引カテーテル（⑤），用手換気装置（バッグ・バルブ・マスク［アンビューバッグ®］，あるいはジャクソンリース），
閉鎖式の場合の追加物品：閉鎖式サクションセット（⑥），滅菌生理食塩水の入った洗浄専用バイアル（⑦），アルコール綿

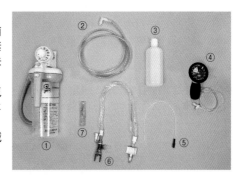

アセスメント	根拠根／ポイント➡／注意点注
●換気の状態 ・呼吸困難感の訴え ・皮膚の色　・胸郭の動き　・呼吸音　・呼吸数 ・1回換気量　・フローボリューム曲線　・フロー曲線 ・SpO_2　・PaO_2　・$PaCO_2$　・Hb ●痰貯留の状態 ・痰貯留の訴え　・吸引の希望の有無　・副雑音 ・気道内圧の上昇 ●気管チューブの挿入状態 ・最新のX線撮影上での気管挿管チューブの挿入位置 ・気管チューブの挿入の深さ ・カフ圧	➡吸引前に，痰の位置を聴診などで確認することが重要である． ●主気管支部より下部に痰がある場合は，呼吸理学療法，体位ドレナージなどにより，主気管支への痰の移動を促す． ●痰の粘稠度が高い場合は，医師の指示の下，吸入，気道の加湿，全身の水分バランスの調整を行う．

実　施	根拠根／ポイント➡／注意点注
a. 開放式の場合 ❶手洗いをする． ❷患者に気管吸引を行うことを説明する．	 ➡苦痛を伴うため，患者の理解と同意を得られるように努める．

動画Ⅲ-14

❸速乾性手指消毒薬で両手を消毒し，未滅菌手袋とディスポーザブルエプロン，マスクを着用する．

❹人工呼吸器の酸素フラッシュ機能を使い，酸素化を行う．

❺吸引カテーテルをコネクティングチューブに接続する．
　・吸引カテーテルをコネクタ側から10 cm程度開封し（**1**），コネクタ部分をコネクティングチューブに接続する（**2**）．

➡ 接続・取り出す際に陰圧がかかると不要なほこりを吸ったり何かに吸い付いたりする可能性があるため，圧がかからないようにカテーテルを折っておくとよい．

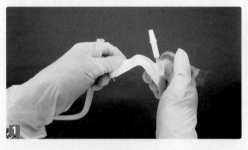 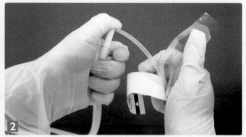

❻吸引器を作動させ，吸引カテーテルを完全に閉塞させた状態で吸引圧が120～150 mmHg（16～20 kPa）の間になるよう調整する．

➡ 吸引圧は150 mmHgを超えないようにする．

❼滅菌蒸留水（あるいは水道水）を準備する．

❽吸引カテーテルを不潔にしないように取り出して持つ．

❾気管吸引前に口腔，鼻腔，カフ上部に貯留した液体を吸引する．

➡ カフ上部吸引ポート付気管チューブの場合，カフ圧計でカフ圧（20～30 cmH$_2$O）を確認後，カフ上部吸引ポートに吸引チューブを接続して，カフ上部に貯留した分泌物を吸引する．

❿手袋を外し，吸引カテーテルを廃棄する．

⓫カフ圧を確認する．

⓬速乾性手指消毒薬で両手を消毒し，未滅菌手袋を装着する．

⓭新しい吸引カテーテルをコネクティングチューブに接続し，取り出して持つ．

⓮人工呼吸器を気管チューブから外す（人工呼吸器で酸素化した場合）．

➡ アラームがならないよう，事前に人工呼吸器のアラームの消音機能をオンにする．

⑮利き手でないほうの親指で吸引カテーテルを折って押さえ（**3**），陰圧がかからないようにして，利き手で吸引カテーテルを気管チューブに挿入する（**4**）.

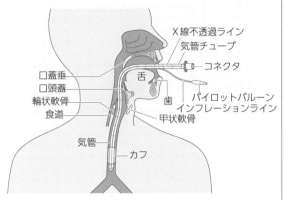

X線不透過ライン
気管チューブ
コネクタ
口蓋垂
口頭蓋
舌
輪状軟骨
食道
歯
パイロットバルーン
インフレーションライン
甲状軟骨
気管
カフ

根 陰圧をかけて挿入すると，気道内の空気を吸引するため，低酸素血症を助長する可能性がある. また，深く挿入してしまった時に粘膜を損傷する可能性がある.

➡ 挿入の深さは，カテーテル先端が気管分岐部に当たらない位置までとする. 目盛り付きカテーテルであれば，気管チューブの長さより2cm深い位置を目安にする. 目盛りがなく，気管分岐部に当たってしまったら，そこから1〜2cm引き抜いた位置とする.

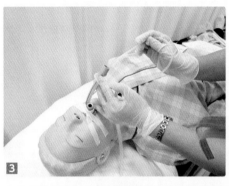
3

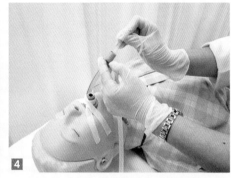
4

⑯吸引カテーテルを押さえていた親指を外して陰圧をかけて，吸引カテーテルをゆっくり引き戻す.

➡ 分泌物が吸引できる部位では少し止めて，またゆっくり引き戻す.
➡ 低酸素血症や，粘膜損傷のリスクを回避するため，陰圧時間が10秒以内になるようにする.

⑰吸引が済んだら，速やかに人工呼吸器に再接続する.

⑱吸引カテーテルを利き手の指にくるくるとまとめ（**5**），コネクティングチューブから外して利き手の手袋を裏返すように外し，吸引カテーテルを裏返した手袋の中にいれて廃棄する（**6**）.

➡ 吸引カテーテルは処置ごとに使い捨てる.

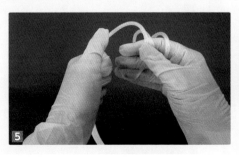
5

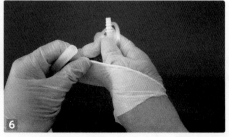
6

⑲コネクティングチューブ内部に滅菌蒸留水あるいは水道水を流して付着した分泌物を洗い流す（**7**）.

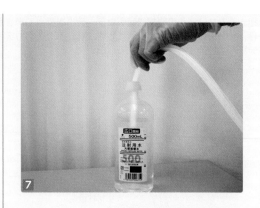

⑳吸引圧を止め，コネクティングチューブを片付ける.

㉑利き手ではないほうの手袋，エプロンを廃棄する.

➡ 続けて吸引が必要な場合は，エプロンの付け替えはせずに⑫〜⑳の手順をもう一度行う.

㉒吸引の効果をアセスメントする. 吸引の効果が得られ，低酸素血症も起こしていないことを確認する.

㉓患者に，気管吸引が終わったことを説明しねぎらう.

➡ 人工呼吸器のアラームの消音機能がオフに戻っていることを確認する.

動画Ⅲ-15

b. 閉鎖式の場合

❶手洗いをする.

❷患者に，気管吸引を行うことを説明する.
　・苦痛を伴うため，患者の理解と同意を得られるように努める.

❸速乾性手指消毒薬で両手を消毒し，未滅菌手袋とディスポーザブルエプロン，マスクを着用する.

❹吸引後に吸引カテーテル内を洗浄できるように洗浄専用バイアルを，洗浄ポートに差し込んでおく（**1**）.

❺サクションコネクタのキャップを外し，コネクティングチューブをしっかりと接続する（**2**）.

❻コントロールバルブを回してロックを外し，吸引圧をかけられる状態にする. 吸引圧を120〜150 mmHg（16〜20 kPa）に調整する（**3**）.

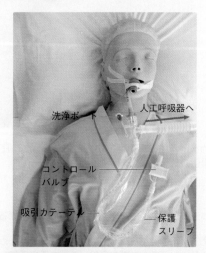

閉鎖式気管吸引の全体像と各物品

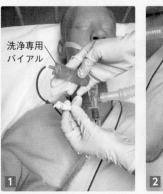

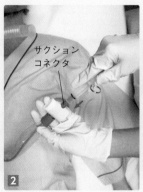

❼接続部位を固定し，吸引圧をかけずに吸引カテーテルを挿入する（❹）.

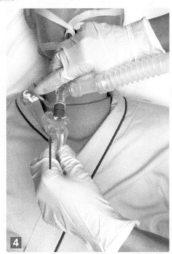

❽バルブを押して吸引圧をかける.

❾接続部位の固定を保持し吸引圧をかけたまま（❺），カテーテルに付いているマークがスリーブ内の位置に戻るまで吸引カテーテルを引く（❻，陰圧吸引は最大10秒までとする）.

➡接続部位を固定し，誤って挿管チューブが深く挿入されるのを防ぐ.
➡吸引カテーテルを挿入する時は，吸引圧をかけないようにする.
➡挿入の深さは，カテーテル先端が気管支分岐部に当たらない位置までとする. 目盛り付きカテーテルであれば，気管チューブの長さより2cm深い位置を目安にする.
●陰圧をかけて挿入すると，気道内の空気を吸引するため，低酸素血症を助長する可能性がある. また，深く挿入してしまった時に粘膜を損傷する可能性がある.

➡接続部位を固定し，誤って挿管チューブの挿入位置が浅くなったり，抜去されたりするのを防ぐ.

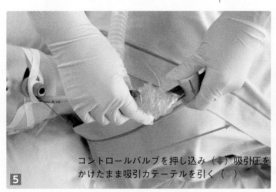

コントロールバルブを押し込み（ ），吸引圧をかけたまま吸引カテーテルを引く（ ）

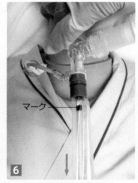

マーク

❿吸引圧をかけたまま，接続してある洗浄専用バイアルを押し，水5〜10 mLをゆっくり流し，カテーテル内を洗浄する（❼）.
◦吸引圧をかけないで水を流すと，気道に流れ込む危険性がある.

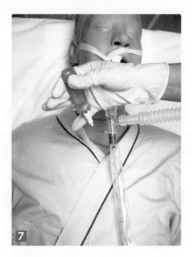

⑪洗浄専用バイアルを洗浄ポートから外し，洗浄ポートの口をアルコール綿で消毒し（**8**），ふたをする（**9**）．

⑫サクションコネクタからコネクティングチューブを抜いてキャップをする（**10**）．

⑬コントロールバルブをロックする（**11**）．

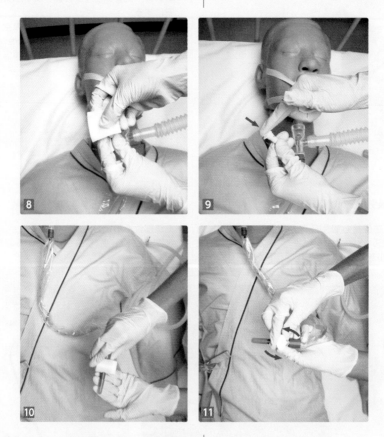

⑭コネクティングチューブで水を吸引し，チューブ内部を洗浄する．

⑮吸引圧を止め，コネクティングチューブを片付ける．

⑯手袋を外し，両手を速乾性手指消毒薬で消毒する．

⑰胸部の呼吸音を聴取し，患者の状態を観察する．

⑱患者に終了したことを告げ，ねぎらいの言葉をかける．

副作用・合併症と対応

■苦痛 ➡吸引の必要性に応じ，効率的に短時間で吸引する．
〈呼吸器系に生じる症状〉
■気道粘膜損傷・無気肺 ➡適正な吸引圧で行う．
■感染 ➡吸引カテーテルセットや洗浄用シリンジを定期的に交換する（製造元が推奨する交換時期を確認して守る）．清潔操作を遵守する．
〈循環器系に生じる症状〉（人工呼吸器装着中は心電図モニターの装着が推奨されている）
■低酸素血症・不整脈 ➡吸引時間を延長しない．
■血圧の変動 ➡吸引前後の血圧測定が推奨される．

‖ 引用文献 ‖

1）中根正樹，森永俊彦，鵜澤吉宏ほか：気管吸引ガイドライン 2013. Japanese Journal of Respiratory Care 30：75-91，2013

C. 挿管患者の口腔ケア

1● 口腔ケアの目的・適応

気管挿管中の患者は，唾液の分泌が低下し口腔内の自浄作用が低下しやすく，口腔内の清潔が保ちにくくなる．そのため，患者に爽快感をもたらし，口腔内の湿潤を保ち，良好な口腔環境を維持することで人工呼吸器関連肺炎（ventilator-associated pneumonia：VAP）を予防する目的で口腔ケアを行う．

なお，気管挿管による呼吸管理が行われている患者を対象とするが，手術により口腔ケアが制限されている患者や，易出血傾向にある患者などは医師の指示に従って実施する．

2● 口腔ケアの手順

a. 実施前の準備

気管チューブの誤抜去や急変のリスクもあるため，必ず看護師 2 名で実施する．

・実施前に呼吸状態（呼吸音，経皮的動脈血酸素飽和度など），循環動態，鎮静深度および疼痛の程度，気管チューブの固定の深さ（位置，長さ）を確認する（**1**）．
・カフ上部吸引，口腔・咽頭吸引，気管吸引を行う．
・誤嚥を予防するために頭部挙上または側臥位，頭部を横に向けるなど体位を整える．
・カフ圧を適正圧（20〜30 cmH$_2$O）に調整する（**2**）．

b. ケアの実施

気管チューブの挿入の長さが変わらないように 1 人がチューブを保持し，もう 1 人が固定テープを愛護的に剝離する．

・口腔内の汚染の程度，乾燥状況，潰瘍・出血の有無，唾液の量などを観察する．
・洗口液で湿らせた口腔ケア用のスポンジブラシで口腔内を湿潤する（**3**）．
・スポンジブラシで口腔粘膜や舌の汚染を除去・吸引し，歯ブラシで歯石を除去・吸引する．この時，実施者が洗浄水を注入し，介助者が吸引しながら実施する（利き手で気管チューブを保持しつつ，もう片方の手で吸引する）．
・口腔内に保湿剤を塗布，顔，首を清拭，必要時ひげを剃り気管チューブを再度テープで

口腔ケアの実施手順

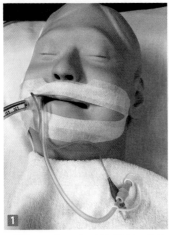

1 気管チューブの固定の深さ（位置，長さ）を確認する．

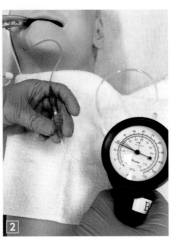

2 カフ圧を確認し，調整する．

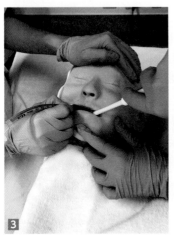

3 スポンジブラシを使い，口腔ケアを行う．

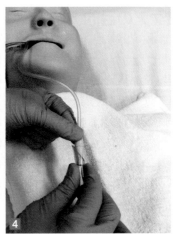

4 カフ上部の吸引を行う．

固定する．口唇が乾燥している場合にはリップクリームなどで保湿する．

・カフ上部の吸引を行い（4），必要時気管吸引も行う．最後にカフ圧を$20\sim30\,cmH_2O$に再度調整する．

・呼吸状態，循環動態や鎮静深度を確認し体位を調整する．

3 ● 口腔ケアの注意点

　　患者の鎮静深度が浅かったり疼痛のある場合には，口腔ケアが患者に苦痛を与えてしまうため，鎮静深度を深めたり疼痛を緩和してから実施する．

　　また，カフ圧が低いと唾液や分泌物が気管内へ垂れ込み誤嚥を起こし，高すぎるカフ圧は気管支粘膜の虚血・壊死を引き起こす危険性があるため適正圧に調整するよう注意が必要である．

　この時，介助者は常に気管チューブを保持し，深さが変わらないように注意する．また，患者の呼吸状態や循環動態が変化しないか全身状態をモニタリングする．気管チューブの深さが変わってしまった場合には無理に押し込んだり引き戻したりせず，そのままの位置で固定し呼吸音を確認し医師に報告する．

D. 大動脈バルーンパンピング（IABP）

　大動脈バルーンパンピング（intra aortic balloon pump：IABP）は，大動脈内に挿入したバルーンカテーテルを心臓と同期させて拡張・収縮することで心臓の働きを助ける補助循環方法である．心臓の拡張期に大動脈内でバルーンが膨らむことで血流が逆流して冠動脈への血流が増大し，心臓の収縮期にバルーンを脱気することで大動脈内に陰圧がかかり，心臓が血液を押し出す力を補助し，心筋の酸素消費量を減らす．

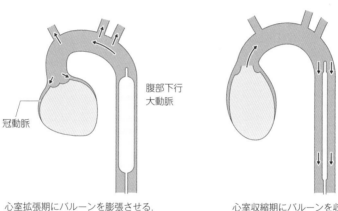

冠動脈

腹部下行
大動脈

心室拡張期にバルーンを膨張させる．　　　　　　　心室収縮期にバルーンを収縮させる．
IABPによる補助循環の機序

1 ● IABP の導入と作動

　バルーンカテーテルは大腿動脈や上腕動脈を穿刺して，胸部下行大動脈内に留置し，体外駆動装置を用いてバルーン内にヘリウムガスを移動させることで，バルーンを膨張/収縮（inflation/deflation）させる．心電図や動脈圧波形，バルーン波形をモニタリングすることでバルーンの膨張/収縮のタイミングを調整したり，効果を判定したりするため，確実なモニタリングが重要である．

2 ● IABP の適応

　IABPの適応は，内科的治療では改善しない急性心不全・心原性ショック，難治性の不安定狭心症，切迫心筋梗塞などである．大動脈弁逆流を増大させることにより，重症大動脈弁不全症，バルーンカテーテルによる動脈瘤の破裂や損傷を引き起こすおそれがあるため，胸部大動脈瘤や大動脈解離の患者に対しては禁忌である．

3 ● IABP の合併症

IABPの挿入や留置による合併症としては，下肢の血行障害，動脈損傷，血栓塞栓症，感染症などがあり，バルーンの損傷や破裂によるヘリウムガスの血液への混入やカテーテルからの血液逆流のリスクもある．

4 ● IABP 実施中の看護

IABPの実施中は合併症の症状の観察，IABPの作動や循環動態のモニタリングなどが重要である．また，動脈へのカテーテル留置を安全に行い，正確なモニタリングを行う必要性から身体の動きを制限するため，患者の理解と協力が必要である．苦痛やストレスも高いため，緩和的なケアも必須である．

E.　体外式膜型人工肺（ECMO）／経皮的心肺補助（PCPS）

ECMOは静脈から脱血した血液を人工肺で酸素化しポンプで体内に送血する体外循環法であり，重症な呼吸・循環不全に対して呼吸と循環の機能を代替する生命維持の方法である．

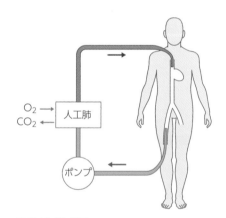

ECMO 模式図
大腿静脈から脱血し，内頸静脈に送血する．
V-V ECMOの場合．

ECMOはその目的や方法からV-A ECMOとV-V ECMOの2種類に大きく分類される．

V-A ECMOは静脈から脱血した血液を体外で人工肺を通過させポンプで流速をつけた血液を動脈に戻すことで呼吸と循環を補助する．心停止を伴う心臓手術の際にはPCPS（percutaneous cardio pulmonary support：経皮的心肺補助）として広く行われている．急性心筋梗塞後などの心原性ショックの際に適応する場合は経皮的に大腿動静脈に血管アクセスをとって導入し，心機能の回復を待って離脱する．離脱が難しい場合は補助人工心臓への移行を考慮する．

V-V ECMOは大腿静脈や内頸静脈もしくは右房に血管アクセスをとって，人工肺で酸素化した血液を体内に戻すため，患者の肺を休ませることで，人工呼吸器による陽圧呼吸

や高濃度酸素による肺障害を避けて，呼吸不全からの回復の時間を確保することができる．呼吸補助のみであるため，心補助が必要な場合はV-A ECMOに移行する．V-V ECMOは2019年に発生した新型コロナウイルス感染症（COVID-19）による重症肺炎に対する治療として人工呼吸とともに用いられている．

〈ECMOの合併症と管理〉

　　ECMOの合併症としては感染症や敗血症，出血，血栓などがあり，脱送血カニューレや人工肺，体外循環ポンプなど多くのデバイスを使用することによる機械の作動不良などのリスクがある．ECMOは2000年代以降，広く使用されるようになってきたが，その適応判断やカニューレなどのデバイスの選択や安定した長期管理など専門知識が必要な課題も多く，24時間の安定した稼働には多くの人員と労力が必要である．

F. 輸液療法（管理）

　　輸液療法（管理）とは，水分補給，栄養補給，電解質補正，酸塩基平衡補正などを目的に，末梢静脈や中心静脈にカテーテルを留置して輸液剤を継続的に投与する治療法である．

1 ● 輸液療法の適応

　　輸液療法の適応は，①出血性ショックや出血が切迫している時，②出血以外による低容量性ショック（循環血液量減少性ショック）やそれが切迫している時（熱傷，挫滅症候群，イレウス，嘔吐や下痢，熱中症，利尿薬や尿崩症による多尿，糖尿病性ケトアシドーシス，高浸透圧性ケトン性昏睡など），③浸透圧や電解質異常の是正が必要な時，④経口摂取が不可能もしくは不十分で水分・電解質・栄養の補給が必要な時，などである．

2 ● 輸液療法の種類

　　輸液の種類は，電解質輸液剤，水分輸液剤，栄養輸液剤，血漿増量剤に大きく分類される．それぞれの輸液の特徴を理解し，患者の病態に適した輸液剤を選択する．

3 ● 輸液ルートの種類とそれぞれのリスク

　　輸液ルートは，①四肢末梢の静脈に留置針を刺入・留置する場合（末梢静脈ライン）と，②中心静脈にカテーテルに挿入する場合（中心静脈ライン）がある．①末梢静脈ラインでは，留置針の“抜け”による血管外への漏れや静脈炎などの合併症があり，重度になると腫脹が血管や神経を圧迫するため，疼痛が長期間残ることがある．一方，②中心静脈ラインでは，穿刺により気胸や不整脈，長期留置による敗血症などの合併症を起こすおそれがある．

4 ● 輸液療法の適応に関するアセスメント

　患者の状態をアセスメントし，各患者に適応する輸液療法を実施する必要がある．たとえば，頻繁に起こる下痢，嘔吐により急速に体液喪失を起こす患者の場合には，水分出納を1時間ごとに計算し，末梢静脈ラインから水分や電解質を補充する輸液療法を実施する．

5 ● 急速輸液

　救急外来・ICUでは，通常よりも速いスピードで急速に輸液を行うことも多いが，急速に輸液を行う場合，心不全のリスクのある患者は心不全を引き起こしやすく，高血糖のリスクのある患者は，高カロリー輸液によって高血糖を引き起こしやすい状況となる．同様に，脳圧が高い患者についても，急速輸液をすると脳圧亢進を助長することがある．これらのように滴下速度を厳重に管理したい患者の場合には，輸液ポンプが使用されることが多い．ただ，ポンプが示す"輸液量"を過信することは避け，ボトルの残量や滴下数を実際に自分の目で確認して輸液量を把握することが大切である．

　輸液剤の温度は，通常，室温でよいが，急速大量輸液が必要な場合は，低体温を助長するので40℃くらいに加温した輸液剤を用いるとよい．一方，熱中症などの異常高熱の際には，20℃くらいに冷却した輸液剤を用いて，体温低下を図ることもある．

6 ● 輸液療法中のアセスメント

　輸液療法を行っている患者に対しては，皮膚の状態や粘膜の乾燥，四肢の浮腫，尿量，尿比重，血圧，中心静脈圧などのデータから総合的に水分バランスをアセスメントする．また，意識レベル，知覚異常，筋肉のけいれん，心電図，血清電解質などから電解質異常を早期に発見するように努める．

G. 輸血管理

1 ● 輸血療法の目的・適応

　輸血療法とは，出血（手術・外傷）や造血能の低下（疾患）により血液の量や血液成分の機能が低下した時に，血液あるいは血液成分を静脈内に注入することによって補充する療法をいう．ICU・救急の場においては，外傷や消化管出血，大動脈瘤破裂，人工心肺装置を使用する手術時など，急速に大量の輸血を必要とする場合がある．

　なお，出血が予測される手術の際には，自己血を事前に回収しておき，術中術後に返血する自己血輸血が行われる場合がある．しかし，救急の場ではその準備が間に合わないことがほとんどであり，輸血製剤を使用することが多い．

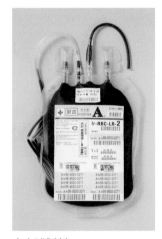

赤血球製剤
（写真提供　日本赤十字社）

2●輸血製剤の種類

輸血製剤の種類には，全血製剤，赤血球製剤，血漿製剤，血小板製剤がある．全血製剤，赤血球製剤，血小板製剤は，**輸血後移植片対宿主病**（post transfusion-graft versus host disease：PT-GVHD）*を予防する目的で，製剤内のリンパ球を除去するためにあらかじめ放射線が照射されている．

3●輸血管理の方法および注意点

a. 事前の準備

輸血を行う際には，溶血性副作用を防止するために必ず患者の血液を採取し，ABO血液型検査，Rho（D）抗原検査，不規則抗体検査を行い，また，患者血液と輸血用血液製剤間の適合性を確認する**交差適合試験（クロスマッチテスト）**を行う．

医師は，患者またはその家族に輸血の必要性やリスクなどについて説明を行い，同意を得たうえで，同意書を作成する．患者輸血同意書，血液型判定検査結果など，必要な書類が揃っていることを確認する．

b. 実施前の確認と記録

血液バッグ内の血液の色調の変化，溶血や凝血塊の有無，バッグの破損などを確認する．

患者取り違え事故の防止のため，輸血用血液を輸血部門からもらいうける時，輸血準備時および輸血実施時に，①患者氏名，②血液型，③輸血製剤の種類，④血液製造番号，⑤有効期限，⑥交差適合試験の検査結果，⑦放射線照射の有無などについて，交差適合試験適合票と血液バッグの本体および添付伝票とを照合し，当該患者に適合することを確認する．確認の際は，医療従事者2人で声を出し合って読み合わせて確認する．

c. 開始時の観察と確認

輸血前に，患者に排泄を済ませてもらい，体温，血圧，脈拍，SpO$_2$値を測定する．患者のリストバンドを確認し，また患者に自分の氏名をフルネームで言ってもらい，患者本人であることを確認する．また，診療録で患者の血液型を確認し，患者の氏名と血液型が，輸血申込伝票や医師の指示書，血液バッグの血液型と一致していることを確認する．

ABO型不適合輸血では，輸血開始直後から血管痛，不快感，胸痛，腹痛などの症状がみられるので，開始直後はゆっくりとした速度で輸血し，開始後5分間はベッドサイドで患者の状態を観察する．意識が清明でない患者の場合は，呼吸，血圧，脈拍，尿の色調などから判断する．異常な症状が出現した場合は，ただちに中止する．

d. 実施中の観察

開始後15分程度で発熱や蕁麻疹などアレルギー症状を観察する．

開始15分以降においても，**輸血関連急性肺障害**（transfusion-related acute lung injury：TRALI）**などの副作用が出現することがあるため，継続的に患者の全身状態を観察する．

---

*輸血後移植片対宿主病（post transfusion-graft versus host disease：PT-GVHD）：輸血の際に，患者自身の血液中のリンパ球が輸血血液中のリンパ球を排除しない一方で，輸血血液中のリンパ球が患者の組織を攻撃する病態をいう．
**輸血関連急性肺障害（TRALI）：輸血後6時間以内に発症する副作用で，激しい呼吸困難を起こし，胸部X線画像では両側性肺水腫が認められ，低酸素血症を引き起こす．対処方法は，輸血を中止し，呼吸管理を行うことである．発症機序は明らかとなっていないが，供血者血漿中の好中球やリンパ球に対する抗体反応が関連していると考えられている．

e. 実施後の確認と記録

　輸血終了後に再度，患者氏名，血液型および血液製造番号を確認し，診療録にその製造番号を記録する．

H. 胸腔穿刺の介助／胸腔ドレーン管理

1 ● 胸腔穿刺とは

　胸腔穿刺は，胸壁を穿刺して胸腔内に貯留した液体および気体を採取，または排出する手技である．持続的に排出する場合はカテーテルを胸腔内に留置する．

　胸腔穿刺の適応は，胸水の原因（膿胸，がん性胸水，心不全など）の診断，胸水・胸腔内出血などの排出，気胸に対する脱気などである．胸部外傷などに伴う緊張性気胸は，早急な対応がなければ心停止をきたす場合もあるため，胸腔穿刺により緊急脱気が行われる．

スタイレット付カテーテル

- 胸腔穿刺には，スタイレット付カテーテルが用いられる．スタイレット（穿刺針）で穿刺し，そのままチューブを挿入することができる．挿入後は，スタイレットのみを抜去し，残ったチューブを固定する．
- カテーテルにはシングルルーメンタイプとダブルルーメンタイプがあり，ダブルルーメンタイプは管が2腔構造のものをいう．たとえば，一方の管腔から継続的に薬剤を注入し，他方の管腔から排液を行うような処置の際に使用する．

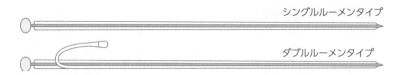

シングルルーメンタイプ

ダブルルーメンタイプ

2 ● 胸腔穿刺の手順

　胸腔穿刺の手順については，p.102 Skill「胸腔穿刺の介助」参照のこと．

3 ● 胸腔穿刺の介助―方法と注意点

　医師が胸腔穿刺を行う際，看護師はその介助を行う．それに加えて看護師は，患者の視点に立った支援が求められ，患者の心身にわたる苦痛をできる限り取り除くように努めなければならない．以下に要点をまとめた．

・穿刺位置を決定するために，胸部X線画像，CT，超音波検査によって，貯留気体および液体の部位を確認する必要があるので，それらの検査をスムーズに受けられるように介助する．

・穿刺に適した姿勢がとれるように必要な箇所に枕を当てるなどの工夫をして，患者の体位を整える．

・肺の圧迫や虚脱がある患者は，激しい疼痛や呼吸苦があるうえに，"胸に針を刺す"と

いう処置に対する恐怖心や不安感をもつことが多い．心身の多岐にわたる苦痛をできる
だけ取り除くためにも，胸腔穿刺を行う意義を説明するとともに，①穿刺時の体位や部
位，②肋間を広げる必要性，③穿刺時に咳をすると危険であることなどの留意点をわか
りやすく説明する．

4 ● 胸腔ドレーン管理

持続的に胸腔にドレーンを留置する際の管理方法については「6. ドレーン管理の実際」
(p.211) 参照のこと．

I. 腹腔穿刺の介助／腹腔ドレーン管理

1 ● 腹腔穿刺とは

腹腔穿刺は，腹腔内に針を穿刺し，貯留した液体を採取または排液する手技である．持
続的に排液する場合にはドレーンを留置する．

a. 採取された排液から判断できること

腹腔穿刺により採取された腹腔内貯留液は，原因疾患により特徴的な外観と性状を呈す
るため，その貯留液を調べることにより，原因疾患を特定することができる．

救急外来の場において，たとえば外傷性の消化管破裂などは，CTや超音波検査などの
非侵襲的な検査では明確に鑑別することが難しいことがある．その場合には，腹腔の貯留
液から消化管破裂を判断することが多い．貯留液が少量の場合には，腹腔洗浄が行われ，
その洗浄液が検体とされる．貯留液の性状と原因疾患の関係を下の表に示す．

腹腔穿刺液の性状と原因となる主な疾患

腹腔穿刺液の性状	原因となる主な疾患
血　性	外傷性肝破裂，肝がん破裂，急性膵炎，絞扼性イレウス，子宮外妊娠，大動脈瘤破裂，腸間膜破裂
淡黄色	肝硬変，がん性腹膜炎
膿　性	消化管穿孔，細菌性腹膜炎
胆汁性	胆嚢穿孔，胆道損傷，十二指腸潰瘍穿孔

b. 持続的ドレナージの適応

肝硬変による漏出性腹水やがん性腹膜炎，術後の縫合不全などに続発する腹腔内膿瘍な
どの場合には，胸腔内の持続的な排液貯留が見込まれるため，ドレナージを持続的に行う
必要がある．また，がん性腹膜炎の場合には，ドレーンチューブを通じて腹腔内に抗がん
薬を注入することもある．

2 ● 腹腔穿刺の介助—方法と注意点

a. 穿刺前の介助・支援

体位は，基本的に仰臥位をとってもらう．膀胱の誤穿刺を防ぐために，穿刺前には排尿
してもらう（もしくは導尿を行う）．患者に穿刺の目的や方法を説明し，穿刺時に動かな

いでほしいことの協力を得る．穿刺後のショックに備え，補液・薬剤投与のために末梢静脈ラインを確保しておく．

b. 穿刺中・後の支援・介助

　腹腔穿刺も，腹壁に局所麻酔をし，液体貯留部に向けて穿刺が行われる．穿刺前の局所麻酔時には患者の様子を観察し，バイタルサインの変化や痛みの程度，ショックが生じていないかなどをアセスメントする．急激に腹水を除去した場合には，ショック状態となることがあるため，常にバイタルサインを把握し，必要に応じて，事前に確保しておいた静脈ラインを通じて補液・薬剤投与を行う．

3 ● 腹腔ドレーン管理

　持続的に腹腔にドレーンを留置する際の管理方法については「6. ドレーン管理の実際」（p.211）を参照のこと．

J. 肺動脈カテーテル管理

　肺動脈カテーテルは，スワン・ガンツカテーテルともよばれ，肺動脈圧（PAP）や肺動脈楔入圧（PAWP），心拍出量（CO）を測定し，心血行動態をモニタリングするために用いられるカテーテルである（p.180参照）．カテーテル先端の圧を測定することで挿入位置を確認できるため，X線透視下でなくとも挿入することができ，救急外来やICU内での挿入も可能である．カテーテル管理方法についてはp.186 Skill 「肺動脈カテーテル（スワン・ガンツカテーテル）管理」を参照のこと．

K. 胃洗浄の介助

1 ● 胃洗浄とは

　胃洗浄は，胃管を用いて胃に洗浄液を注入し，胃内の異物・毒物，また上部消化管出血による血液などを除去する手技である．

　救急の場においては，毒薬物を服薬した中毒患者に対する初期治療として，また，緊急で内視鏡検査や消化管手術を行う必要がある患者に対する前処置として行うこともある．

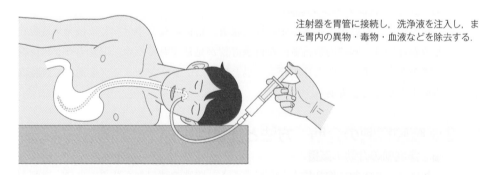

注射器を胃管に接続し，洗浄液を注入し，また胃内の異物・毒物・血液などを除去する．

2 ● 胃洗浄の介助と留意点

a. 救急外来や ICU における「胃管挿入」─留意点

　　胃管挿入の際は，患者にチューブを嚥下してもらうよう協力を求めるが，救急外来や ICU においては，患者の意識が清明でないことも多いため，患者が安心して協力できるようにわかりやすい言葉で患者の反応を確認しながら協力を求める．また，意識のない患者の場合は，事前に気管挿管をするなどして，チューブが誤って気管内に入らないように対処し，挿入後の確認も確実に行う必要がある．

b. 救急外来や ICU における「胃洗浄」─留意点

　　胃管チューブの留置は苦痛であるため，患者が胃管を自分で抜去してしまう事故が起こりやすく，胃洗浄の際に誤って抜去すると，感染源となりうる胃内容物が誤って気管に入り，肺に到達し，誤嚥性肺炎を起こすことがある．救急外来や ICU では意識状態が不安定な患者が多いため，誤挿入やチューブの抜けかかりに伴う違和感があったとしても，患者自身がその異変について明確に訴えられず，その結果，チューブの自己抜去にいたってしまうことがある．そのため看護師は，胃洗浄の際に患者の様子を十分に観察して，チューブを気にしている患者の様子を確認したら早めに対応策をとり，事故となりうる原因を未然に取り除く．

　　救急外来や ICU の患者は状態が変化しやすく，とくに胃洗浄実施中は低酸素血症や頻脈が起こりやすいため，バイタルサインや患者の訴え・表情を十分に観察して，すばやく状況を察知し，必要な対処を行う．

Skill

胃洗浄の介助

目的 ①薬物・毒物中毒時に胃内の薬物・毒物を除去する．
②上部消化管出血に伴う胃内の血液を除去・止血する．

物品 処置台，胃管チューブ，潤滑剤（カテーテルゼリー），聴診器，
カテーテルチップ型注射器 20〜30 mL（胃管挿入時），
カテーテルチップ型注射器 50 mL またはイルリガートル，ステンレスカップ，固定用テープ，
目盛り付排液袋またはビン，洗浄液，薬剤（吸着剤，緩下剤など），ディスポーザブル手袋，
ガウン，マスク，ゴーグル，処置用シーツ，タオル，ガーゼ，ガーグルベースン

アセスメント	根拠根／ポイント➡／注意点注
●患者への説明と同意 ・処置の目的・方法・所要時間などを医師から説明してもらい同意を得る． ●意識障害や心神喪失状態にないか．	➡ 説明後，わからないことがなかったかを確認し，看護師が説明できる内容であれば，補足する． 根 意識障害などがある場合は，咽頭反射が消失し，誤嚥の可能性があるため，胃管挿入前に気管挿管を行う必要がある．
●胃洗浄の適応があるか確認する．	
薬物・毒物中毒の場合 ●薬物・毒物の飲み込みから時間はどれだけ経っているか．	➡ 急性薬物中毒患者では，一般的には服薬後 1 時間を過ぎると胃洗浄の効果は低下し，3 時間を超えるとほとんど効果はない（胃内に薬剤が残存しない）といわれている．

●飲み込んだものは何か.

> **注** 強酸，強アルカリなどの粘膜腐蝕性物質を誤飲した場合は，穿孔や嘔吐物誤嚥による化学性肺炎の原因となるため行わない.

上部消化管出血の場合

●既往歴に胃食道静脈瘤やマロリー・ワイス症候群*があるか.

> ➡ 既往歴を確認し，胃食道静脈瘤やマロリー・ワイス症候群がある場合は，出血の有無を調べるために胃洗浄ではなく上部消化管内視鏡を選択する.

●挿入する胃管チューブの選択.

> ➡ 胃洗浄を行う場合は34〜36 Frのものを選択する.

実　施

根拠根／ポイント➡／注意点注

❶医師・看護師の準備をする.
- 手袋，マスク，ガウン，ゴーグルを装着する.
- 口腔内吸引の準備をする.

> ➡ 実施者・介助者の感染防止対策（スタンダード・プリコーション）を行う必要がある.

❷患者の準備をする.
- 仰臥位，左側臥位，セミファウラー位などから適切な体位を選択し，処置台上で体位をとってもらう.
- 処置用シーツやタオルを患者の頭部から胸部の下に敷き，前胸部をおおい，寝衣を保護する.

> ➡ 嘔吐による誤嚥の可能性がある場合は左側臥位を選択する.
> ➡ 吐物や洗浄液・薬剤による汚染を予防する.

医師の手順

胃管挿入・胃洗浄を行う.

看護師の援助・介助

胃管挿入

❶鼻孔や胃管チューブに潤滑油（カテーテルゼリー）を塗布する.

❷鼻あるいは口から胃管チューブを挿入する.

> ●挿入の刺激による嘔吐に備え，ガーグルベースンを患者の顔の近くに準備する.
>
> ●胃管チューブの先端が咽頭に達したら（10〜20 cm），嚥下が円滑にできるように患者に声をかける.

❸胃管チューブの先が胃内に入ったことを確認する.
●確認方法
- 胃内容物を吸引する.
- 胃管チューブにカテーテルチップ型注射器を接続し，空気を注入し，聴診器を使用して気泡音を確認する.

> ●気管への誤挿入がないか，呼吸困難の有無や経皮的動脈血酸素飽和度を確認する.
> - 口腔内にとぐろを巻いた状態で滞っていないかを確認する.

❹胃管チューブの挿入の長さを確認し，鼻翼に潰瘍をつくらないように胃管チューブを固定する.

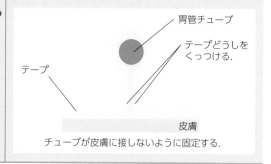

チューブが皮膚に接しないように固定する.

---

*マロリー・ワイス症候群：激しい嘔吐を繰り返すことにより，食道に圧が加わり，食道胃接合部付近の粘膜が破れ出血を起こす症候群のこと.

胃洗浄

薬物・毒物中毒の場合

❶体位を整える.

●咽頭反射が低下している状態では, 誤嚥する可能性があるため, 胃洗浄開始前に, 左側臥位・頭低位の体位を確保し, 両下肢は, 腹壁の緊張をとるため屈曲位となるよう介助する.

❷カテーテルチップ型注射器あるいはイルリガートルを, 胃管チューブに接続する.

●ステンレスカップに洗浄液を移し, 医師がスムーズに洗浄を開始できるように, 洗浄液を満たしたカテーテルチップ型注射器を準備し医師に手わたす (またはイルリガートルに洗浄液を満たす).

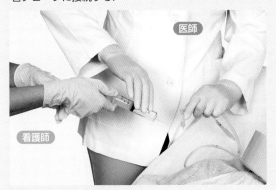

❸1回に200〜300 mLの洗浄液（水または微温湯）をゆっくり注入し, 回収する操作（❶〜❸）を繰り返す.

●嘔吐に備え, 吸引の準備をしておく. 回収された胃内容物を観察し, 保存する. 中毒物質の中には, 胃酸と反応し, 毒性の高いガスを発生させる物質が含まれている場合もあるので, 医療従事者への二次被害が生じないように, 処置室の換気を行う.

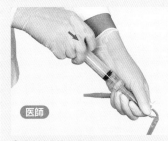

①洗浄液を注入する.

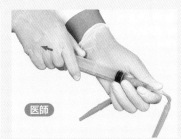

②胃内容物・洗浄液を回収する.

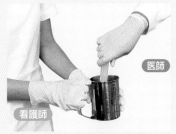

③ステンレスカップに排出する.

❹回収する排液が透明になるのを確認する.

❺アスピリン, アセトアミノフェン, バルビツレート, フェニトイン, テオフィリン, 三環系・四環系抗うつ薬などの過剰摂取の場合は, 胃洗浄後, 活性炭（吸着剤）と緩下剤を注入して中毒物質の排泄を促す.

●胃管チューブ抜去後またはクランプ後に, 活性炭・緩下剤の逆流がないかを確認する.

上部消化管出血の場合

❶カテーテルチップ型注射器を胃管チューブに接続して吸引し, 出血の量と性状を確認する.

●出血性ショックの症状（意識状態, 血圧, 脈拍, 呼吸, 顔色, 冷汗など）に注意し, 出血量と性状を記録する.

❷洗浄液（冷水）を使用し, 回収する排液が透明か淡血性になるまでを目安とする.

●ステンレスカップに洗浄液を移し, 洗浄液を満たしたカテーテルチップ型注射器を準備して医師に手わたす.

❸胃管チューブを目盛り付排液袋またはビンに接続し，出血を経時的に観察する．

注 吸引中の留意点
● 血圧・脈拍の変化に注意する．
● 吸引時は，吸引圧をかけすぎないように注意する．
● 出血が持続する場合は，出血性胃潰瘍や食道静脈瘤破裂などの疑いがあるため，緊急で上部消化管内視鏡検査を行い止血処置を行う必要がある．

❸後片付けをする．
・ ディスポーザブル物品は，医療用廃棄物用のゴミ箱に捨てる．
・ ステンレスカップやガーグルベースンは，洗浄後，消毒する．
・ 処置室の換気を行う．

➡ 血液・吐物は，スタンダード・プリコーションの対象である．
注 中毒物質の中に毒性の高いガスを発生させる物質が含まれている場合もあるため，医療従事者への二次被害が生じないようにする．

副作用・合併症と対応（胃洗浄に関するもののみ）

■ 水分・電解質異常（胃洗浄で使用される大量の水による低ナトリウム血症や大量の胃液や腸液が排出されることによる脱水・電解質異常）➡医師の指示により採血，輸液投与，ナトリウムの補正などの準備をする．
■ 低体温（冷水による大量洗浄時に注意が必要である）➡体温維持装置などを使用し保温する．
■ 出血性ショック ➡気管挿管や循環管理のための薬剤の準備をする．上部消化管出血で，出血が持続している場合は，ショック症状を見逃さないように観察する．
■ 低酸素血症（施行中には，誤嚥がなくても動脈血中酸素分圧が低下しやすい）➡酸素投与の準備をする．
■ 頻脈（胃洗浄自体が強い刺激となるため，自律神経反射により頻脈が起こる）➡不整脈に注意して観察し，不安・緊張を和らげる．

評価・記録を行う際の視点

■ 合併症は起きていないか：水分・電解質異常，低体温，出血性ショック，低酸素血症，頻脈など．
■ 患者の状態はどうか：悪心・嘔吐や排液の性状・量，苦痛や不安，排泄状況について記載する．

記録・報告

■ バイタルサイン　■ 患者の主訴　■ 嘔気・嘔吐　■ 排液の性状・量　■ 吸着剤・緩下剤注入後の排泄状況

学習課題

1. 救急外来やICUにおける患者にはどのような特徴があるか，また，そのような患者に看護技術を適用する際，患者の心身にどのような影響が生じる可能性があるか，説明してみよう．
2. 救急外来やICUにおける患者に看護技術を適用できるかどうかを判断するときのポイントを説明してみよう．
3. 人工呼吸器の管理，NPPVの管理，気管吸引（開放式・閉鎖式），気管挿管中の患者の口腔ケア，胃洗浄の介助のポイントをそれぞれ説明してみよう．

第IV章

慢性疾患を有する患者のセルフマネジメントを促す技術

学習目標

1. 慢性期看護におけるセルフマネジメントの重要性を理解するとともに，患者教育が必要なセルフモニタリング技術とセルフケア技術について学ぶ.
2. 慢性疾患を有する患者のセルフマネジメントを促すセルフモニタリング技術の目的，指導・教育方法について学ぶ.
3. 慢性疾患を有する患者のセルフマネジメントを促すセルフケア技術の目的，指導・教育方法について学ぶ.

はじめに

　慢性疾患は，不可逆的な病理的変化や障害を伴い，長期にわたり治療を必要とする疾患である．このような治癒しない慢性疾患を有する患者は，病気の進行や悪化を予防するために症状や徴候，治療などを適切にセルフマネジメントすることが要求される．

〈「セルフモニタリング技術」と「セルフケア技術」〉

　慢性疾患を有する患者が，病気や治療，生活をセルフマネジメントする際に重要となる技術は，①セルフモニタリング技術，②症状の緩和や病気の進行・悪化を予防するための治療にかかわるセルフケア技術の2つである．

　①**セルフモニタリング技術**とは，脈拍や血圧，ピークフロー，血糖などを自分で測定し，徴候や症状を把握する方法である．一方，症状緩和や治療にかかわる②**セルフケア技術**とは，呼吸管理，循環管理，栄養管理，排泄管理，注射，清潔ケアに関する技術・ケアであり，患者自ら処置やケアをして，積極的に健康状態を保ち，病気の悪化を防ぐ方法である．そしてこれら2つの技術は，お互い無関係に存在するものではなく，有機的に結びついた関係性のうえに成り立っている．

　たとえば，糖尿病患者であれば，食事療法や運動療法に加え，内服薬で血糖コントロールができない場合，インスリン注射を自分で確実に実施しなければならない（②**セルフケア技術**）が，その前提として，まず，日常の血糖値を把握するために自分で血糖測定できることが必要になる（①**セルフモニタリング技術**）．つまり，慢性疾患を有する患者が安全で安楽な生活を維持するためには，病気や治療の知識を理解しているだけでなく，徴候や症状から病気の悪化に気づくための技術も必要となる．

　現在では，人工呼吸器や腹膜透析など，かつては操作が難しく，施設でしか利用がかなわなかった医療機器や器具が家庭で使用できるようになっている．看護師は，患者や家族が自分自身で的確に血圧や血糖をモニタリングできるように，また特殊な医療機器や器具などを適切に使用できるように，それらの技術習得を教育・指導する役割を担っている．

〈患者・家族への教育，その要点〉

患者や家族を教育するにあたり重要なことは次のようなことである*.

1. 成人学習の特徴を生かした学習支援型の教育を行う.
2. 学習の準備状態や学習意欲，学習能力について患者や家族の学習ニーズをアセスメントする. とくに，患者の病状認識や病気の体験，人生の中で大切にしていること，希望する生活のしかたなどを十分に把握する.
3. 患者や家族の個々の状態に適した学習目標を立案する（目標は，患者や家族と一緒に立案し，共有できると望ましい）.
4. 学習目標に沿った指導案を作成する.
5. 実施の段階では，看護師が患者や家族に技術・ケアの目的および必要性を説明したうえで，使用する機器の説明を行ったり，手技をデモンストレーションしたり，ビデオやパンフレットなど学習教材をうまく活用するなどして，段階的・計画的に行う.
6. 患者や家族が実施したことに対して適切なフィードバックを行い，不安なく確実に技術の習得ができるように支援する.

　以上の1～6は，第1節「患者教育が必要なセルフモニタリング技術」および第2節「患者教育が必要なセルフケア技術」に共通した患者教育の要点である. これらをふまえて，患者や家族がそれぞれの技術を習得できるように援助することが重要である.

〈第Ⅳ章の活用方法〉

　以下，各技術の紹介においては，技術・ケアの①概念，②目的（患者が何のためにその技術やケアを行うのか），を紹介したうえで，③表形式（Skill）にて技術の具体的手順を紹介する構成としている. これら③のSkill表は，前章までは「看護師」を主体とする形式としたが，本章では「**患者・家族**」を主体とし，各技術に関する"**患者・家族の望ましい行動**"に焦点を当て，そのうえで，"患者・家族の望ましい行動"を導くための看護師の指導方法（指導上のポイント）をくわしく併記する形式とした. "患者・家族の望ましい行動"の部分の記述は，あくまでも在宅患者の行動を想定しているがゆえのものであり，場面が病棟であれば，まさに看護師が行う技術に相当するものである. 看護師としてこれらの技術を習得しようとする場合には，そのまま看護師の行う技術としてとらえて，学習・活用することができる内容となっている.

---

*患者教育の詳細は，『NiCE成人看護学概論』『NiCE慢性期看護』のテキストを参照のこと.

1 患者教育が必要なセルフモニタリング技術

この節で学ぶこと

1．慢性疾患を有する患者がセルフモニタリング技術を習得する意義・重要性と，各技術における看護師の役割について理解する．
2．セルフモニタリング技術を具体的に理解し，個々の患者に適した指導・教育方法について理解する．

慢性疾患を有する患者に求められるセルフモニタリング

〈セルフモニタリングとは〉

　セルフモニタリング（self-monitoring）[1] は，自分の行動を自ら観察・記録・評価することによって，自分の行動に対する気づきを深める方法であり，自己の問題や行動を自分で変容させるセルフコントロール法の1つといわれている．すなわちセルフモニタリングの目的は，自分の問題となっている行動や修正したい行動を自ら観察しそれを記録することによって，自ら評価し，望ましい行動へと変容を図ることにある．

〈慢性疾患を有する患者におけるセルフモニタリングの意義と看護師の役割 —喘息，心不全，糖尿病などを例に〉

　慢性疾患を有する患者は，セルフモニタリングによって，生活習慣の改善や疾病のコントロール状況を判断でき，またその症状や悪化の徴候に対して早期に発見・対処することができる．

　たとえば，(1)喘息を有する患者は，自分でピークフロー値を測定・記録することにより，気道閉塞の程度を把握し，喘息の増悪を予防したり治療効果を評価したりすることができる．(2)心不全を有する患者は，体重や血圧，活動前後の脈拍や自覚症状を記録することにより，心不全増悪の徴候を把握し，早期治療を促して心不全の重症化の予防に役立てることができる．(3)糖尿病を有する患者は，毎日血糖を測定・記録することにより，客観的に血糖コントロール状況を把握し，食事療法・運動療法・インスリン療法の効果を評価して生活習慣の改善につなげることができる．(4)抗がん薬治療を受けている肺がん患者は，体温や自覚症状を記録することにより，骨髄抑制などの副作用を早期に発見し，早期の対処につなげることができる．

　このように，慢性疾患を有する患者にとってセルフモニタリングの意義は大きく，患者がセルフモニタリングできるように教育をすることは看護師の重要な役割といえる．

〈セルフモニタリングの主な目的〉

　慢性疾患を有する患者のセルフモニタリングの主な目的[2]として，①病気の徴候を記録すること，②自己監視すること，が挙げられる．

1. 病気の徴候を記録すること

- 脈拍・血圧・血糖・体重・自覚症状などを自分で測定し記録することにより，病状やセルフマネジメント状況の判断材料となる．
- 測定値や自覚症状など記録したものを，外来受診の際に医療者へ提示することにより，治療方針の決定・変更の判断材料に役立てることができる．

2. 自己監視すること

- 生活習慣の改善や行動変容の目的で用いる．
- 脈拍や血圧，血糖を測定・記録することにより，疾病のコントロール状況を客観的に評価し，病状に適した行動（食事や活動）を促すことができる．
- 食事日記をつけたり，歩数計による歩行時間や歩行距離，消費エネルギーなどの測定・記録により，食事摂取量・内容，活動量を評価し，生活習慣の改善に役立てることができる．

　患者がセルフモニタリングする内容はさまざまあるが，とくにその手技を習得しセルフモニタリングを行うことが有用な技術として，脈拍測定，血圧測定，ピークフローメーター，血糖測定などがある．

引用文献

1) 松本聡子：臨床心理学キーワード，補訂版（坂野雄二編），p.231-232，有斐閣，2005
2) 野澤明子：セルフマネジメント能力を高める方法．NiCE 成人看護学 慢性期看護，第2版（鈴木久美，野澤明子，森 一恵編），p.70-71，南江堂，2015

A. 自己検脈

　　自己検脈とは，自分の脈拍を自分で測定することであり，循環器疾患患者に必要なセルフモニタリング方法の1つである．通常，利き手ではない側の橈骨動脈に，利き手の第2指（示指）・第3指（中指）・第4指（薬指）の3本の指を当て，拍動を確認し，1分間測定する．

〈労作時と安静時の脈拍数の違い〉

　　労作時（運動時）は，交感神経系が優位となり，安静時に比べ，心拍数および脈拍数が増加する．心拍出量（/分）は，1回拍出量と心拍数（/分）の積で表され，心拍数が増加することで，運動に必要な心拍出量が確保される．

〈自己検脈が必要な患者〉

　　自己検脈が必要な患者は，①狭心症，心筋梗塞，心不全，不整脈，ペースメーカ・植込み型除細動器（ICD）などを挿入した患者，②心臓や大血管の術後など，心・血管系疾患を有する患者である．症状の増悪の早期発見，再発予防のために，毎日の体調チェックの一環として，日常生活における脈拍・血圧・体重を把握しておく必要がある．

〈測定の時期〉

　　上記疾患をもつ患者は，安静時に加え，運動することで心臓に負荷がかかり脈拍が変動することがあるため，安全に運動し安全に日常生活を送れるように運動時および運動直後は自己検脈を行い，自分の心機能に見合った運動（処方された運動）を見定める必要がある．また，動悸・息切れ・胸痛などの心血管系疾患に関連した症状が発生した時にも行う．

〈患者への指導の時期〉

　　指導の時期は，①ペースメーカ・植込み型除細動器植込み術後，経皮的冠動脈形成術後，心・大血管術後の退院時，②心不全の急性増悪で入院した場合の退院時が望ましい．また検温時には，患者が自ら手首（橈骨動脈）にて自己検脈する機会に，反対側の手首を看護師が測定して，患者が正しく自己検脈を行っているかを確認するとよい．

Skill

自己検脈の援助

| 目的 | 患者が自己検脈により自分の脈拍を把握し，日常生活における安静時および運動時の脈拍，動悸・息切れなどの不整脈発作・ペースメーカ不全，心不全症状増悪などの症状・徴候に早期に気づき，また対処し，かつ必要時に医療者に連絡をとることができる． |

| 物品 | 時計（秒が読めるもの）またはストップウォッチ，自己管理ノート（記録表） |

患者の望ましい行動	看護師の指導上のポイント➡／注意点注
自己検脈の準備ができる	
❶必要物品を準備する．	➡できるだけ，毎日同じ時間に測定する．
❷腕時計であれば，利き手に時計をはめておく．または時計を見やすい位置においておく．	➡安静時の自己検脈においては，静かな場所で，椅子に座って行う．
自己検脈できる	
❶測定部位に指を当てる．	➡初期は，手技の指導を行い，検温時を利用して一緒に1分間測定を行う．
●橈骨動脈にて測定する場合　利き手ではない側の母指の付け根のすぐ下にある橈骨動脈に，利き手の第2指（示指）・第3指（中指）・第4指（薬指）の3本の指で，拍動を確認する．	➡橈骨動脈の触知の強さに3本の指で差がないことを確認しておく．
	➡脈拍を触れる際に指先に力を入れすぎない（頸動脈も同様）．
●総頸（頸）動脈にて測定する場合　喉頭隆起（いわゆる「のどぼとけ」）の中央に指を当て，そのまま真横にずらす．すぐ脇（2〜3cm程度の場所）にくぼみがあるので，そこを軽く圧迫する．	➡運動時，橈骨動脈による測定が難しい時は，右ないし左の頸動脈どちらか一方で測定する．
	注内頸動脈基部の頸動脈を圧迫すると迷走神経反射が起きて徐脈と血圧低下が起こるため，左右の頸動脈を同時に圧迫しないことを説明する．
❷時計を見ながら，1分間脈拍数を測定する．同時に，脈の強さ，脈が飛ぶ感じ（結滞）を観察する．	➡運動時・運動直後の場合は，10秒間測定し6倍して1分間の脈拍数を求める．脈拍が遅く感じる場合は，30秒間または1分間測定する[1]．

❸測定した値は，その時の体調なども含めて，自己管理ノート（記録表）に記録する．

日 付 (曜日)	朝		夜		体重	服薬	気になる症状 など
	血圧	脈拍	血圧	脈拍			
1（　）	／		／				
2（　）	／		／				
3（　）	／		／				
4（　）	／		／				
5（　）	／		／				
6（　）	／		／				
7（　）	／		／				
8（　）	／		／				
9（　）	／		／				
10（　）	／		／				
11（　）	／		／				

記録表の例

➡ とくに何らかの自覚症状がある場合には，冷静になって脈拍を数えるように指導し，また数えられないことも大切な所見であることを伝えておく[1]．

測定値を適正に評価できる

● 目標とする脈拍数になっているかを確認する．
● 徐脈や頻脈，脈の乱れの有無を確認する．
● 動悸・息切れなど不整脈発作や心不全症状が増悪した時，ペースメーカ挿入患者の場合，脈拍数が極端に落ちた場合は医療者に速やかに相談する（連絡する）ことができる．

● 運動時は，指示された運動処方における目標心拍数の範囲内で，運動量を調節し，また適宜，安静をとることができる．

➡ 測定結果を体調，運動量，とくに運動時の自覚症状と合わせて評価できるように指導する．
➡ 時に，測定結果に対して，一喜一憂する患者もいる．患者の話を聴きつつ，数値に振り回されないようにすることを伝える．
注 数値による自己判断で，内服中の心血管系に関する薬剤の中止，増減を行わないように説明する．
➡ 日々の体調チェックとして自己検脈し，記録している患者の自己管理行動を前向きにフィードバックする．
➡ 医療者（医師・看護師）は，治療（運動療法，薬物療法）の効果を患者・家族にフィードバックする．
➡ 心肺運動負荷試験などにより，運動時の目標心拍数が変更されるため，検査結果も含めて，その都度，患者・家族に目標心拍数を説明する．

▌引用文献▐
1）長山雅俊，鈴木佐和子：心臓リハビリテーション現場で役立つTips（伊東春樹監，長山雅俊，牧田　茂編），p.98，中山書店，2008

B. 血圧自己測定

　　血圧自己測定（家庭血圧測定）とは，自分の血圧を家庭用血圧計（電子血圧計）を用いて，自分で測定する，心・血管系疾患患者に必要なセルフモニタリング方法の1つである．

　　血圧は，その時の状況や精神的緊張などにより変動しやすく，同条件下の安定した測定がやや難しい検査である．そこで"同条件下"を比較的保ちやすい家庭における血圧測定（**家庭血圧**）が重要となる．家庭血圧の測定は，平常時における血圧を継続的に把握し，変化の有無を確認することに非常に役立つばかりではなく，患者が日常生活の中で自ら血圧を測定することによって患者の治療継続率を改善させ，また降圧薬治療による過剰な降圧あるいは不十分な降圧を評価することに役立つといわれている[1]．

〈血圧測定が必要な患者〉

　　血圧自己測定が必要な患者は，高血圧を有する患者，生活習慣病，心・血管系疾患，脳血管障害を有する患者などである．

　　とくに高血圧は，生活習慣病の中で最も頻繁にみられ，脳血管障害・心大血管障害の引き金となる疾患の1つである．その反面で，高血圧は，食事・運動など生活習慣の見直しによって未然に防げる疾患であり，適切な血圧の自己管理によって十分に制御することができる．

〈測定環境による血圧の種類〉

　　血圧は1日の中でも変動する．また食事・運動，精神的ストレスなどの環境的要因によっても変動するため，いつ・誰が・どこで測定するかにより，その値に違いが生じるという特徴がある．そのため，日本高血圧学会では，**診察室血圧**，**自由行動下血圧**，**家庭血圧**という3つの区分に分け，それぞれの高血圧の基準を設けている（p.318参照）．

　　したがって，患者には，血圧がさまざまな要因・状況により変動すること，血圧の値を評価するには，いつ・誰が・どこで測定するのかという測定法（診察室血圧，自由行動下血圧，家庭血圧）により高血圧の基準が異なることを説明する．

＼臨床で役立つ知識／

測定環境による血圧の種類と特徴

●診察室血圧

　診察室（外来）など医療環境下で測定する血圧をいう．精神的緊張のため比較的高めの測定値となることが多い．このように診察室での値が，自由行動下血圧測定値に比べて高めに出ることを白衣高血圧という．

●自由行動下血圧

　診察室以外で測定される血圧の1つである．一般的に，非観血的に15〜30分間隔で24時間，自由行動のもとで血圧測定を行う方法が知られている．24時間にわたって非医療環境下での血圧の値や変動を知ることができる．ただ，白衣高血圧とは逆に，診察室血圧は正常である一方で，非医療環境での血圧値が高血圧状態になることもあり，これを仮面高血圧という．

●家庭血圧

　診察室以外で測定される血圧の1つで，家庭用血圧計（電子血圧計）などを用いて自分自身によって測定される血圧をいう．

異なる測定法における高血圧基準（mmHg）

	収縮期血圧		拡張期血圧
診察室血圧	≧140	かつ／または	≧90
家庭血圧	≧135	かつ／または	≧85
自由行動下血圧			
24時間	≧130	かつ／または	≧80
昼間	≧135	かつ／または	≧85
夜間	≧120	かつ／または	≧70

［日本高血圧学会高血圧治療ガイドライン作成委員会（編）：高血圧治療ガイドライン2019, p.19, 日本高血圧学会, 2019より許諾を得て転載］

〈患者への指導の時期〉

　血圧測定の指導については，前述のとおりとくに家庭血圧の測定（患者が日常生活の中で自ら血圧を測定すること）が重要であり，入院中または外来受診時に行う．

　市販されている自動血圧計は，種類が複数あり，血圧計の腕帯タイプ，大きさ，持ち運びやすさ，血圧値表示画面の数値の見やすさ，測定した値の目盛り機能など，機器によってさまざまな特徴・機能を備えている．これらの種類を熟知したうえで，また価格も考慮に入れながら使用する血圧計の選び方や使い方を指導する．

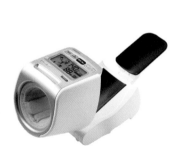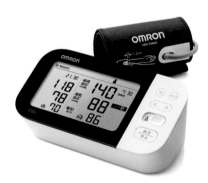

自動血圧計
（左）自動で巻き付くタイプ，（右）患者自身で巻きつけるタイプ
家庭用血圧計（電子血圧計）の上腕式には，①自動的に巻き付くタイプ（腕挿入式，腕を通すだけのもの）と，②腕帯を自分で自分の腕に巻くタイプの2種類がある．患者自身が測定しやすいタイプ，価格，自宅に保管可能かなども考慮に入れながら選択する．ほかに指先用・手首用のタイプもある．
（写真提供　オムロン）

Skill

血圧自己測定の援助

目的 ▶ 患者が，自分の血圧を測定し，日常生活における自分の血圧値を理解（把握）し，動悸・不整脈発作・心不全症状増悪・体調不良などの時に速やかに対応し，必要に応じて医療者に連絡をとることができる．

物品 ▶ 家庭用血圧計（カフ・オシロメトリック法による上腕式が推奨されている），自己管理ノート

患者の望ましい行動	看護師の指導上のポイント➡
血圧測定の準備ができる	
❶測定に適した時刻・時間帯かを確認する． ・朝，晩測定することが理想であるが，1日1回の場合は，起床後1時間以内，排尿後，朝食前，服薬前の同じ時刻に，坐位にて1〜2分間安静後，測定する．	➡ とくに降圧薬内服中の患者は，値に変化が生じやすいため，同じ時間を守り，必ず降圧薬内服前に測定する．
❷必要物品を準備する． ・機種により上腕の対象となる腕周囲が決まっており，必ず確認してから使用する（およそ17〜36 cm）．	➡ バッテリー（電池）の確認も行う．
自己血圧測定が正確に実施できる	
❶リラックスした状態で座り，背筋を伸ばし，測定に適した姿勢を整える．	
❷測定部位を選択し，正しく測定できるように調整する． ・けがや治療中，シャントのある腕では測定しない． ・測定する側の腕（右ないし左）は，毎日同じ側で測定する（統一する）． ・腕は心臓の高さとし，タオルなどで調整する． ・上腕を締め付ける衣服を着用している場合には，脱衣してから測定する．	➡ 入院中に測定する際は，点滴挿入中の腕で測定しない． ➡ その他，血圧測定に影響を与える因子は，室温，椅子の状態，坐位の姿勢，たばこ，会話，測定する上腕の位置や保持の方法などである[2]．
❸安静後1〜2分後に測定する． 〈腕帯の血圧計を使用する場合〉 ・肘の上（機種により肘の内側のくぼみから1〜3 cm程度上）に腕帯を巻き，腕帯エア管（チューブ）を中指の延長線上（腕の中心線）に合わせる． ・腕帯と腕の間に指が1〜2本程度入るようにする．手のひらを軽く開き，腕帯の中心が心臓の高さになるように，腕をテーブルまたは台の上に乗せる．測定ボタンを押すと加圧が始まり，測定開始となる．	➡ 測定中は身体を動かしたりしない．会話も控える． ➡ 測定した値はすべて記録する． ➡ 血圧測定では動脈の血流を一時的に止めることになる．とくに初回測定時では，通常，高く加圧されるため，一時的に痛みやしびれを感じることがあるが，心配いらないことを説明する．また機種によっては，前回測定値をふまえたうえで加圧値が設定される機能が付いている．
〈上腕巻き付けタイプ（自動巻き）の場合〉 ・血圧計を手前に置き，血圧計から肘を出し，手のひらを上に向け，腕の力を抜いて測定を開始する（測定ボタンを押すと加圧が始まり，測定開始となる）．	➡ 機種により取り扱いが異なるため，取り扱い説明書に準じるように説明する．また，外来受診時（または入院中）に，可能であれば，取り扱い説明書も含め，自宅で使用している血圧計を持参してもらい，使用方法を指導するようにする．
❹測定結果が表示されたら，その値を自己管理ノート（p.316参照）に記録する．	

測定値を適正に評価できる

・測定値が目標血圧値以下であるか否かを評価できる：前出の表（p.318，異なる測定法における高血圧基準）を参考に，高血圧症，降圧薬内服中の患者の場合，医師から指示された血圧の値以下であるかを評価する． ・動悸，不整脈発作，心不全症状増悪，体調不良がある時は，測定した血圧値とともに，医療者に連絡をとる． ・この場合に，血圧値の値から，降圧薬の量を自ら判断し，調整してはいけない．必ず医師に相談のうえ，または医師の指示のもと適宜内服量を変更する． ・診察時（定期受診時）に，日々の血圧の測定結果を医療者（とくに医師）に報告・相談する．	➡ 測定値に対して一喜一憂する必要がないことをあらかじめ説明する． ・高血圧の基準値は，診察室血圧と家庭血圧の場合は違うため，患者にその旨を十分に伝える． ・血圧の目標値は，年齢・疾患（糖尿病，慢性腎臓病，心筋梗塞後，脳血管障害）により異なる． ➡ 測定した値を記録するとともに，その値をどのように活用できるのか患者と話し合う． ・測定結果を体調，運動量，食事，とくに塩分摂取量，体重などもあわせて評価できるように指導する．

その他

・測定回数は，1機会1回以上（1〜3回）とする． ・継続して血圧を測定し，記録する． ・使用後，保管の際は，腕帯・エア管が屈曲しないように保管する．	➡ あまり多くの測定頻度を求めないようにする． ➡ 血圧測定の記録は継続することが何より重要である．確かに就寝前の測定は，飲酒や入浴の影響を受けて正確さを欠くため，測定・記録を躊躇するところである．しかし，その場合でも，その旨を血圧値とともに記録して，あくまで血圧測定を継続することを優先することが重要である．

■引用文献■

1) 日本高血圧学会高血圧治療ガイドライン作成委員会（編）：高血圧治療ガイドライン2019，p.4-12，ライフ・サイエンス出版，2019
2) 苅尾七臣：ガイドライン/ガイダンス 高血圧をこう診る・こう考える，p.8-9，日本医事新報社，2010

C. ピークフローモニタリング

　ピークフローとは，大きく息を吸い込んで，力いっぱい息を吐き出す強さ（速度）であり，**呼気の最大瞬間風速**のことである．気道が狭くなっているとピークフロー値が低くなるため，気管支の状態を客観的に評価するための重要な指標となる．ピークフローを測定する器具をピークフローメーターという．ピークフローメーターはどんな場所においても測定可能であり，日常の喘息の程度をピークフロー値から把握（**ピークフローモニタリング**）することができるため，疾患を自分で管理するのに有用である．

〈ピークフローモニタリングによって評価できるもの，その際の留意点〉

　ピークフローメーターの自己測定を行うことは，①喘息の疾患があるかどうかの診断，②気道の閉塞の程度をみる重症度の判断，③治療の効果が現れているかどうかの判定，④患者自身が自己の症状を測るための指標，のために用いられている．ピークフローメーターを毎日決まった時間に正しく測定することで，早期に喘息の悪化を察知し，その予防や対応をすばやく行うことができる．そのため看護師は，患者が継続してピークフローメーターの自己測定を実施し，評価できるように教育していくことが必要である．

　またピークフローの数値に関しては，年齢や体格など個人によって差があるため，患者自身の"日常の値"との比較によって評価がなされる必要がある．"日常の値"を基準にして，1日の中での変動を把握することが大切である．

〈ピークフローメーターの種類〉

　ピークフローメーターは，薬局や薬剤店などで購入できる．機種を指定したい場合は，取り扱っている医療機器販売会社で問い合わせ，購入することも可能である．ピークフローメーターは数種類が発売されているが，日々の測定では同一機種のものを使用し，値の判断に際してはその機種の標準予測値を参考にする必要がある．いずれもコンパクトで軽く，携帯が容易であり，価格は1,500〜4,000円程度である．

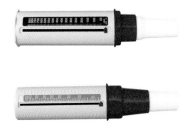

ミニライト
最初に製品化されたピークフローメーターで，世界的に最もよく使用されている．
（写真提供　松吉医科器械）

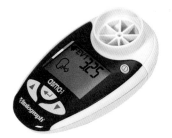

アスマ・ワン
電源を入れ，約1秒間全力で息を吹き込むだけのシンプルな測定．
（写真提供　宝通商）

Skill

ピークフローモニタリングの援助

目的 ▶ 喘息の症状コントロールを必要とする患者が,
①自己のピークフロー値を毎日測定することにより,自分の調子を把握し,喘息の症状を評価することができる.
②ピークフロー値を評価することで気管支の拡張を促す発作治療薬（β_2刺激薬）の予防的な使用や早期受診の判断ができる.
③日々のピークフローの測定値から診察時の状態だけでなく,日常生活中の状態についても医療従事者に報告でき,喘息治療の効果を医師や看護師と共有できる.

物品 ▶ ピークフローメーター,記録用紙（日々の体調や吸入の使用を記録した喘息日記を付けることが望ましい）

患者の望ましい行動	看護師の指導上のポイント➡／注意点注
測定する時間を決める	
❶毎日決まった時間に測定する.可能であれば,朝・晩2回の測定が望ましい.	➡ 起床時・就寝前が望ましいが,歯磨きの前など,患者が忘れないで測定できるようなタイミングでもよい.
❷朝・晩の吸入薬を使用している場合は,その前に測定する.	➡ ピークフロー値は起床時に最も低く,夕方が高くなる.日内変動が大きい場合は,コントロール不良を意味しており,変動率*を20％以内にしていく必要がある.

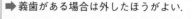

$$*変動率＝\frac{1日の最高ピークフロー値 － 1日の最低ピークフロー値}{1日の最高ピークフロー値}×100（\%）$$

正確にピークフロー値を測定できる	
❶ピークフローメーターの針（マーカー）を目盛りのゼロあるいはスケールのいちばん下にセットする.	➡ 義歯がある場合は外したほうがよい.

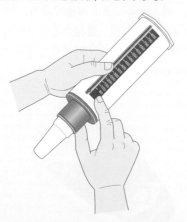

❷測定は立位で行う.立位が難しい場合は坐位で背筋を伸ばした状態で行うのが望ましい.	➡ 咳が出たり,呼気がマウスピースから漏れてしまった場合は,もう一度やり直す.
❸できる限り深く息を吸い込んで,マウスピースをくわえる.この時,空気が口から漏れないようにする.	➡ 呼気は1〜2秒程度で行えばよい.

❹できるだけ早く息を呼出する（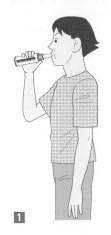）．この時，最後まで息を吐ききる必要はない．

❺針の止まった目盛りを読む（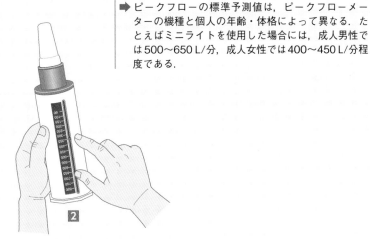）．

➡ ピークフローの標準予測値は，ピークフローメーターの機種と個人の年齢・体格によって異なる．たとえばミニライトを使用した場合には，成人男性では500～650 L/分，成人女性では400～450 L/分程度である．

❻さらに2回，同様に測定を行う．

❼3回測定したうち，最高値を記録用紙に書き込む．

測定値を適正に評価できる

● ゾーンシステムによる自己管理計画をもとに喘息の自己管理を行う．

➡ 喘息のコントロールが良好な時の2～3週間のうち，最もよい値を患者の最良値とする．その最良値に対する現在の測定値の割合，つまり，（測定値／最良値）×100（％）によって，喘息の症状の程度を把握する．

● ピークフロー値の評価の指標（下図）
・グリーンゾーン　最良値の80～100％の場合は，現在の状況を維持していく．
・イエローゾーン　測った値を患者の基準値と比較し，最良値が50～80％であった場合は，発作時の気管支拡張薬を使用する．早めに医療機関を受診する．
・レッドゾーン　50％未満であった場合は，気管支拡張薬使用後，速やかに医療機関を受診する．

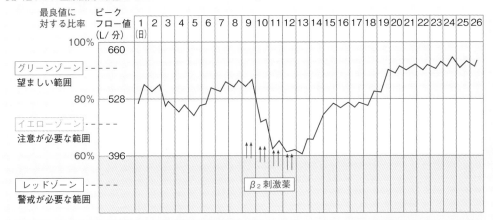

図のグリーンゾーンを維持できるように喘息の自己管理を行う．イエローゾーンに入り発作の場合はβ_2刺激薬を吸入する．また，レッドゾーンに差しかかった時には，ただちにβ_2刺激薬，ステロイド薬を使用し，医療機関を受診する．

［環境再生保全機構：自分のぜん息の状態を把握する ピークフロー測定とぜん息日記．〔https://www.erca.go.jp/yobou/zensoku/basic/adult/control/condition/peakflow.html〕（最終確認：2022年2月15日）より引用］

清潔にピークフローメーターを保管できる

❶マウスピースは，1日1回水洗いする．

❷本体は，最低限，月1回は洗浄する．また目に見えて汚れてきた場合は，食器用洗剤に約30分浸し，水ですすぎ，自然乾燥させる．

注 熱湯につけたり，ドライヤーなどで乾燥させたりすると変形するおそれがあるので避ける．
➡ くわしい取り扱いについては，それぞれの機種の添付文書を参考にする．

その他の留意点

● 基本治療の改善なしで気管支拡張薬（β_2刺激薬）を頻用した場合には，動悸や頻脈など気管支拡張薬の副作用が出現する可能性があるため，注意が必要である．発作時に使用する気管支拡張薬（β_2刺激薬）は，あくまで臨時の使用とし，頻繁に使用するような症状である場合には，医療機関を受診するよう指導する．

D. 血糖自己測定

　血糖自己測定（self-monitoring of blood glucose：SMBG）とは，血糖コントロールを必要とする患者が，簡易血糖測定器を用いて自分の血糖を測定することをいう．血糖自己測定は，1型糖尿病およびインスリン使用中の2型糖尿病患者の血糖コントロールに有効である[1]とされており，病型にかかわりなくインスリン製剤の自己注射をしている患者が保険適用の対象となっている．インスリン使用中の患者は，血糖自己測定により，家庭での日常の血糖値を知り，自分でインスリン注射量を決められた範囲内で調整し，より厳密な血糖コントロールを目指すことができる．また，低血糖を疑ったり，体調がわるい時に血糖値を測定することで病態把握につながり，とくにシックデイでは治療上欠かすことができない[2]．糖尿病患者が治療中に発熱，下痢，嘔吐をきたし，または食欲不振のため食事ができないことをシックデイというが，シックデイの時には高血糖や低血糖を起こしやすく[3,4]，血糖値が変動しやすい．そのため，血糖自己測定により血糖値の動きを3～4時間に1回ずつ確認し[3,4]，その値に応じた対処が必要となる．このようなことから，看護師は血糖自己測定の手順のみならず，患者自身が測定した血糖値の意味を理解し，適切に対処できるように教育することが重要である．

　現在，販売されている簡易血糖測定器にはさまざまな種類のものがあり，それぞれの測定器によって測定原理や採血量，測定時間などが異なる．いずれの測定器も，正しく使用すればほぼ正確な値が得られるため[2]，各測定器の特徴を熟知したうえで指導することが望ましい．

〈血糖コントロールの目標設定の考え方〉

　血糖コントロールの目標は，年齢，罹病期間，併発症の状態，低血糖のリスクならびにサポート体制などを考慮して，個別に設定する必要がある[5]とされている．すなわち，若年者，罹病期間が短い，併存疾患や血管合併症がない，低血糖のリスクが低い，サポート体制が整っている場合は厳格な管理を目指し，高齢者，罹病期間が長い，重篤な併存疾患や血管症がある，低血糖のリスクが高い，サポート体制が整っていない場合は管理をゆるやかにする[5]という考え方で目標値が定められている．血糖コントロールの指標としては，HbA1c値を重視しており，血糖値はHbA1c値を補完する重要な代謝指標として位置付けられている．HbA1cのコントロール目標値[6]は，血糖正常化を目指す場合6.0％未満，合併症予防の場合7.0％未満，治療強化が困難な場合8.0％未満と設定され，HbA1c値7.0％未満に対応する血糖値は，およそ空腹時血糖値130 mg/dL，食後2時間血糖値180 mg/dL未満が目安とされている．

　また，65歳以上の高齢者は，身体・精神的側面や家族関係などの社会的条件の個人差が著しいため，重症低血糖をきたしやすい[7]．そのため，65歳未満の成人とは別の血糖コントロール目標値が定められている．年齢，罹病期間，低血糖の危険性，サポート体制に加えて，認知機能や基本的ADL（activities of daily living：日常生活動作），手段的ADL，併存疾患などを考慮して設定されている[8]．

Skill

血糖自己測定の援助

目的 ▶ 血糖コントロールを必要とする患者が，血糖自己測定により血糖値を把握し，高血糖や低血糖に対処して，適切に血糖コントロールできる．さらに，血糖値に基づきインスリン注射量を決められた範囲内で調節できる．

物品 ▶ ①簡易血糖測定器　②センサー　③穿刺器具　④穿刺針　⑤消毒綿
⑥針捨て容器（ふたの閉まる空のペットボトルや空きビンを活用するとよい）　⑦自己管理ノート

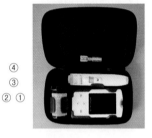
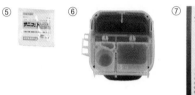

患者の望ましい行動	看護師の指導上のポイント➡／注意点注
血糖測定の準備ができる	
❶必要物品を準備する．	➡1日のうちの測定時間は，一般的には食前，食後（食事開始から2時間後），場合によっては就寝前とされているが，患者の病状や使用するインスリン製剤によって異なるため，測定時間や回数をあらかじめ医師に確認しておく．
❷手指から採血するため石鹸で手を洗う．・手を洗うことができない時は，汗や汚れをきれいに拭き取る．	
❸手指を観察し，採血するための穿刺部位を決める．穿刺する部位は，手指の先端部や手掌部がよい．	➡穿刺部位は手指の先端部が一般的であり，測定精度が高く，血液も出やすく，測定ミスも少ない．手指の先端部を穿刺する場合は，第1関節より上部を刺す．また，指腹部よりも指側面のほうが痛みは少なく，採血しやすい．手のひらの部位は，手指の先端部と比較して痛みが少なく，先端部に次いで血液が出やすい．
	➡同じ部位に穿刺すると皮膚が硬くなりやすいため，毎回穿刺部位を変える．

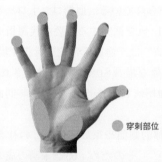
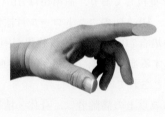

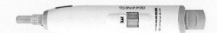
● 穿刺部位

安全に正確に血糖測定が実施できる	
❶穿刺器具の穿刺の深さを調節した後に針を付ける．	➡深さの調節は器具によって異なるので，器具に合わせて穿刺の深さを決める．

❷簡易血糖測定器を準備する.

➌センサーを容器からとり出し，血糖測定器に挿入し，測定器の電源を入れる.

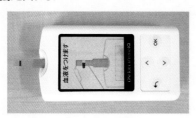

・センサーをセットした後に，測定画面になっていることを確かめる.

❹採血の準備をし，適切に採血する.

①穿刺部位をマッサージしたり温めたりして，末梢の血液循環をよくする.
②穿刺部位を消毒綿で拭く.

③穿刺部位が乾燥したら，穿刺器具で指側面に穿刺する.

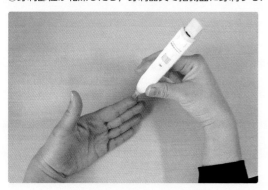

④十分な血液量が得られるまで，穿刺部周辺を軽く圧迫する.血液が半球状になるまで圧迫する.

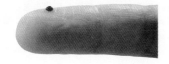

➡ 簡易血糖測定器は，種類によって取り扱いが異なるため，患者の年齢や手の巧緻性，視力などを考慮して測定器を選択するとよい.

➡ センサーは，湿気を帯びると正確に測定できないため，開封後すぐに使用する.

➡ マッサージは，手を心臓より下にして指の付け根から指先にかけて行う.

🈳 穿刺部位が湿っていると血液に消毒液が混じり正確に測定できないため，よく乾燥させるように説明する.また，乾燥していないと血液が半球状にならず，にじんでしまう.

➡ 穿刺が怖くて指が逃げる患者は，机の上に両手を置き，固定した状態で穿刺するとよい.

🈳 血液を無理にしぼり出すと，組織液が混入して正確に測定できないことを説明する.

➡ 測定に必要な血液量は，使用する血糖測定器により異なる.血液量が少なくても測定する機器があるが，値が低く出ることがあるので注意する.

❺正確に測定する．
　①半球状になった血液に，センサーの先端を付ける．

➡ センサーの先端を皮膚に強く押し付けると，血液が吸着されない場合があるので注意を促す．

➡ 血糖測定器を持つ手が震える患者は，手を机の上に置き，固定するとよい．

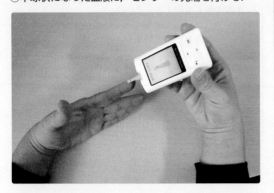

　②自動的に血液が吸引されたら，センサーの先端を速やかに血液から離す．
　③測定が開始されたら，血糖測定器をテーブルの上に置いて測定完了まで待つ．
　④測定の間，穿刺部位を消毒綿で圧迫止血する．

➡ 止血するまで，穿刺部を消毒綿で軽く押さえる．感染上の問題から，穿刺部を不潔にしないようにする．

❻測定結果が表示されたら，その値を読み，自己管理ノートに記録する．

➡ 測定した値を記録するのみではなく，測定結果をどのように活用したらよいかについて患者と話し合う．

測定値を適正に評価できる

● 測定値から指示された範囲内の量のインスリンを注射してよいかを判断する．また，自分の血糖コントロール状況を評価する．

名前						年	月

インスリン：朝		昼		夕		眠前	

	朝前	後	昼前	後	夕前	後	寝前	食事・運動・低血糖など
1	128		110		134			
2	106		90		145			朝食後気分悪した
3	132		94		110		深夜 60	冷や汗で目覚めるあめを食べる
4								
5								
6								

➡ 測定結果を体調や食事量，運動量などと合わせて評価できるように指導する．時に，測定結果に対して神経質になる患者もいるので，数値に振り回されないように伝える．

注 医療者に相談せずに，測定結果からインスリン注射量を指示されている範囲を超えて自分の勝手な判断で調整しないように説明する．

➡ 簡易血糖測定器は，全血液を測定資料としているが，表示されるのは血漿換算値であり，静脈血漿値（静脈血採血の値）とは多少の誤差があることを説明する．

➡ 自己管理ノートに血糖値を記録する目的は，日々の血糖値を経時的に把握しやすくするため，また外来受診時にこのノートを持参して担当医とともに低血糖の確認や生活の振り返り，インスリン量を調節する参考資料とするためである．

安全に後片付けができる

❶血糖測定器からセンサーを外し所定の場所に捨てる．

➡ 測定後の針で指を刺さないように，針は原則としてリキャップせずに捨てる．

❷穿刺器具から針を外して，針捨容器に捨てる．

注 穿刺針やセンサーは，家庭用の一般ゴミとして処理するのではなく，医療用廃棄物として処理するため，病院に持参するよう説明する．

❸用いた物品をケースに収納する．

➡ 測定器のトラブルへの対処法やメンテナンスの方法について説明書を用いながら指導する．

コラム
簡易血糖測定から持続血糖測定へ

　簡易血糖測定器による自己測定は，血糖値を一時点でとらえているため，血糖値の推移や変動傾向を正確に把握することが難しく，夜間の無自覚性低血糖や食後の血糖値が急激に上昇する血糖値スパイクを正確に確認できないという課題がある．近年，皮下センサー設置型の持続血糖測定器により，24時間の血糖変動の推移を連続的にとらえることが可能となり，食事による血糖の影響や運動の効果，これまで気づかなかった低血糖のリスクを視覚化することができるようになった．この皮下センサー設置型の持続血糖測定器は，組織間質液中のグルコース値を記録するセンサーと，その測定値を読み取って表示するリーダーという機器から構成されている．直径約3cmの円形のセンサーを上腕後部に装着すると，グルコース値を毎分測定できる．リーダーをセンサーにかざすとスキャンされ，グルコース値が表示される．さらに，リーダーで読み取ったデータをパソコンに取り込むと血糖値の推移をグラフ化することができる．

　この持続血糖測定器は，2020年の診療報酬改定により強化インスリン療法施行中の患者または強化インスリン療法施行後に混合型インスリン製剤を1日2回以上使用している患者に保険適用されている．

▌引用文献▐

1）日本糖尿病学会（編）：糖尿病診療ガイドライン2019，p.111-112，南江堂，2019
2）日本糖尿病学会（編）：糖尿病治療ガイド2020-2021，p.69，文光堂，2020
3）前掲2），p.97-98
4）日本糖尿病療養指導士認定機構（編著）：糖尿病療養指導ガイドブック2015，メディカルレビュー社，p.186-188
5）前掲1），p.24
6）前掲2），p.32-33
7）前掲4），p.142
8）前掲2），p.103-105

学習課題

1. 自己検脈が必要な患者が目の前にいると想定して，その患者にとっていかに自己検脈が必要かについて，実際に声に出して説明してみよう．

2. 測定環境によって血圧値はどのように変化するだろうか．病院にいる時，自宅にいる時，などの場面から考えてみよう．

3. 喘息患者が気管支拡張薬の適応となるのはどのような状態の時か，アセスメント方法とその結果の評価方法について確認しよう．

2 患者教育が必要な セルフケア技術

この節で学ぶこと

1．慢性疾患を有する患者がセルフケア技術を習得する意義・重要性と，各技術における看護師の役割について理解する．
2．セルフケア技術を具体的に理解し，個々の患者に適した指導・教育方法について理解する．

慢性疾患を有する患者に求められるセルフケア

〈慢性疾患を有する患者に求められるセルフケア〉

　慢性疾患を有する患者は，長期にわたり治療の継続が必要となるため，病気の進行や障害の程度によっては自分で治療やケアをマネジメントすることを要求される．

　慢性疾患を有する患者は，自分でインスリン注射をしたり，酸素療法を管理したり，導尿したりといった**セルフケア**を行わなければならない．また，以前であれば病院で行っていた人工呼吸や中心静脈栄養などが，現在では医療技術の進歩により自宅で実施することも可能となった．このように在宅で患者自身が実施可能なケアの領域は広がっている．

〈安全なセルフケアを行うための看護師の役割〉

　その一方で，これらの治療は，患者や家族にとって技術の習得が容易でなく，負担感の強いものである．また，管理方法を誤った場合には，合併症の併発や事故にもつながりかねない．したがって看護師の役割としては，患者や家族が自宅で安心・安全に自分で注射したり，酸素療法や中心静脈栄養を管理したりできるように教育・指導することが中心となる．

　また，看護師が患者教育を行う場合には，ただ単に知識を紹介すればよいというものではない．あくまで患者自身が，必要な手技を自分の力のみで行えるようになることを目標に教育・指導することが必要となってくる．

〈さまざまなセルフケア技術—呼吸，栄養，排泄，注射，清潔のためのケア技術〉

　慢性疾患をもつ患者が自分自身で行うセルフケアの技術には，さまざまな種類のものがある．

・**呼吸管理**に関するセルフケア技術には，呼吸困難や呼吸器感染の予防・対処法として，「呼吸法」「排痰法」「吸入療法」がある．また低酸素血症を是正するための「在宅酸素療法（HOT）」があり，さらに高二酸化炭素血症を是正するための「非侵襲的陽圧換気（NPPV）療法」がある．

- **循環管理**に関するセルフケア技術には，「不整脈や重症心不全などを治療する心臓デバイス植込み後の体調管理」がある．
- **栄養管理**に関するセルフケア技術には，経口摂取が不可能な患者の栄養を管理するための治療法として，①消化管機能が維持されている場合に適用となる「経管栄養」と，②消化管機能が維持されていない場合に適用となる「在宅中心静脈栄養」がある．
- **排泄管理**に関するセルフケア技術には，腎機能障害に伴い血液中に貯留した老廃物や水分を除去するための治療法の1つである「腹膜透析」や，神経因性膀胱や前立腺肥大などによる排尿障害に対して，膀胱に貯留した尿を尿道口からカテーテルを挿入して体外に排出する「間欠自己導尿」がある．また，大腸がんや炎症性腸疾患などで病巣あるいは病変とあわせて，消化管や肛門も切除する際に，造設されたストーマ（便の排泄口）から排泄される便を処理したり，排泄口のケアをする「ストーマケア」がある（ストーマケアの方法はp.226 Skill 「ストーマのセルフケア（装具交換）の指導」参照）．
- **注射**に関するセルフケア技術には，不足しているインスリンを補充するインスリン製剤の「自己注射」や肝臓がんの治療法の1つとして肝動脈内へ直接抗がん薬を注入する「皮下埋込み式リザーバー肝動注化学療法」がある．
- **清潔**に関する技術には，糖尿病の合併症の1つである足病変に対する「フットケア」がある．糖尿病を有する患者にとってのフットケアは，非常に重要であり，患者自身の足を守るために欠かせないケアである．通常の足浴とは異なり，足の観察や爪の手入れなど注意する点が多く，専門的な教育が必要である．したがって，看護師が主体となって行うフットケア技術と，患者自身に習得してもらうフットケア技術の両方を確認する必要がある．

2-1　呼吸管理に関する技術

A.　呼吸法（口すぼめ呼吸・腹式呼吸）

　　代表的な呼吸法には，口すぼめ呼吸と腹式呼吸がある．

　　口すぼめ呼吸は，呼気時に唇をすぼめることで，末梢気道の内圧を高め，気道閉塞や肺胞の虚脱を防ぐための呼吸法であり，**閉塞性換気障害**をきたす疾患，とくに慢性閉塞性肺疾患（chronic obstructive pulmonary disease：COPD）患者の呼吸困難のマネジメントに用いられる．口すぼめ呼吸には，呼吸困難の軽減，動脈血酸素飽和度の改善，1回換気量の増加と呼吸数の減少などの効果がある[1]．

　　腹式呼吸は，吸気時に横隔膜を主体に動かすことによって，上腹部を膨らませ換気を行う呼吸法で，横隔膜呼吸とも呼ばれる．腹式呼吸の適応には，COPD，気管支喘息，呼吸数の増大を伴う**拘束性肺疾患**，神経筋疾患による呼吸機能障害などが考えられている[2]．COPDにおいては，頸部や肩の呼吸補助筋を用いた浅い呼吸パターンとなりやすいため，腹式呼吸を用いることにより呼吸補助筋の活動を抑制し，呼吸困難の軽減，1回換気量の増加と呼吸数の減少，ガス交換の改善などが図れるといわれているが，エビデンスは十分でない[1]．

　　COPD患者に対しては，多くの場合，口すぼめ呼吸と腹式呼吸を併用して用いるように指導するが，中等症から重症のCOPDで，横隔膜が平低化し可動範囲が少なくなっている患者においては，腹式呼吸を用いることにより，かえって換気効率の低下や呼吸困難の増強をまねくことがある．その場合は，口すぼめ呼吸のみを指導するのが望ましい．

　　労作時の息切れがある患者にとって，呼吸法を習得し，日常生活動作に取り入れることは，自立した生活や身体活動を維持するうえできわめて重要である．

〈呼吸法における看護師の役割〉

　　呼吸法の習得を支援するにあたっては，負担の少ない姿勢から，徐々に負担のかかる姿勢へと，段階を追って進め，最終的には患者が，歩行，階段昇降，入浴など日常生活動作に呼吸法を取り入れることで自立した生活や身体活動を維持できるように支援する．また，呼吸困難時に呼吸法によって呼吸困難から速やかに回復できるように支援する．

Skill

呼吸法（口すぼめ呼吸・腹式呼吸）の援助

目的 ▶ 患者が口すぼめ呼吸・腹式呼吸を習得し，日常生活動作に効果的に取り入れることにより労作時の呼吸困難や低酸素血症を予防できる．また，呼吸法を用いて，呼吸困難から速やかに回復できる．

物品 ▶ （必要に応じて）パルスオキシメーター

患者の望ましい行動	看護師の指導上のポイント ➡
呼吸法を習得しやすい姿勢をとることができる	
❶坐位，立位，歩行時と，段階を追って，より負担の大きな姿勢に変えながら，それぞれの段階で呼吸法を行えるようにする． ・仰臥位で行う場合は，軽く膝を曲げて立てる．	➡ 最初は筋緊張が少ない，リラックスできる姿勢で行えるよう促す．一般には，仰臥位，あるいはファウラー位，セミファウラー位が習得しやすい． ➡ あごを出した姿勢では息を強く吐くことができないため，あごを軽く引いた姿勢で息を吐くよう説明する．COPDの患者は頸部の筋肉が硬くなり，あごを引く動作が難しい場合がある．その場合は，あごを引く動作を繰り返し，口すぼめ呼吸が適切にできる姿勢を習得させる．
・利き手を上腹部に，もう一方の手を上胸部に置く．	➡ 看護師の手を患者の手の上に重ね，患者の腹部の動きを患者とともに確認できるようにする．その際，「吐いて」「吸って」と声を出して，患者の呼吸を誘導する．
口すぼめ呼吸で，ゆっくりと十分に息を吐く	
❶鼻から軽く息を吸った後，軽く唇をすぼめて，「フー」または「スー」という音をさせながら，シャボン玉を大きく膨らますように息を吐く．	➡ 最初は患者の手を口の15～20 cm前に置き，手掌に呼気を感じるように促してもよい． ➡ 呼気は吸気の2倍以上の時間をかけて行うようにし，徐々に呼気を延長する．ただし，最初から極端に長い呼気をさせないように留意する．
❷軽く上腹部と上胸部を手で圧迫し，腹部が沈むことを意識する． 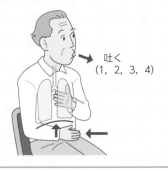 吐く （1，2，3，4）	➡ 呼気で腹部の筋肉が過剰に緊張すると，呼吸努力となり，口すぼめ呼吸の効果が消失するため，腹部を触診し，過度な力が入っていないかを確認する．

腹式呼吸で，鼻から息を吸い込む

●上腹部に置いた手が持ち上がるのを意識する. 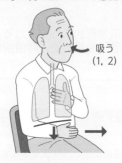 吸う (1, 2)	➡腹式呼吸により呼吸困難の増悪，経皮的動脈血酸素飽和度や換気効率の低下をきたしていないかを観察する. ➡吸気時に腹部の手をお腹で持ち上げるように誘導する. ➡吸気時の胸部と腹部に当てた手の動きに意識を集中してもらう. 腹式呼吸といっても腹部のみが膨らむのではなく，胸部も膨らんでくることを理解してもらう[3].

日常生活動作に応用できる

❶動作を始める前に，腹式呼吸で，鼻から息を吸い込む.	➡パルスオキシメーターを使用し（p.4 Skill「経皮的動脈血酸素飽和度測定（パルスオキシメーター）」参照），経皮的動脈血酸素飽和度の維持，または改善を確認しながら行うと効果を理解しやすい.
❷口すぼめ呼吸で，息を吐きながら動作する. ●平地歩行の場合 　呼吸のリズムと歩数を同調させる. たとえば，呼気と吸気の比が2：1であれば，口すぼめ呼吸で息を吐きながら4歩，腹式呼吸で息を吸いながら2歩，歩く.	➡患者が息切れを感じない割合でよい. 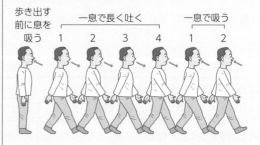
●階段昇降の場合 　手すりに手を添えて，息を吐きながら4段のぼり，次の階段に足をかけて立ち止まり，「1, 2」と腹式呼吸で息を吸いながら休む. 階段を下りる時は平地歩行と同様に，息を吐く時に4段，息を吸う時に2段下りる.	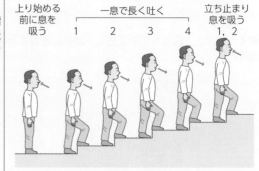

┃引用文献┃

1) 日本呼吸ケア・リハビリテーション学会 呼吸リハビリテーション委員会ワーキンググループほか（編）：効率的な運動療法のためのコンディショニング. 呼吸リハビリテーションマニュアル—運動療法，第2版，p.35-41，照林社，2012
2) 千住秀明，川俣幹雄：胸部理学療法. 呼吸療法テキスト，改訂第2版（日本胸部外科学会・日本呼吸器学会・日本麻酔科学会合同呼吸療法認定士認定委員会編），p.176-187，克誠堂出版，2005
3) 玉木 彰：DVDで学ぶ呼吸理学療法テクニック—呼吸と手技のタイミングがわかる動画 91，p.65-89，南江堂，2008

B. 排痰法（咳嗽，体位ドレナージ，ハッフィング）

慢性呼吸器疾患をもつ患者では，気道分泌物の産生，線毛機能*や換気量の低下などの排出能力の低下により気道分泌物の貯留をきたしやすい．気道分泌物の存在は，気道抵抗を増大させ呼吸困難や疲労感などの症状の悪化，換気やガス交換障害の悪化，感染増悪の原因となるうえ，身体活動の妨げにもなるため，痰の量が多い患者は自己**排痰法**を習得しておくことが望ましい．その適応としては，多量の痰を生じる気管支拡張症，慢性閉塞性肺疾患（慢性気管支炎タイプ），慢性下気道感染症などがある[1]．定期的な排痰は，呼吸困難の軽減，喀出に伴う疲労の軽減，気道感染の予防，日常生活動作（activities of daily living：ADL）改善を目的に行う[2]．

〈排痰法－咳嗽，ハッフィング，体位ドレナージ〉

気道分泌物を排出する方法には，咳嗽，**体位ドレナージ**（体位排痰法），**ハッフィング**（強制呼出法）などがあり，患者の気道分泌物の量・性状や貯留部位，咳嗽力や理解力などに合わせて，単独あるいは併用して用いる．

〈排痰法における看護師の役割〉

看護師は，患者が自己排痰法を習得し，日常生活において効果的に排痰することで，症状マネジメントや感染予防が行えるよう支援する．また，患者自身で痰の量，色，粘稠性を日々継続して観察し，症状マネジメントや増悪の早期発見に役立てることができるように支援する．

---

*線毛機能：線毛は気管や気管支の粘膜の表面に存在する．線毛は，鞭打ち運動を高頻度に繰り返すことで，その上にある粘液層を口側へ移動させる働き（粘液輸送機能）を持っている．

Skill

排痰法（咳嗽，体位ドレナージ，ハッフィング）の援助

目的　慢性的な分泌物排出障害があり，喀痰量が多い患者が，効果的な排痰法（咳嗽，ハッフィング，体位ドレナージ）を理解し，習得することによって，呼吸困難や疲労を最小限に排痰できる．また，喀出した痰の量・性状を観察・評価することができる．

物品　（必要に応じて）吸入薬，水，枕，クッションなど

患者の望ましい行動	看護師の指導上のポイント➡／注意点注
1日のうちで痰が最も多く出る時間を調べることができる	
● 1日のうちで痰が最も多く出る時間と生活行動を考慮して排痰時間を決める．	➡ 一般的には，睡眠中に貯留した痰を朝の活動前に排痰することで日中の活動が円滑に行える．また，就寝前の排痰も十分な睡眠時間を確保するうえで有用である．
排痰するための準備をする	
● 気管支拡張薬や去痰薬などが処方されている場合は，吸入・内服を行う．	➡ 痰をやわらかくして，線毛機能を高める．
● うがいをして，ぬるめの水をコップ1杯程度飲む．	➡ 痰の粘稠度が高い患者には，水分補給（食事以外に1日1,000〜1,500 mL）をするよう指導する．ただし，心不全が認められる場合は医師に相談する．
体位ドレナージを実施する	
● 痰の貯留した部位が，気管分岐部から見て上方になるような体位（排痰体位）をとる．	➡ 重力を利用して痰を肺区域から中枢気道へ移動・排出させる方法である．

□ 排痰効果が期待できる肺区域（痰の貯留部位）

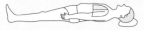

　a. 背臥位…肺尖区（S¹），前上葉区（S³），前肺底区（S⁸）

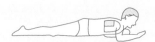

　b. 腹臥位…上−下葉区（S⁶），後肺底区（S¹⁰）

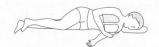

　c. 側臥位…外側肺底区（S⁹），患側上の肺野

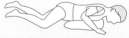

　d. 前方へ45度傾けた側臥位…後上葉区（S²）
　　　（上−下葉区［S⁶］，後肺底区［S¹⁰］）

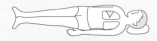

　e. 後方45度傾けた側臥位…中葉・下区（S⁴, S⁵）

➡ 看護師が介助する場合は，呼吸音の聴診や胸部の画像所見（X線，CT）により，痰の貯留部位を確認し，体位を選択する．

➡ 解剖学的に理想的な排痰体位も紹介されているが，臨床的には頭低位を除いた修正排痰体位法が用いられている．側臥位など体位保持が困難な場合は，枕，クッション，2つ折りにした座布団などを用いる．

➡ 体位やその維持時間は，患者の状態や耐性で調整する．

注 体位ドレナージの中止・中断基準には，低酸素血症，血圧低下や不整脈などの不安定な循環動態，頭蓋内圧亢進，肺出血，疼痛などがある³⁾．

ハッフィングを行う

❶両腕を胸の前で組み，手のひらは反対側の脇をつかむような姿勢をとる．両足は肩幅くらいに開き，床面に固定する．

❷鼻からゆっくりと息を吸う（**1**）

❸「ハ」を発声する形に口を軽く開いて声門を開け，息を呼出する．息を吐き出す際，両腕を引き締め，胸郭を圧迫する（**2**）
・中枢気道からの排痰を目的とした場合は，深い吸気後に，可能な限り速く短く「ハッハッ」と数回行う[4]．
・末梢気道からの痰の移動を目的とした場合は，中程度の吸気後に，ゆっくりと長く「ハ〜〜〜ッ」と空気を絞り出すように行う[4]．

➡ 口と声門を開いた状態で，「ハー」と息を強く呼出することで，呼気の流速を速め，痰の移動や排出を促す方法である．
➡ 臥位よりも坐位のほうが行いやすい．
➡ 呼気圧が胸壁に拡散しないために，両腕を引き締め，胸郭を圧迫する．

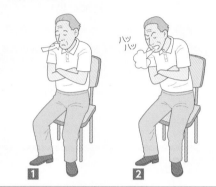

咳嗽を行う

❶大きく息を吸った後に，可能であれば息を止める（声門を閉じる）．

❷声門を開放し，肺内の空気を一気に呼出する．

➡ 咳嗽は，痰が中枢気道まで移動し，呼気にゴロゴロとした，痰が絡んだ音がしはじめたタイミングで行う．
➡ 咳嗽力には，体位と吸気量が影響するため，効果的な咳嗽をさせるには，できるだけ身体を起こし，大きく息を吸ってから咳をするよう促す[5]．

喀出した痰の量，色，粘稠度を観察し評価する

●痰の粘稠度が高く，切れがわるい場合は，水分摂取，加湿器の使用などの環境調整の必要性を検討したり，持続する場合は，吸入療法や去痰薬の内服について医師に相談したりする．

➡ 効果的に排痰できたかどうか，次のような視点で，評価を行う．
・聴診：肺胞呼吸音の増大，粗い断続性副雑音の消失
・触診：振動の消失，胸郭の動きの増大
・問診：患者の主観，たとえば「呼吸が楽になった」，「胸が軽くなった」といった効果を自覚できているか，呼吸困難や疲労感の有無，咳嗽や痰がらみの減少，排痰手技の習得困難感
・脈拍数，不整脈の有無，血圧，酸素飽和度など

●次のような変化がみられた時は，病状の悪化の可能性もあるため早めに受診する．
・痰の量が増えた．
・痰の切れがわるい．
・痰の色が，黄色，緑黄色に変化した．
・痰に血液が混じる．

➡ 患者が継続して排痰法を実践できるよう，患者自身が排痰法の効果を実感し，排痰手技に対する自信が高められるよう支援する．

■引用文献■
1）千住秀明：排痰法—気道クリーニング．呼吸リハビリテーション入門—理学療法士の立場から—，p.97-124，神陵文庫，2004
2）木田厚瑞：慢性呼吸不全の包括的呼吸ケア ヘルス・ケア・プロフェッショナルのための実践ガイド，p.142-143，南江堂，2007
3）千住秀明，川俣幹雄：胸部理学療法．呼吸療法テキスト改訂第2版（日本胸部外科学会・日本呼吸器学会・日本麻酔科学会合同呼吸療法認定士認定委員会編），p.176-187，克誠堂出版，2005
4）井澤和大：強制呼出手技／ハフィング．呼吸理学療法標準手技（千住秀明，眞渕敏，宮川哲夫監修），p.42-43，医学書院，2008
5）玉木 彰：DVDで学ぶ呼吸理学療法テクニック—呼吸と手技のタイミングがわかる動画 91，p.65-89，南江堂，2008

C.　吸入療法

　　吸入療法とは，口（または鼻）から呼吸とともに薬剤を吸い込み，気管支などの局所に吸収させる治療法のことである．患部へ直接薬剤を到達させることにより，効果を最大限に発揮しながら，副作用を最小限に抑えるという特徴がある．吸入療法は，気管支喘息やCOPD（慢性閉塞性肺疾患）などの治療で行われる．吸入療法で使用される薬剤には，交感神経の刺激による気管支拡張の効果がある β_2 刺激薬，気道のアレルギー性炎症を改善するためのステロイドなどがある．

　　吸入療法は，適切な吸入動作を行わないと効果が期待できないため，患者自身が吸入手技を習得し，毎日の管理を行っていくことが重要となってくる．

Skill

吸入療法の援助

目的▶ 患者が，①正確に吸入を行うことによって，喘息症状のコントロール，発作の予防につなげることができ，自分で喘息の管理を行うことができる．また，②適切な吸入方法によって，副作用を最小限に抑えることができる．

物品▶ 吸入薬，ティッシュペーパー，カレンダーや手帳など日付がわかるもの

患者の望ましい行動	看護師の指導上のポイント▶
1回に行う吸入数と，1日の実施回数を把握できる	
●内服薬と同様，吸入薬の量・回数は，患者ごとに医師の指示で決まる． ●実施時間は，患者の生活様式に合わせ，より忘れにくいタイミングに設定する．1日2回の場合は，起床時と就寝時に行うことが多い． ●食直後は避けたほうが望ましい． ●吸入後のうがいをすることが難しい患者は，食前に吸入するよう設定する． ●吸入薬剤は使いきるまでの回数が決まっており，あらかじめ「何回まで使用できるか」「なくなる期日はいつか」を確認しておく必要がある．	➡吸入薬のタイプによっては，残量が回数でカウントダウンされるものもある．患者によりカレンダーや手帳に残量の回数を書き留めたり，残薬の数を数えたりして，吸入療法が正確な回数行えたかどうかをみる． ➡食直後の嘔吐・誤嚥を避けるため（とくに小児・高齢者の場合）．
正確な方法・順序で薬剤吸入を行うことができる	
ドライパウダー製剤の場合▶	
❶カバーを開け，吸入器をまっすぐ立てて持つ． 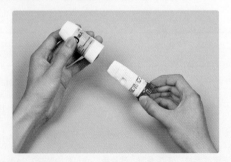	➡ドライパウダー製剤は，微細な粉末を吸入するタイプの薬剤である． ➡吸入口を開ける際，カウンターがセットされ，残数が見えるようになっているため管理がしやすい．

❷ノズルをカチリと音がするまで左へまわし，吸入口を開ける（■）.

➡ 種類として，ディスカスタイプ，ディスクヘラータイプがある.
・ディスクヘラータイプは，薬剤の残量を目で確認する必要があり，ディスカスタイプよりも手間がかかるが，薬剤を吸入したことを確実に確認することができるという利点がある.

❸軽く息を吐いてから，吸入口をくわえ，強くすばやく息を吸い込む（■）.

➡ 薬剤の種類や患者個人の感覚によっては，薬を吸い込むと甘みや粉っぽさを感じることがあるが異常ではない.

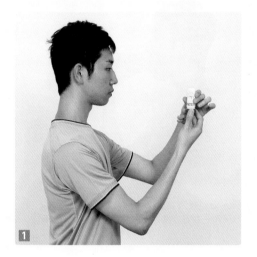

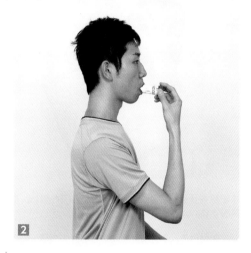

❹吸入薬から口を離し，そのまま軽く息を止める（3〜5秒）. その後，ゆっくり呼吸する.

➡ 息止めは，無理には行わないようにする.

❺ノズルを回して吸入口を閉じ，カバーをかぶせる.

➡ 吸入口が汚れた場合には，乾いたティッシュペーパーなどで拭く. 洗ったり湿ったもので拭いたりしないようにする.

エアゾールタイプの場合

❶エアゾールタイプの新しい吸入薬を使用する時は，添付文書を参考に2〜4回空噴射する.

❷キャップを外し，ボンベの中の薬が混ざるようによく振る.

➡ エアゾールタイプは，定量噴霧式吸入器で押すことにより発生する霧状の薬剤である. 粒子の直径が小さく，細い気道（細気管支）まで到達する割合が高い.
・1週間以上，使用しなかったエアゾールタイプ吸入薬は，使用前に2回空噴射してから使うようにする.

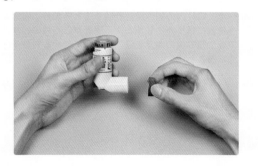

❸息を軽く吐き出した後（ **1** ），吸入口をくわえる，もしくは吸入口をおおうように口を開ける．

❹息をゆっくり吸い込みながらボンベの底（吸入器の上部）を押す（ **2** ）.

➡ 押すと勢いよく薬剤が出てくるため，タイミングよく吸うことが難しい場合は，スペーサー（吸入補助器．袋にためた空気中に薬剤を噴霧し，袋の中の薬剤と空気を自分のペースで吸うことができるプラスチック製の補助具）を使うこともできる．

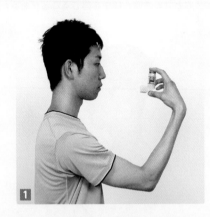

❺そのまま息を止め（数秒間），吸入口から口を離し，ゆっくり呼吸する.

➡ 吸入口が唾液などで汚れた場合には，ティッシュペーパーなどで拭き，清潔に保つようにする．

❻キャップを付ける．2回以上吸入する場合は，❶〜❹の動作を繰り返す．

吸入後のうがいができる

● 口に残った薬剤を洗い流すためにうがいをする．

➡ 薬剤は30℃以下の場所で保存する．
➡ 気管支局所に作用させ，全身への吸収を極力少なくするため，また咽喉などへの刺激感や嗄声，口腔カンジダなどを起こさせないため，吸入後は必ずうがいを行う．

副作用・合併症に適切に対応する

● β_2 刺激薬では心悸亢進，頭痛，悪心，振戦などの症状に注意する．

➡ 吸入ステロイド薬では，経口薬や注射薬でみられる副腎機能の抑制や骨粗鬆症などの全身作用は，通常の使用量では臨床的に問題ないと考えられる．

● 口腔内の痛みや傷が生じた場合は医師に相談する．

➡ 一度，口腔内の副作用を経験するとその後，吸入することに抵抗が生じるため，患者が口腔内の観察ができ，口の中の清潔を保てるようにできるだけ予防的に働きかける．

D. 在宅酸素療法（HOT）

　酸素療法の目的は，①低酸素血症を改善し，組織への酸素供給を改善させる，②低酸素血症により引き起こされた換気亢進や心拍数増加を抑制し，呼吸仕事量や心仕事量を軽減させることである[1]．

　在宅酸素療法（home oxygen therapy：**HOT**）とは，酸素療法を住み慣れた環境で行い，息切れを軽減させ，ADLを改善し趣味や社会活動を継続し，QOLを向上させるための医療である[2]．

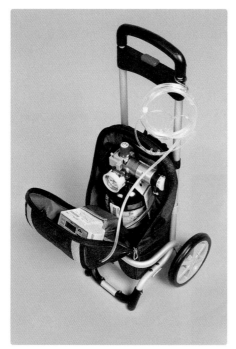

HOTの機器（携帯酸素ボンベ）

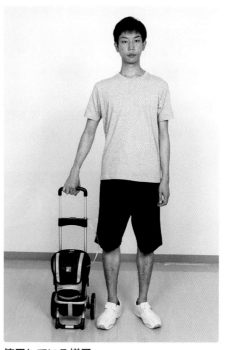

使用している様子

1 ● HOT を前向きにとらえてもらうために─患者教育の役割

　HOTを導入した多くの患者は，息切れの軽減を体験する．しかし，鼻カニュラや酸素ボンベを使用する体裁の悪さおよび生活のわずらわしさなどからHOTを否定的にとらえてしまい，活動の制約や他者との関係性の困難さなどから社会的孤立[3]をきたしやすい傾向にある．

　このような患者の体験や心情を理解しながら，患者がHOTを自分の生活を自分らしく生きるための1つの手段・資源[4]と認識し，生活の再構築ができるように教育することが大切である．そのためには，機器管理だけでなく，HOTを生活の中に取り入れることで，どのように生活が変化し，結果としてどのように自分の心身または日常生活によい効果をもたらすことができるか，ということを具体的に理解し，自己管理できるように教育することが重要である．

2● 酸素吸入デバイスの選択と QOL

　　患者へ直接的に酸素を流入させる接続部分（デバイス）とデバイスにあった酸素流量を変更することによっても高濃度の酸素を吸入することができ，患者のQOLを維持・向上させることができる．

3● 鼻カニュラより高濃度の酸素を吸入できるデバイス

a. リザーバー付鼻カニュラ

　　鼻カニュラの流出口あるいは胸元のペンダントにリザーバー（20 mL）が付いている[5]．たとえば，通常の鼻カニュラを使用していた患者が，酸素流量5 L/分でも呼吸困難が強いために趣味のゴルフをあきらめようとしていたところ，リザーバー付鼻カニュラに変更した結果，3.5〜5 L/分（鼻カニュラの6〜7.5 L/分に相当）の酸素流量でグランドゴルフを楽しむことができたという例がある．

b. 開放型酸素マスク

　　独自の酸素吹き出し口により，酸素は鼻と口へダイレクトに酸素を届けるもの．鼻カニュラ使用による粘膜の乾燥を軽減でき，口からも酸素を吸入できる．開放型であるため，呼気の再吸入をしにくい．また，ストローで飲み物を摂取できる．

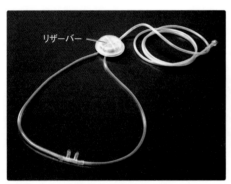

リザーバー付鼻カニュラ
（写真提供　日本ルフト）

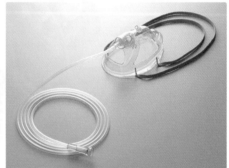

開放型酸素マスク（オープンフェイスマスク）
（写真提供　アトムメディカル）

Skill

HOT導入時の援助

| 目的 | HOTを必要とする患者が適切な自己管理のもと酸素療法を行うことにより，息切れを軽減しADLの改善やQOLの向上を図り快適な社会生活を継続することができる． |

| 物品 | 酸素供給装置，延長チューブ，鼻カニュラ（その他，リザーバー付鼻カニュラなど，必要なデバイス）蒸留水（必要に応じて），携帯用酸素ボンベ |

患者の望ましい行動	看護師の指導上のポイント➡/注意点🈫
HOTの必要性と効果を理解し，アドヒアランスを維持できる	
●適切に酸素を取り込むことによって，低酸素血症を改善し，呼吸仕事量や心仕事量が軽減することを理解する． ・息切れが軽減することで，ADLを拡大できることを理解する． ・HOTは自分らしく生きていくための資源であり，患者自身が主体的に扱うものであるとの認識がある．	➡ HOTの必要性と効果を説明する：HOT開始に伴う患者の複雑な思いに理解を示しながら病状とHOTの必要性・効果を結び付けて説明する． ・HOTの効果により希望する生活が可能であることを具体的に伝える．

安全かつ効果的に酸素療法を実施できる

❶在宅用機器を用いて酸素吸入ができる.
　①鼻カニュラと連結管でつないだ延長チューブを酸素供給装置に接続する.
　②鼻カニュラと延長チューブ,加湿器の接続などが確実にできているか,チューブが折れていないかを確認する.
　③酸素流量が3L/分を超える場合,加湿器に蒸留水を入れる.ただし,機種によっては自動加湿機能があり,蒸留水が不要の場合がある.
　④酸素濃縮機の電源を入れ,指示量の酸素流量に設定する.
　⑤鼻カニュラから酸素が流れているか確認する.

➡ 酸素供給装置には,設置型酸素濃縮装置と液化酸素装置がある.ここでは,設置型酸素濃縮装置を中心に述べる.
➡ 酸素流量が3L/分以下の場合,鼻腔周囲の加湿された室内気を吸入するため,加湿器の使用は不要である[6]ことを説明する.加湿器を使用する場合,酸素濃縮装置にきちんと装着できているかどうか確認することを伝える.
🈡 リザーバー付鼻カニュラの場合,内蔵のリザーバーに水滴がつくと機能しなくなるため,加湿は禁忌である.
➡ 鼻カニュラの先端を顔に当て,また水の中に入れて確認をする.

❷鼻カニュラを装着できる.
　・鼻カニュラがずれないように調節する.

➡ チューブを耳にかけてストッパーリングで首のあたりで固定する.夜間,寝返りなどで外れやすい場合は,絆創膏で頬部にとめることも提案する.

❸携帯用酸素ボンベと呼吸同調装置を使用する.
　①指示量の酸素流量を設定し,息を吸って酸素が流れていることを確認する.
　・例:呼吸同調装置サンソセーバー®5の場合,吸気時に赤ランプがつく.
　②酸素ボンベの残量を確認し,必要に応じて交換する.
　・ボンベの圧力計の目盛りが赤印のところにきたら交換する.
　③アラームが鳴る条件と使用上の注意点を理解している.
　・アラームが鳴った時,必要な対処をする.

➡ ボンベ残量,使用可能量・時間の計算方法
● 酸素残量の計算方法
　・圧力計の単位がMPaの時
　　酸素残量(L)=ボンベ内容積(L)×圧力計の値×10
　・圧力計の単位がkqf/cm²の時
　・酸素残量(L)=ボンベ内容積(L)×圧力計の値
　　(ボンベ内容積は,ボンベにVと表示されている)
● 使用可能量(L)=酸素残量×0.8(安全係数)
● 使用可能時間(分)=使用可能量÷指示流量

酸素ボンベ使用時間目安

吸入流量(L/分)	V1.1	V2.0	V2.8
0.5	21時間	38時間15分	53時間30分
1	11時間15分	20時間30分	28時間45分
1.5	7時間45分	14時間	19時間45分
2	5時間45分	10時間30分	15時間
2.5	4時間45分	8時間45分	12時間30分
3	3時間45分	7時間	9時間45分
4	2時間45分	5時間15分	7時間30分
5	2時間15分	4時間15分	6時間
6	2時間	3時間45分	5時間15分
7	1時間45分	3時間15分	4時間30分

19.6MPa(200kg/cm²)充填の場合
(呼吸同調装置[サンソセーバー®5]の同調モードを使用の場合)
＊呼吸同調装置の機種により使用時間の目安は異なる.

❹機器の手入れをする.

❺酸素の特性を理解しながら,安全に取り扱う.
　・室内に火気のないことを確認する.

　・酸素ボンベは冷暗所に保存する.

🈡 酸素は,他のものの燃焼を助ける性質があり危険なため,火気より2m以上離れて使用する.
➡ 熱により膨張することを防止する.

❶安静時と労作時の酸素流量が異なることを理解する．	➡ 労作時は，酸素消費量が増加するため，低酸素血症予防に酸素を安静時より多く補う必要がある．「酸素を増量するとくせになる」「二酸化炭素がたまる」などと心配する患者も多いが，酸素はくせになるものではなく，また労作後に状態が落ち着いてから元の酸素流量に戻せばCO_2は貯留しない．むしろ労作時に酸素指示流量を吸入しないことによる低酸素血症や心臓への負担の増大が問題であることを説明する．
	● 労作時は，安静時の1.5〜2倍の酸素流量を必要とすることが多い[7]．
・「労作時」の意味を理解する．	➡ 労作時とは，外出時だけではなく，食事，洗面，トイレ動作なども含まれることを理解してもらう．
	注 労作後，状態が落ち着いたら安静時の酸素指示流量に戻す．
❷労作に応じて医師の指示の範囲内で酸素流量の調整をする．	➡ 労作時の酸素指示流量の使用で「息切れが軽減する」ことを体感してもらう．息切れや動悸が少なく行動ができた時は，(1)酸素増量による効果であること，(2)酸素は快適に日常生活を送るための資源であり，その資源をうまく活用できたこと，を称えアドヒアランスの向上を図る．
● パルスオキシメーターをもっている患者は，セルフモニタリングを行い，医師より指示されたSpO_2が保てるように調整する．	
● SpO_2と脈拍の数値の意味を理解する．	➡ SpO_2と脈拍を提示し，数値の意味を説明することで，労作時の酸素流量調整の必要性についての理解がより深まる．
・SpO_2 75％で心筋虚血性変化，SpO_2 50％で意識障害，昏睡，SpO_2 35％で臓器障害が起こる．	➡ 一般的にSpO_2の目標は90％を維持することである．
・低酸素血症時は，交感神経が興奮し心拍数が増加する．SpO_2が低下していなくても，頻脈を認める時は，心拍数を増加させることで何とかSpO_2を保っている状態であり，心臓の負担も大きいことを意味する．	
❸酸素指示量を使用していても息切れが強い時は，自己判断で酸素を増量せず，医療者に相談する．	

● 慢性のⅡ型呼吸不全患者は，不適切な高濃度の酸素吸入によりCO_2ナルコーシス*に陥る危険があることを理解し，酸素指示流量（とくに安静時，睡眠時の酸素指示流量）を遵守する．	➡ 慢性Ⅱ型呼吸不全患者に不適切な高濃度酸素を投与するとなぜCO_2ナルコーシスとなるか，その理由を説明する．適切な酸素管理であれば過度に高二酸化炭素血症やCO_2ナルコーシスを恐れる必要がないことを伝える．
*CO_2ナルコーシス：高二酸化炭素血症により重度の呼吸性アシドーシスとなり中枢神経系の異常（意識障害）を呈する病態[8]をいう．	● CO_2ナルコーシスに陥った時の対応[9]
	・ベンチュリーマスク24％など低濃度から酸素飽和度90％を目標に吸入酸素濃度を上昇させる．
	・著明な低酸素血症をきたした場合，不整脈や心筋梗塞などを引きおこす可能性があり，CO_2ナルコーシスを恐れず，適切な酸素投与を行う．
	・非侵襲的陽圧換気（NPPV）を行う．
	● CO_2ナルコーシスになる理由　通常ではCO_2濃度の上昇によって呼吸中枢が刺激され，呼吸が促進される．しかし，COPDなど慢性的にCO_2濃度が高い場合，CO_2濃度の上昇に対する反応が鈍くなる．その代わりにO_2濃度の低下が呼吸中枢への刺激となり，呼吸が保たれる．このような状態の患者に対し，高濃度O_2投与により低酸素血症が改善すると，O_2低下による呼吸中枢への刺激がなくなり，呼吸が減少し，CO_2が蓄積してしまう．

●高二酸化炭素血症の症状（頭痛，発汗，顔面紅潮など）を理解する．	➡高二酸化炭素血症の症状について理解が得られるように説明する．

生活上の工夫ができる

●鼻カニュラや酸素ボンベの外観が気になる場合，眼鏡タイプのカニュラや，服の下に酸素チューブを通す，酸素ボンベを好みのカバンに入れたりスカーフでカバーしおしゃれをするなど工夫できる．	

日々の体調チェックと異常時の対処方法が理解できる

●発熱，咳嗽や喀痰の増加，息切れの増強，SpO_2の低下などいつもと違う症状がある場合，早期に受診する必要性を理解し，行動できる．	➡増悪は患者のADL，QOLに大きな影響を与えるため，増悪および重症化予防を行うことが必要であることを説明する．

▋引用文献▋

1）宮本顕二：楽しく学ぶ肺の検査と酸素療法．p.170，メディカルレビュー社，2007
2）日本呼吸器学会肺生理専門委員会，日本呼吸ケア・リハビリテーション学会酸素療法マニュアル作成委員会（編）：酸素療法マニュアル．p.69，メディカルレビュー社，2017
3）Helga J：Life pattern of people with chronic obstructive pulmonary disease；isolation and being closed in. Nursing Science Quarterly 11（4）：160-166，1998
4）竹川幸恵：慢性呼吸不全患者が在宅酸素療法と共に生きることへの支援．進化する慢性病看護（東めぐみ編），p.6-11，看護の科学社，2010
5）前掲2），p.52
6）前掲2），p.35
7）前掲2），p.71
8）前掲2），p.90
9）前掲2），p.91

E. 非侵襲的陽圧換気（NPPV）療法

　　非侵襲的陽圧換気（non-invasive positive pressure ventilation：**NPPV**）**療法**は，気管挿管や気管切開を行わず，マスクを介して気道内に陽圧をかけ換気を行う方法である．換気改善，呼吸筋疲労の軽減，酸素化の改善などを目的とする．

　　NPPVの適応疾患としては，急性期ではCOPDの急性増悪や心原性肺水腫など，慢性期ではCOPD慢性期，慢性心不全によるチェーン・ストークス呼吸*が効果としてのエビデンスレベルが高い[1]．また慢性Ⅱ型呼吸不全でエビデンスレベルは高くなくても，主に睡眠時にNPPVを使用することによって，睡眠時呼吸障害の改善，呼吸筋疲労の改善，呼吸調節系のリセッティング**などによる血液ガス分析値・呼吸困難・頭痛などの改善やそれに伴うADLの拡大，再入院日数の減少に効果を上げている[2-4]．

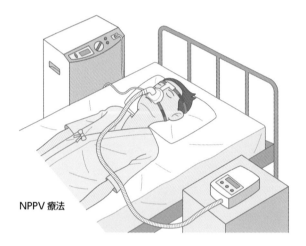

NPPV療法

NPPVのメリットとデメリット

メリット
● 導入が容易で簡便
● 会話が可能
● 食事摂取が可能
● 気管挿管に伴う危険性が回避可能
● 状況に応じていつでも中断可能
● 体位変換が容易（沈下性肺炎のリスクを減少）

デメリット
● 患者の協力が不可欠
● 気道と食道が分離ができない
● 気管吸引が困難
● マスクの不適合，マスクによる障害
● 高い気道内圧を確保するのが困難
● 医療スタッフの習熟と慣れが必要

［石原英樹：急性期・慢性期における非侵襲的な呼吸管理とは．医師・ナースのためのNPPVまるごと事典，p.11，メディカ出版，2019より引用］

〈NPPVを順調に進めるために〉

　　NPPVをスムーズに導入し，在宅で継続するためには，**アドヒアランス**およびセルフマネジメント能力の向上が不可欠である[5]．なかでもマスクフィッティングの良し悪しはNPPVを順調に進めるうえでも大きな影響を及ぼす要素である（p.286 Skill 「NPPVの管理」参照）．

　　NPPVについての患者教育は，患者の思いや理解度を把握しながら，患者のペースに合わせてゆっくりと進めることが重要である．また，患者のがんばりやできたことをみつけて積極的に称賛し，小さな成功体験を積み上げていくという，患者の自己効力感を高めるアプローチが有効となる．

---

*チェーン・ストークス呼吸：浅い呼吸から徐々に深く大きな呼吸となり，再び徐々に浅くなり，10〜20秒の無呼吸となり，これを繰り返す．
**リセッティング：二酸化炭素がたまってくると，脳幹部の化学受容体の反応性が鈍くなってくるが，夜間に換気を行うとこれが元に戻って昼間の二酸化炭素に対する反応がよくなること．

NPPVのモードと波形

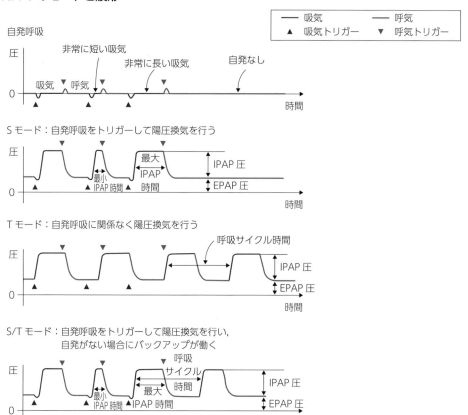

[森下 裕：NiCE 病態・治療論［2］呼吸器疾患（石原英樹, 竹川幸恵編）, p.81, 南江堂, 2019 より許諾を得て一部抜粋して転載]

Skill

NPPVの援助

目的 ▶ 呼吸機能に障害のある患者が，適切な自己管理のもとNPPVを実施することにより，低換気状態を改善させ，快適・安全な在宅療養生活を送ることができる．

物品 ▶ NPPV機器一式

患者の望ましい行動	看護師の指導上のポイント➡／注意点注
NPPVの必要性と効果が理解できる	
	●NPPVに対してポジティブなイメージを持てるようにNPPVの必要性と効果を説明する．NPPVに対する思いや患者の理解度，病態をふまえてわかりやすく説明する． ①NPPVは，高二酸化炭素血症を改善するすばらしい機械であると説明する． ②呼吸補助筋に触れながら効果を説明することで，自分の身体のことと実感をもってとらえることができ，アドヒアランスを維持しやすい．
❶主に睡眠時に行い，換気を補助し低換気を改善することを理解する．	➡換気改善のメカニズムについて説明する． ①REM睡眠時の補助呼吸筋の低下により起こる低換気状態の改善について．
❷実際に胸鎖乳突筋や僧帽筋など呼吸補助筋に触れ，活発に働いていることを確認する．これらの呼吸補助筋を休める効果があることを理解する．	②肺の過膨張に伴う1回換気量の制限，横隔膜平低下に伴う収縮効果の低下，内因性PEEPに伴う呼吸仕事量増大により起こる呼吸筋疲労の軽減について．
❸慢性呼吸不全患者は，呼吸に要するエネルギー量が健康成人と比較し数倍と多いが，NPPVは呼吸仕事量を減らし酸素消費量を減らすことを理解する．	
❹❶～❸により，血液ガス分析値，呼吸困難や頭痛などが改善することを理解する．	➡NPPVは，より快適な生活をするために患者が主体で活用できる資源である．
安全にかつ効果的にNPPVを実施できる	
❶NPPVのアドヒアランスを維持する．	➡病状の進行や生涯必要となった治療に対する複雑な思い，予後への不安を抱きながら[6]，マスクや陽圧換気の不快な体験をする患者の苦痛を理解し，共感しながら支援する． ●とくにNPPV導入当初は，うまくNPPVを導入した他の患者の情報（代理的経験）を提供しながら，NPPVに必ず慣れることを伝える．また，「あなたならできる」という力強い励まし（言語的説得）や，装着時間の延長およびCO_2の低下などが効果的にできていることを伝える（成功体験）ことにより自己効力感を向上させる支援が有効である．

❷NPPVの自己管理ができる.
　・マスクフィッティングができる.（鼻口マスクの場合）

顔とマスクフレームが平行になるようにアームの調整をする（ただし，マスクの種類によっては平行にならないものもある）.

眼元へのリークは完全に消失させる.

マスククッションがIPAP時に膨らむことを確認する.

上下のヘッドギアは平行に.
後頭部は首にかかるまで深くかぶる.

口元へのリークがないように（若干のリークは可）.

耳の下の留めひもは指1～2本入る程度に締める.

　・鼻根部のマスクのシリコンにしわがよらないように，マスクは下顎から当てる.
　・顔面，後頭部ともにマスクの位置を左右対称にする.
　・臥位でNPPVを作動させて微調整をする.

●NPPVの操作ができる.
　・HOTをしている場合，NPPV用の酸素チューブを酸素供給装置に接続する.
　・電源を入れてから指示量の酸素を流す.

●NPPVの手入れと組み立てができる.

➡ NPPVの自己管理（マスクフィッティング，操作，手入れなど）は，難しいことを理解し，段階をおって進める. 少しでもできたことは，称え，また，必ずできると励まし，自己効力感を高める.

注 マスクフィッティングは，難しい印象をもたないようにはじめは介助する.

➡ リークについて説明する.

●エアクッションによりフィッティングがよくなること，逆にきつく締めてエアクッションが消失するとかえってリークが増えること，多少リークがあっても器械が補正するので効果には問題がないことを十分に説明し，緩めのマスクフィッティングに慣れるように支援する. ただし目元のリークは，眼球結膜の乾燥をまねくため完全に消失させるようにする.

注 リークがある場合，すぐにストラップを締めるのではなく，マスクフィッティングの基本ができているか確認する.

➡ 実際にマスクや蛇腹などを分解し，洗浄，組み立ての練習を行う.

●組み立てがスムーズにいかない場合は，色テープを貼り，視覚的に操作方法が理解できるように工夫するなど，個々の患者に応じた説明を行う.

日々の体調チェックと異常時の対処方法が理解できる

●目がチカチカし，乾燥する ⇨リークが原因のため，マスクフィッティングの調整をする.
●顔にマスクの跡が残り痛い ⇨マスクフィッティングがきつすぎるため，ストラップやアームで調整をする.
●蛇腹に結露ができ，鼻も冷たい ⇨蛇腹内の空気が冷たいことが原因である. 蛇腹にカバーをしたり，または加温加湿器を使用したりする.
●機械と呼吸があわない場合や上記問題が解決しない時は，医療者に相談する.

引用文献

1）日本呼吸器学会NPPVガイドライン作成委員会：NPPV（非侵襲的陽圧換気療法）ガイドライン，改訂第2版，p.16-18，120-131，南江堂，2015
2）Leger P：Nasal intermittent positive pressure ventilation；Long-term follow-up in patients with severe chronic respiratory insufficiency. Chest 105：100-105，1994
3）石原英樹：COPDにおけるNPPV療法. 日本在宅医学会雑誌12（2）：15-22，2011
4）坪井知正：拘束性胸郭疾患のNPPV. 日本在宅医学会雑誌12（2）：23-29，2011
5）竹川幸恵：在宅NPPVの導入と教育. みんなの呼吸器Respica 17（2）：65-71，2019
6）竹川幸恵：非侵襲的陽圧換気療法と共に生きる慢性呼吸不全患者の内的体験. 日本呼吸管理学会誌14（2）：310-315，2004

2-2 循環管理に関する技術

A. 心臓デバイスと植込みによる心身への影響

1 ● 心臓デバイス治療とは

　ペースメーカ，植込み型除細動器（implantable cardioverter defibrillator：ICD）および心臓再同期療法（cardiac resynchronization therapy：CRT）機能付ICD（CRT-D）などの**心臓デバイス治療**は，不整脈を治療するための非薬物療法の1つで，恒久的な**体内植込み型治療装置**である．日本では，1970年代にペースメーカ療法が始まって以降，1996年にICD，2004年にCRT-P，2006年にCRT-Dの保険適用が認められ，植込み件数は増加傾向にある．今後も人口構造の高齢化による適応患者数の自然増のほか，デバイスの小型・多機能・高機能化やリードの改良などの技術発展，二次予防だけでなく一次予防を含む適応範囲の拡大に伴い，若年層を含めた患者数の増加が予想される[1]．さらに，2011年には，これらのデバイスに遠隔モニタリングシステム[2]が導入され，2018年度より，心臓ペースメーカ指導管理料に遠隔モニタリング加算が付くようになった．これに合わせて，より専門的に診療や看護を提供できる日本不整脈心電学会による植込み型心臓デバイス認定士が2019年より誕生した．

　遠隔モニタリングシステムとは，デバイス機器本体に絶えず記録されている身体情報（心電図，心拍数など）と機器の作動状況（電池残量や行った治療など）を，電話回線を通じて自宅から専用サーバーに送り（手動型や自動型），一方で，病院の医師，看護師などがこのサーバーにアクセスすることで，送られた情報を確認することができる．これらによって，専門外来で直接確認するだけでなく，遠隔診療・看護による専門的な疾病管理と看護が提供できるようになってきている．

コラム

人工心臓

　植込み型心臓デバイスには，この項で扱うペースメーカ，ICD，CRT，CRT-Dのほかに，重症心不全患者に対する「全置換型人工心臓」や「補助人工心臓」があり，心臓移植と同様に，あるいはそれに代わる治療として期待されている．現時点では，国内でも症例は少なく，臨床応用に向けて開発途中の過程にある．今後，ペースメーカなどと同様に，人工心臓を植込みながら社会生活を送る患者が増えてくることが考えられる．

〔日本循環器学会ほか：重症心不全に対する植込型補助人工心臓治療ガイドライン，2021年改訂版，〔https://www.j-circ.or.jp/cms/wp-content/uploads/2021/03/JCS2021_Ono_Yamaguchi.pdf〕（最終確認：2022年2月15日）を参考に作成〕

遠隔モニタリングシステムのしくみ

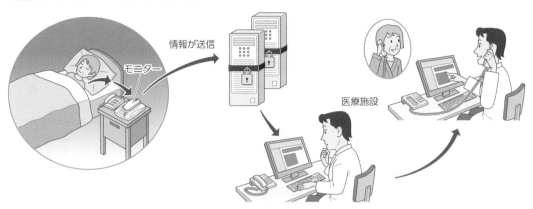

2 ● 心臓デバイスの種類

a. ペースメーカとは

　ペースメーカとは，植込み型心臓デバイスの1つで，徐脈性不整脈（洞不全症候群，房室ブロック，徐脈性心房細動など）に対して，心筋に適切な頻度で電気刺激を加えることにより興奮（脱分極）させ，それにより心房や心室を収縮させ，生涯永続的に適正な心拍数を維持させる目的がある[1]．

b. ICD および CRT － D とは

　ICD（植込み型除細動器）は，致死性心室性不整脈（心筋梗塞，心筋症，ブルガダ症候群などに併発する心室頻拍，心室細動）による心臓突然死を治療するための非薬物療法である[1]．ICDは，不整脈を予防するものではないが，心臓の動きを監視し，頻拍発作にすばやく反応して治療を行い（ペーシング，カルディオバージョン，除細動），突然死を防ぐものである．

　CRT-Dとは，心臓再同期療法機能付植込み型除細動器をいう．**心臓再同期療法（CRT）**は，重症心不全において，左室と右室の両室を同時に刺激する（なお，ペースメーカには左室への刺激機能がない）ことにより，左右心室間の協調性を回復させ，心機能の改善を期待するものである[1]．

　両治療の適応は，いずれも低心機能の患者であることが多い．そのため，デバイスを植込んだことに関する自己管理だけでなく，致死性不整脈を引き起こす原疾患（ブルガダ症候群，心筋梗塞，心筋症など）に対する自己管理（服薬，日常生活活動など）も重要となってくる．

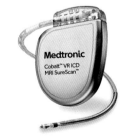

ICD（植込み型除細動器）
（写真提供　日本メドトロニック）

3 ● 心臓デバイス植込みによる身体的・心理社会的な影響

　心臓デバイス植込みが普及することにより，全体的に生命予後は飛躍的に改善してきている．しかし，感染症などの合併症の可能性，電池技術の限界，電磁干渉[3]や植込み部の運動制限など，日常生活上の変化も多く，患者・家族の戸惑いは少なくない．

　とくに，ICD植込み患者は，就労生活を送る年齢層が多く，機器の作動（除細動）や不適切作動に対する不安や恐怖が大きい．またICDに関する社会認知度が低いこともあり，社会生活が過ごしづらいといった心理社会的な問題[4]を体験することが多い．

　したがって，デバイス植込み後の患者への看護の役割としては，患者が植込みに伴う生活上の制約をうまく生活に組み入れながらセルフケアを行えるように支援することが重要となる．

　また，心臓デバイス治療は，心臓停止を防ぐ延命治療の1つといえる．すなわち，「デバイス治療を停止する」＝「心停止」＝「死」を意味する．また，デバイス治療は，植込み適応も変化の途上にある．さらに植込み患者の終末像は，循環器疾患に限らず，がんなどの他疾患を抱えることもある．そのような中で，「デバイス治療をいつ停止するのか」という，植込み患者の終末期のあり方が課題になっている．植込みを決断する時から，植込み後においても，終末期のあり方を含めた患者・家族の意思決定を支援することが望まれている[5]．

B. 心臓デバイス植込み後の原疾患に応じたセルフケア支援

〈薬物療法を適切に継続できる〉

　遺伝性疾患を除き，デバイス治療単独であることは少ない．患者はデバイス治療があることで薬物療法の必要性を認識しないことも多いため，勝手な判断で服薬を中断することがないように，薬物療法とデバイス治療両方の目的を説明する．

〈不整脈や心機能低下を引き起こさない日常生活の調整を継続できる〉

　デバイス治療が導入されても，原疾患や心機能に応じた生活の調整は不可欠である．具体的には，心不全患者への自己管理支援と同じである．すなわち，入浴などの生活活動と運動の強度，性生活，食事，飲水，禁煙，節酒などの自己管理支援が必要である．なお，原疾患に応じて，心臓に負荷をかけない活動（運動）は異なる．とくに，CRTの場合は，デバイス治療による心機能の改善に伴い，患者が症状軽減を自覚すると，過活動になり再び心不全が悪化してしまうこともまれではない．植込み後においても，患者の心機能評価に基づく活動強度をアセスメントし，患者の生活活動を調整するかかわりが必要である．ただし，ブルガダ症候群などの遺伝性不整脈の場合は，心負荷にかかわらず不整脈が生じるため，活動制限は必要ない[4]．

〈デバイスとともに生きる生活に適応できる〉

　デバイス植込みに伴って抱く心配や悩みは尽きない[6]．とくに，ICDやCRT-Dの除細動機能を有するデバイスを植込んだ患者は，死への恐怖や除細動作動に対する未知の不安

や予期不安を抱えている．電磁干渉回避や運転制限などが加わることにより，職業の変化や社会的交流の機会が失われることでうつ状態に陥るなど，心理社会的適応に難渋する患者は3〜4割存在する．植込み後は専門外来で機器のチェックで留まることが多いが，患者の生活適応をアセスメントし，p.352の「不整脈や心機能低下を引き起こさない日常生活の調整を継続できる」こととあわせて心理支援を行う必要もある．

Skill

心臓デバイス（ペースメーカ，ICDなど）植込み後の体調・生活管理

目的▷ 患者・家族が，自己検脈や植込み部の観察などを通して，作動不全や合併症を早期発見・早期対処できる．また，電磁干渉などのデバイス保護や運転制限などの日常生活上の留意点について理解できる．

物品▷ ペースメーカ／ICD手帳，デバイスメーカ業者作成のパンフレットなど，自己管理ノート

患者・家族の望ましい行動	看護師の指導上のポイント➡
植込み部の観察ができる	
❶創とポケット部の位置を毎日観察する必要性を確認する．	➡本体とリードの感染や金属アレルギーは数％の確率で起こる．植替えが必要となる場合もあるため，早期発見・早期対処が大切である．
❷観察する時間（入浴時など），場所（鏡のある場所がよい）を決める．	➡女性・若年者・やせ型の場合，とくにCRT-Dなどデバイスが大きくなると，ポケット内でデバイスが動きやすく，また，膨隆して皮膚が伸展されるため，日常の腕の動きなどで衣服とすれやすくなる．植込み部をおおう綿素材の下着を着用するなどの工夫が必要な場合もある．
❸植込み部を以下の視点で観察する． ・赤み，はれ，痛み，熱，膿などの滲出液，前日からの変化の有無	
❹異常がある時には早めに受診する．	

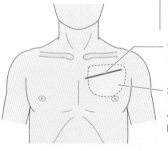

切開創 幅4〜6cm
（鎖骨の下2〜3cm）

本体ポケット

ペースメーカ　500円玉大
ICD　5〜8cm大

自己検脈ができる	
❶自己の脈拍（数・リズム）を測定する（p.314「A. 自己検脈」参照）．	
❷ペースメーカ機能の設定と比較し，確認する． ①ペースメーカ／ICD手帳に記載されている設定を確認し，正常範囲を理解する． ② ①の設定の脈拍数と，①の自己の脈拍数を比較し，正常範囲内にあるかを確認する． ③自己管理ノートに記載する．	➡ペースメーカ機能の設定は，病状に応じて変更されることもあるため，とくに外来では設定を医師に確認するよう説明する．
❸異常がある時には医師に連絡する．	

作動，不適切作動時の対処を理解できる（ICD，CRT-Dの場合のみ）

❶カルディオバージョン，除細動の目的を確認する．

➡ ICDは，（1）抗頻拍ペーシング⇨（2）カルディオバージョン（弱い電気ショック）⇨（3）除細動，の順で機能する．抗頻拍ペーシングは通常ペーシングと同様の刺激で患者の自覚はない．また，除細動のための充電する数秒の間にVF（心室細動）により意識を失う場合があり，この場合，患者はショックを感じない．

❷作動時の自覚症状を確認する．
・不意に胸を蹴られたような衝撃を受ける．また，衝撃を受ける前に意識を失う場合もある．

➡ 入眠時などに作動し，患者の自覚がなく，定期受診時に作動イベントが確認されることもある．
● 日ごろから自分の活動をノートに残しておく．ノートをつけておくことで何が原因で不整脈が起こりやすいかを察知することができる．

❸作動の直前に，動悸などの胸部違和感がある場合には安全な場所に移動して座るなど，安静を保つ．
・意識消失による転倒による二次的障害を防ぐため

❹作動後は安全な場所で安静を保ち，ただちに医師に連絡をとり受診する．

➡ 作動体験した場合は，その時の状況や思いを表出できる環境をつくり，その後，過度に生活を自制することがないようなかかわりが必要である．

❺胸部不快感があった場合は，時間，その時の状況を含めて自己管理ノートに記載しておく．

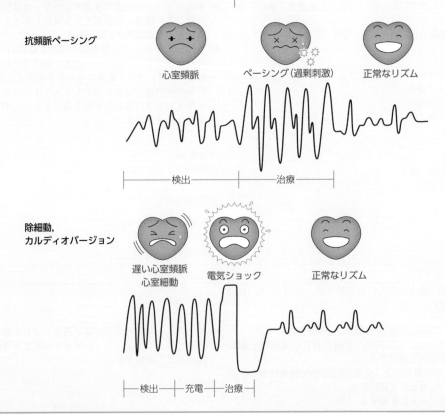

抗頻脈ペーシング

心室頻脈　　ペーシング（過剰刺激）　　正常なリズム

├──検出──┤──治療──┤

除細動，
カルディオバージョン

遅い心室頻脈
心室細動　　電気ショック　　正常なリズム

├──検出──┼─充電─┼─治療─┤

電磁干渉を避ける生活調整ができる

❶デバイスメーカー業者のパンフレットなどをみながら，家庭や職場，外出先の環境を家族とともに確認する．

➡ 「危険」「警告」「注意」の3段階に区分されている[3]．デバイスメーカーの業者や機種によって電磁干渉レベルは異なるため，具体的な情報は，業者に確認する．

❷とくに職場環境（就業内容）が変更となる場合には，必要に応じて医師から対処方法について説明を受ける．

❸電磁干渉に対する対応について確認する.

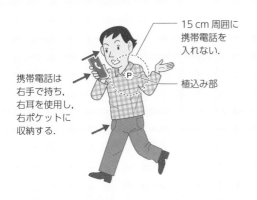

15 cm 周囲に
携帯電話を
入れない.

植込み部

携帯電話は
右手で持ち,
右耳を使用し,
右ポケットに
収納する.

➡ 2012年には, 条件つきMRI対応型の使用が可能となった. このように, 電磁干渉回避のための要件は目覚ましく変化する. その都度, 新たな基準を確認する.

➡ 現代社会は, 技術の発達により, さまざまな電磁波が生じる環境となっている. 携帯電話, 電車の改札等のワイヤレスカードシステム, 無線LAN, 自動車のスマートキー, ホームセキュリティ, 医療環境(歯科や整形外科治療など) など[3], 退院までに患者や家族が想像しにくいこともある. 退院後に1つひとつが気になり, 不安が増強し過度に外出を自制してしまうこともある. 業者に具体的な情報を伝えることで, それぞれに応じた対処方法が明らかになるため, 患者・家族には遠慮なく確認する.

➡ 福祉用具として, ペースメーカ・ICD電磁波防護服(エプロンやベスト), 植込み部の衝撃から守る専用パッドなども開発されている.

①干渉時の症状（ふらつき, めまい, 失神, 気分不快, 胸部不快など）を確認する.
②干渉を感じたらすぐに離れるなど, 原因部からの距離をとる.
③基本的に離れれば作動は元に戻る. それでも症状が軽減しない場合は, 医師などICD手帳にある連絡先にただちに連絡する.

➡ あらかじめ予測できる場合は, その対処方法について確認する.
● 手帳を提示して係員に対処を求める, 安全な距離を保つ方法を考える, など.

❹電磁干渉に関する相談先を確認する.

デバイス保護および運転制限について理解できる

❶許可の範囲で適切に自動車を運転する.
・ICD植込み後6ヵ月間は禁止となる. 6ヵ月間発作などがなく, 医師の意見書があることを条件に許可される. 条件を守らなければ法律違反になることを理解する.

・シートベルトが植込み部に当たる場合, 急ブレーキなどによる強い衝撃から守るため, クッションを当てる.

➡ ICDの適応基準拡大により, 道路交通法改正への動きもある. 日本不整脈心電学会[7, 8]などのホームページから情報が得られる.

➡ 運転ができなくなることで生活に必要な移動手段を失うこともある. 代替方法を患者, 家族とともに考える.

● 日本循環器学会より, 社会復帰・就学・就労に関するガイドラインが刊行されている[4].

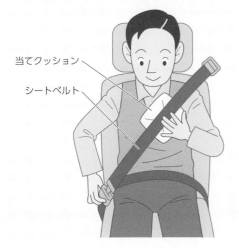

当てクッション

シートベルト

❷デバイス本体への衝撃やリードの移動（断線）のおそれがある運動を避ける．
- 激しく体がぶつかる運動（柔道などの格闘技，ラグビーなどの団体競技）
- 植込み部に近い腕の筋肉を続けて動かす運動（腕立て伏せ，鉄棒へのぶら下がりなど）

❸ペースメーカ／ICD手帳，身体障害者手帳を常時携帯する．
- 手帳の内容（植込んでいる機器や設定の記録，通院の記録，生活上の情報の記載，連絡先など）を確認する．
- 他施設や他診療科の受診，緊急の場合には，提示する．

➡ 身体障害者認定は，患者による申請が必要である．ソーシャルワーカーなどと連携し手続きをとる．
➡ 患者にとっては，日本心臓ペースメーカ友の会，日本ICDの会，ICD友の会など，患者グループでのかかわりが生活や心理面の支えになることも多いので，適宜紹介する．

専門外来の定期受診の必要性や遠隔モニタリング送信の必要性がわかる

❶専門外来を定期受診する．
- 6ヵ月ごとに，ペースメーカ／ICD外来など，専門外来を受診する．

- 外来では，機器設定，電池の消耗度，本体に記録されている心電図や治療エピソードなどを確認している．

➡ 原疾患の管理は，他施設，他医師でされていることも多い．他施設，医師との連携をとりながら，原疾患の治療継続も重要であることを説明する．

➡ 遠隔モニタリングシステムを利用する場合は，送信方法などについての指導も必要となる．

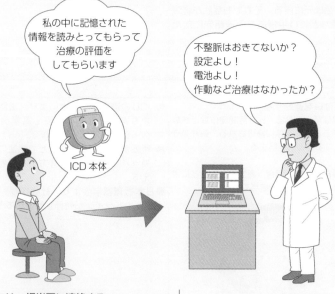

❷以下のような場合には，担当医に連絡する．
- デバイスの作動不全，リードの移動，病状変化による自覚症状がある場合（胸が痛む，息苦しい，めまい，気が遠くなる感じ，体がだるい，手足がむくむ，しゃっくりが頻繁に起こるなど）．
- ICDの作動が起こった場合．

▌引用文献▐

1）日本循環器学会：不整脈の非薬物治療ガイドライン（2018年改訂版）.
〔https://www.j-circ.or.jp/cms/wp-content/uploads/2018/07/JCS2018_kurita_nogami.pdf〕（最終確認：20022年2月15日）

2）日本不整脈心電学会：心臓植込型デバイスにおける遠隔モニタリングステートメント（平成28年7月28日）
〔http://new.jhrs.or.jp/guideline/statement201607_01/〕（最終確認：20022年2月15日）

3）日本不整脈学会（監）, 安部治彦, 豊島　健（編）：生体内植込みデバイス患者と電磁干渉, メディカルレビュー社, 2007

4）日本循環器学会：ペースメーカ, ICD, CRTを受けた患者の社会復帰・就学・就労に関するガイドライン, 2013年改訂版, 2013
〔https://www.j-circ.or.jp/cms/wp-content/uploads/2020/02/JCS2013_okumura_h.pdf〕（最終確認：2022年2月15日）

5）日本循環器学会, 日本心不全学会, 日本脳卒中学会, 日本緩和医療学会合同：2021年改訂版 循環器疾患における緩和ケアについての提言, 〔https://www.j-circ.or.jp/cms/wp-content/uploads/2021/03/JCS2021_Anzai.pdf〕（最終確認：2022年2月15日）

6）齊藤奈緒, 多留ちえみ, 吉田明弘ほか：ICD植込み患者の療養生活上の関心に関する検討—日常生活活動の調整を中心とした教育的支援にむけて, 心臓リハビリテーション14（1）：139-144, 2009

7）不整脈に起因する失神例の運転免許取得に関する診断書作成と適性検査施行の合同検討委員会（日本不整脈心電学会, 日本循環器学会, 日本胸部外科学会）：不整脈に起因する失神例の運転免許取得に関する診断書作成と適性検査施行の合同検討委員会ステートメント. 不整脈19（5）：502-512, 2003
〔http://new.jhrs.or.jp/pdf/guideline/com_icd200603_01.pdf〕（最終確認：2022年2月15日）

8）「不整脈に起因する失神例の運転免許取得に関する診断書作成と適性検査施行の合同検討委員会ステートメント」改訂ワーキンググループ（日本不整脈心電学会, 日本循環器学会, 日本胸部外科学会）：「不整脈に起因する失神例の運転免許取得に関する診断書作成と適性検査施行の合同検討委員会ステートメント」改訂のための補遺3, 2017
〔http://new.jhrs.or.jp/pdf/guideline/statement201708_02.pdf〕（最終確認：2022年2月15日）

2-3 栄養管理に関する技術

A. 経管栄養

経管栄養とは，経口からの食事摂取が困難な患者に対し，カテーテルを用いて経腸栄養剤を胃に直接投与する栄養療法である．脳梗塞・神経難病・認知症などで咀嚼・嚥下機能障害がある患者，クローン病・がんなどで消化機能障害・消化管狭窄がある患者などに適用される．

1 ● 経管栄養の種類—経鼻経管栄養と胃ろう

経管栄養には，①**経鼻経管栄養**と②**胃ろう**を介した経管栄養の2つの方法がある．

● 経鼻経管栄養

経鼻経管栄養は，鼻腔を介して胃までカテーテルを挿入，留置して，経腸栄養剤を注入する方法である．カテーテルの先端は，病態や使用目的によって，胃または十二指腸・空腸に留置する．

● 胃ろうを介した経管栄養

胃ろうを介した経管栄養は，**経皮内視鏡的胃ろう造設術**（percutaneous endoscopic gastrostomy：PEG）により造設した胃と体表面をつなぐろう孔（胃ろう）にカテーテルを留置して，経腸栄養剤を注入する方法である．この方法は経鼻経管栄養に比べて，咽頭部の違和感や苦痛を生じることがなく，またカテーテル管理が簡便であるため，近年では広く用いられている．

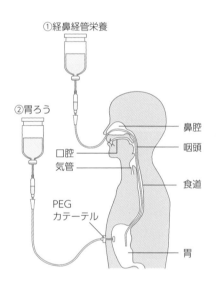

①経鼻経管栄養
②胃ろう
鼻腔
咽頭
口腔
気管
食道
PEG
カテーテル
胃

2 ● 完全静脈栄養法（TPN）との比較

経管栄養は，中心静脈を介し輸液を行う栄養療法（**完全静脈栄養法**，total parenteral nutrition：**TPN**）に比べ，消化吸収機能を生かした生理的条件に近い栄養療法であり，腸管免疫機能も維持できるメリットもあるが，一方で，嘔吐・誤嚥性肺炎や下痢，胃ろう周囲の皮膚トラブルやバンパー埋没症候群などの合併症のリスクを伴う．そのため看護師は，患者や家族がこれらの合併症を回避するための栄養剤投与の手技やカテーテル管理を自己管理できるように支援する必要がある．

Skill

PEGによる経管栄養の援助

目的 口からの食事摂取が困難な患者（あるいはその家族）が，経腸栄養剤を投与するにあたって，PEGカテーテル・その他物品を適切に使用・管理することにより，自己の栄養状態を自ら（または家族の協力によって）維持することができる．

物品 イルリガートル（点滴セット付経腸栄養バッグ）（①），
経腸栄養用接続カテーテル（口径5〜12 Fr）（②），
経腸栄養剤（液体），経腸栄養用カテーテルチップ，
点滴スタンド（またはS字フックなど）

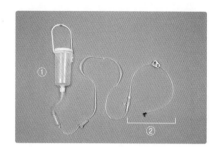

患者・家族の望ましい行動	看護師の指導上のポイント➡／注意点注
経管栄養の準備ができる	

❶環境を整備する．
・栄養剤の調製・準備は，ほこりの立ちにくい清掃された衛生的な環境で行う．

❷必要物品を準備する．

❸手を石鹸で洗い，手指消毒をする．

❹イルリガートルに接続カテーテルをつなぎ，クレンメを閉じる．　　➡ ほこりや落下菌の侵入による栄養剤の汚染を防ぐ．

❺経腸栄養剤をイルリガートルに注ぎ入れる．

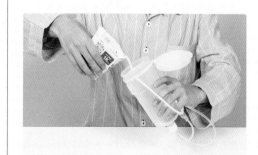

❻イルリガートルを点滴スタンドにかける．

❼点滴筒を軽くつまんで離し，点滴筒の約1/3〜1/2を薬液で満たし，クレンメを開放してライン内に栄養剤を満たし，クレンメを閉じる．

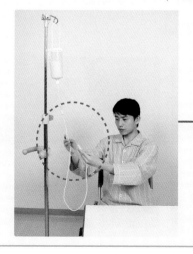

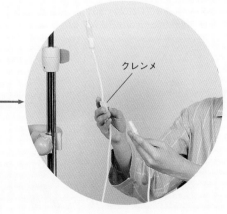

クレンメ

経腸栄養剤の投与を安全に実施できる

❶坐位または仰臥位で行う．仰臥位で行う場合は，上体を約30度に挙上する．

❷PEGカテーテルのふたを開けて，接続カテーテルをしっかりと接続する．

➡栄養剤の逆流・嘔吐，誤嚥を防ぐ．仰臥位の場合は，ずり落ちによる褥瘡を予防し胃部を圧迫しない約30度の挙上が望ましい．

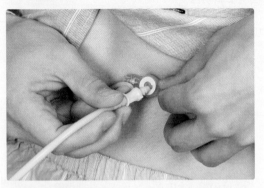

❸栄養剤の投与を開始する．
・イルリガートルのクレンメを開放し，医師の指示どおりに滴下数を調整する．

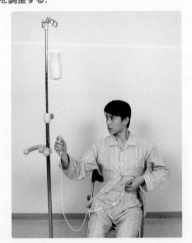

➡胃ろうからの標準注入速度は100〜200 mL/時である．

📋投与速度が速すぎる場合，下痢・嘔吐・腹痛・ダンピング症状（冷汗・頻脈・動悸・脱力・蒼白など）の原因となるため注意する．

❹栄養剤の投与終了後，イルリガートルのクレンメを閉じて，チューブを外し（**1**），常水または微温湯を注入する（**2**）．
・カテーテルチップに約20〜30 mLの常水または微温湯を吸い上げ，接続カテーテルから注入する．

➡カテーテル内に栄養剤が残留するとチューブ閉塞や細菌の繁殖が起こるため，カテーテル内を洗い流す．

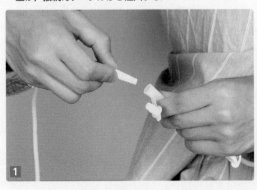

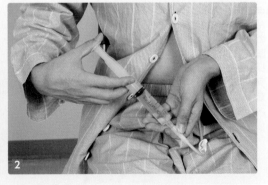

❺接続カテーテルを外し，PEGカテーテルのふたを閉じる
（❸）．

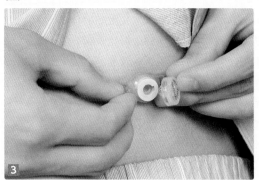

❻栄養剤の投与終了後も30〜60分は上半身を挙上したまま
体位を保持する．

➡ 栄養剤の逆流・嘔吐・誤嚥を防ぐために行う．

後片付けができる

❶イルリガートル，接続カテーテル，カテーテルチップ，プ
ラスチック容器を繰り返し利用する場合は，十分に水洗い
し，0.01％次亜塩素酸ナトリウムに1時間以上浸け置き
して消毒する．

➡ カテーテル内の洗浄が不十分になりやすいため，カ
テーテルチップやカテーテル洗浄ブラシを使って洗
浄し，消毒液を確実に満たす．

❷使用済み物品は，各自治体の指定や医療機関・訪問看護ス
テーションの指導に基づき分別し廃棄する．

副作用・合併症に適切に対処できる

● ろう孔周囲皮膚炎
⇨ろう孔周囲の皮膚炎・感染を予防するため，毎日ろう孔
周囲を洗浄する．弱酸性の洗浄剤をよく泡立てて洗浄
し，細かい汚れは綿棒を使用して取り除き，洗浄剤が残
らないようよく洗い流す．清潔なタオルで水分を拭き取
り，自然乾燥させる．

➡ ろう孔周囲皮膚炎は消化液の漏れによって起こるこ
とが多い．

● バンパー埋没症候群，胃潰瘍，皮膚潰瘍，不良肉芽（にくげ）
⇨ろう孔周囲洗浄後にPEGカテーテルを回転させ動くか
どうかを確認する．また，皮膚と外部ストッパーの間に
1cm程度の緩みをもたせて管理し，胃ろうボタンは
引っぱり上げたり，押し込んだりしないように注意す
る．術直後以外は胃ろう部にY字ガーゼは使わない．

➡ バンパー埋没症候群とは，内部バンパー（PEGカ
テーテルの先端にあるストッパー）が胃壁粘膜に食
い込んで埋没することであり，栄養剤が注入できず，
またバンパーが腹腔内に逸脱し腹膜炎を起こす危険
がある．

➡ Y字ガーゼの厚みでバンパー埋没症候群が起こりや
すくなり，また，ろう孔周囲が湿潤し，ろう孔周囲
皮膚炎を助長する．

➡ 胃潰瘍は，内部バンパーが押し込まれ対側の胃壁に
ぶつかることで生じる．

➡ 皮膚潰瘍や不良肉芽は，外部バンパーやカテーテル
と皮膚との接触圧迫によって起こり，出血しやすく
痛みを伴う（不良肉芽が外用薬で治癒困難な場合は，
硝酸銀による焼灼などによって治療される）．

B. 在宅中心静脈栄養（HPN）

在宅中心静脈栄養（home parenteral nutrition：HPN）とは，在宅で中心静脈カテーテルを介して高カロリー輸液を行う栄養療法である．クローン病，消化吸収不全症候群などの腸管機能不全や腸管大量切除で経口摂取・経管栄養による栄養管理が難しく長期化が予測される患者や，短期であっても中心静脈栄養を継続しながら在宅での生活を希望する悪性疾患患者に適用されている．患者は，治療を受けながら家族とともに生活を営み，社会復帰もできるようになるため，患者および家族のQOLは飛躍的に向上するが，カテーテル関連血流感染など合併症の危険性もあるため，患者や家族が，在宅中心静脈栄養を安全に，また安心して実施・管理できるように指導する必要がある．

〈中心静脈カテーテルの種類─体外式と皮下埋込み式〉

中心静脈カテーテル（CVカテーテル）の種類には，体外式カテーテルと皮下埋込み式ポートカテーテルがあり，近年は，セルフケアが簡便でカテーテル関連血流感染のリスクが低い皮下埋込み式ポートカテーテルが広く用いられている．

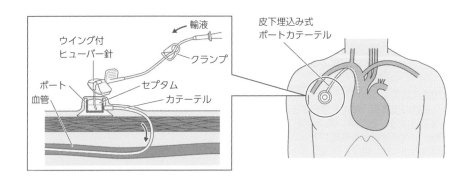

〈HPNを継続しながら日常生活を送るための工夫〉

通常，日中の活動性を保つために輸液は夜間間欠投与とし，24時間投与で携帯する際は，専用のキャリーバッグやジャケットの利用，市販のバックパックを用いた携帯方法などを検討する．また，点滴スタンドは医療施設などからの貸し出しサービスを利用する方法があるが，段差が多くまた十分なスペースが確保できないといった屋内環境上の問題で点滴スタンドの使用が難しい場合には，S字フックや形状を加工することができるハンガーなどの日用品を利用して鴨居やカーテンレールにかけて用いる方法も可能である．

在宅中心静脈栄養が必要な患者は，原因疾患にかかわらず医療保険が適用となったが，治療が長期化する場合には経済的負担も考慮して，患者自身が生活環境やライフスタイルに合わせて輸液方法や使用物品を選択・調整できるように支援することも重要である．

Skill

在宅中心静脈栄養（HPN）の援助

目的 消化器の障害により経腸栄養法が不適応の患者が，中心静脈栄養法を実施するにあたって，輸液・その他物品を適切に使用・管理することにより，自己の栄養状態を自ら（または家族の協力によって）維持・改善することができる．また，感染を予防することができる．

物品 輸液バッグ，ビタミンキット製剤（①），フィルター付一体型輸液ライン，点滴スタンド，アルコール綿（70〜80％エタノール綿），ヘパリン加生理食塩水注射器（100単位 /mL，10 mL），注射器，滅菌ガーゼ，固定用絆創膏，安全ピン，清掃用アルコールガーゼ，（輸液ポンプ器材一式），針捨て容器（ふた付きの空きびんや専用容器など）
さらに，
- 体外式カテーテルの場合：滅菌カテーテルキャップ（カテーテル挿入部の定期消毒時：0.5％クロルヘキシジンアルコールまたは10％ポビドンヨード，綿棒，滅菌されたパッド型ドレッシングまたはフィルム型ドレッシング，固定用絆創膏）
- ポートカテーテルの場合：ヒューバー針，抜針部用絆創膏

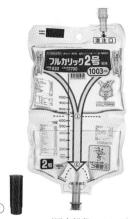

①

（写真提供　テルモ）

患者・家族の望ましい行動	看護師の指導上のポイント➡
環境整備・必要物品の準備ができる	
❶輸液製剤を保管する． ・輸液バッグは薬剤の安定性を保つため高温・低温を避けて室温（20〜25℃）で冷暖房器具の風が当たらない場所に保管する．	
❷環境を整備する． ・輸液を調製・準備する台を，アルコールを含んだガーゼなどで拭く．	➡輸液を調製・準備する部屋は，ほこりの立ちにくい清掃された部屋が望ましい．
❸必要物品を準備する．	➡輸液ポンプの充電池は満充電まで充電する．
❹高カロリー輸液を調製する． ①手を石鹸で洗い，手指消毒をする． ②輸液バッグに異常がないかを確認する． ・輸液バッグを外袋より取り出し，異常があった場合は新しいものと交換する．	 ➡液漏れ，混濁，浮遊物，変色，隔室開通の有無，使用期限切れ，ゴム栓シールのはがれの有無を確認する．
③各輸液バッグの隔壁開通方法に従い隔壁を開通させ，液を十分に混和する．	➡輸液バッグの隔室はアミノ酸と糖質が化学反応（メイラード反応）を起こし糖化タンパクが不溶化するのを防ぐためであり，隔壁を開通し混和された液は12時間を目安に輸液し，残液は廃棄する．

フルカリック® の場合

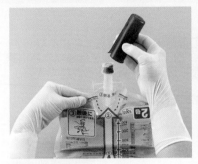

❶個包装から取り出し，保護カバーを外す．

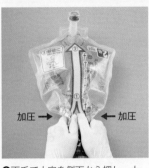

加圧➡　　　　　⬅加圧

❷両手で大室を側面から押し，大室・中室の隔壁を開通させる．

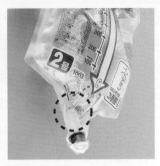

❸中室側の薬液が小室まで達しているか，隔壁の開通を確認する．

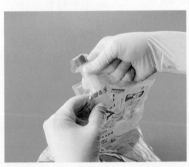

❹両手で小室のストッパーを前後に折って切り離し，開通させる．

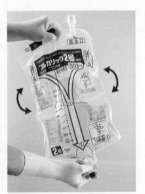

❺両手でバッグを持ち，十分に転倒混和する．

（写真提供　テルモ）

プレフィルドシリンジ製剤を混和する場合（ビタジェクト® の場合）

❶輸液バッグのゴム栓部をアルコール綿で消毒し，未使用の穿刺部に専用針（シリンジホルダー）を刺入する．

❷A液注射器の先端の保護シールをはがし，専用針に嵌合させ，A液を注入する．

➡輸液バッグのゴム栓部に針を刺す際は，保護シールをはがしてからゴム栓表面をアルコール綿で消毒し，刺入する．また，同一箇所に穿刺しないように留意する．

❸専用針が抜けないように手で固定しA液注射器を引き抜き，B液注射器を接続し，B液を注入する．

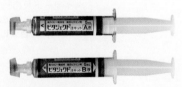

ビタジェクト注キット

（写真提供　テルモ）

❹ビタミン製剤が混和された輸液バッグは速やかに遮光カバーをかぶせて遮光する．

➡ビタミンは光によって分解されるため遮光が必要である．

❺輸液バッグにフィルター付輸液セットを無菌的に接続し薬液を満たす.
　①フィルター付輸液セットのクレンメを閉じる.
　②輸液バッグのゴム栓部をアルコール綿で消毒して，輸液セットの導入針を手で触れないように注意して垂直に差し込む.
　③点滴筒の約1/3〜1/2を薬液で満たし，輸液ラインとフィルターに薬液を満たした後，クレンメを閉じる.

❻点滴ルートを輸液ポンプにセットする.

➡輸液ライン内に空気が入らないように薬液を流し込む.
●フィルター部分に空気が残らないように，薬液出口方向を上にしてフィルターを支えて薬液を流す.

●皮下埋込み式ポートカテーテルの場合は，ヒューバー針も無菌的に接続し，薬液を針の先端まで満たし，クレンメを閉じる.

中心静脈栄養を安全に実施できる

❶輸液ラインを中心静脈カテーテルに接続する.
●体外式カテーテルの場合
　・中心静脈カテーテルのクレンメが閉じていることを確認のうえ，接続部をアルコール綿で消毒して，シリンジを無菌的に接続する.
　・中心静脈カテーテルのクレンメを開放してから内筒を引き，血液の逆流があることを確認して，輸液ラインを接続する.

●皮下埋込み式ポートカテーテルの場合
　①ポート部の皮膚をアルコール綿で中心から外側に円を描くように消毒する.

　②刺入時にポート部が動かないように，示指と母指でポート部をはさむように固定し，利き手でヒューバー針のフィン状グリップを持ち，垂直に刺入する.針先がゼリー状のセプタムを越えて金属部に当たる感触があるまで針を進める.

　③ヒューバー針のウイングをテープで固定する.

　④ヒューバー針とポート部の段差をガーゼで埋めて，刺入部を中心にドレッシング材でおおう.

　⑤ヒューバー針の輸液ラインは，ループをつくり，テープで固定する.

❷輸液を開始する.
　・輸液セットのクレンメを開放し，滴下速度を調整する.または輸液ポンプにセットし，滴下速度を設定し開始する.

➡ポート内のセプタムはゼリー状で針を刺すごとに消耗する.20G針で約1,000回，22G針で約2,000回，使用できる.
●とくにポート中央部のセプタムが消耗しやすいので，刺入位置を毎回少しずつずらし垂直に刺すこと，輸液中に針が動かないように固定することでセプタムの消耗を最小限に抑えられる.

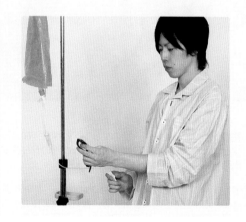

❸輸液ラインを衣服や衣服のボタンに固定する.

例1　──輸液ルート

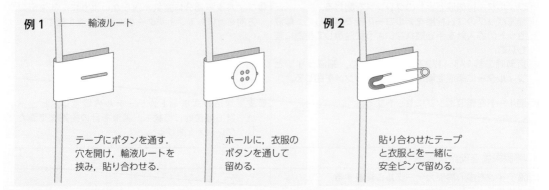

テープにボタンを通す.
穴を開け,輸液ルートを
挟み,貼り合わせる.

ホールに,衣服の
ボタンを通して
留める.

例2

貼り合わせたテープ
と衣服とを一緒に
安全ピンで留める.

❹輸液終了後,ヘパリンロックを行う.
●体外式カテーテルの場合
　輸液ラインを中心静脈カテーテルから外し,ロック液を注入する.
　①輸液ラインおよび中心静脈カテーテルをクレンメし,輸液ラインを外す.
　②中心静脈カテーテルの接続部をアルコール綿で消毒し（**1**）,ロック液（ヘパリン加生理食塩水）の入ったシリンジを無菌的に接続したうえで（**2**）,ロック液を注入する（**3**）.

➡ヘパリンロックは,カテーテル内に逆流した血液の凝固によるカテーテル閉塞を防ぐ目的で行う.
➡血液逆流防止弁が付いているグローションカテーテルを使用している場合は,カテーテル内を洗浄する目的で生理食塩水のロック液を用いる.

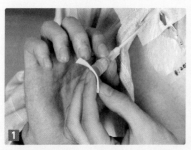

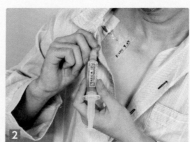

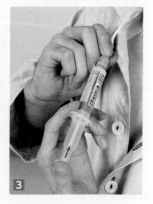

●皮下埋込み式ポートカテーテルの場合
　①輸液ラインとヒューバー針のクレンメを閉じ,輸液ラインとヒューバー針の接続を外し,ロック液のシリンジを無菌的に接続し,ゆっくりと注入する.

　②固定テープやドレッシング材をはがし,ポート部のヒューバー針を垂直に抜針する.抜針部はアルコール綿で軽く圧迫止血し,止血を確認後に絆創膏を貼る.

➡ロック液の注入時の過度な陽圧は,セプタムを消耗させるため,ゆっくりと注入する.

➡抜針後2時間後より入浴が可能である.入浴時は絆創膏をはがし,ポート部を強くこすらないように留意する.

後片付けが安全にできる

❶使用済の針は,すぐにふた付の空きびんや専用容器に入れる.

❷その他の使用済み物品は,各自治体の指定や医療機関・訪問看護ステーションの指導に基づき分別し廃棄する.

➡家族内の針刺し事故を予防するため,廃棄は医療機関に依頼する.

副作用・合併症に対処できる

●中心静脈カテーテル関連血流感染症
　⇨体外式カテーテルの場合，感染予防策として，週1～2回定期的に，中心静脈カテーテル挿入部を0.5％クロルヘキシジンアルコールまたは10％ポビドンヨードで消毒後，滅菌されたパッド型ドレッシングまたはフィルム型ドレッシングでおおい，テープで固定する．ただし，ドレッシングの状態を毎日観察し，はがれかけたり汚れたりしている場合には適宜交換する．

➡ 挿入部の発赤・腫脹・滲出液・出血や38℃を超える高熱がみられた場合は，速やかに医師や訪問看護師に報告し指示に従う．24時間持続点滴の場合，週1～2回は輸液ラインを交換する．

➡ 脂肪乳剤の投与に使用する輸液ラインは，24時間以内に交換する．

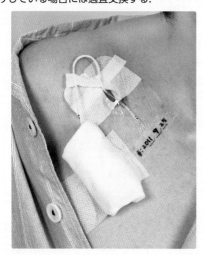

●ポート感染・皮下トンネル感染
　⇨皮下埋込み式ポートカテーテルの場合，ポート部や皮下トンネル部の皮膚の発赤・腫脹・熱感・疼痛がみられた場合は，速やかに医師や訪問看護師に報告し指示に従う．

●閉　塞
　⇨フィルター内閉塞を避けるために，脂肪乳剤を輸液する場合は，フィルターより体側の側管から注入する．
　・輸液終了後のロック液注入を忘れずに行う．輸液の滴下状態がわるくなる，または，ロック液注入時に抵抗感がある場合は，医師や訪問看護師に報告し指示に従う．
　・輸液中に血液が逆流した場合は，一時的に注入速度を速くしてカテーテル内の血液を流す．発見が遅れ閉塞した場合は，カテーテルにシリンジを接続し凝固した血液を吸引し，開通しない場合は医師または看護師に報告し指示に従う．

➡ カテーテルの閉塞は，逆血による血栓性のものが多いが，カルシウム塩や脂肪乳剤による場合もある．対処としては，ロック液でフラッシュ（軽く陽圧をかける）したり，シリンジで引いたり押したりして開通しない場合は，カテーテル交換となる．

●主な代謝性合併症：下記症状の有無を確認し，異常時は医師または看護師に報告し指示に従う．
　・高血糖症（口渇，多尿，悪心・嘔吐，血圧低下）
　・低血糖症（発汗，振戦，頻脈，傾眠）
　・亜鉛欠乏症（皮膚炎，脱毛，下痢，味覚異常）
　・必須脂肪酸欠乏（皮膚の乾燥，落屑，知覚鈍麻，倦怠感，歩行困難）
　・ビタミンB$_1$欠乏症（悪心・嘔吐，腹痛）
　・電解質異常（リン・カリウム）（多量の発汗，嘔吐，知覚異常，けいれん，不整脈）

➡ 長期にわたり中心静脈栄養を行う患者では，短時間の大量投与による高血糖症や輸液中断による低血糖症を生じやすい．また，電解質異常や微量元素欠乏に起因する代謝異常が起こる可能性がある．
　（ただし，現在は輸液調製時にビタミン剤や微量元素製剤による補正が行われるため，電解質異常や微量元素欠乏で重篤な状態にいたることはまれである．）

2-4 排泄管理に関する技術

A. 腹膜透析

腹膜透析は，末期腎不全に対する腎代替療法の1つであり，腹腔内にカテーテルを留置し，そのカテーテルから血液よりも濃度が高い透析液を注入し一定期間留置することで，腹膜を介して，血液中の老廃物や余分な水分を除去する治療法のことである．拡散の原理によって血液中に蓄積した老廃物は透析液に移動し，透析液中のブドウ糖は血液に移動する．また，血液より透析液のほうが浸透圧が高いため，血液中の余分な水分が透析液側に移動する．こうして，血液中の老廃物と余分な水分は除去される．

透析液の交換は，通常1日4回行うが，日中の交換回数を減らし就寝中に機械を使って交換する方法もある．

〈腹膜透析患者に対する看護師の役割〉

腹膜透析は，患者自身が行う治療であり，患者は自分自身の判断で正しく自己管理を継続することが求められる．そのため，腹膜透析患者をケアする看護師には，患者のセルフケア能力をアセスメントし，治療スケジュールに沿って治療が遂行できるように個々の生活状況をふまえて教育することが求められる．また，合併症が発生した時や地震や台風などによる災害が発生した時も，患者自身が判断し対処できるように，教育することも重要になる．

近年，透析導入年齢の高齢化が進んでおり，高齢患者の中には，腹膜透析の自己管理が十分に行えない場合もある．その場合には，家族だけでなく，社会資源による支援が必要になるため，患者の自己管理能力を継続的にアセスメントし，患者を取り巻く療養環境や社会資源も含め支援体制の調整を行うことも求められている．

Skill

腹膜透析の援助

> **目的**　腎機能が低下し腹膜透析が必要な患者が，腹膜透析に関わるケア（バッグ交換，出口部ケア）をすることができる．排液量，排液の性状，体重を記録することで，体液管理をすることができる．

物品
- バッグ交換
  ツインバッグ，マスク，手指消毒剤，加温器，接続システム（必要時），透析液バッグをかけるスタンド，はかり，接続チューブの保護キャップ，腹膜透析記録ノート
- カテーテルの出口部ケア
  ボディソープ，固定用テープ（必要時），ガーゼ（必要時）

患者の望ましい行動	看護師の指導上のポイント➡

バッグ交換の準備ができる

バッグ交換：腹腔内の透析液を排液し，新しい透析液を腹腔内に注入すること．	➡バッグ交換の回数，時間帯は残存する腎機能や患者の生活リズムをふまえ，患者と医師が相談し決めるため，治療内容を確認しておく． ・患者自身で透析液を交換する方法のほか，睡眠中に機械を使って透析液を交換する方法もある． ・透析液は，湿気の少ない清潔な場所に保管し，在庫状況を把握しておくように説明する．
❶環境を整える．	➡感染予防のために，バッグ交換を行う場所は整理整頓を行い，必要な物品以外は置かないこと，子どもやペットがいない部屋で行うように説明する．
❷手を消毒する．	
❸マスクを着用する．	
❹加温器で温めておいたツインバッグを取り出す．	➡ツインバッグはあらかじめ体温程度に温めておくように説明する ・透析液の温度が低すぎると腹痛・不整脈などを起こすおそれがあり，高すぎると腹膜の熱傷を起こすおそれがある．

安全にバッグ交換を実施できる

❶ツインバッグの表示，透析液に液漏れ，にごり，異物の混入がないかを確認する．	➡透析液の量，濃度，使用期限，状態を確認し，問題や異常がある場合は使用しないように説明する
❷透析液が二層になっている部分がある場合は，仕切り部分を開通させる（**1**）．	➡仕切り部分を開通しないで使用した場合は，透析液が中性になっていないことで，腹痛が生じるので，必ず開通するように説明する．
❸注液・排液のクランプを閉じる（**2**）．	

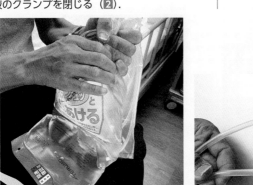
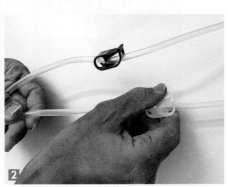

❹腹腔内に留置したカテーテルの保護キャップを外し，ツインバッグと接続する（**❸**）.

➡ カテーテルの接続部を不潔にしないように説明する. また，落下菌の侵入を防ぐため，接続部を上に向けないように説明する.

➡ 手が不自由な場合や，視力が低下している場合は，接続システム*を使用する.

*接続システム：腹腔内に留置したカテーテルの先端と透析液バッグのチューブの先端をセットし，ふたをすると機械が自動で接続してくれるシステム.

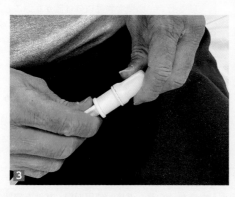

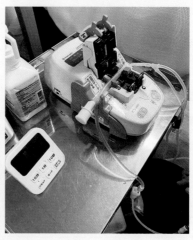

❺排液クランプとローラークランプを開き，排液を開始する（排液には 20～30 分を要する，**❹**）. 排液が終了したら，ローラークランプと排液クランプを閉じる.

➡ 排液が十分なされると腹腔内に留置したカテーテルの先端による刺激で，肛門あたりに痛みを感じることがある. 患者は，異常が生じているのではないかと不安になることもあるが，それは排液が十分にできている合図だと説明しておく必要がある.

❻透析液バッグのチップを折る（**❺**）.

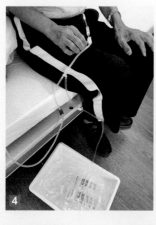

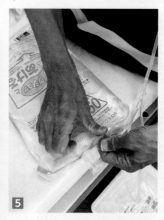

❼注液クランプ，排液クランプを開き，ツインバッグの回路を透析液で満たし（約 5 秒間），注液クランプ，排液クランプを閉じる.

❽バッグをスタンドにかけ，注液クランプとローラークランプを開き，透析液を腹腔内に注入する（注液には10分程度を要する，**6**）．注液が終了したら，ローラークランプと注液クランプを閉じる．

➡ 各クランプの開閉の順番は，患者の理解度に応じて説明する（クランプの図が記載されたパンフレットなどを用いる）．

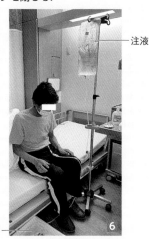

注液

排液

6

❾腹腔内に留置したカテーテルからツインバッグを外し，保護キャップを装着する．

➡ 保護キャップは毎回新しい物を使用する．カテーテルの先端が不潔にならないように説明する．

❿排液バッグの重さを量り，除水量（排液重量−注液重量）を把握する．また，排液の性状（色，透明度，フィブリンの有無）を観察する．

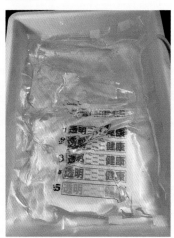

排液の性状

⓫注入量，排液量，注排液の時間，排液の性状を自己管理ノートに記載する．また，体温，血圧，脈拍，体重の測定も毎日行い，出口部の状態とともにノートに記載する．

➡ 左記の内容を観察，記録するだけでなく，異常を早期発見し，異常がある時には受診するように指導する．また，記録したノートは外来受診時に持参するように説明する．

⓬排液はトイレに流して処理をする．

➡ 使用後のツインバッグや保護キャップは，各自治体の処理方法に従って廃棄するように説明する．

カテーテル出口部のケアを実施できる

❶手を洗う.

❷カテーテルの出口部をガーゼで覆っている場合は，ガーゼとテープを外す.

❸カテーテルの出口部，皮下トンネル部を観察する. とくに，発赤，腫脹，熱感，疼痛，滲出液，排膿，液漏れ，痂皮，肉芽，出血の有無などを確認する（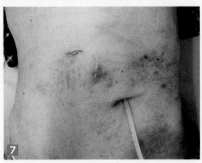7）.

➡ カテーテルの出口部感染は，腹膜透析の合併症のうち，最も多いものである. 感染の発見が遅れると，感染が皮下トンネルや腹腔内へと及び腹膜炎につながり，さらにこの腹膜炎が全身に及ぶと敗血症にいたることもある. カテーテル出口部の観察を毎日行い，異常の早期発見に努め，早期に対処することの重要性を説明する.

❹出口部の洗浄をする. シャワーで濡らした後に，泡立てたボディソープで洗い，シャワーで洗い流す. 洗い流した後は，きれいなタオルで拭く.

➡ 出口部の洗浄は，出口部作製術後の経過によって異なる. また，施設によりケアの方法が異なることがあるので，その施設で行われている方法で説明する.

❺出口部の状態によっては，出口部をガーゼで覆ったり，テープで固定したりする.

副作用・合併症に適切に対処できる

● バッグ交換の準備，バッグ交換の実施，出口部ケアの実施において感染予防行動をとる.

➡ 異常を発見した時は，医療機関に相談したり，受診したりするように説明する.

B.　間欠自己導尿（CIC）

　　間欠自己導尿〔clean intermittent〔self〕catheterization：**CIC**〕とは，何らかの原因によって膀胱にたまる尿をうまく排出できない，または多くの尿が残る（残尿）病態に対して，一定の時間ごと（間欠的）に，自分であるいは介助者が尿道から膀胱内にかけてカテーテルを挿入し，膀胱から尿を排出させる方法をいう.

　　排尿障害がある患者にとって間欠自己導尿は，尿路感染症のリスクを軽減し，排尿困難感や尿失禁を改善し，また制限されがちな尿道留置カテーテルの弊害が避けられるなど，比較的合併症が少なく安全であり，QOLの維持・向上が期待できる手技である[1].

　　間欠自己導尿は，糖尿病，脳血管障害，神経・脊髄疾患，骨盤内手術後などの基礎疾患によって生じる**神経因性膀胱**や，前立腺肥大症，前立腺がん，尿道狭窄などの器質的要因による尿道の通過障害に伴う尿の**排出障害**が生じた場合などに適応となる.　基礎疾患によってはADL（activities of daily living，日常生活動作）に制限があることも多く，身体的側面や患者の背景，環境などの社会的側面，心理的側面を考慮しながら，セルフケアの方法について指導していく必要がある.

〈羞恥心，恐怖心，誤解を克服する看護師の役割〉

　　排泄に関しては，患者の羞恥心を伴う事柄であることから話題に上りにくく，"他人"である看護師とは相談しにくい内容である.　そのうえ，自分自身で尿道にカテーテルを挿入しなければならない間欠自己導尿は，はじめは戸惑い・恐怖・不安が大きい手技でもある.　また，患者が十分に病態を理解していない場合には，尿を少しでも排出できることをもって「問題なし」と間違った判断をしてしまいがちであり，誤って中止してしまうケースも少なくない.

　　間欠自己導尿の指導においては，まず患者との間で排泄について話し合うためにも，患者との信頼関係を構築することが大切である.　そして，手技を習得してもらうとともに，間欠自己導尿を行う意義を十分に理解してもらうことが必要となる.

Skill

間欠自己導尿（CIC）の援助

目的　患者が，自分で尿道から膀胱内にカテーテルを挿入し，残尿なく導尿することができる.排尿記録をつけて排尿状態を把握することで，導尿回数や時間間隔を知り，排尿管理することができる.

物品
- カテーテル（再利用型・使い捨て型）
- （再利用型の場合）消毒液（塩化ベンザルコニウム0.05〜0.1%や塩化ベンゼトニウム0.05〜0.1%など）
- 潤滑剤（再利用型の場合，消毒液にグリセリンが混入されている.　使い捨て型で親水性コーティングされたディスポーザブルカテーテルは潤滑剤不要.）
- 清浄綿，計量カップ，排尿記録，（必要時）鏡，尿器，採尿容器など

患者の望ましい行動	看護師の指導ポイント ➡

間欠自己導尿の準備ができる

	➡ 手技の指導を行う前に，なぜ自己導尿をしなければいけないのかを十分理解してもらう．
❶必要物品を準備する．	➡ 導尿する環境や，本人の管理能力に合わせた用具の選択や適切な体位をアセスメントする．
❷石鹸を使用し手を洗う．または清浄綿で手を拭く．	➡ 外出先などで手洗いができない場合は，清浄綿でていねいに手指の汚れを拭き取ることで十分であることを説明する．
❸衣類や下着を下げ，導尿しやすい体勢をとり，尿道口を清浄綿で拭く．	➡ 男性の場合，尿道口から外側に円を描くように清浄綿で拭く． ➡ 女性の場合，陰唇を広げ，尿道口を前から後ろに向かって①から③の順に清浄綿で拭く．

男性

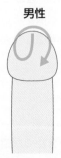

女性

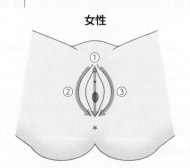

安全に導尿が実施できる

❶カテーテルを準備する． ● 再利用型：ケースからカテーテルを取り出す． ● 使い捨て型（ディスポーザブル型）：外装を開き，潤滑剤をカテーテルの先に付ける．	
❷カテーテルを尿道に挿入する． ● 男性の場合　利き手で鉛筆を持つようにカテーテルを持ち，もう一方の手で陰茎を持ち，尿道口に挿入する．	➡ 使い捨て型の場合，潤滑剤はカテーテル先5〜6 cmほど付ける．挿入しにくい場合は，尿道口にも少し垂らすと挿入しやすい．
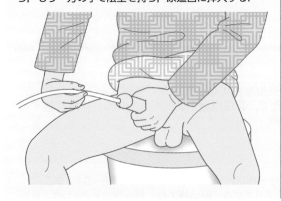	➡ 陰茎を根元からまっすぐ持ち上げ伸展させ，カテーテルを挿入するよう説明する．15〜20 cm（カテーテルの3分の2ぐらい）挿入していくと，抵抗があるところ（尿道括約筋部）を感じる．その際にやや強く圧力をかけゆっくり挿入していく．挿入しにくい場合は，陰茎を下方に傾け挿入する．

● 女性の場合　利き手で鉛筆を持つようにカテーテルを持ち，もう一方の手で陰唇を開き，尿道口に挿入する.

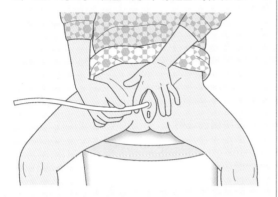

➡ 使い捨て型の場合，潤滑剤はカテーテル先2〜3cmほど付ける.

➡ 尿道口がわかりにくい場合，鏡を使用し，指で尿道口，膣の位置を確認する. 実際に挿入する時は鏡を見ずに実施してもらい，尿道口の位置は，陰唇を開く指先の感覚で覚えてもらう.
● カテーテルの先端はやや上向きにし，頭のほうに向かって押し進めるようなイメージで挿入してもらう.

❸ 尿が出始めたら，計量カップや尿器などへ尿を排出する.
・尿が出なくなったら，カテーテルを1cmほど前後させ，完全に尿を出してからゆっくりカテーテルを抜く.

➡ 計量カップに直接尿が取りにくい場合は，洋式トイレの便座の下にセットする採尿容器などを利用する.

カテーテルの後片付けができる

● 再利用型：流水でチューブ内もよく洗浄し，水分を十分に切った後，ケースに収納する.

➡ 再利用型に使用する消毒液は1日1回交換する. 交換時，ケース内を流水でよく洗浄し水分を十分に切った後，新しい消毒液を入れる.

● 使い捨て型：廃棄方法は各自治体に確認し，廃棄する.

➡ 使用した計量カップ，採尿容器などは流水でよく洗浄する.

セルフアセスメントを行う

● 自尿と残尿を測定し，排尿記録をつける.

➡ 導尿の回数やタイミングは，尿意や自尿の有無，個人の膀胱容量や残尿量で異なってくる. 排尿記録は医師，看護師で共有し，必要であれば，導尿回数や時間の設定の調整を行う.

副作用・合併症に対処する

● 尿路感染症 ⇨発熱や疼痛など症状がある場合は，医療機関に連絡する.
● 尿道損傷 ⇨少量の血液の混入は問題ないが，導尿時の血尿が強く持続する場合やカテーテルの挿入困難がある場合は，医療機関に連絡する.

➡ 清潔操作・手技の確認，用具の検討，飲水量，施行回数を守る.

▌ 引用文献 ▌

1) Lapides J, Diokano AC, Silber SJ, et al : Clean intermittent self－catheterization. Journal of Urology 107 : 458-461, 1972

2-5 注射に関する技術

A. 自己注射

　注射は，原則，医師や看護師など医療者しか行うことができない医療行為であるが，特定の疾患に罹患している場合には，例外的に**在宅自己注射**として患者・家族に自己注射が認められている．その例外的な適用は，公式には「欠乏している生体物質の補充療法や生体物質の追加による抗ホルモン作用，免疫機能の賦活化などを目的としており，注射で投与しなければならないものであって，頻回の投与又は発作時に緊急の投与が必要であり，外来に通院して投与し続けることは困難と考えられるもの」（厚生労働省・中央社会保険医療協議会)[1] についてのみ認められる．

　在宅自己注射が認められている薬剤として，代表的なものは，糖尿病のインスリン製剤，低身長症の成長ホルモン剤，血友病の血液凝固因子製剤，関節リウマチの生物製剤などがある．

在宅自己注射が認められている薬剤（代表的なもの）

薬剤・製剤名・種類	商品名	投与方法	治療疾患
インスリン	ノボラピッド，ランタスなど	皮下	糖尿病
グルカゴン様ペプチド-1受容体アゴニスト	バイエッタ，ビクトーザなど	皮下	糖尿病
エタネルセプト	エンブレル	皮下	関節リウマチ
セルトリズマブペゴル	シムジア	皮下	関節リウマチ
トリシズマブ	アクテムラ	皮下	関節リウマチ
アバタセプト	オレンシア	皮下	関節リウマチ
アダリムマブ	ヒュミラ	皮下	関節リウマチ・クローン病など
血液凝固因子製剤	アドベイト，コージネイトなど	静脈	血友病A，B
テリパラチド	フォルテオ	皮下	骨粗鬆症
インターフェロンα	スミフェロンなど	皮下	腎臓がん
インターフェロンβ	ベタフェロンなど	皮下	多発性硬化症
スマトリプタン	イミグラン	皮下	偏頭痛

〈在宅自己注射が必要な患者に対する看護師の役割〉

　在宅自己注射が必要な患者に対する看護において重要となるのは，患者・家族が安全かつ正しく注射できるように指導・教育することである．

　具体的には，患者のADL，とくに手指の機能性の程度に合わせた補助具の使用方法を指導し，患者・家族に確認しながら適切なデバイスを選択する．また，自己注射に対する不安や恐怖心を緩和することも看護の役割の1つである．さらに，患者・家族に対して薬の効果を具体的に説明し，その効果を実感してもらうことで，在宅自己注射を継続できるように促すことが重要である．

　　副作用や合併症の対処に関する指導も必要である．とくに重篤な症状（例として，①インスリンの場合の低血糖症，②生物製剤の場合の免疫抑制による易感染性など）については，早期に発見し対処することが求められる．患者自身，もしくは常に身近にいる家族が発見・対処できるように教育する必要がある．

　　したがって看護師は，注射の手技のみならず，合併症・副作用の発見・対処につながる指導も求められる．このことが，より安全でかつ適切な自己注射へとつながる．

　　本項では，在宅自己注射の指導として代表的な**インスリン**の自己注射を取り上げ，具体的方法についてくわしく述べる．

Skill

インスリン自己注射の援助

目的 インスリン注射による血糖コントロールが必要な患者が正しく安全に自己注射することにより，適切な血糖コントロールが維持できる．

物品 ペン型インスリン注射器，注射針，消毒綿，針捨て容器（インスタントコーヒーの空きびんなど）

患者の望ましい行動	看護師の指導上のポイント➡／注意点注
インスリン注射の準備ができる	
❶自分の打つインスリンの種類と単位数を理解している． ❷手を洗う．	➡患者（もしくは家族）が医師から指示されたインスリンの種類・打つ時間（朝・昼・夕食前30分前，もしくは食直前・就寝前など），単位数を確実に理解しているかを確認する．
❸必要物品を準備する．	●指示に従ったインスリン薬の準備ができるかを確認する． ●使用するインスリン薬はどのように作用するのか，効き始める時間や作用のピーク（超速効，速効，持効型など）について理解しているか確認する．
❹注射部位を分散（ローテーション）できるように，実施ごとに部位をずらしながら適切な注射箇所を選択する（下図の色部分を目安とする）．	注同じ部位に打ち続けると硬結を形成してしまうので，必ずずらして打つように説明する． ➡注射を打つことに対する不安を抱えている場合は，患者のペースに合わせて焦らせないようにする．また必要に応じて手を軽く添えて誘導する．

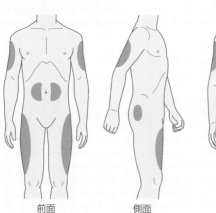
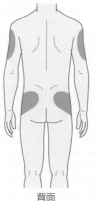
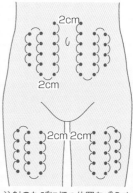

前面　　　　　　側面　　　　　　背面　　　　　　注射のたびに打つ位置をずらす

安全に正確に注射することができる

❶（インスリン薬の種類に応じて）ペンを振って混和する.

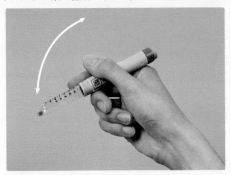

➡ 患者のADLや視力を確認しながら，単位合わせが正しくできるか，針の装着や注入ボタンを確実に押すことができるかを確認する．問題のある時には，補助具の使用を検討する．もしくは家族の支援を受けられるよう調整する.

❷ペンの針取り付け部を消毒綿で消毒し（**1**），針を取り付ける（**2**）.

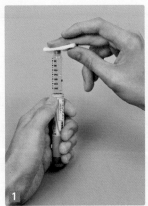

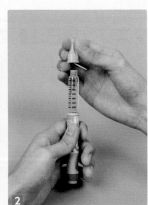

❸注射器を上向けにして上部を指ではじいて空気を上に集めた後（**3**），空打ちをする（**4**）.

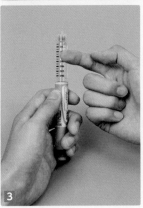

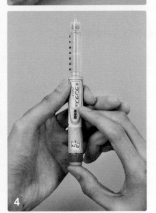

❹指示された単位に設定し，適切に選択された部位に注射し（**5**），注射部位をもまずに消毒綿で押さえる（**6**）.

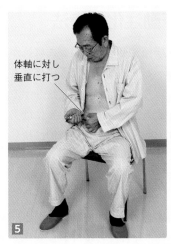

体軸に対し垂直に打つ

5

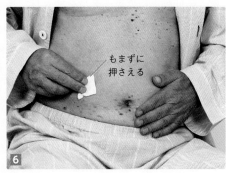

もまずに押さえる

6

安全に後片付けができ，注射薬を適切に保管管理できる

●針にキャップをした後，外して針捨て容器に入れる．医療廃棄物として病院に持参する.

➡ 針は，医療廃棄物として容器に入れて，医療機関などで処分してもらう
➡ 使用中のペンは，専用のケースに入れる．未使用のインスリンペンは冷蔵庫に保存することを指導する．凍らせないようにすることも重ねて指導する.

合併症・トラブル・異常に対処できる

●低血糖 ⇨発症時には速やかにブドウ糖を摂取する.

➡ ブドウ糖摂取の目安となる低血糖症状（発汗，動悸，手指の振戦，意識障害など）について説明しておく.

●シックデイ ⇨血糖測定をこまめに行い，インスリン量を適切に調節する．また主治医に連絡する.

➡ シックデイ（感冒やインフルエンザなどの罹患）について説明する．シックデイは血糖値が高くなる傾向がある.
注 食事摂取できないからといってインスリンを中止することは適切でないことを指導する.

引用文献

1）中央社会保険医療協議会：在宅自己注射について．第178回資料（総-3），2010，
〔http://www.mhlw.go.jp/stf/shingi/2r9852000000qtmg.html〕（最終確認：2022年2月15日）

B. 皮下埋込み式リザーバー肝動注化学療法

　皮下埋込み式リザーバー肝動注化学療法とは，肝臓がんに抗がん薬を投与するために，肝動脈にカテーテルを挿入してリザーバー（ポートともよばれる）という薬剤注入の小さな器具を接続し，皮下に埋め込み，繰り返し抗がん薬を投与する治療法である．

　肝臓には肝動脈と門脈から血液が流入するが，肝臓がんには主に肝動脈から血液が送られる．肝臓がんに抗がん薬を投与する際，肝動脈に選択的に投与すると，高濃度の抗がん薬を効果的にがんに届けることができ，全身への副作用も少ない．

　カテーテルを留置する際の刺入部には，大腿動脈・下腹壁動脈・左鎖骨下動脈・左上腕動脈などが選ばれる．

　リザーバーは，皮下に埋め込まれるため感染の可能性は低く，埋め込む処置をした時の3〜5 cmの切開創が癒合して抜糸が終了すれば被覆（ドレッシング）も不要であり，入浴も可能である．リザーバーの外見は，皮膚表面上に盛り上がる硬貨大の突起物として現れる．

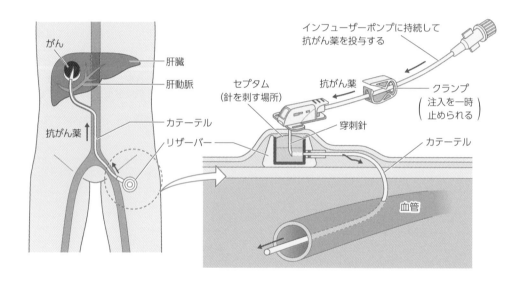

〈リザーバーへの穿刺，インフューザーポンプへの接続〉

　抗がん薬の注入は，皮膚の上からリザーバーに針（ヒューバー針ともよばれる）を穿刺し，インフューザーポンプに接続して抗がん薬を投与する．インフューザーポンプは，バルーンのしぼむ力を利用して，ほぼ一定の速度で抗がん薬を注入する．リザーバーへの穿刺は外来で医師が実施するが，抜針は在宅で患者自身が行うこともできるため，その場合には外来滞在時間を短く済ませることができる．また，インフューザーポンプは小型で携帯可能なため，患者は比較的自由に行動することができる．

〈弊害・副作用と，患者・家族の対処方法〉

抗がん薬の持続注入中にリザーバーやインフューザーポンプの不具合が生じると，抗がん薬が投与されなかったり，目的とする肝動脈以外の体内部位に抗がん薬が注入されてしまったりすることが起こりうる．そのため，とくに持続注入時を在宅で過ごす患者・家族は，リザーバー穿刺針刺入部やインフューザーポンプの確認事項を知っておく必要がある．

また，抗がん薬治療は副作用を伴うことが多く，それらの内容と対処方法を身に付けることは重要である．さらに，患者・家族が在宅で穿刺針を抜去する場合は，感染や不要な抗がん薬の曝露を防いで安全に抜去する技術を習得することが必要となる．

Skill

皮下埋込み式リザーバー肝動注化学療法—リザーバーへの穿刺の介助

目的 皮下に留置されたリザーバーに穿刺針を清潔かつ安全に刺入し，穿刺針に接続したインフューザーポンプ内の抗がん薬投与を開始する．

物品 穿刺針，インフューザーポンプ（抗がん薬調製済み，①），
滅菌手袋（医師が使用），ポビドンヨード綿球（綿棒），
注射器（10 mL），生理食塩水 20 mL，
穿刺針固定用テープ（ポリウレタンフィルムドレッシング材など），
ガーゼ

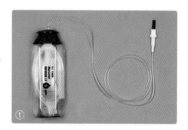

アセスメント	根拠根／ポイント➡／注意点注
❶患者への説明と同意 ・投与薬剤，投与所要時間，投与中の行動制限や注意事項を説明する．	
❷安全・確実な抗がん薬投与のための確認 ・リザーバー部の皮膚表面の発赤・腫脹の観察 ・リザーバーの浮動（動揺），埋込み部の疼痛の観察 ・前回投与以降の腹痛・背部痛などの症状出現の確認	➡感染やリザーバーの逸脱（位置のずれ）などが起こっていないことを確認する．
❸抗がん薬投与継続の判断に必要な情報収集 ・血液データ（骨髄抑制，肝機能，腎機能など） ・患者からの副作用に関する情報（悪心・嘔吐，食事摂取状況，口内炎など）	➡投与する抗がん薬の副作用の症状や発現時期を把握して必要な情報を収集する．

実　施	根拠根／ポイント➡／注意点注
医師の手順	**看護師の援助・介助**
❶リザーバー位置を皮膚上から触診で確認し，リザーバーを中心とした約10 cm四方をポビドンヨードで消毒する．	●ポビドンヨード綿球をわたす．
❷滅菌手袋を着用する．	●医師が滅菌手袋を装着した後は，必要物品はすべて滅菌状態でわたす．
❸注射筒に生理食塩水10 mLを吸い上げて穿刺針に接続し，穿刺針内を生理食塩水で満たしてクランプを止める．	●注射筒に触れないよう包装を開けて医師にわたす．生理食塩水のアンプルを開けて医師が注射筒で吸い上げるのを介助する．穿刺針に触れないように包装を開けて医師にわたす．

❹穿刺針を刺入する.

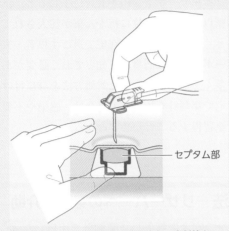

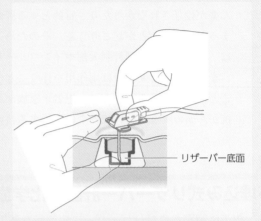

セプタム部

リザーバー底面

❶皮膚を押さえてリザーバーを固定し，穿刺針を
リザーバーに垂直に刺入する.
皮膚やリザーバー内のシリコンの損傷を防ぐため，皮
膚表面を観察して少しずつ刺入位置を変える.

❷穿刺針の先端がリザーバー底面に着くまで(手ごたえが
あるまで)ゆっくり差し込む.

❺クランプを外し，生理食塩水を約5mL注入して，再びク
ランプする.
・薬液漏れがないことを確認するため.

❻穿刺針が皮膚から浮いてぐらつく場合，ガーゼなどですき
間を埋めて安定させる.
注 安定させないと針の逸脱やリザーバーの刺入部分の損傷
の原因となる.

●穿刺針が安定したら，テープ（ポリウレタンフィル
ムドレッシング材など）で固定する.

❼再度クランプを外し，生理食塩水約5mLを注入して再び
クランプする.
・テープ固定の際に針がずれていないかを確認するため.

❽穿刺針から注射器を外し，インフューザーポンプを接続す
る.
・インフューザーポンプ外側は滅菌されていないので，この後
に医師の扱う物品は滅菌とならない.

●インフューザーポンプの接続部のキャップを外して
手わたす.

❾穿刺針のクランプを外す.

副作用・合併症と対応

リザーバー，インフューザーポンプに関する問題

■チューブのねじれや接続部の緩みなど ➡取り扱いの注意（引っぱられたりねじれたりしないようにする）を患者に
説明し，ねじれや緩みの確認を促す.
■リザーバーシステムの破損や不具合，抗がん薬の目的血管外への注入 ➡リザーバー部の腫脹・疼痛・発赤，穿刺針
の逸脱，腹痛・背部痛などの出現に注意し，発現時にはクランプを止めて電話連絡するように患者に説明する.

抗がん薬の副作用に関する問題

■骨髄抑制 ➡血液データおよび関連する症状に注意する. 感染予防，出血傾向への注意，貧血症状への対応などを患
者に指導する.
■悪心・嘔吐，食欲不振 ➡症状の程度と，水分・食事摂取状況を把握する. 水分摂取や食事の工夫を説明する. 必要
に応じて点滴などによる補液や経口栄養補助剤の使用を医師に相談する.

評価・記録を行う際の視点

- 適切に薬剤投与が開始できているか：リザーバー埋込み部・穿刺針からチューブ・接続部，インフューザーポンプまでの状態に問題がないことを確認する．
- 抗がん薬の副作用が起こっていないか：投与する薬剤により症状や発現時期が異なるので把握しておく．
- 投与終了までの予定や問題が起こった場合の対応策は明確か：患者・家族と医療者とで情報を正しく共有できていることを確認する．

記録・報告

- 投与薬剤名・量　■ 投与開始時刻と終了予定時刻　■ 抜針予定（患者が自宅で実施するか来院するか）
- リザーバー埋込み部の状態　■ バイタルサイン　■ 抗がん薬の副作用症状

Skill

皮下埋込み式リザーバー肝動注化学療法─穿刺針の抜針の援助

目的 患者が，リザーバー，インフューザーポンプの良好な状態を理解して取り扱い，抗がん薬が確実に投与できる．また，投与終了時には安全な方法で穿刺針を抜去できる．

物品 手袋，ヘパリンナトリウム製剤（100単位/mL，10 mL，注射器入り），ポビドンヨード綿球（綿棒），創傷パッド（絆創膏），抜去した穿刺針の保管容器（ふたのある空き缶やプラスチック容器など），外したポンプの保管容器（抗がん薬揮発を防ぐ密閉容器）

患者の望ましい行動	看護師の指導上のポイント ➡
リザーバーとインフュージョンポンプの観察・管理ができる	
❶行動上の注意点を理解している． ・身体を動かしてもよいが，インフューザーポンプはポシェットなどに入れて行動し，チューブがねじれたり，引っぱられたりしないようにする．	➡ 必要に応じて注意点や管理方法を説明するパンフレットなどを作成する．患者の理解やニーズに合わせ，（1）注意事項の原因や根拠までくわしく説明するか，もしくは（2）注意すべき点と対処方法に焦点を当てて指導するにとどめるかを判断し，情報のくわしさと量を調整する．
❷リザーバー局所を適切に観察できる． ・腫脹，疼痛，発赤，穿刺針の逸脱などが起こった時には，クランプを止めて抗がん薬の注入を停止し，担当の医療者に電話連絡する． ・出血，皮下への薬液漏出，リザーバーシステムの破損・不具合などが考えられる．	
❸抗がん薬を適切に注入し，またそれを確認する． ・インフューザーポンプ内の薬液が確実に減っていること，ポンプと穿刺針の接続部に緩みがないことなどを確認する．チューブのねじれや接続部の緩みは直す． ・腹痛・背部痛が出現した時は，クランプを止めて抗がん薬の注入を停止し，電話連絡する． ・腹痛・背部痛がある場合は，カテーテル先端が目標とする動脈から逸脱した可能性が考えられる．	➡ ポンプの破損や接続部の緩みなどにより抗がん薬がこぼれた場合は，手袋を装着して取り扱い，ペーパータオルなどで拭き取ってビニール袋などに入れ，口をしばる．
リザーバー穿刺針を安全に抜去することができる	
❶抗がん薬がすべて注入され，ポンプ内が空になったことを確認する．	
❷必要物品を準備する．	
❸手を洗い，手袋を装着する． ・患者自身が抜去する場合であっても抗がん薬が健康な皮膚に付着するのを防ぐ．	
❹クランプを止め，インフューザーポンプを外す．ポンプはジッパー付きプラスチックバッグなどの密閉容器に入れる．	➡ 血液の逆流を避けるため，必ずクランプしてから外す．

❺穿刺針にヘパリンナトリウム製剤入り注射器を接続し，クランプを外して10mL全量をゆっくり注入して（**1**），クランプを止める（**2**）.

➡清潔を保つために，注射器の先端や穿刺針の接続面には指で触れないようにする.

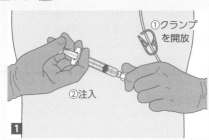

①クランプを開放
②注入

1

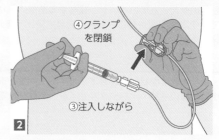

④クランプを閉鎖
③注入しながら

2

❻固定のテープ（フィルムドレッシング材）をゆっくりはがす.

➡穿刺針がテープとともに引っぱられて抜けるのを避ける.
●抜去した針を自らに刺さないよう注意する.

❼片手で皮膚の上からリザーバーを押さえ，利き手で穿刺針を持ってゆっくり抜去する.

➡胸部など直接目視することが困難な部分にリザーバー留置されている時は，鏡を見ながら行う.

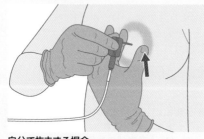

自分で抜去する場合

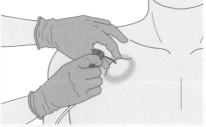

他者が抜去する場合

❽抜去した穿刺針を密閉容器に入れる.

➡針刺しを防ぐため，ふた付きの缶やプラスチック容器を用いる.

❾抜去したリザーバー部をポビドンヨード綿棒で消毒し，創傷パッドを貼付する.

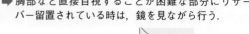

その他の留意点

●自己抜針は，確実に技術が習得でき，患者が自信をもって実施できるようになるまで無理に自宅で行わせないようにする.　自己抜針が困難な場合は，投与終了時間を見越して投与を開始し，終了まで病院で過ごすか，終了時に来院して看護師が抜去する.
●疑問が生じたり問題が起こった時の連絡方法を確実に共有しておく.
●抜去した穿刺針，インフューザーポンプは，一般の廃棄物として扱わずに，次回の来院時に持参してもらうようにする.

2-6 フットケア

A. フットケア

フットケアとは，保清・リラクセーションのためだけでなく，**足病変のハイリスク状態**に対して，予防・早期発見・早期治療による悪化の防止を促す目的がある．

足病変を進展させてしまう要因には「足への関心の薄さ」が挙げられている．看護師は，患者が自らの足に関心をもつように，患者・家族がフットケアの意味を理解し，目的をもって自己管理していけるように援助することが重要となる．

1● "足" からわかる慢性疾患

現代の足病変は，動脈硬化や糖尿病などの慢性疾患を基盤とした合併症が背景にあることが多い．下肢血流障害や糖尿病は足病変のリスク要因となる一方で，心不全や腎臓病では下肢の浮腫などの症状から基礎疾患の急性増悪を早期に発見する指標ともなる．看護師は，患者の身体的・精神的・社会的側面からアセスメントするとともに，患者・家族へのフットケア実践技術の教育が大切である．そのためにも，まずは看護師が患者の足に関心をもち，見て（観察），触って（触診），ケアを行うことにより，患者が自分の足に関心を示すようになることが第一歩である．そして，足の状態から自らの病変の状況を把握し，セルフマネジメントのための1つの判断指標としてとらえられるように導いていく必要がある．

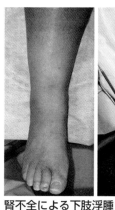
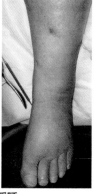
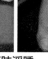

腎不全による下肢浮腫　　　　下肢の血流障害

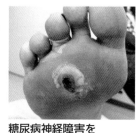

糖尿病神経障害を
合併した足潰瘍

2● フットケアの段階と予防的視点

フットケアには，予防的フットケアをはじめ軽症の足病変に対する医療的フットケア（薬物療法や温熱療法などの保存的治療），重症の足病変に対するフットキュア（血行再建術やバイパス手術など），積極的治療の対象外となる対症療法的フットケア（疼痛コントロールなど）に分類される．各段階に応じ，内科・外科・皮膚科・形成外科・麻酔科など

の専門医，薬剤師，理学療法士，ソーシャルワーカーなどとともに多職種で介入していくため，情報共有を行いながらケアを継続していく必要がある．

　看護師はフットケアのどの段階においても介入していくことになるが，明らかな爪や皮膚の異常（爪の亀裂，角質肥厚部の亀裂，胼胝，潰瘍や壊死など）を認めた時に，病変部位のみのアセスメントとケア介入で終始してしまうことがある．しかし，どの段階においても，たとえば潰瘍があることで新たに起こる足病変の危険性も含めアセスメントし，常に予防的ケアの視点を含めたセルフケア指導を患者・家族へ行っていくことが重要である．

Skill

医療者の行うフットケア

目的 リラクセーション効果を図り，足の清潔を保持して感染を予防するとともに，足病変の状況をアセスメントして予防を図る．

物品 マスク，手袋，処置用エプロン，足浴用バケツ・ビニール袋，石鹸，タオル，ピッチャー，爪切り，爪ヤスリ，ゾンデ，鏡

アセスメント	根拠根／ポイント➡／注意点注
●患者・家族の訴えなどに基づき，以下の点につきアセスメントを行う． ・皮膚　・爪　・神経障害　・循環障害　・関節の変形　・歩行状況　・履物 ・疾患（糖尿病，網膜症，腎症，ASO，関節リウマチ，喫煙歴など）　・足以外の状態（身体面，精神面，社会面）	

実　施	根拠根／ポイント➡／注意点注
❶マスク，手袋，エプロンを着け，足全体を観察する．	注 趾間・踵部は観察しにくく，傷など見逃すことがあるので注意する．必要であれば鏡を用いて観察を行う．
❷ビニール袋でおおった足浴用バケツでフットバスを行う． ・石鹸を付けた柔らかいガーゼで清拭し，マッサージを行う．洗い終わったらピッチャーに入ったお湯で石鹸を洗い流し趾間までしっかり拭く．	➡ 温浴効果により血行促進のほか，リラクセーションが図れる． ➡ 38〜40℃程度のお湯を用意する．趾間や爪甲周囲はとくに意識して洗う． ●足浴剤や入浴剤などを使用してもよい． 注 フットバスやマッサージは壊疽・感染・開放創がある時は行えない場合があるため医師に確認してから行う．
❸ゾンデで後爪郭，側爪郭，爪床と爪甲の間の余分な角質を取り除く．	➡ ゾンデは余分な角質を取り除くだけでなく，皮膚と爪との境界を明確にする目的がある．

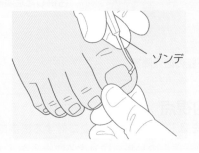

ゾンデ

❹爪切りを行う.
- 爪は, 角を切り落とさないようにスクエアカットにし, 角はヤスリでなめらかにし深爪にならないようにする.

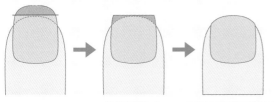

スクエアカット　　両角は切りすぎないようにヤスリで整える.

- 肥厚爪の場合はニッパーを用い, 少しずつ爪の厚みがなくなるよう切っていく.
- 爪表面・切り口を滑らかにするためにヤスリがけを行う.

❺保湿剤を塗る.

➡巻き爪の場合, 深爪や角を切ることで爪は内側に入り込むように伸び, さらに悪化させることになるため注意する.
●指の先端と同等の高さに揃えるようにする.

➡自律神経障害がある場合, 足底の発汗が減少するため乾燥し角化の原因となる.

Skill

患者の行うフットケア (自己管理) の援助

目的▶ 患者および家族がフットケアの目的および方法を理解し, 清潔保持, 感染予防, 足病変の予防ができる.

物品▶ 足浴用バケツ・ビニール袋, 石鹸, タオル, ピッチャー, 爪切り, 爪ヤスリ, 鏡, 温度計

患者の望ましい行動	看護師の指導上のポイント➡／注意点注
フットケアの目的が理解できる	
●日常生活での注意点を把握している. 〈日常生活での注意点〉 ●白癬・傷・変形などの早期発見のため, 毎日足を観察する. ●適切に保湿を保つ. 角化は悪化することによって亀裂ができ感染につながる. ●けがの予防のため, 裸足で歩かず靴下を着用する. ●靴は足に合ったものを選ぶ.	➡目的および注意点を明確に理解してもらうことで, 足の保清保持, 血行促進, 足病変の早期発見・早期治療につなげる.
フットケアを適切に実施できる	
❶足浴をするための必要物品が用意できる.	
❷鏡で足の観察ができる. 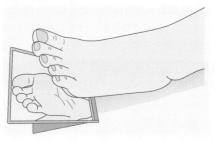	➡観察しにくい部分 (趾間・足裏・踵部) は鏡を利用することを伝える. 異常があれば早めに医師に相談するように指導する.

❸足浴用バケツに，温度計を用いて40℃のお湯を準備する．

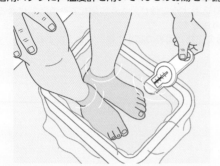

❹タオルに石鹸を付けて足先から上方に向けて洗う． ➡ 洗う時は綿製の柔らかいものを使用し，適切な湯温にて行う．

❺血行促進のためマッサージを行う． 🈺 神経障害や血流障害がある場合は皮膚を傷つける可能性のある軽石やたわしなどの使用を禁止する．また，低温でも熱傷を起こしやすいため暖房器具に注意する．

❻かけ湯をする．

❼タオルで完全に水分を拭き取る．

❽適切に爪切りを行う． ➡ 爪切りはスクエアカットにし，深爪や巻き爪は切りすぎないよう注意する．
● 視力障害がある場合は爪ヤスリを使用し，爪切りによる皮膚損傷が起こらないように注意する．

❾趾間を避けて保湿クリームを塗る． ➡ 趾間は湿潤環境になりやすく，細菌の繁殖を予防するため．

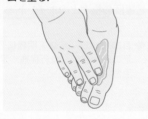

❿靴下を着用する．

学習課題

1. 在宅酸素療法（HOT）中の患者が「もうこんな面倒な治療は続けたくない．自由に行動できないのがつらい」と絶望に陥りかけている．どのような声かけをしたらよいか，考えてみよう．
2. ICD（植込み型除細動器）の手術を受けた患者が退院する場面を想定して，どのような生活上の注意点を指導・教育すべきだろうか．携帯電話の使用，自動車の運転などの場面を例に考えてみよう．
3. インスリン自己注射において，患者が安全・適正に使用できるためには，具体的にどのような工夫をすればよいだろうか，考えてみよう．

索　引

看護学テキスト NiCE
成人看護学　成人看護技術（改訂第3版）[Web動画付]
生きた臨床技術を学び看護実践能力を高める

2012 年 5 月10日	第 1 版第 1 刷発行	編集者 野崎真奈美, 林　直子,
2015 年 4 月20日	第 1 版第 5 刷発行	佐藤まゆみ, 鈴木久美
2017 年 3 月20日	第 2 版第 1 刷発行	発行者 小立健太
2021 年 9 月20日	第 2 版第 6 刷発行	発行所 株式会社 南 江 堂
2022 年 3 月30日	第 3 版第 1 刷発行	☏113-8410 東京都文京区本郷三丁目42番 6 号
2023 年 8 月10日	第 3 版第 3 刷発行	☎(出版)03-3811-7189　(営業)03-3811-7239

ホームページ https://www.nankodo.co.jp/

印刷・製本　横山印刷

© Nankodo Co., Ltd., 2022

定価は表紙に表示してあります.
落丁・乱丁の場合はお取り替えいたします.
ご意見・お問い合わせはホームページまでお寄せください.

Printed and Bound in Japan
ISBN 978-4-524-22954-3